方劑學

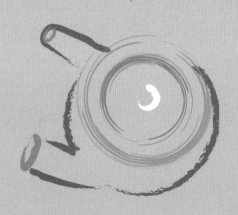

方劑學

■ 陳建萍　主編

商務印書館

方劑學

主　　編：陳建萍

修　　訂：陳建萍　張偉華

責任編輯：葉常青

出　　版：商務印書館 (香港) 有限公司
　　　　　香港筲箕灣耀興道 3 號東滙廣場 8 樓
　　　　　http://www.commercialpress.com.hk

發　　行：香港聯合書刊物流有限公司
　　　　　香港新界荃灣德士古道 220-248 號荃灣工業大廈 16 樓

印　　刷：美雅印刷製本有限公司
　　　　　九龍觀塘榮業街 6 號海濱工業大廈 4 樓 A 室

版　　次：2024 年 4 月第 7 次印刷
　　　　　© 2006 商務印書館 (香港) 有限公司
　　　　　ISBN 978 962 07 3170 9
　　　　　Printed in Hong Kong

鄧序

　　中醫藥是中華民族數千年的文化瑰寶，而傳承中醫藥事業，以中醫藥為人類的健康服務，是炎黃子孫義不容辭的職責。隨着九七年香港回歸祖國，中醫藥事業得到了前所未有的發展機會。而香港作為世界級的經貿中心，及國際間訊息交流的第一線城市，確有其優越性，冀能成為祖國醫藥面向國際的窗口，是以香港有其責無旁貸的歷史任務。然而要提升香港中醫藥的整體水平，最終能面向世界，則發展具有地區特性的中醫藥學專著與人才的培養，實為完成此歷史任務的關鍵所在。

　　數年前欣聞香港大學中醫藥學院陳建萍博士計劃編寫具有香港特色的《方劑學》，以配合香港中醫藥事業的發展和人才培養，實為可喜可賀之事。本書的構思嚴謹、內容充實、條理清晰、圖文並茂，而且編寫體例、文字及字體的選用都體現了傳承中華醫藥的用心。同時，此書又具有一定的學術水平及見地。由於此書既能傳承傳統醫學文化，又頗具時代特色，是以欣然接受主審此書的工作。

　　促使我支持此書編寫的另一個原因，是陳建萍博士是我的得意門生，我非常欣慰地看到她以發展、推進中醫藥事業為己任，用自己的心血與汗水回饋社會，此書的出版亦聊慰我為中醫藥的發展、培養更多人才之平生宿願。興奮之餘，希望此書能受到社會的關注，令更多人受益，並樂見香港早日成為國際中醫藥中心，使祖國醫學得於世界各地發揚光大。

成都中醫藥大學
鄧中甲教授
乙酉金秋於成都

編寫說明

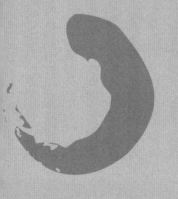

隨着中醫藥事業在全球各地迅速發展，為因應不同地區不同層面的中醫藥教育、研究、醫療事業之需求，於香港編寫了這本既具時代特徵又有傳統特色的方劑書。

全書分為總論、各論及附錄三部分。總論包括諸論、方劑學發展簡史、治法與方劑、方劑分類、方劑組成、劑型與方劑的應用。各論則根據以法統方的原則，將方劑分為解表劑、瀉下劑、和解劑等十九類，每類方劑下又分概說、正方、圖表等各項。概說內容包括每類方劑的概念、病機治法與分類、注意事項，以及該類方劑的適應證、臨床特點、常用藥物、配伍方法及代表方等；正方內容有方名、出處、組成、用法、功效、主治、運用、附方、類方比較等；圖表則有病機表解及方義表解。附錄包括粵語方歌、以臟腑為綱的五臟病機分類檢索表及方劑筆劃檢索表。

綜觀本書的架構鋪排，特色如下：

一、突破印刷本內容的局限，通過多媒體網上軟件，使原有的內容得到擴充：增加文獻摘要、臨床報導、實驗研究等內容，同時亦介紹方劑的背景和藥物等資料。而且又利用多媒體的優勢，將方劑學的內容與中藥學、中國醫學史、中醫各家學說的部分內容融合介紹，便於讀者從多個角度理解記憶及運用方劑。

二、在每一節的概述中，增加每類方劑的常用配伍、方劑配伍的病機基礎，為習者制方和配伍奠定厚實的基礎。

三、書中設"中方西用"欄目，內容是中醫方劑在西醫的病症中的運用，目的是求得中西醫平等的發展。

四、附粵語方歌、方劑的趣味記憶，以及方劑原書的學術源流和學術思想介紹，為習者提供多方面的內容。

五、提供具效率的檢索分類法。採用了治法分類及五臟病機分類相結合的檢索方法，使一方可於臟腑病機及治法分類中同時出現，體現了異病同治的思維模式。除了可以讓讀者深入理解理法方藥的概念之外，還可以迎合讀者選方用藥的需要。

　　六、編寫形式新穎。本書一改過去方劑書的純文字形式，插入適量的圖表。在內容的安排上又進一步條理化：在概述中分有概念、病機、治法、分類及注意事項；在各方面的闡述上加以細化，使有條不紊，便於學習理解與記憶。

　　全書立論新穎、條理井然、理法周詳、鋪排考究，方便學習，能滿足不同需求人士在方劑學學習、考試、臨床及研究等方面的需要，同時亦能幫助有志之士對中醫藥知識的探求，得以輕鬆自學的方式達到學習目的。習者若能潛心學習，深入理解各個環節，融會貫通理、法、方、藥，便可在臨床上變通應用。

［目錄］

總論

第一章

緒論

　　方劑是中醫在辨證論治，確定治法的基礎上，按照組方基本結構，選擇合理的藥物，酌定劑量，妥善配伍而成的，是臨床辨證論治的主要工具之一。

　　方劑學是闡明和研究治法與方劑的理論及其臨床運用的一門學科。它是中醫學的重要學科之一，是中醫學基礎學科與臨床學科之間的紐帶和橋樑，是中醫學"理、法、方、藥"體系的重要組成部分。方劑學與其他學科的關係可概括為：一、它以中醫的基礎理論為指導，針對病情四診合參、審證求因，以為立法的前提，作為指導選方或組方的依據。二、它是單方運用的進一步發展。通過多味藥物相互配伍，其作用往往比單味藥療效更顯著，更有針對性，且能降低單味藥物的毒副作用，即所謂"藥有個性之特長，方有合羣之妙用"。三、與臨床各科相輔相成。中醫臨床各科的治療方式都會落實方藥，且方劑是臨床運用最多、最廣泛的治療手段，其療效已被幾千年來的臨床實踐所肯定。綜上觀之，方劑學是中醫藥的學習課程中不可缺少的一門重要學科。

　　方劑學的任務是通過剖析一定數量的代表方、基礎方、常用方，掌握方劑組方原理和配伍規律，以培養分析、運用以及臨證組方的能力，並為以後進一步的學習研究奠定基礎。

　　學習方劑學首先應在掌握相關中醫藥知識的基礎上，明確該學科的特點，注重其基本功的訓練，要深入理解每首方的病機和組方原理，掌握方劑的配伍規律變化，然後在理解的基礎上，熟記一定數量的方劑，並對組成或功效相近的方劑加以比較，以掌握其特點和異同，力求深刻理解各方的意義，進而舉一反三，培養較強的辨證論治能力，為由理論到臨床打下堅實的基礎。

第二章

方劑學發展簡史

　　方劑學發展至今已有兩千多年的歷史，期間出現的方書浩瀚繁博。這些一代代陸續出現和相傳的方書，反映出方劑學理論與臨床實踐持續緊密地結合和相互完善。認識歷史上各時期有代表性的方書和研究成果，可溯本追源地加深對各方劑的了解，對學習方劑學有重要意義。

第一節　先秦時期

先秦時期是方劑學的奠基期。它初步總結了既往人類用藥的經驗，由單藥逐漸形成羣體用藥，使方劑的用藥形式初具規模。

我們的祖先經過長期實踐，積累了豐富的藥物知識。由早期的被動摸索，到有意識地利用藥物，這一過程中，由於自然地涉及到藥物的選擇、配合和調劑，因而更多認識到幾種藥物配合治病往往比單味藥療效更好，有時還能制約某些單味藥物的毒性，於是藥物的羣體使用越來越受到重視和肯定，方劑也就這樣產生了。

幾種藥物配搭使用，既增強作用、提高療效，又減輕副作用和毒性，無疑是古代醫藥學發展的巨大進步，推動了中藥的發展和運用，對中醫理論的完善起着相輔相成的作用。

關於方劑的記載，最早出現在《周禮》中提到的“和藥”、“和齊”。《史記》中也提到扁鵲從長桑君處得到“禁方”，治虢太子暴死，用“八減之齊”，“方”和“齊”都是今天所指的方劑。

在現存醫籍中，最早較完整記載方劑的是《五十二病方》。《五十二病方》是1973年在湖南長沙馬王堆 3 號漢墓出土的一批帛書和竹、木簡中發現的，原書未見書名，整理者因內容分為五十二題而命名。內容涉及炮製和用量的若干要求，在藥方的用法上已分為內服和外用兩大類，內服有丸、湯、飲、散，但除丸劑之外，其他的只有製備方法，而無劑型名稱；外用有敷、浴、蒸、熨等。考古學者從字義推斷這批書簡應早於漢朝的《黃帝內經》，堪稱現存最早的方書，至今仍有較高的理論和實用價值。

第二節　兩漢時期

方劑學在此時期有了顯著的發展。一、初步總結了方劑的治則、治法，提出組方的基本結構，初步奠定了方劑學的理論基礎。二、總結行之有效的著名方藥，其大都融理、法、方、藥於一體，形成頗完整的方劑。三、吸納其他學科的成就，進一步豐富方劑學的內容。

《黃帝內經》的成書歷經相當長的時期，是前輩醫家的總結彙編。書中已載生鐵落飲、左角髮酒、蘭草湯等13首方劑。其劑型涉及丸、湯、飲、酒、膏。雖然僅13方，劑型卻不單一，給藥途徑也有特色，除內服外，也有外用法，所用藥物對炮製、製劑、用法的要求均十分講究。

方劑學的理論基礎在此時期有了突破性發展，相關的理論論述主要體現於《黃帝內經》的七篇大論之中，成為方劑學形成與發展的基礎理論奠基石。

《黃帝內經》在辨證論治和治法方面，提出“謹察陰陽，以平為期”、“治病必求於本”，以及整體治療、標本緩急等理論。書中總結的大量治法為後世立法組方奠定了理論基礎。

在方劑的組方、配伍方面，《黃帝內經》提出“君、臣、佐、使”的組方理論，並對君藥、臣藥、佐使藥的含義作概括性的界定：“主病之謂君，佐君之謂臣，應臣之為使”。在方劑配伍方面提出大、小、緩、急、奇、偶、重的方劑分類法，及辛甘發散為陽、酸苦湧瀉為陰的説法，成為後世方劑學的重要理論。

隨着臨床醫療活動的增加，積累了方劑運用的經驗，提高了方劑的質與量，主要反映於《傷寒雜病論》中。漢・張仲景"勤求古訓，博采眾方"，撰寫《傷寒雜病論》，由《傷寒論》及《金匱要略》二書組成，前者載方113首，後者載方245首，該書創造性地融理、法、方、藥於一體，絕大多數方均有理有法、組方嚴謹、用藥精當，雖藥味不多，但主次分明、變化巧妙、療效顯著，深為古今中外醫家所折服。所以**《傷寒雜病論》被後世譽為"方書之祖"，對方劑學的發展具有深遠影響**。後世許多著名方劑都是以此書的方為基礎化裁而來，或是根據其製方法則而組方成劑。時至今日，書中大部分方劑仍被廣泛採用，東亞地區及北美的一些國家甚至視之為方典。

同時，隨着社會的變革，其他學科包括哲學思想體系的發展，特別是本草學的日益完善，使得方劑的運用水平大大提升。以成書秦漢之際的《神農本草經》為代表的本草學，就為方劑的發展帶來了極大的影響。

第三節　魏晉南北朝時期

這一時期，湧現出較多的方書，豐富了方劑學的內容。

由於戰亂不已，社會動盪，臨床製方選藥，着重實踐多於理論探討，提倡用藥簡捷。在這三百多年間，出現一大批方書，可惜大多已經失傳。目前保存較好，且影響較大者，僅《肘後備急方》、《劉涓子鬼遺方》及《小品方》。

《肘後備急方》（又稱《肘後卒救方》，簡稱《肘後方》），為東晉著名醫藥學家葛洪所撰。該書摘錄了《金匱藥方》一百卷中的三卷而成，其目的是便於隨身攜帶，書名"肘後"亦由此來。該書特點主要集中在方劑的治法上，力求"簡、便、廉、驗"，以適應時代要求，惟其書稿大多亡佚。

《劉涓子鬼遺方》原為晉人劉涓子初輯，後經南齊龔慶宣整理而成。主要收錄和論述金瘡、癰疽、疥癬、湯火傷等外科方劑，反映了魏晉南北朝時期外科的用藥成就，為現存最早的外科用方專書。

《小品方》由陳延之所撰，對《傷寒雜病論》以來的經驗方進行了系統的整理。該書約亡佚於後世戰亂，但不少本草和方書存有其佚文，是研究這一時期方藥發展的重要文獻。

第四節　隋唐時期

經濟繁榮、社會進步，國內各族及中外交流頻繁，朝廷對中醫藥和纂籍的重視，使醫藥學快速發展，湧現出大量方書，方劑學取得了豐碩的成果。

唐代除朝廷參與或組織編纂方書外，還廣泛搜羅民間妙方，使方劑的內容更為廣博豐富。大部頭巨著相繼問世，方書數量之多、卷帙之巨，都是空前的。據《隋書・經籍志》記載，有方書256種，4510卷。又據《宋以前醫籍考》粗略統計，除《千金要方》、《千金翼方》、《外台秘要》外，當時的經驗方就有138部。而外來醫方和少數民族驗方的收錄，以及採用外來藥製方，亦深受唐人重視，如乞力伽丸、耆婆丸、阿迦佗丸、蠻夷酒、匈奴露宿丸等，體現方劑學善於吸收其他醫藥特長的優良傳統。

隋唐方書雖繁，惜亦多數早佚。現存的《千金要方》、《千金翼方》和《外台秘要》，則是唐代方劑學具代表性的典籍。

《千金要方》和《千金翼方》（後合稱《備急千金方》，簡稱《千金方》）為唐代醫藥大家孫思邈的力作，各30卷，前者完成於公元652年，後者完成於公元682年。除詳盡地記載了唐以前主要醫著的醫論、醫方、診法、治法、食養、導引等多方面的內容，還記述作為一個醫生所必備的各種醫學理論和實踐知識，堪稱中國第一部醫學百科全書，具有極高的醫學成就。僅就方劑而言，兩部書集唐以前醫方之大成，彙集醫方計6500餘首，既有前代著名醫家用方，又有各地民間百姓之驗方，少數民族醫方和國外傳來醫方，使很多民間驗方得以流傳後世，如現代醫家常用的犀角地黃散、大續命湯、小續命湯、紫雪丹等。此外，創設分證列方的體例，即分科列症，在每一證候下，先簡述醫論，再列對證醫方，便於檢索，達到"備急"目的，為方劑學的發展作出了貢獻。另一特點，注重方與藥的相互影響的研究，《千金翼方》載錄藥物800餘種，詳述藥物的採集時節、加工炮製等，並對一些藥的藥性進行了修正。一方面藉藥物的深化研究，完善方劑的運用；同時，根據中藥在臨床方劑運用中的發現，補充並修訂、完善藥物的功能主治。孫氏強調方與藥並重，認識到藥物的功效與配伍的關係，對藥物學和方劑學發展作出了突出的貢獻。

孫氏《千金要方》、《千金翼方》的成就，代表了盛唐醫學的先進水平，既是中醫自身理論發展和實踐經驗積累的成果，也是吸收外來文化，取各家之長的結晶。不僅在國內影響極大，在亞洲其他國家也廣為傳播，日本醫學界把《千金方》譽為"人類之至寶"，並建有"《千金方》研究所"專事研究。

《外台秘要》是唐代另一部總結性醫學著作，被《新唐書》讚為"世寶"，整理者王燾因此被譽為"醫學文獻整理大師"。《外台秘要》共40卷，分1104門（今本為1048門，或有散失），內容包括內、外、婦、兒、骨傷、皮膚、五官、傳染病等多方面，幾乎包羅了東漢到唐代的全部方書；醫論多引《諸病源候論》，其方多採《千金方》。該書共引證方書69種，整理和保存了大量古代醫學文獻，如《小品方》、《深師方》、《崔氏方》等不少今已亡佚方書的內容，故《四庫全書總目》評其"古書益多散佚，惟賴王燾此編以存。"所引資料均註明書名、卷次，便於查核，為醫學文獻的整理創立了範例。

《外台秘要》不僅對中國有影響，對亞洲其他國家都有影響，朝鮮、日本等國將其選作教科書，認為"不觀《外台》方，不讀《千金》論，則醫人所見不廣，用藥不神"，由此可見其重要地位。

第五節　宋金元時期

宋金元時期方書大量湧現，除個人修定外，也出現官修方書；因受當時哲學思想，特別是程朱理學的影響，開始出現方論、各具特色的治療方法和學術思想。

　　宋元時期隨着經濟繁榮、文化發達、科技也發展到前所未有的高峯，盛世修典、強身的風尚日濃，加上北宋一些帝王偏好方術，對方書編纂倍加重視，由朝廷整理、刊行的此類方書為數不少。宋太祖趙匡胤亦醉心方藥，潛心研習醫術，親自收集驗方一千多首，並下詔收羅醫方，加以驗證；甚至宋太宗、宋徽宗等人，也曾親自為方書撰寫序言或總論。文化素養較高的儒臣積極參與醫藥工作，更促進了宋代方書的繁盛。朝廷還下令設立校正醫書局，成為中國最早的國家醫書編撰出版機構。

　　這一時期的代表方書，既有各具特色且影響較大的個人著述，如許叔微《普濟本事方》、張銳《雞峯普濟方》、陳言《三因極一病證方論》、錢乙《小兒藥證直訣》、嚴用和《濟生方》，以及蘇東坡、沈括《蘇沈良方》等百餘種方書；也有官修方書，如《太平惠民和劑局方》、《太平聖惠方》、《聖濟總錄》等。

　　北宋政府官辦藥局“太平惠民和劑局”的成立，使大量成方製劑的生產規範化，標誌着中國製劑和成藥的生產、銷售、管理進入新階段。其所藏醫方經校訂編纂成《太平惠民和劑局方》，是**中國歷史上第一部由政府組織編製的成藥方典**。

　　北宋醫家唐慎微的《證類本草》，亦收錄有單方、驗方3000餘首，並首開本草附列醫方的先例，留下許多驗方的寶貴資料。

　　此外，宋代專科方書發展較快，成就頗高。兒科方書首推錢乙《小兒藥證直訣》，婦科方書有李師聖的《產育寶慶集方》、陳自明的《婦人良方》，外科方書有東軒居士的《衛濟寶書》。這些專科方書中的方劑對後世的影響很大，如六味地黃丸、瀉白散、導赤散、縮泉丸等，已超出專科的領域。

　　金元時期的戰爭，給方劑的發展造成了阻礙，但許多臨床醫家仍潛心於醫方的研究和總結，方劑學的成就主要反映在臨床醫學著作上，除了危亦林的《世醫得效方》，醫方專書還有劉完素《宣明論方》、張從正《經驗方》和《秘錄奇方》、李東垣《東垣試效方》、楊用道《附廣肘後方》、朱丹溪《局方發揮》、許國禎《禦藥院方》、孫允賢《醫方集成》、李仲南《永類鈐方》、陳子靖《醫方大成》等。

　　在程朱理學“格物致知”理論的影響下，開始了方理的探討。金人成無已的《傷寒明理論》，系統地闡述了張仲景《傷寒論》常用方20首的組方原理及方、藥間的配伍關係，開方論之先河，拓展了方劑學的學術領域。

　　金元四大家的產生，是受該時期哲學思想及革新思想的影響，醫學界倡導變革，提出“古方不能盡治今病”的學術觀點，使醫學理論和方劑不斷創新與發展。金元四大家正代表着不同的學術觀點和主張：劉完素善用寒涼藥，著《宣明論方》；張從正擅長攻下，著《儒門事親》；李杲專於補脾，著《脾胃論》；朱丹溪着重滋陰，著《丹溪心法》等。不但使方劑得到創新和發展，也留下不少新穎而靈驗的方劑，至今仍是臨床常用方劑，如劉完素《宣明論方》的防風通聖散、雙解散；李東垣《脾胃論》的補中益氣湯、當歸補血湯；朱丹溪《丹溪心法》的左金丸、大補陰丸、二妙散等。

第六節　明清時期

明清時期方藥共榮，整理與提高並重，不斷創制新方，使方劑學成為一門具有完整理論體系的學科。

方劑學和本草學的發展，一直都是相輔相成的。明清時代不僅本草學大盛，方劑學同樣取得巨大成就。這一時期的方書，既有搜羅廣博、規模宏大的官修方書，如朱橚編纂的《普濟方》，是中國現存從先秦至明清時期規模最大的方書，共載方61739首；又有集約的袖珍方書，如陳修園《時方歌括》、《時方妙用》、《傷寒類方歌括》、《金匱方歌括》，張秉成《成方便讀》等。既有以收集前人用方為主旨的方書，如清代湧現的醫學全書、叢書、類書和臨床著作，如《古今圖書集成·醫部全錄》、《四庫全書》、《醫宗金鑒》、《醫學心悟》等，在保存方劑文獻資料方面，功不可沒，譬如《普濟方》即賴《四庫全書》轉引而倖存；也有以記錄時下驗方和個人心得為重的方書；既有着意於釋方訓義的方書，如吳昆的《醫方考》；尚有將眾多方書按功效和治法分類的方書，如清初汪昂《醫方集解》，是按功用(治法)分類的典範；還有立足於追溯諸方的衍化源流，將方劑分類的方書，如施沛的《祖劑》即是將方劑按源流、系列(組成)分類之書。

在創制新方方面，由於時代變革、疾病演變，產生了許多新理論的代表方劑，如明清溫病學派葉天仕的《溫熱論》、吳鞠通的《溫病條辨》、王孟英《溫熱經緯》等，創立系統的溫病辨證論治理論、拓展古方運用、創制大量治療溫病的有效方；唐容川《血證論》、王清任《醫林改錯》等，創制血證理論及許多有效的活血化瘀方劑，豐富了血證的治法及方劑內容。

此外，張介賓《景岳全書》的"新方八略"等所創制的方劑，對後世影響頗大；王肯堂的《證治準繩》，收方之廣，向為醫界所稱道；王子接《絳雪園古方選注》、費伯雄《醫方論》、吳謙等《刪補名醫方論》、吳又可《溫疫論》、羅美《古今名醫方論》、虞摶《醫學正傳》、龔廷賢《萬病回春》、秦景明《症因脈治》、薛己《外科發揮》、陳實功《外科正宗》、武之望《濟陰綱目》等，均為方論性專著。

這一時期本草學與方劑學並蒂開花，大量的本草學書中都有附方，僅《本草綱目》一書，就有簡便而靈驗的單方11000多首。這些內容，不但是方劑學的組成部分，推動了方劑學的發展，也是促進本草學發展的原因之一，加強了方和藥的有機結合，呈現方藥一家的可喜局面。

總之，這一時期整個方劑學，除對方劑宏揚發展，也對方書進行整理研究，使之系統化，大大地提高方劑的質量，使方書的理、法、方、藥各部分融為一體，方劑學日臻成熟，奠定了現代方劑學的規模。

第七節　近代時期

近代方劑學出現了多源性發展，主張理論與運用研究並重，使方劑學理論更加深入，方劑應用更加擴大。

近一百年來，特別是新中國成立以後，方劑學更加迅速發展，重新編輯的古今醫方、驗方、方書辭典及其他方劑工具書大量湧現。其中，尤以南京中醫藥大學主編的《中醫方劑大辭典》最具代表性。此書分11分冊，共1800萬字，收錄歷代方劑96592首，彙集古今方劑學研究的成果，填補了自明初《普濟方》問世以來大型方書出版的空白，達到了較高的水平。隨着近半個世紀以來中醫藥高等教育的不斷發展，方劑的教材、教學參考書亦是不斷更新發展。

同時，有關治則與治法、組方原理、配伍規律、物質基礎和複方效用的研究受到人們的關注，其中既有文獻整理、臨床觀察，也有大量現代實驗研究；並推動和創立《中國實驗方劑學雜誌》，將這一領域的研究成果加以收集整理。《現代新方劑學》則選收現代臨床有效方劑，闡釋方劑配伍理論。

將傳統的方藥產業化開發步伐加速，中成藥在生產工藝、劑型改進、藥效、藥理、毒理、質量標準等方面日益深化，將傳統古方賦予新劑型，並進行深入、多源的研究。

中西醫結合的基礎與臨床研究的不斷深化，促進一大批新方藥的出現，如冠心II方、複方大柴胡湯、清胰湯等為中西醫所接受的方劑，進一步豐富了臨床用方。加上近年來倡導回歸自然，要求服用天然藥物，迴避化學藥物的影響，中醫方劑在臨床應用進一步擴大和發展。與此同時，方劑學的研究舉世矚目，並且有不少的方劑廣泛地散播到世界各地，也有不少學者來中國學習、研究方劑。這一切都標誌着方劑學研究進入一個新的發展階段，並且進一步受到學者的關注與重視。

從現存有關方劑的重要著作看方劑學的發展

年代	著作	作者	特點
先秦	《五十二病方》		按病名排列方劑，藥味簡單，劑量相略，劑型較為單調，是現存最早的古代方書
兩漢	《黃帝內經》		最早的中醫理論經典著作，包括方劑治法、組方基本結構、配伍宜忌等方面理論，奠定了方劑學發展的理論基礎
兩漢	《傷寒雜病論》	張仲景	載方323首，融理、法、方、藥於一體；組方嚴謹，療效確實，後世稱之為"方書之祖"，為方劑學的發展提供豐富內容
魏晉南北朝	《藥對》	徐之才	按功效將方藥歸為十種，是方劑"十劑"演變的根據，也是方劑功效分類的基礎
魏晉南北朝	《肘後備急方》	葛洪	所收方劑"簡、便、廉、驗"，並在民間廣為流傳

隋唐	《千金方》	孫思邈	該書集唐以前醫方之大成，彙集醫方計 6500 餘首，既有前代著名醫家用方，又有各地民間百姓之驗方
	《外台秘要》	王燾	收集東漢至唐的許多方書內容，並收載海外傳入的方劑，分門別類，是研究唐以前方劑的寶貴資料
宋金元	《太平聖惠方》	官修	以收錄方劑為主，載方量較大，共16834首
	《聖濟總錄》	官修	收錄當時臨床各科的驗方和秘方，內容豐富，載方近20000首，被稱為宋代醫學全書
	《太平惠民和劑局方》	官修	中國歷史上第一部由政府組織編製的成藥方典
	《傷寒明理論》	成無己	載方20首，第一次以君臣佐使剖析組方基本結構，開方論之先河，明確提出"七方"、"十劑"
	《宣明論方》	劉完素	四大學術流派分別從寒涼、攻邪、補脾、養陰不同學術角度闡發中醫治法及制方理論，創制大量臨床新方，極大地豐富了方劑學
	《儒門事親》	張從正	
	《脾胃論》	李杲	註：《丹溪心法》實乃丹溪弟子所著
	《丹溪心法》	朱震亨	
明清	《普濟方》	朱橚	現存載方最多的方書
	《祖劑》	施沛	確切方劑源流、組成分類
	《證治準繩》	王肯堂	收方較廣
	《景岳全書》	張介賓	創制溫補腎陽名方
	《本草綱目》	李時珍	因藥附方，其中在製方理論方面有不少發揮
	《醫方考》	吳昆	第一部方論的專著
	《醫林改錯》	王清任	創制許多有效的活血化瘀方劑，豐富了活血化瘀的治法內容
	《溫熱論》《溫病條辨》《溫熱經緯》	葉天仕吳鞠通王孟英	建立系統的溫病辨證論治理論，拓展古方運用，創製大量新方
	《醫方集解》	汪昂	首創方劑以治法為主的綜合分類方法，輯錄各家方解，並述己見，所收方劑，切合臨床實用

近代	《方劑學》		1－7版方劑學教材，標誌方劑學科的建立和發展
	《中醫方劑大辭典》	南京中醫藥大學	彙集古今方劑學研究成果，內容浩瀚，考訂嚴謹，填補了自明初《普濟方》問世以來缺少大型方書的空白，達到較高的水平
	《中國方劑現代研究》		較系統地總結了方劑的製劑、化學、藥理、臨床成果
	《現代新方劑學》		選收現代臨床有效方劑，闡釋方劑配伍理論
	《中國實驗方劑學雜誌》		選收方劑實驗研究的成就

第三章

方劑與治法

疾病的發生和變化錯綜複雜，臨證時須辨清病情、審因論治、妥當選方、酌情加減，還需因時因地因人制宜。可以說臨床辨證論治，是一個由分析問題到解決問題的連續過程，而當中的治法和方劑，即是中醫學理、法、方、藥體系的重要環節。只有辨證正確，治法的針對性才能明確和具體，根據治法遣藥組方才能獲得預期的療效。

第一節　治法概述

治法是在四診、辨證之後，根據病因、病機有針對性地採取治療法則。早在《黃帝內經》中已有豐富的治法理論記載。如《素問・陰陽應象大論》云："形不足者，溫之以氣，精不足者，補之以味。其高者，因而越之，其下者，引而竭之，中滿者，瀉之於內。其有邪者，漬形以為汗，其在皮者，汗而發之。"《素問・至真要大論》云："寒者熱之，熱者寒之，微者逆之，甚者從之，堅者削之，客者除之，勞者溫之，結者散之，留者攻之，燥者濡之，急者緩之，散者收之，損者益之，逸者行之，驚者平之，上之下之，摩之浴之，薄之劫之，開之發之"等等，為中醫學奠定了治法的理論基礎。至漢末，醫聖張仲景"勤求古訓，博採眾方"，創造性地使治法和方證融為一體，總結了一整套臨床辨證論治的體系。其後，隨着歷代醫家對中醫理論和臨床實踐的不斷豐富和總結，治法內容更加豐富多彩，更能適應各種病證的治療需要。

中醫學的治法內容，可以歸納為概括和具體兩個層次。首先，具有一定概括性、針對某一類病機的共性所確立的治法，稱為治療大法或治療原則，如表證用汗法、寒證用溫法、熱證用清法、虛證用補法、實證用瀉法等，本教材中"常用治法"所討論的"八法"即屬這一層次。其次，是針對具體證候所確定的治療方法，即具體治法。各論中每一具體方劑的"功用"部分即體現了該方的具體治法。在臨床運用中，只有先確立治療原則又精確把握具體治法，才能保證病證治療有較強的針對性。

治法不但多層次，而且還有多體系的理論。這是因為中醫學在長期臨床實踐中，總結形成和創造了許多辨證方法，如臟腑辨證、六經辨證、八綱辨證、衛氣營血辨證、三焦辨證、病因辨證等不同體系，而辨證是確立治法的基礎，故論治也相應有多種體系：

1. 根據病因辨證產生的治法：如針對自然界的"六淫"邪氣，風、寒、暑、濕，相應產生了祛風、散寒、除濕、解暑的治法。

2. 根據六經辨證產生的治法體系：辨證病在何經，擬用相應的治法，如"和解少陽"、"瀉下陽明熱結"等屬於六經治法。

3. 根據臟腑辨證產生的治法體系：根據臟腑學説的理論，包括臟腑間相互關係的理論產生相應的治法，如"宣肺止咳"、"滋水涵木"、"培土生金"等屬於臟腑治法。

4. 根據衛氣營血辨證產生的治法體系：根據衛氣營血分析熱病發展的階段，確立相應的治法，如"清氣分熱"、"清營涼血"、"透營轉氣"等屬於衛氣營血治法。

5. 根據三焦辨證產生的治法體系：根據熱病發展的階段，如在上、中、下三焦病位的不同，確立相應的治法，如"宣上、暢中、滲下"、"三焦分消"等屬於三焦治法。

此外，還有運用其他方法，如經絡辨證、氣血津液辨證等而產生的相應治法。我們在學習和運用時，必須緊密結合病因、病機和辨證體系的相關基本理論，才能把握具體治法及正確地遣藥組方。

第二節　方劑與治法的關係

方劑是中醫臨床治療疾病的重要手段，在辨證立法的基礎上選藥配伍。因此，要先理解方劑與治法的關係，才能正確地遣藥組方或運用成方。

一、治法來源於方劑，方劑體現治法

從中醫學形成和發展過程來看，治法是在長期積累臨床運用方藥經驗的基礎上，結合對人體生理病理的理論認識，不斷豐富、完善，逐步總結而成，是方劑發展到一定數量，分析其規律性的產物，是後於方藥形成的一種理論。從有方到有法，完成由實踐到理論的飛躍，促進了方劑學的發展，兩者相互完善、補充，不同的方劑體現不同的治法，方劑是體現和完成治法的主要手段。

二、治法指導遣方、組方和類方

當治法由經驗上升為理論，就成為臨床遣藥組方、運用成方的依據和原則。在臨床中，必須先確定治法，才能選方用方。例如，一個感冒病人，經過四診合參，審證求因，確定其為風熱所致的表熱證後，根據表證當用汗法，治熱當以寒涼法的原則，用辛涼解表法治療，可選用相應的有效成方，或自行選藥組成辛涼解表劑，如法煎服，以使表解邪袪。否則，辨證與治法不符，組方與治法脫節，必然治療無效，甚至犯"虛虛"、"實實"之戒，使病情惡化。由於患者體質、年齡、生活環境等各異，臨床的病機變化不同，臨證時應"師其法而不泥其方"，應根據具體情況，對成方進行變通，如鎮肝熄風湯的創制就是最好的範例。著者張錫純在臨床治陰精虧虛、肝陽上亢的頭目眩暈症，應鎮肝熄風，滋陰潛陽，用一派潛降與滋陰之品，然用之間有藥服後轉覺氣血上攻，而病加劇者，認為此乃一概抑遏，激發了將軍之官的反動之力，故在原方的基礎上，遂加入川楝、茵陳、生麥芽三味，最終確定了引血下行、鎮肝降逆、滋陰潛陽，又能順肝木之性的現行方，成為類中風的常用方。並且用其治法，可以解方、釋方。

總之，治法是組方、遣方的依據，並可用以類方、釋方，即"以法組方"、"以法遣方"、"以法類方"、"以法釋方"，這四個方面構成了"以法統方"的基本內容及其主導地位；另一方面，方劑是治法產生的源泉，是體現並驗證治法的主要手段，其地位從屬於治法。

第三節　常用治法

治法內容豐富多彩、體系繁雜，在長期醫療實踐中歷代醫家執簡馭繁地把握治法共性，清程鍾齡將多種治法歸類總結為"八法"，並在《醫學心悟·醫門八法》中說："論病之源，從內傷外感四字括之。論病之情，則以寒熱虛實表裏陰陽八字統之。而治病之方，則又以汗、吐、下、和、溫、清、消、補八法盡之。"現將常用的八法內容，簡要介紹如下：

一、汗法

汗法是通過開泄腠理、調暢營衛、宣發肺氣等方法，使在表的外感六淫之邪隨汗而解的一類治法。主要通過汗出，使腠理開、營衛和、肺氣暢、血脈通，從而能袪邪外出，正氣調和。所以，汗法除了主要治療外感六淫之邪所致的表證外，凡是腠理閉塞、營衛鬱滯的寒熱無汗，或腠理疏鬆、有汗但寒熱不解的病證，皆可用汗法。例如，麻疹初起，疹點隱而不透；水腫，腰以上腫甚；瘡瘍初起而有惡寒發熱，以及瘧疾、痢疾而有寒熱表證等，均可應用汗法治療。由於病情有寒熱，邪氣有兼夾，體質有強弱，故汗法又有辛溫、辛涼的區別，以及汗法與補法、下法、消法等其他治療方法結合運用的情況。

二、吐法

吐法是通過湧吐的方法，使停留在咽喉、胸膈、胃脘的痰涎、宿食或毒物從口中吐出的一類治法。適用於中風痰壅、宿食壅阻胃脘、毒物尚在胃中、痰涎壅盛之癲狂、喉痹，以及乾霍亂吐瀉不得等，適用於病位居上、病勢急暴、內蓄實邪、體質壯實之證，因易傷胃氣，故體虛氣弱、婦人新產、孕婦均應慎用。

三、下法

下法是通過蕩滌腸胃，瀉出腸中積滯，或積水、或瘀血，使停留於胃腸的宿食、燥屎、冷積、瘀血、結痰、停水等從下竅穀道而出，是袪邪除病的一類治法。凡邪在腸胃，而致大便不通、燥屎內結或熱結旁流，以及停痰留飲、瘀血積水等邪正俱實之證均可使用。由於病情有寒熱，正氣有虛實，病邪有兼夾，所以下法又有寒下、溫下、潤下、逐水、攻補兼施之別，以及與其他治法的結合運用。

四、和法

和法是通過和解與調和的方法，使半表半裏之邪，或臟腑、陰陽、表裏失和之證得以解除的一類治法。適用於邪犯少陽、肝脾不和、腸寒胃熱、氣血營衛失和等證。《傷寒明理論》說："傷寒邪在表者，必漬形以為汗，邪在裏者，必蕩滌以為利，其於不內不外，半表半裏，既非發汗之所宜，又非吐下之所對，是當和解則可以矣。"所以和解是專治邪在半表半裏的一種方法。至於調和之法，戴北山《廣溫疫論》說："寒熱並用之謂和，補瀉合劑之謂和，表裏雙解之謂和，平其亢厲之謂和。"總之，和法是一種採用雙向調節以袪邪調正的治法。和法的適應範圍較廣，分類也多，主要有和解少陽、透達募原、調和肝脾、疏肝和胃、分消上下、調和腸胃等等。至於《傷寒論》所講某些經過汗、吐、下，或自行吐利而餘邪未解的病證，宜用緩劑或峻劑小量分服，使餘邪盡除而不重傷其正，亦稱為和法，是屬廣義和法的範圍，與和解、調和治法之所指含義不同，不屬治法討論範圍。

五、溫法

溫法是通過溫裏袪寒的方法，治療裏寒證的一類治法。適用於臟腑的沉寒痼冷、寒飲內停、寒濕不化，以及陽氣衰微等證，裏寒證的形成有外感內傷的不同，或由寒邪直中於裏，或因失治誤治而傷損人體陽氣，或因素體陽氣虛弱，以致寒從中生；同時，裏寒證又有部位淺深、程度輕重的差別，因此，溫法又有溫中袪寒、回陽救逆和溫經散寒的區別。由於寒證形成和發展過程中，往往陽虛與寒邪並存，所以溫法又常與補法配合運用。對於兼夾痰飲、瘀血等，當與他法結合使用。至於寒邪傷人肌表的表寒證，當用辛溫解表法治療，已在汗法中討論，不在此列。

六、清法

清法是通過清熱、瀉火、涼血等方法，使在裏之熱邪得以解除的一類治法。適用於裏熱證、火證、熱毒證以及虛熱證等裏熱病證。由於裏熱證有熱在氣分、營分、血分、熱壅成毒以及熱在某一臟腑之分，因而在清法之中，又有清氣分熱、清營涼血、清熱解毒、清臟腑熱等不同。熱證最易傷陰，大熱又易耗氣，所以清熱劑中常配伍生津、益氣之品。若溫病後期，熱灼陰傷，或久病陰虛而熱伏於裏的，又當清法與滋陰並用，不可純用苦寒直折之法，以免苦寒化燥傷陰。至於外感六淫之邪所致的表熱證，當用辛涼解表法治療，已在汗法中討論，不在此列。

七、消法

消法是通過消食導滯、行氣活血、化痰利水，以及祛蟲等方法，使氣、血、痰、食、水、蟲等所結聚而成的有形之邪漸消緩散的一類治法。適用於飲食停滯、氣滯血瘀、癥瘕積聚、水濕內停、痰飲不化、疳積蟲積以及瘡瘍癰腫等病證。消法與下法雖同是治療內蓄有形實邪的方法，但在適應病證上有所不同。下法所治病證，大抵病勢急迫，形證俱實，邪在臟腑之間，必須速除，而且可以從下竅而出者。消法所治，主要是病在臟腑、經絡、肌肉之間，邪堅病固而來勢較緩，屬漸積形成，且多虛實夾雜，尤其是氣血積聚而成之癥瘕痞塊、痰核瘰癧等，不可能迅即消除，必須漸消緩散。消法也常與補法、下法、溫法、清法等其他治法配合運用，但仍然以消為主要目的。

八、補法

補法是通過補益人體氣血陰陽，使人體氣血陰陽或臟腑之間的虛弱失調狀態得到糾正，復歸於協調平衡的一類治法，適用於人體氣血陰陽不足或臟腑功能衰退的多種虛弱證候。在正虛不能祛邪外出時，也可以用補法扶助正氣，並配合其他治法，達到助正驅邪的目的。雖然補法有時可收到間接驅邪的效果，但一般是在無外邪時使用，以避免"閉門留寇"之弊。補法的具體內容甚多，既有補益氣、血、陰、陽的不同，又有分補五臟之側重，但較常用的治法分類仍以補氣、補血、補陰、補陽為主。在這些治法中，包括了分補五臟之氣血陰陽。注意在補法的運用中需補而不滯，補不礙邪。

上述八種治法，適用於表裏寒熱、虛實不同的證候。對多數疾病而言，病情往往是複雜的，常非單一治法能夠滿足治療需要，而需數法配合運用，才能治無遺邪，照顧全面，所以雖為八法，但配合運用之後變化多樣。在運用時還應注意三方面的問題，一是數法結合運用時，應注意主次。二是法中有法，即每一大法中又有小法，如《醫學心悟》說："一法之中，八法備焉，八法之中，百法備焉。"三是各法運用有適度性，要掌握分寸，太過與不及皆會傷正與留邪。因此，臨證處方，必須針對具體病證，靈活運用八法，使之切合病機，方能收到滿意的療效。

第四章

方劑的分類

方劑的分類，歷代醫家各創其說，按不同的理論先後提出了多種分類方法，有以組方形式分類；有以方劑源流分類；有以病因、病證分類；有以五臟分類，及以功效分類等。分述如下：

一、組方形式分類法

最早提出以方劑組成形式分類的是"七方"説。此説始見於《素問·至真要大論》："君一臣二，制之小也。君一臣三佐五，制之中也。君一臣三佐九，制之大也"，"君一臣二，奇之制也。君二臣四，偶之制也。君二臣三，奇之制也。君二臣六，偶之制也"，"補上治上制以緩，補下治下制以急，急則氣味厚，緩則氣味薄"，"近而奇偶，制小其服，遠而奇偶，制大其服。大則數少，小則數多，多則九之，少則二之。奇之不祛則偶之，是謂重方"。從上述內容分析，其乃根據病邪微甚、病位表裏、病勢輕重、體質強弱和治療需要，概括説明制方的方法，並不是為了方劑分類而設。至金代成無已在《傷寒明理論·序》中説："制方之用，大、小、緩、急、奇、偶、複七方是也。"(將《內經》的"重"改為"複")，"七方"的名稱至此得以確立，並進而闡述"七方"概念，論述"製方之用"的意義。

"七方"可看作是早期對方劑形式的一種認識，反映了前人以主治病證(病邪輕重、病位高下、病勢緩急、病體強弱)作為製方依據，以方劑的某些要素和運用形式(藥味多少、方劑功效以及不同方劑交疊使用)歸類方劑的一種探索。雖然不能稱"七方"為方劑專門分類的一種方法，但其結合方與治證病機兩方面來認識方劑的類別，應該説思路是合理的。

二、源流分類法

以方劑的源流和組成作為分類的，首推明代施沛的《祖劑》。該書追溯諸方的衍化源流，"首冠《素》《靈》二方，次載伊尹《湯液》一方以為宗，而後悉以仲景之方為祖，其《局方》二陳、四君、四物以類附焉。"其中主方75首，附方700餘首。另清代《張氏醫通》除按病因、病證列方外，另編一卷《方祖》，選古方34首為主，各附衍化方若干首。這種分類方法，對歸納病機、治法共性的類方研究具有較高的參考價值，但有時不能推原所自，本末倒置。例如，以宋代《局方》的二陳湯為祖方，而將唐代《千金方》的溫膽湯反作附方，故不能不注意辨清。

三、病因、病證分類法

採病因分類的有元代危亦林的《世醫得效方》，以傷風、傷暑、傷濕、中寒、中暑、中濕、氣血兼中等對方劑進行分類；朱丹溪《丹溪心法》卷一，以中風、中寒、中暑、中濕、溫疫分類；王肯堂《證治準繩》也以此為方劑分類，如諸中門：中風、中寒、中暑、中濕、中氣、中食、中惡；諸傷門：傷風、傷暑、傷濕等。

按病證分類的方書首推《五十二病方》，該書記載了52種疾病，醫方283首，涉及內、外、婦、兒、五官等科，但組方簡單，用量粗略，部分病名、藥名已無從考證。漢代張仲景的《傷寒雜病論》中的《傷寒論》以六經辨證，載方113首；《金匱要略》以病證分列，載方245首(不計與《傷寒論》的重複)。唐代王燾《外台秘要》全書40卷，千餘門，首列病候，次論方藥。宋代《太平聖惠方》、《聖濟總錄》共200卷，66門，每一病證先論病因、病理、次論方藥。明代《普濟方》全書426卷，2175類，一證之下，備列諸方。以上方書都是按病證分類的代表作，此分類方法，便於臨床以病索方。

四、臟腑分類法

按所治病證的臟腑對方劑進行分類的，首推孫思邈的《千金要方》、《千金翼方》。書中以肝膽、心小腸、脾胃、肺大腸、腎膀胱、三焦為綱目，分列疾病與方劑。宋《太平聖惠方》第三至七卷亦仿孫思邈的分類方法。清《古今圖書集成・醫部全錄》第四、五冊則專列臟腑門，除五臟六腑外，還針對面、耳、目、鼻、唇、齒、咽喉、四肢等，列出相應的方劑。這種分類法至今仍沿用，如陳潮祖的《中醫治法與方劑》。

五、功效（治法）分類法

方劑的功效與治法是一體的兩面，因此，以治法分類方劑的方法是在早期以功效分類的基礎上逐漸發展成熟的。這種方法始於北齊徐之才《藥對》的"十劑"說。唐代陳藏器《本草拾遺・條例》提出"藥有宣、通、補、泄、輕、重、滑、澀、燥、濕十種"，並於"宣可去塞"、"通可去滯"、"補可去弱"、"泄可去閉"、"輕可去實"、"重可去怯"、"滑可去著"、"澀可去脫"、"燥可去濕"、"濕可去枯"之下，各舉數藥為例。可見陳氏所歸納的"十劑"說，原是針對藥物按功效分類的一種方法。金朝成無己《傷寒明理論》中說："制方之體，宣、通、補、泄、輕、重、滑、澀、燥、濕十劑是也。""十劑"之名於此正式見於方書中。但按十劑分類，還不足以完全概括臨床常用方藥，所以後世各家又有增益，如《本草衍義》於十劑外增加寒、熱二劑，明代繆仲淳又增升、降二劑等。

明代張介賓鑒於"古方之散列於諸家者，既多且雜，或互見於各門，或彼此重複"，因而"類為八陣，曰補、和、攻、散、寒、熱、固、因"，並在《景岳全書・新方八略引》中說："補方之劑，補其虛也"，"和方之劑，和其不和也"，"攻方之劑，攻其實也"，"用散者，散表證也"，"寒方之劑，為清火也，為除熱也"，"熱方之劑，為除寒也"，"固方之劑，固其泄也"，"凡病有相同者，皆可按證而用之，是為因"。張氏選集古方1516首，自製新方186首，皆按八陣分類。此外，為便於專科臨證運用，又補以婦人、小兒、痘疹、外科四大門類。張氏的八陣分類方法可說是對原有功效 (治法) 分類方法的進一步完善和發展。

清代程鍾齡在《醫學心悟》中提出："論治病之方，則又以汗、和、下、消、吐、清、溫、補八法盡之"，明確了"以法統方"的方劑分類理論體系，也是對以治法分類方劑的總括。

清代汪昂《醫方集解》中提出了補養、發表、湧吐、攻裏、表裏、和解、理氣、理血、祛風、祛寒、清暑、利濕、潤燥、瀉火、除痰、消導、收澀、殺蟲、明目、癰瘍、經產、救急等二十二類，載方700餘首。這種分類法，概念清楚，提綱挈領，切合臨床，照顧面廣，被後世多數醫家所推崇，累有仿效。如清代吳儀洛的《成方切用》，清代張秉成的《成方便讀》都是借用汪氏分類方法，現行的多種教材也多採用此分類方法。

本教材運用"以法統方"的原則，將下篇各論的內容分為解表、瀉下、和解、清熱、祛暑、溫裏、補益、固澀、安神、開竅、理氣、理血、治風、治燥、祛濕、祛痰、消導、祛蟲、湧吐等共十九章，並對其中內容較多的篇章，再分為若干小節，盡量做到法與方的統一，有綱有目、概念明確、條理清晰，便於學習和掌握，為臨床辨證論治和遣藥組方打好基礎。

對方劑分類的認識

在醫學發展中，隨着臨床經驗的積累，大量有效方劑的湧現，對方劑進行系統研究成為理論發展的需要，其中對眾多方劑進行分類則是重要課題。合理的分類對方劑配伍和運用規律的揭示，以及學科的獨立分化均具有重要作用。而方劑的分類水平，在一定程度上又反映出學科理論的成熟程度。從方劑發展的歷史中可以了解到方劑分類經歷了方劑非本質形式的劃分、依附臨床治療病證的劃分、方劑的功用辨識、方劑先後演變、病證與方劑功用的統一、總結歸納治法等認識過程。各種分類方法反映了對方劑不同角度的理解，但至今尚未有一種分類方法既能完全滿足分類學的要求，又切合臨床運用，這正是歷代醫家採用多種分類方法的主要理由。由於方劑與主治病證和所用藥物都有密切關係，因此，選擇"證、法、方、藥"中的治法作為分類依據，是目前方劑學中較為合理的分類方法。方劑的分類仍有待進一步的完善。

方劑分類的代表著作

分類形式		著作	主要內容
組方結構		《黃帝內經》	"七方"之説始於此時
		《傷寒明理論》	明確提出"七方"的名稱
源 流		《祖劑》	以仲景之方為祖，後列若干附方
病因病證分類	病因分類	《世醫得效方》	以傷風、傷暑、傷濕、中寒、中暑、中濕、氣血兼中等對方劑按病因進行分類
		《丹溪心法》	以中風、中寒、中暑、中濕、溫疫將方劑按病因分類
		《證治準繩》	諸中門：中風、中寒、中暑、中濕、中氣、中食、中惡；諸傷門：傷風、傷暑、傷濕……將方劑按病因進行分類
	病證分類	《五十二病方》	記載了 52 種疾病，醫方 283 首，涉及內、外、婦、兒、五官等科，但組方簡單，用量粗略
		《傷寒論》	以六經辨證，載方113首
		《金匱要略》	以病證分列，載方245首
		《外台秘要》	全書40卷，千餘門，首列病候，次論方藥
		《聖濟總錄》	共200卷，66門，每一病證先論病因、病理、次論方藥
		《普濟方》	全書426卷，2175類，一證之下，備列諸方

臟腑分類	《千金要方》 《千金翼方》	書中以肝膽、心小腸、脾胃、肺大腸、腎膀胱、三焦為綱目，分列相關疾病與方劑
	《太平聖惠方》	以肝膽、心小腸、脾胃、肺大腸、腎膀胱，分列諸病諸方
	《古今圖書集成·醫部全錄》	專列臟腑門，除五臟六腑外，還有面、耳、目、鼻、唇、齒、咽喉、四肢等，將方歸類
功效（治法）分類	《藥對》	始創宣、通、補、泄、輕、重、滑、澀、燥、濕之説
	《傷寒明理論》	提出制方之體參《藥對》宣、通、補、泄、輕、重、滑、澀、燥、濕十劑，至此在方書中才有"十劑"這個名稱
	《景岳全書》	創八陣之説，補、和、攻、散、寒、熱、固、因。又分有古方八陣選方1516首和新方八陣選方186首
	《醫學心悟》	提出汗、和、下、消、吐、清、溫、補八法，並明確提出了"以法統方"的思想
	《醫方集解》	提出了補養、發表、湧吐、攻裏、表裏、和解、理氣、理血、祛風、祛寒、清暑、利濕、潤燥、瀉火、除痰、消導、收澀、殺蟲、明目、癰瘍、經產、救急等二十二類，收方700餘首

附：方劑的命名

　　每一首方劑名不徒設，皆有深意，它是歷代醫家以方藥的藥物名稱、組成藥味及其比例、功能與作用為基礎，結合自然現象，或中醫學理論等而命名。了解各方藥命名的含義，有助於熟悉、記憶方劑和掌握相關方劑的功用與應用。有關方劑命名的規律分類如下：

　　1. 根據方中藥物命名：通常將方中的主藥作為方名，而且往往是以君藥命名，藉以說明該藥在方中的重要性，如麻黃湯、桂枝湯。但也有例外，如苓甘五味薑辛湯是將藥味全部列出；十棗湯、川芎茶調散等則言方藥的使用。

　　2. 按方中藥味的數量或藥味在方中的比例命名：(1) 以方中的藥味數量來命名，如四君子湯、四物湯、八珍湯，都是以方中的藥味總數而得名；(2) 以方中的藥味比例命名，如六一散指出滑石與甘草在方中的藥量比例。

　　3. 按功效命名：根據方劑的功能(作用)治法進行命名，如大補陰丸、生脈散、溫脾湯、承氣湯。或不直言功效，而用取類比相或寓意功效來命名，如失笑散、玉屏風散、濟川煎。

　　4. 以病證命名：用針對或治療疾病的主要病證來命名，如四逆湯、四逆散、咳血方、五淋散等。

5. 按作用的部位命名：根據方劑作用的部位來命名，如華蓋散。

6. 按中醫理論命名：用中醫的五行學説或天文醫學命名。(1) 根據五行的理論結合作用或作用機制進行命名，如導赤散、瀉白散、左金丸。(2) 將古代中國天文科學與中醫理論相結合，產生較為抽象的方名，如真武湯、大青龍湯、小青龍湯、白虎湯，這些方名切不可看成是以色澤、金石或動物命名。

7. 綜合命名：將幾種命名方式相互結合而加以命名，如(1) 功能與藥名結合，如苓桂甘露飲、龍膽瀉肝湯；(2) 數量加藥物名結合，如六味地黃丸、九味羌活湯；(3) 藥味的數量與功能結合，如十全大補湯；(4) 功能與部位結合，如少腹逐瘀湯、膈下逐瘀湯，涼膈散；(5) 功能與病證結合，如通脈四逆湯；(6) 藥味量與功能結合，如四神丸、九仙散；(7) 藥名與病證結合，如茵陳四逆湯。

第五章

方劑的組成與變化

"藥有個性之特長，方有合羣之妙用"，故中醫臨床用藥多採用複方的形式，通過配伍達到增效、減毒和擴大適應症等目的；在組方上，一是要求熟練的藥物配伍技巧，二是要求嚴密的組方基本結構。

第一節　方劑的組成與配伍的目的

運用藥物的組合過程，中醫藥學稱之為"配伍"。"配"有組織、搭配之義，"伍"有隊伍、序列之義。"配伍"即是通過對藥物合理的組織，以調其偏性，制其毒性，增強或改變原有功能，消除或緩解其對人體的不良因素，發揮其相輔相成或相反相成的綜合作用，使各具特性的羣藥組合成一個新的有機整體，才能符合辨證論治的要求。醫者在配伍組方時，應力求達到以下三個目的：

一、增強療效

藥物組成方劑最主要的目的是增強其臨床療效，這應體現於所有的方劑組方過程中。這種配伍包括三個方面：一、相輔相成。即發揮藥物之間的相使、相須作用，以提高和增強療效，甚至產生單味藥物難以達到的效果。如麻黃和桂枝相配使"開腠"和"解肌"協同，比單用麻黃或桂枝的發汗力量明顯增強；附子和乾薑相配(俗稱"附子無薑不熱")，體現了先後天脾腎陽氣同溫，"走而不守"和"守而不走"協同，大大提高溫陽祛寒作用。二、相反相成。利用藥物不同的性質,使方藥發揮適度作用。小青龍湯中生薑、細辛與五味子、白芍的配伍就屬這類配伍形式。方中生薑、細辛之辛甘發散與五味子、白芍酸甘收斂合用,一散一收,發散不傷陰耗氣,收斂不留邪,使組方切中病機,更為適用。三、藥物間相互制約。配伍的藥物間除了有一致的功效外,亦有不同的功效,相互影響牽制,控制多種單味藥功效發揮的方向。單味中藥往往有多種功能,臨床運用時常常只用其中的一至二種功能,如桂枝具有解表散寒、調和營衛、溫經止痛、溫經活血、溫陽化氣、平沖降逆等多種功效,但其具體的功效發揮方向往往受複方中包括配伍環境在內的諸多因素控制:發汗解表,多與麻黃相配;溫經止痛,多與細辛相配;調和營衛、陰陽,多與芍藥相配;平沖降逆,多與茯苓、甘草相配;溫經活血,常與川芎、赤芍相配;溫陽化氣,常與茯苓、白朮相配。又如大黃具有瀉下攻積、清熱瀉火、利膽退黃、止血、解毒、活血化瘀等功能:瀉下攻積,多與芒硝配;清熱解毒,多與蒲公英、金銀花同用;活血化瘀,多與桃仁、蟅蟲同用;利膽退黃,常配茵陳、梔子等。通過這些配伍,改變或制約不需要的功效,利於所需功效的發揮,增強了療效。

二、減輕或消除毒副作用

藥物都有一定的偏性或副作用,古人稱"是藥三分毒"即是此意。故古代有臣為君試藥,子為父試藥的記載,都反映了當時運用藥物產生副作用的普遍性。為了控制、減輕、消除毒副作用,先人們不斷探索和掌握控制毒副作用的方法,為後世方藥的廣泛運用和療效的提高創造了條件。其配伍方法包括三個方面:一、是利用藥物間相制相成,"相殺"和"相畏"的關係,控制毒副作用,即一種藥物能減輕另一種藥物的毒副作用。如生薑能減輕和消除南星、半夏的毒性;砂仁能減輕熟地滋膩礙脾的副作用等等,主要反映在"方劑組成基本結構"的"佐制藥"相關內容中。二、是利用藥物間相輔相成,藥味的功效相近予以配伍,這種配伍既可利用功效相近的藥物的協同作用,又可減輕或抵消藥物發揮不需要的功效和作用。因為功效相近的多味藥物同用,可以減少單味藥物的用量,而多味藥物之間,其副作用的發揮方向往往不盡一致,可以相互制約。通過這種配伍可在保障增強療效同時,最大限度地控制和減輕毒副作用。如十棗湯中的甘遂、芫花、大戟,瀉下逐水功效相近,且單味藥習慣用量亦大致相似,在組成十棗湯時,等分三味為末,以棗湯調服。其合用總量相當於單味藥的常用量,實驗證明,這樣的配伍具有緩和、減輕毒副作用的效果。三、是通過相反的功效及藥性,抵消不需要的作用和藥性,從而減輕毒副作用。如大黃附子湯,通過大黃與附子的配伍,取大黃瀉下的功效,並用附子制約或改變大黃的寒涼之性,使全方具有溫下之效。

三、擴大治療範圍

為適應複雜病情的需要,經過合理的配伍,利用藥物的綜合作用擴大治療範圍,大青龍湯即是範例。此方由麻黃湯加薑、棗、石膏組成。麻黃湯治其外感風寒表實證之方,但今除有感風寒表實證之外,兼有裏熱,故在麻黃湯基礎上加石膏清熱除煩,構成既解表又清裏之名方(即麻杏石甘湯)。正是本方配伍後達到表裏兼顧,照顧全面,擴大適應證,用於表寒裏熱證,這是任何單味藥不能實現的功效。

由此可見，藥物通過配伍後，產生了質的飛躍。因此，熟悉藥物的功效(包括毒副作用)，掌握配伍方法和技巧，對於正確地遣藥組方，靈活運用成方，減少臨床運用方藥的隨意性，提高臨床動手能力，保障臨床療效，有着重要的意義。正如清代徐靈胎在《醫學源流論·方藥離合論》說：“然草木之性與人殊體，入人腸胃，何以能如之所欲，以致其效。聖人為之製方，以調劑之，或用以專攻，或用以兼治，或以相輔者，或以相反者，或以相用者，或以相制者。故方之既成，能使藥各全其性，亦能使藥各失其性。操縱之法，有大權焉，以方之妙也。”

第二節　方劑組成的基本結構

方劑的組成，需根據病情，在辨證立法的基礎上，選擇合適的藥物，合理組配而成。但在組方時，還應符合嚴密的組方基本結構的要求，採用“君、臣、佐、使”的組方形式，才能主次分明、全面兼顧、揚長避短，達到提高療效的目的。

關於“君、臣、佐、使”組方基本結構的理論，最早見於《黃帝內經》。《素問·至真要大論》說：“主病之為君，佐君之為臣，應臣之為使。”其後，金代張元素有“力大者為君”之說。李東垣亦說：“主病之為君，……兼見何病，則以佐使藥分治之，此製方之要也”，又說：“君藥分量最多，臣藥次之，佐使藥又次之，不可令臣過於君。君臣有序，相與宣攝，則可以禦邪治病也”。明代何伯齋更進一步說：“大抵藥之治病，各有所主。主治者，君也。輔治者，臣也。與君藥相反而相助者，佐也。引經及治病之藥至病所者，使也。”綜上所述，並據歷代醫家對“君、臣、佐、使”認識的不斷完善，茲歸納如下：

君藥：針對主病或主證起主要治療作用的藥物。藥力居方中之首，是方中不可缺少的藥物。通常君藥的藥味較少，其用量較方中其他藥物重。

臣藥：意義有二。一是輔助君藥加強治療主病或主證的藥物；二是針對重要的兼病或兼證起主要治療作用的藥物。

佐藥：意義有三。一是佐助藥，即配合君、臣藥以加強治療作用，或直接治療次要症狀的藥物；二是佐制藥，即用以消除或減弱君、臣藥的毒性，或能制約君、臣藥峻烈之性的藥物；三是反佐藥，根據病情的需要，配用與君藥性味相反而又能在治療中起相成作用的藥物。

使藥：意義有二。一是引經藥，即能引領方中諸藥以達病所的藥物；二是調和藥，即具有調和方中諸藥作用的藥物。

綜上所述，方中藥物的君、臣、佐、使主要是以藥物在方中所起作用的主次和地位為依據，除君藥外，臣、佐、使藥都各具兩種以上的意義。在遣藥組方時並沒有固定的程式，既不是每方必悉俱君、臣、佐、使諸藥，也不是每味藥只任一職。每首方劑的具體藥味多少，以及君、臣、佐、使是否齊備，全視具體病情及治療要求如何，以及所選藥物的功能來決定。但是任何方劑組成中，君藥不可缺，而其他藥物從全方而言，不外乎增強療效，減輕毒副作用，擴大適應範圍，配合君藥達到安全、高效的目的。為進一步說明君、臣、佐、使理論的具體運

用,以麻黃湯為例分析如下:

麻黃湯出自《傷寒論》,主治外感風寒表實證,見有惡寒發熱,頭身疼痛,無汗而喘,舌苔薄白,脈象浮緊等症狀;其病機為外感風寒,衛陽被遏,營陰鬱滯,肺氣不宣;治法為辛溫發汗,宣肺平喘。其組成分析如下:

麻黃湯 —
- 君——麻黃:辛溫,發汗散風寒,宣肺平喘
- 臣——桂枝:辛甘溫,解肌發表,助麻黃發汗散寒,同時又能調和營衛
- 佐——杏仁:苦平,宣降肺氣助麻黃平喘(佐助藥)
- 使——炙甘草:甘溫,調和諸藥

通過對麻黃湯的分析,可知遣藥組方時既要考慮配伍用藥的合理以針對病機需要,又要考慮按照組成的基本結構要求將方藥組合成為一個主次分明,全面兼顧的有機整體,使之更好地發揮整體效果,這是需要充分運用中醫藥理論為指導,進行周密設計的。

第三節　方劑組成的變化

方劑組成既要遵循一定的原則,又要根據臨床病情需要,結合季節、氣候、地域及患者的體質、年齡、性別等,在酌定劑量,藥味選取,劑型等方面具有靈活性。因此組方選藥時,需因人、因地、因時、因病制宜,將原則性和靈活性在具體運用中統一起來,才能更好地達到預期目的,才能做到師其法而不泥其方,師其方而不泥其藥,使病證與方藥環環相扣。常見的方劑組成變化主要有以下三種形式:

一、藥味增減的變化

藥味增減的變化是指在君藥不變,主證主病不變的前提下,變化方中次要藥物,以適應病情變化的需要,這種變化包括藥物的增加、減少或增減同時進行,與原方所治病證的病機、主證保持基本一致,即我們常說的"隨證加減"。例如麻黃湯,該方由麻黃、桂枝、杏仁、甘草四味藥組成,具發汗解表、宣肺平喘之功,主治外感風寒表實證,若在此證候基礎上,兼有風濕,則可加入白朮(即麻黃加朮湯)以增發汗祛風濕之功。

上述變化是在君藥(麻黃)不變的前提下,改變方中的次要藥物(臣、佐等),以適合兼證變化的需要。由此可見,在選用成方加減時,一定要注意所治病證的病機、主證都與原方基本相符。還有一點,即對成方加減時,不可減去君藥,甚至有時臣藥也不可變化,否則就不能說是某方加減,而是另一首方了。

二、藥量增減的變化

藥物的用量直接決定了藥力的大小。某些方劑中用量比例的變化，還會改變方劑的配伍關係，從而改變該方的功用和主治證候的主要方面。例如小承氣湯與厚樸三物湯，二方都由大黃、枳實、厚樸三味組成。但小承氣湯主治陽明腑實輕證，病機是熱實互結在胃腸，治當輕下熱結，所以用大黃四兩為君，枳實三枚為臣，厚樸二兩為佐。厚樸三物湯主治大便秘結，腹滿而痛，病機側重於氣閉不遇，治當下氣通便，所以用厚樸八兩為君，枳實五枚為臣，大黃四兩為佐。兩方相比，厚樸用量為1：4。大黃用量雖同，但小承氣湯煎分二次服，厚樸三物湯分三次服，每次實際服量也有差別(見表1)，因此兩方在功用和主治的主要方面已有所不同。又如四逆湯與通脈四逆湯，兩方都由生附子、乾薑、炙甘草三味組成。但前方乾薑、附子用量較小，主治陰盛陽微而致四肢厥逆，惡寒倦臥，下利，脈微細或沉遲細弱的證候，有回陽救逆

小承氣湯與厚樸三物湯鑒別表 1

方劑名稱	方藥組成配伍			主治證候	備註
	君	臣	佐使		
小承氣湯	大黃四兩	枳實三枚	厚樸二兩	陽明腑實證(熱結)：潮熱譫語、大便秘結、腹痛拒按	分二服
厚樸三物湯	厚樸八兩	枳實五枚	大黃四兩	氣滯便秘(氣閉)：脘腹滿痛不減、大便秘結	分三服

四逆湯和通脈四逆湯鑒別表 2

方名	組成藥物			主治證候	備註
	生附子	乾薑	炙甘草		
四逆湯	一枚	一兩五錢	二兩	下利清穀、嘔吐、惡寒、四肢厥逆、身體疼痛、脈微細或沉遲細弱	證屬陽虛陰盛所致，故以薑、附回陽救逆
通脈四逆湯	一枚（大者）	三兩	二兩	下利清穀、四肢厥逆、身反不惡寒	通脈四逆湯證是陰邪甚而格陽於外，故加重乾薑、附子用量以回陽逐陰，通脈救逆

的功用。後方乾薑、附子用量較大,主治陰盛格陽於外而致四肢厥逆,身反不惡寒,下利清穀,脈微欲絕的證候,有回陽逐陰,通脈救逆的功用(見表 2)。

　　從以上舉例來看,小承氣湯和厚樸三物湯的主治證候和病機都有不同,所以方藥組成的配伍關係上有了改變,藥量也隨之而異。四逆湯和通脈四逆湯的主治證候和病機雖基本相同,但因病情輕重明顯不同,所以只是藥量大小有異,配伍關係基本不變。由此可知,藥量的增加或減少,可以是單純藥效的改變,也可以隨着組成配伍關係的改變而使功效、主治發生改變。如果我們強調只是單純的藥效變化,病機、主證保持一致,則不能因其量的變化而導致方劑的基本結構變化。

三、劑型更換的變化

　　中藥製劑種類眾多,各有特點。劑型不同,作用也有區別。如理中丸是用治脾胃虛寒的方劑,如改為湯劑內服,則作用快而力峻,適用於證情較急重者。反之如證情較輕或緩者,不能急於求效,則可以改湯為丸,取丸劑作用慢而力緩。所以《傷寒論》中理中丸(人參、白朮、乾薑、甘草各等分)服法指出"然不及湯"。這種以湯劑易為丸劑的方法,意取緩治的方式,在方劑運用中極為普遍。此外,由於劑型的選擇往往決定於病情的需要和藥物的特點,所以,劑型更換的變化,有時也能改變方劑的功效和主治。例如《金匱要略》所載桂枝茯苓丸原為治療瘀阻胞宮證而設,功能活血祛瘀,緩消癥積。但《濟陰綱目》將本方改為湯劑,易名催生湯,改用於產婦臨產,見腹痛、腰痛而胞漿已下時服,有催生之功。

　　以上藥味、藥量、劑型三種變化形式,可以分別應用,也可以結合運用,有時很難截然分開。通常在藥味變化的同時,藥量也發生了變化。但通過這些變化,能充分體現出方劑在臨床中的具體運用特點,只有掌握這些特點,才能制裁隨心,以適應臨床病情變化之需要,達到預期的治療目的。

　　另外,除上述三種變化之外,方劑的組成變化尚有藥物的配伍變化及數方相合的變化形式,但這種變化從實質上仍是通過藥味和藥量變化而來,故不設專論。

第六章

劑型

　　根據病情與藥物的特點將方劑製成的一定形態,稱為劑型。方劑的劑型有悠久的歷史,如湯、丸、散、膏、丹之類出現甚早,《黃帝內經》已載有多種劑型,後經歷代醫家不斷發展,至明代《本草綱目》所載劑型已達40餘種。近代以來,隨着製藥技術的進步和製藥工業的發展,又研製出更多新的劑型,例如針劑、片劑等,逐步豐富和完善了劑型理論和實踐經驗,並有創新和發展。以下將常用劑型的運用特點和製備方法概述如下：

一、湯劑

湯劑古稱湯液，是將藥物飲片加水或酒浸泡後，再煎煮一定時間，去渣取汁，製成的液體劑型。主要供內服，如麻黃湯、小承氣湯等。外用的多作洗浴、薰蒸及含漱。湯劑的特點是吸收快、能迅速發揮藥效，特別是能根據病情的變化而隨證加減，能較全面、靈活地照顧到每個病人或各具體病變階段的特殊性。適用於病證較重或病情不穩定的患者。李東垣說："湯者蕩也，去大病用之"。湯劑的不足之處是服用量大，某些藥的有效成分不易煎出或易揮發散失，不適於大生產，亦不便於攜帶。

二、丸劑

丸劑是將藥物研細末，均勻混合，再加適當的黏合劑製成球形的固體劑型，特點是攜帶、服用方便，如六味地黃丸、烏雞白鳳丸、丹參滴丸等。傳統的丸劑，如蜜丸較湯劑還有吸收緩慢，藥效持久等特點，如李杲曰"丸者緩也"，用於慢性病或虛弱性疾病尤宜。但隨着現代製劑學的發展，丸劑已突破傳統的含義，具有見效快、易於吸收等優點，如冠心蘇合丸、丹參滴丸等。此外，有些丸劑藥性比較峻急，多為劇毒藥物及芳香類藥物，不宜作湯劑煎服，如舟車丸、安宮牛黃丸等。總之，依治療與藥理性質，所用賦形之原料不同，又分為蜜丸、糊丸、水丸、蠟丸、滴丸等。

1. 蜜丸　又稱煉蜜丸，以熬煉之蜜，將藥末和入而成丸劑。煉蜜之作用是使藥末在胃中緩緩吸收，並有補益和矯味作用，此外又易於保存，防止霉爛。常用於慢性、虛弱性疾病。

2. 糊丸　是將藥物細粉以米糊、麵糊、麴糊等為黏合劑製成的小丸。用糊所製成的丸，曬乾後質地堅硬，崩解、溶散遲緩，內服可延長藥效；而穀為胃氣所喜，故可減輕或緩衝藥物對胃腸的刺激及減輕劇毒藥的不良反應。

3. 水丸　又稱水泛丸或水滴丸，是將藥物細粉用水（冷開水或蒸餾水）或酒、醋、蜜水、藥汁、蜜甘草、米湯汁、阿膠水等為黏合劑製成的小丸。水丸比蜜丸易溶散、崩解、吸收；比散劑又較慢，略等於糊丸而更易溶化，可用治急性病。又因其在體內較易崩解，入口稍瞬即化，故治上焦病更宜。

4. 蠟丸　以蠟之黏着作用，和藥末而製成的丸劑。可固護藥氣，使含有刺激性較強的劇毒藥，不易在胃中迅速崩解，俟藥在胃腸中緩慢釋、徐徐吸收，取其緩釋作用，以避免和減少藥物胃腸刺激、不良反應或中毒，現較少用。應當指出，以蠟衣為丸的蠟皮丸，嚴格講並非蠟丸。

5. 濃縮丸　將藥物或方中部分藥物煎汁濃縮成膏，再與其他藥物細粉混合乾燥、粉碎，用水、蜂蜜或藥汁製成丸劑。因其體積小，有效成分高，服用劑量小，可用於治療多種疾病。

6. 滴丸　是提取藥物有效成分，用液體形式通過不同的介質，使液體藥物變成固體所成，具有崩解迅速、吸收快、作用快的特點，可用於急、慢性疾病。這種劑型是一種現代製劑，具有現代製劑的特點。

三、散劑

散劑即以諸藥打碎磨細末，分內服和外服兩類。內服，易被消化吸收，藥效發揮比傳統丸劑迅捷；以清水煎服者，古稱煮散。內服散劑的特點是製作簡便，吸收較快，節省藥材，便於服用與攜帶。李杲說："散者散也，去急病用之。"外服，用茶水、蜜、醋或酒和之，外用散劑一般作為外敷，摻散瘡面或患病部位，如金黃散、生肌散，塗敷腫瘍等症之患部。亦有作點眼、吹喉等，如八寶眼藥、冰棚散等。

四、膏劑

膏劑是將諸藥以文火慢煎取汁，去渣，濾出清汁，再和以黏稠性高的冰糖、蜂蜜、飴糖或膠類等收膏。膏劑應用較晚，分內服和外用兩種。內服膏劑由湯劑濃縮演變發展而來，有流浸膏、浸膏、煎膏三種；其中流浸膏與浸膏多數用於調配其他製劑使用，如合劑、糖漿劑、沖劑、片劑等。外用膏劑分軟膏、硬膏兩種。現將內服煎膏與外用膏劑分述如下：

1. 煎膏　又稱膏滋，是將藥物加水反覆煎煮，去渣濃縮後，加煉蜜或煉糖製成的半液體劑型。特點是體積小，含量高，便於服用，口味甜美，有滋潤補益作用，一般用於慢性虛弱病人，有利於較長時間用藥，如鹿胎膏、八珍益母膏等。

2. 軟膏　又稱藥膏，是將藥物細粉與適宜的基質製成具有適當稠度的半固體外用製劑。其中用乳劑型基質的亦稱乳膏劑，多用於皮膚、黏膜或瘡面。軟膏具有一定的黏稠性，外塗後漸漸軟化或溶化，使藥物慢慢吸收，持久發揮療效，適用於外科瘡瘍癤腫、燒燙傷等。

3. 硬膏　又稱膏藥，古稱薄貼。以植物油將藥物煎至一定程度，去渣，再煎至滴水成珠，加入黃丹等攪勻、冷卻製成的硬膏。用時加溫攤塗在布或紙上，軟化後貼於患處或穴位上，可治療局部疾病和全身性疾病，如瘡瘍腫毒、跌打損傷、風濕痹證以及腰痛、腹痛等，常用的有狗皮膏等。

五、酒劑

酒劑又稱藥酒，古稱酒醴。將藥物用白酒、黃酒冷浸，或熱浸生藥，或以藥煮汁後以酒和飲，或加溫隔水燉煮，去渣取液，供內服或外用。酒有活血通絡、易於發散和助長藥效的特性，故適用於祛風通絡和補益劑中使用，如風濕藥酒、參茸藥酒、五加皮酒等。外用酒劑尚可祛風、活血、止痛、消腫。

六、丹劑

原始的丹即砂丹製劑，是為汞劑，有內服和外用兩種。現今之內服丹劑沒有固定劑型，有丸劑，也有散劑，每以藥品貴重或藥效顯著而名之曰丹，如至寶丹、活絡丹等。外用丹劑亦稱丹藥，是以某些礦物類藥經高溫燒煉製成的不同結晶形狀的製品。常研粉塗撒瘡面，治療瘡瘍癤疽，亦可製成藥條、藥線和外用膏劑應用，是外科不可少之妙藥。

七、茶劑

茶劑是將藥物經粉碎加工而製成的粗末狀製品，或加入適宜黏合劑製成的方塊狀製劑。用時以沸水泡汁或煎汁，不定時飲用。大多用於治療感冒、食積、腹瀉，近年來又有許多健身、減肥、強身的新產品，如午時茶、刺五加茶、減肥茶、靈芝茶等。

八、露劑

露劑亦稱藥露，多用新鮮含有揮發性成分的藥物，用蒸餾法製成的有芳香氣味的澄明水溶液。一般作為飲料及清涼解暑劑，常用的有金銀花露、青蒿露等。

九、錠劑

錠劑是將藥物研成細粉，或加適當的黏合劑製成規定形狀的固體劑型，有紡錘形、圓柱形、條形等。可供外用與內服，研末調服或磨汁服，外用則磨汁塗患處，如紫金錠、萬應錠等。

十、條劑

條劑亦稱藥撚，將桑皮紙黏藥物細粉後搓撚成細條，或將桑皮紙撚成細條再黏着藥粉而成。用時插入瘡口或瘻管內，能化腐拔毒，生肌收口，常用的有紅升丹藥條等。

十一、線劑

線劑亦稱藥線，是將絲線或棉線置藥液中浸煮，經乾燥製成的外用製劑。用於治療瘻管、痔瘡或贅生物，通過所含藥物的輕度腐蝕作用和藥線的機械緊紮作用，使其引流通暢或萎縮、脫落。

十二、栓劑

栓劑古稱坐藥或塞藥，是將藥物細粉與基質混合製成一定形狀的固體製劑，用於腔道並在其間融化或溶解而釋放藥物，有殺蟲止癢、滑潤、收斂等作用。《傷寒雜病論》中曾有蛇床子散坐藥及蜜煎導法，即最早的陰道栓與肛門栓。近年來栓劑發展較快，可用以治療全身性疾病。它的特點是通過直腸(也有用於陰道)黏膜吸收，有50%－70%的藥物不經過肝臟而直接進入大循環，一方面減少藥物在肝臟中的"首過效應"，同時減少藥物對肝臟的毒性和副作用，還可以避免胃腸液對藥物的影響及藥物對胃黏膜的刺激作用，嬰幼兒直腸給藥尤較方便。常用的有小兒解熱栓、消痔栓等。

十三、沖劑

沖劑是將藥材提取物加適量賦形劑或部分藥物細粉製成的乾燥顆粒狀或塊狀製劑，用時以開水沖服。沖劑具有作用迅速、味道可口、體積較小、服用方便等特點，深受患者歡迎。常用的有感冒退熱沖劑、複方板藍根沖劑等。

十四、片劑

片劑是將藥物細粉或藥材提取物與輔料混合壓製而成的片狀製劑。片劑用量準確,體積小。對於藥味很苦或具惡臭的藥物壓片後可再包衣,使之易於服用。如需在腸道溶解吸收的藥物,則又可包腸溶衣,使之在腸道中崩解。此外,尚有口含片、泡騰片等。

十五、糖漿劑

將藥物煎煮去渣取汁濃縮後,加入適量蔗糖溶解製成的濃蔗糖水溶液,就是糖漿劑。糖漿劑具有味甜量小、服用方便、吸收較快等特點,適用於兒童服用,如川貝止咳糖漿等。

十六、口服液

口服液是將藥物用水或其他溶劑提取,經精製而成的內服液體製劑,集湯劑、糖漿劑、注射劑的製劑特色,具有劑量較少、吸收較快、服用方便、口感適宜等優點。近年來發展很快,尤其是保健與滋補性口服液日益增多,如人參蜂王漿口服液、杞菊地黃口服液等。

十七、注射液

注射液亦稱針劑,是將藥物經過提取、精製、配製等步驟而製成的溶液或供配製成液體的無菌粉末,供皮下、肌肉、靜脈注射的一種製劑。適於急救,具有劑量準確,藥效迅速,不受消化系統影響的特點,對於神志昏迷,難於口服用藥的病人尤為適宜,如清開靈注射液、生脈注射液等。

以上諸般劑型,各有特點,臨證應根據病情與方劑特點酌情選用。此外,尚有膠囊劑、灸劑、熨劑、灌腸劑、搽劑、氣霧劑等,都在臨床中廣泛應用;而且還在不斷研製新劑型,以提高藥效與便於臨床使用。

第七章

方劑的應用

運用方劑,不僅要遵循君臣佐使的配伍規律,也要高度重視臨床運用的通則,才能做到以常達變,根據病情合理變通運用。

再有,煎服中藥也是中藥處方的一部分。煎服方法的恰當與否,對療效有直接的影響。中藥的煎服法素為醫家所重視,清代徐靈胎說:"煎藥之法,最宜深講,藥之效不效,全在於此。"由此可見一斑。方劑的煎服法確切來說,包括煎法和服法。煎法是指中藥的煎煮方法,舉凡煎藥的用具、用水、火候、方法都有講究;服法則指服藥的劑量,藥物服用的溫度、時間、禁忌和藥後調護等，均不得絲毫苟且。

第一節　方劑臨床運用的通則

臨證選方用藥，除遵循辨證論治的理論，根據病情、藥性，制定相應的治療原則，在處方用藥時，還應注意下述問題：

一、選藥配方，主次有別

方劑的組方當分君臣佐使，提示醫者應該根據病情來決定藥物在方中的主從關係，合理的配製處方，以突出重點，解決患者最關鍵的問題。

二、藥性病情，必須相應

遵循《素問・六元正紀大論》"熱無犯熱，寒無犯寒"之訓，藥性應與病性相應。如果熱證誤用熱藥，是火上澆油，更張其焰；寒證誤投寒藥，是雪上加霜，益添其寒，亦即"不遠熱則熱至，不遠寒則寒至"的意思。以此類推，"虛無犯瀉"，"實無犯補"，皆屬此例，亦即勿虛虛，勿實實的意思。

三、藥物數量，恰如其分

病情單純，用藥貴在專一；病情複雜，藥味不妨稍多。當專不專，有彼此受制之失；當雜不雜，有顧此失彼之虞。用藥專則必須針對性強，才能獨當重任；用藥多則必須有理可循，才能多多益善。

用藥劑量有輕重之別，臨證時要做到恰如其分，病輕者用量宜輕，病重者用量宜重。病重藥輕，則藥不勝病，將會延誤病情；病輕藥重，攻伐太甚，容易損傷正氣。

四、使用毒藥，適可而止

使用毒性藥物，應該注意分寸。《素問・五常政大論》說："大毒治病，十去其六；常毒治病，十去其七；小毒治病，十去其八；無毒治病，十去其九。"古訓昭然，不可不慎。不僅使用毒藥應該適可而止，就是一般大熱、大寒、大補、大瀉之劑，亦當作如是觀。

五、季節不同，因時制宜

人體的生理活動和病理變化，常隨氣候更替而有差異。夏季腠理開疏，一般不宜使用麻黃之屬強力發汗，以防汗出過多，變生他證；冬季腠理緻密，不易出汗達邪，宜用發汗力量較強藥物，才能使其邪從汗解。熱天急性熱病多見，用藥宜偏辛涼苦寒；冷天感受風寒較多，用藥宜偏辛溫甘熱。這種因時而異的用藥方法，稱為因時制宜。

六、區域不同，因地制宜

中國幅員遼闊，東西南北相隔萬里，地理條件各不相同，雖屬同一疾病，用藥亦有差異。以暑為例，北方氣候乾燥，多不夾濕，只須投以清氣涼血之方，即可取效。南方潮濕多雨，每多夾濕，單純清熱則鮮見其效，又當清熱除濕，才合病情。此種因地而異的用藥法則，謂之因地制宜。

七、長幼不同，因人制宜

根據病人年齡、性別、體質考慮治療措施，稱為因人制宜。小兒為稚陽之體，邪易化熱，用藥宜偏辛涼；臟氣未充，易虛易實，用藥不宜過峻。年老體衰，氣血日枯，功能日減，每病多虛，即使屬於實證，亦多正虛邪實，用藥常須顧及陰陽氣血，不可肆意攻伐。男女有別，不可一樣用藥，男子通常身體壯實，用藥多較婦女厚實；如係婦女，用藥尤須注意經帶胎產，不同的生理階段，用藥須有動靜固疏之異。

第二節　煎藥法

一、煎藥的用具

煎煮藥材的器具最好用砂鍋或陶瓷鍋，因其性質穩定，傳熱性能較好、較緩和，使藥材受熱均勻，煎出的藥汁質量佳。不可使用鐵、鋁或銅鍋等金屬器具，因某些藥材與金屬接觸後，會產生沉澱，降低有效成分的溶解度，有的甚至會引起化學變化，產生副作用，因而影響療效。

若沒有砂鍋或陶瓷鍋，用不鏽鋼鍋代替亦可。

二、煎藥的用水與浸泡

煎藥用的水，使用乾淨的自來水即可，無需先煮沸。藥材煎煮之前要先浸泡，因為中藥入藥有根、莖、花、果實、動物藥、礦物質等不同，但大多數是乾品，在煎藥前應充分的溶脹，這樣才可以將藥中的有效成分在煎煮時溶解，所以通常應加適量的冷水浸泡0.5－3小時以上為佳。天氣冷時可以適當延長其浸泡時間。總之，浸泡時間以藥物浸透為主，一方面讓藥材軟化，使部分有效成分先溶出，另一方面不少藥材含有蛋白質和澱粉，若不經冷水浸泡而直接加熱煎煮，蛋白質會遇熱凝固，澱粉會糊化，以致影響療效。

煎煮藥物的次數一般分為"頭煎"和"二煎"。"頭煎"用冷水浸泡，水量依藥物的性質和治療目的不同，可參考如下：吸水性較強的藥材，如茯苓、山藥、枇杷葉，以超過藥面三厘米為恰當；需久煎者，如六味地黃湯、參苓白朮湯，以超過藥面約3厘米為佳；不需久煎者，如麻黃湯、桂枝湯或揮發性強的藥材，水量蓋過藥面少許即可。"二煎"應加溫水，以防冷水在熱藥的表面形成凝固膜，阻隔有效成分溶出；其水量一般蓋過藥面為宜，加水後即可直接加熱煎煮。

三、煎藥的火候

　　煎煮中藥火力的大小稱為火候，分為"武火"和"文火"。急火煎之為武火，慢火煎之為文火。一般藥物煎法為先武後文，先用武火急煎，煎沸後再用文火緩煎。但由於解表藥的煎藥時間不能過長，火力不足會影響藥物有效成分的溶出，因此，應根據藥物的性質與質地區別對待。在文火慢煎藥物時，要注意不要煮乾藥汁，煮乾焦的藥材不能再用；同時，不可以頻頻揭開藥蓋，以免藥氣走失，影響藥效。

四、煎藥的時間

　　不同性味和質地的中藥其火候時間要求亦異，例如：治感冒藥的麻黃、桂枝、金銀花、薄荷、藿香等，先用武火煮沸後，再以文火煮10分鐘左右即可；補益藥的黨參、黃耆、山藥、益智仁、地黃、大棗等，則需用武火煮沸後，續以文火煮30－50分鐘，讓其有效成分充分釋出。煎出藥液以200－400ml為佳，惟補益藥留取藥液少些，取其補性，發散藥留取藥液多些，取其發散之特長。

五、煎藥的方法

　　由於藥性功效不同，不同藥物的煎煮方法亦有別，概分如下：

　　1. 先煎：介殼、礦石類的藥物，如磁石、龍骨、牡蠣、水牛角等，由於質硬不易煎出有效成分，除了需長時間浸泡，還須先煎20至30分鐘，使其有效成分充分溶出，再放進其他藥物。另有些藥物如生南星、生附子、生半夏、烏頭等，由於含有毒性，亦需先煎、久煎，以緩解藥物的毒性。

　　2. 後下：芳香類的藥物，如薄荷、砂仁、沉香、降香等，因其主要成分具揮發性或相關的化學變化，所以應在其他藥物即將煎好再放入，以免煎煮時間太長，有效成分揮發、變性。還有些藥材容易溶解，如鈎藤、全蠍、大黃、番瀉葉等，久煎會破壞有效成分，亦需特別留意，通常只需煎數分鐘即可。

　　3. 包煎：是指用紗布或濾紙包裹藥物，再與其他藥物一起煎煮。需包煎的藥物，如車前子、海金沙、菟絲子等，由於顆粒小或質地輕，易浮於水面難以煎煮，煎煮後亦難以濾取藥汁，故需包煎，如青黛；有些藥物如枇杷葉、辛夷花等含絨毛或雜質，不包煎易刺激呼吸道及消化道，造成不良反應，故需採包煎之法。

　　4. 單煎(單制)：某些名貴藥物，如羚羊角、西洋參等，為了避免其有效成分被其他藥物影響溶出，可單煎取汁後，再與其他藥液兌服；一些帶黏液性物質的藥物，如粳米、滑石、葶藶子等容易煮糊，易混濁藥物，影響其他藥物有效成分的溶出，使湯劑質量受影響，所以這類藥須單獨煎煮，煮好後兌入其他藥液中服用；有的藥物不宜煎煮，故以適當的形式生用之，如雷丸、麝香、玄明粉、鮮竹瀝等。

　　5. 打碎煎：屬於帶皮、介殼、質硬、果仁等類的藥物，如杏仁、桃仁、龍骨、牡蠣等，宜打碎後煎煮，這樣有效成分才能易於煎出。

6. 烊化：膠質、黏性大而且易溶解的藥物，如阿膠、蜂蜜等，單獨蒸溶，趁熱與待服之藥混勻，以免其黏性影響其他藥的溶出。另外，在煎藥期間應將藥物攪拌2－3次，讓藥物成分相互作用，以達"方以合羣之妙"。

再者"頭煎"與"二煎"的藥液應混勻，以達藥物濃度均勻，提高其療效，降低副作用。

第三節　服藥法

一、服藥的劑量

中藥並非完全無毒副作用，事實上許多西藥都是從中草藥中提取有效成分。有些中藥服用過量會引起毒副作用，劑量過少又起不到作用，所以服藥的劑量一定要根據醫囑而定，切不可自己亂服藥。一些峻烈藥宜從小劑量開始，逐漸增加，取得效果即可考慮停服，以免發生中毒。

二、服藥的溫度

中藥服用溫度分為冷服、溫服、熱服。大部分湯劑採用溫服方式。熱症應寒服，如清熱、解毒或是止吐藥均可寒服；寒症應熱服，治療外感風寒或頭痛、關節痹症、胃及十二指腸潰瘍時，熱服才可以發揮最佳藥效。對於寒熱隔拒之證則可用反佐服藥法，即《素問·五常政大論》所云："治熱以寒，溫而行之；治寒以熱，涼而行之；治溫以清，冷而行之；治涼以溫，熱而行之。"

三、服藥的時間

一般而言，一劑中藥應分2－3次服用，早 (午) 晚各一次，飯前一小時服用。但是對胃腸道有刺激作用的藥物宜在飯後服，防止胃腸道的刺激和損傷；滋補藥、驅蟲藥應空腹服，有助於藥物的充分吸收；安神藥則應在睡前服用；早晨發病，如五更瀉，則須在早晨服用。還有一些方藥需要頓服，如十棗湯；有的藥需頻服，如用於咽喉部口腔的疾病，方如玄麥甘桔湯等。

前人對服藥的時間還考慮疾病所在的部位，可做參考。如《千金要方·序例》中云："病在膈以上者，先食後服藥；病在胸膈以下者，先服藥後食；病在四肢血脈者，宜空腹而在旦；病在骨髓，宜滿而在夜。"

四、藥後的調護

服藥後的調養與護理是服藥方法之一，它不僅影響藥效，而且關係到疾病的康復。《傷寒論》中桂枝湯的用法說："服已須臾，啜熱稀粥一升餘，以助藥力。溫覆令一時許，遍身微似有汗者益佳，不可令如水流漓，病必不除。……禁生冷、黏滑、肉、麵、五辛、酒醋、臭惡等物。"另外，服用中藥期間，飲食以清淡為主，忌食腥葷、油膩、不易消化的食物，這樣有利於藥的消化吸收。同時由於某些中藥和某些食物同時服用，會降低藥效或產生毒副作用，所以某些中藥和某些食物不可以同時服用，如地黃忌蘿蔔、麥冬忌鯽魚、人參忌茶葉、仙茅忌牛奶等。同時在服用中藥時盡量減少與西藥同時服用，這是因為中藥中的化學成分和西藥有時會互相反應，產生毒副作用或降低藥效。如果必須同時服用，需根據醫囑而定。

　　總而言之，方藥的煎藥和服藥的方法恰當與否，可直接影響方藥的療效。清・徐靈胎《醫學源流論》述："病人之愈不愈，不但方必中病，方雖中病，而服之不得法，則非特無功，反而有害，此不可不知也。"因而，方劑的煎藥和服用方法，都應予以重視。

附：古方藥量考證

　　古方用藥份量，尤其是唐代以前的方劑，從數字看，和現在相差很大，這是由於古代度量衡制度在各個歷史時期有所不同。古稱以黍、銖、兩、斤計量，而無分名。到了晉代，則以十黍為一銖，六銖為一分，四分為一兩，十六兩為一斤（即以銖、分、兩、斤計量）。

　　及至宋代，遂立兩、錢、分、厘、毫之目，即十毫為一厘，十厘為一分，十分為一錢，十錢為一兩，以十累計，積十六兩為一斤。元、明以至清代，沿用宋制，很少變易。故宋、明、清之方，凡言分者，是分厘之分，不同於晉代二錢半為一分之分。清代之稱量稱為庫平，後來通用市稱。

　　古方容量，有斛、斗、升、合、勺之名，但其大小，歷代亦多變易，考證亦有差異。例如李時珍認為"古之一兩，今用一錢，古之一升，即今之二兩半"。同時明代張景岳認為"古之一兩，為今之六錢，古之一升，為今之三合三勺"。茲引《藥劑學》(南京藥學院編，1960年版) 衡量與秤的對照表，作為參考。

歷代重量與容量對照表

時代	古代重量	折合市制	古代容量	折合市制
秦代	一兩	0.5165市兩	一升	0.34市升
西漢	一兩	0.5165市兩	一升	0.34市升
新莽	一兩	0.4455市兩	一升	0.20市升
東漢	一兩	0.4455市兩	一升	0.20市升
魏晉	一兩	0.4455市兩	一升	0.21市升
北周	一兩	0.5011市兩	一升	0.21市升
隋唐	一兩	1.875市兩	一升	0.58市升
宋代	一兩	1.1936市兩	一升	0.66市升
明代	一兩	1.1936市兩	一升	1.07市升
清代	一兩（庫平）	1.194市兩	一升（營造）	1.0355市升

附註：上表古今衡量和度量的比較，僅係近似值。

　　至於古方有云"等分"者，非重量之分，是指各藥斤兩多少皆相等，大都用於丸、散劑，在湯、酒劑中較少應用。古代有刀圭、方寸匕、錢匕、一字等名稱，大多用於散藥。所謂方寸匕者，作匕正方一寸，抄散取不落為度；錢匕者，是以漢五銖錢抄取藥末，亦以不落為度；半錢匕者，則為抄取一半；一字者，即以開元通寶錢幣（幣上有"開元通寶"四字）抄取藥末，填去一字之量；至於刀圭者，乃十分方寸匕之一。其中一方寸匕藥散約合五分，一錢匕藥散約合三分，一字藥散約合一分（草本藥散要輕些）。另外，藥有以類比法作藥用量的，如一雞子黃 ＝ 彈丸 ＝ 40桐子 ＝ 80粒大豆 ＝ 480大麻子 ＝ 1440小麻子。

　　古今醫家對古代方劑用量，雖曾作了很多考證，但至今仍未作出結論。但漢代和晉代的衡量肯定比現在為小，所以漢、晉時代醫方的劑量數字都較大。對古方仍錄其原來的用量，主要是作為理解古方的配伍意義、結構特點、變化原因，以及臨證用藥配伍比例的參考。在臨床應用時，應當按近代中藥學和參考近代各家醫案所用劑量，並隨地區、年齡、體質、氣候及病情需要來決定。

　　方劑學教材在組成條下有原書的組成劑量並在括弧內著有現代用量，但在原書劑量與現代劑量之間，因為其常出現劑量的差異較大，也不能用上述劑量轉換推演之，時時讓不少讀者困惑，就其原因主要有以下幾個方面：一是古今的劑量單位之異，中國的歷史悠久，歷代的計量單位不同，即使都用斤、兩、錢，但其內含卻不同，產生了劑量之間的差異，時代越久遠，其劑量差異越大。二是古書可能在傳播過程中的一些疏錯，或古人對某些藥物認識上的局限，造成這樣的處方用量不能適用於臨床。三是古今藥物品系、質量、用藥部位、炮製方法等多因素的差異造成藥品所需用量的變化。四是古今人的體質、生活環境等因素的變遷，臨床用藥的劑量也發生變化。這些諸多因素，造成一些方藥原方的劑量與現代參考劑量之間的差異。為了讓讀者在了解原方的劑量的基礎上，更能知道現代臨床常用的參考劑量，便於學者對此能變通掌握，故在原書劑量的基礎上，用括符註有現代參考劑量。

　　根據中國國務院的指示，從1979年1月1日起，內地中醫處方用藥計量單位一律採用以"克"為單位的公制。而台港澳地區至今仍有用司馬斤、兩、錢、分的習慣，並且其計量單位與內地有不同。中醫古籍主要發源於中原文化，故書中用量中的兩系內地的兩，應注意其區別、換算。附十六進位與公制內地與台港澳地區計量單位換算率表。

十六進位與公制計量單位換算表

內地換算率	台港澳地區換算率
1 斤（16 兩）＝ 0.5 公斤 ＝ 500 克	1 斤（16 兩）＝ 600 克
1 市兩 ＝ 31.25 克	1 兩 ＝ 37.5 克
1 市錢 ＝ 3.125 克	1 錢 ＝ 3.75 克
1 市分 ＝ 0.3125 克	1 分 ＝ 0.375 克
1 市厘 ＝ 0.03125 克	1 厘 ＝ 0.0375 克

（註： 換算尾數可以捨去 ）

各論

第一章

解表劑

概　說

概念

　　凡以發汗、解肌、透疹等為主要功用，用以治療表證的方劑，統稱解表劑。

病機、治法與分類

　　本類方劑主要是為六淫外邪侵襲人體肌表、肺衛所致的表證，症見惡寒、發熱、頭疼、身痛、無汗或有汗、苔薄白、脈浮等表證；以及用於病勢有外出趨向的病證，如麻疹初起或發而不透，瘡瘍、痢疾、瘧疾初起，風濕在表，水腫腰以上腫甚以及某些皮膚病兼表證者。

　　其立法是根據《素問・陰陽應象大論》"因其輕而揚之……其在皮者，汗而發之"的理論，乃屬"八法"中的"汗法"。利用其辛散之性以透邪外出，因勢利導。

　　此時邪未深入，病勢尚輕淺，故用辛散輕宣的藥物使外邪從肌表而出。如果失時不治，或治不從法，則病邪不從外解，必轉而深入，傳變為他證。即如《素問・陰陽應象大論》所指："善治者，治皮毛，其次治肌膚，其次治筋脈，其次治六腑，其次治五臟。治五臟者，半死半生也。"強調外感受邪始起，若及時運用解表劑治療，使邪從外解，則能早期治癒，防止傳變。

　　邪有寒熱之異，體質有強弱之別。表寒者，當辛溫解表；表熱者，當辛涼解表；兼見素體氣、血、陰、陽諸不足者，還需結合補益法，以扶正祛邪。因而解表劑亦相應地分為辛溫解表、辛涼解表、扶正解表三類。

注意事項

　　1. 解表劑是針對六淫外邪襲表的病變而設，故本書中疏散外風、輕宣外燥、祛風勝濕等章節的部分方劑，亦屬解表劑範疇。學者不可拘泥上述分類，當前後合參，方能窺知全貌。

　　2. 解表劑多為辛散輕揚之品，不宜久煎，以免藥性耗散，功效減弱。

　　3. 溫服為宜，服後宜避風寒，或增衣被，或輔之以粥，以助汗出。取汗程度以遍身持續微汗為佳，若汗出不徹則病邪不解，汗出太過則耗氣傷津。汗出病癒，即當停服。同時，應注意禁食生冷、油膩之品，以免影響藥物的吸收和藥效的發揮。

　　4. 若表邪未盡，復見裏證者，當先解表，後治裏；表裏並重者，則須表裏雙解。若外邪入裏，或麻疹已透，或瘡瘍已潰，或虛證水腫，均不宜使用。

解表劑分類簡表

	解表劑 ──────────→ 表證		
分　類	辛溫解表	辛涼解表	扶正解表
適應證	風寒表證	風熱表證	表證而兼正氣虛弱者
症　狀	惡寒發熱，頭身疼痛，無汗或有汗，鼻塞流涕，咳喘，苔薄白，脈浮緊或脈浮緩等	發熱，微惡風寒，頭痛，咽痛，咳嗽，口渴，舌尖紅，苔薄黃，脈浮數等	氣虛或陽虛者外感風寒
立　法	辛溫解表	辛涼解表	扶正解表
代表方	麻黃湯、桂枝湯、九味羌活湯、小青龍湯、香蘇散	銀翹散、桑菊飲	加減葳蕤湯、葱白七味飲、麻黃附子細辛湯

第一節　辛溫解表

　　辛溫解表劑，適用於風寒表證。症見惡寒發熱，頭身疼痛，無汗或有汗，鼻塞流涕，咳喘，苔薄白，脈浮緊或脈浮緩等。常以辛溫解表藥為主組成方劑，如麻黃、桂枝、羌活、蘇葉、防風等。因寒邪束表，每致營陰鬱滯，肺失宣降，故此類方劑每配伍活血通脈的桂枝、川芎及宣降肺氣的杏仁、桔梗等。代表方如麻黃湯、桂枝湯、九味羌活湯、小青龍湯、香蘇散等。

麻黃湯 《傷寒論》

【組成】　麻黃去節，三兩(9g)　　桂枝去皮，二兩(6g)　　杏仁去皮尖，七十個(6g)　　甘草炙，一兩(3g)

【用法】　上四味，以水九升，先煮麻黃，減二升，去上沫，內諸藥，煮取二升半，去滓，溫服八合。覆取微似汗，不需啜粥，餘如桂枝法將息。(現代用法：水煎服，溫覆取微汗。)

【功用】　發汗解表，宣肺平喘。

【主治】　外感風寒表實證。惡寒發熱，頭身疼痛，無汗而喘，舌苔薄白，脈浮緊。

【病機】　外感風寒，肺氣失宣。風寒之邪侵襲肌表，營衛首當其衝，寒邪收引凝滯，使衛陽被遏，腠理閉塞，營陰鬱滯，經脈不通，故惡寒、發熱、無汗、頭身疼痛。肺主氣屬衛，外合皮毛。寒邪外束於表，影響肺氣的宣肅下行，則上逆為喘。餘如舌苔薄白、脈浮緊，皆是風寒襲表之象。(見圖1.1)

麻黃湯病機表解

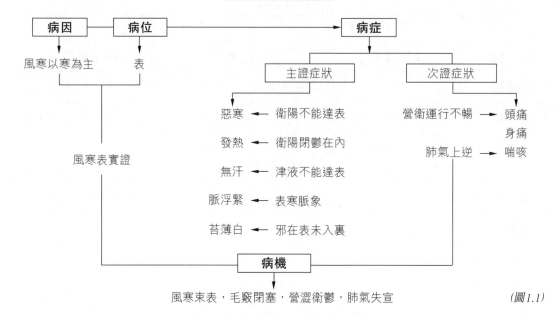

病因 —— 病位 ————————————→ 病症

病因：風寒以寒為主
病位：表

病症分為主證症狀與次證症狀

主證症狀：
惡寒 ← 衛陽不能達表
發熱 ← 衛陽閉鬱在內
無汗 ← 津液不能達表
脈浮緊 ← 表寒脈象
苔薄白 ← 邪在表未入裏

次證症狀：
營衛運行不暢 → 頭痛、身痛
肺氣上逆 → 喘咳

風寒表實證

病機

風寒束表，毛竅閉塞，營澀衛鬱，肺氣失宣 　　　　　　(圖1.1)

【方解】 治宜發汗解表，宣肺平喘。方中**麻黃**味苦辛，性溫，歸肺與膀胱經，善開腠發汗，
　　　　驅在表之風寒；又宣肺平喘，泄閉鬱之肺氣，是為君藥。由於本證屬衛鬱營滯，單
　　　　用麻黃，難以透營達衛，開衛氣之閉鬱發汗，復以透營達衛的**桂枝**為臣藥，解肌發
　　　　表，溫通血脈，既助麻黃解表，使發汗之力倍增，又暢行營陰，使疼痛之症得解。
　　　　二藥相須為用，是辛溫發汗的常用組合，後世有言"麻黃不可無桂"。**杏仁**降利肺
　　　　氣，與麻黃相伍，一宣一降，以恢復肺氣之宣降，增強宣肺平喘之功，是為宣降肺
　　　　氣的常用組合，為佐藥。**炙甘草**既能助麻、杏以止咳平喘，又能益氣和中，調和藥
　　　　性，是使藥而兼佐藥之用。四藥配伍，表寒得散，營衛得通，肺氣得宣，則諸症可
　　　　癒。*(見圖1.2)*

配伍特點： 一為麻、桂相須，發衛氣之閉以開腠理，透營分之鬱以和營衛，則發汗解表之功
　　　　　　益彰；二為麻、杏相使，宣降相因，則宣肺平喘之效倍增。

【運用】

辨證要點： 本方是治療外感風寒表實證的基礎方劑，亦是代表方。臨床以惡寒發熱，無汗而
　　　　　　喘，脈浮緊為辨證要點。

臨證加減： 若喘急胸悶，咳嗽痰多，表證不甚者，去桂枝，加蘇子、半夏以化痰止咳平喘；
　　　　　　若鼻塞流涕重者，加蒼耳子、辛夷以宣通鼻竅；若夾濕邪而兼見骨節疼痛，加蒼
　　　　　　朮、苡仁以袪風除濕；兼裏熱之煩躁、口乾，加石膏、黃芩以清瀉鬱熱。

中方西用： 本方常用於感冒、流行性感冒、急性支氣管炎、支氣管哮喘等屬風寒表實證者。

注意事項： 本方為辛溫發汗之峻劑，故《傷寒論》對"瘡家"、"淋家"、"衄家"、"亡

麻黃湯方義表解

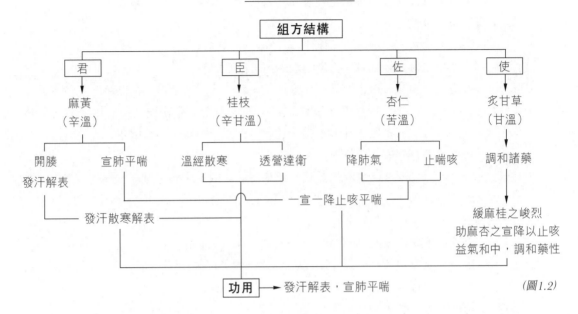

(圖1.2)

血家"，以及外感表虛自汗、血虛而脈兼"尺中遲"、誤下而見"身重心悸"等，雖有表寒證，亦皆禁用。麻黃湯藥味雖少，但發汗力強，不可過服，否則汗出過多必傷人正氣。正如清代柯琴《傷寒來蘇集・傷寒附翼》卷上指出："此乃純陽之劑，過於發散，如單刀直入之將，投之恰當，一戰成功。不當則不戰而招禍。故用之發表，可一而不可再。"

【附方】

1. 麻黃加朮湯 《金匱要略》

組成： 麻黃 去節，三兩(9g)　桂枝 去皮，二兩(6g)　甘草 炙，一兩(3g)　杏仁 去皮尖，七十個(6g)
　　　　白朮 四兩(12g)

用法： 上五味，以水九升，先煮麻黃，減二升，去上沫，內諸藥，煮取二升半，去滓，溫服八合，覆取微似汗。

功用： 發汗解表，散寒祛濕。

主治： 風寒夾濕痹證，身體煩疼、無汗等。

2. 麻黃杏仁薏苡甘草湯 《金匱要略》

組成： 麻黃 去節，湯泡，半兩(6g)　杏仁 去皮尖，炒，十個(6g)　薏苡仁 半兩(12g)　甘草 炙，一兩(3g)

用法： 上銼如麻豆大，每服四錢(12g)，以水一盞半，煎至八分，去滓溫服。有微汗，避風。

功用： 發汗解表，祛風利濕。

主治：風濕在表，濕鬱化熱證。一身盡疼，發熱，日晡所劇者。

3. 大青龍湯《傷寒論》

組成： 麻黃 去節，六兩(12g)　　桂枝 去皮，二兩(6g)　　甘草 炙，二兩(6g)　　杏仁 去皮尖，四十枚(6g)

石膏 如雞子大，碎(12g)　　生薑 切，三兩(9g)　　大棗 擘，十二枚(3g)

用法： 上七味，以水九升，先煮麻黃，減二升，去上沫，內諸藥，煮取三升，去滓，溫服一升。取微似汗，汗出多者，溫粉撲之；一服汗者，停後服；若複服，汗多亡陽，遂虛，惡風，煩躁，不得眠也。

功用： 發汗解表，兼清裏熱。

主治： 外感風寒，裏有鬱熱證。惡寒發熱，頭身疼痛，無汗，煩躁，口渴，脈浮緊。

4. 三拗湯《太平惠民和劑局方》

組成： 麻黃 不去根節　杏仁 不去皮尖　甘草 不炙　各等分(30g)

用法： 上為粗末，每服五錢(15g)，水一盞半，薑五片，同煎至一盞，去滓，通口服。以衣被蓋覆睡，取微汗為度。

功用： 宣肺解表。

主治： 外感風寒，肺氣不宣證。鼻塞聲重，語音不出，咳嗽胸悶。

5. 華蓋散《博濟方》

組成： 紫蘇子 炒　麻黃 去根節　杏仁 去皮尖　陳皮 去白　桑白皮　赤茯苓 去皮　各一兩(30g)

甘草 半兩(15g)

用法： 上為末，每服二錢(6g)，水一盞，煎至六分，食後溫服。

功用： 宣肺解表，祛痰止咳。

主治： 素體痰多，肺感風寒證。咳嗽上氣，呀呷有聲，吐痰色白，胸膈痞滿，鼻塞聲重，惡寒發熱，苔白潤，脈浮緊。

【類方比較】

　　麻黃加朮湯與麻黃杏仁薏苡甘草湯均由麻黃湯加減而成，都是治療外感風寒夾濕的方劑。但前方證屬素體多濕，又外感風寒，表寒及身疼，較後方為重，故用麻、桂與白朮相配，發汗解表，散寒祛濕。然發汗祛濕又不宜過汗，方中麻黃得白朮雖發汗而不致太過，白朮得麻黃則能盡去表裏之濕，相輔相制，深得配伍之妙。後方證不僅表寒及身疼比較輕，且日晡發熱增劇，有化熱之傾向，故而不用桂枝、白朮，改用苡仁滲利清化。全方用量尤輕，亦為微汗之用。

　　大青龍湯是由麻黃湯重用麻黃，再加石膏、生薑、大棗組成。主治風寒表實重證而兼裏有鬱熱者。方中倍用麻黃，故其發汗之力尤峻。其煩躁為鬱熱在裏，故加石膏清熱除煩；生薑合麻、桂則散風寒以解表邪，合棗、草則益脾胃以滋汗源，使汗出表解，寒熱煩躁並除。

　　三拗湯與華蓋散皆為麻黃湯去桂枝，故功效重在宣散肺中風寒，主治風寒犯肺之咳喘證。

但三拗湯為宣肺解表的基礎方，主治風寒襲肺的咳喘輕證，因其重點不在解表而在宣肺平喘，故麻黃不去節以減發汗之力；華蓋散主治素體痰多而風寒襲肺證，故加蘇子、陳皮、桑皮、赤茯苓以降氣祛痰，加強化痰止咳的作用。

【方歌】

> 麻黃湯中用桂枝，杏仁甘草四般施，
> 惡寒發熱頭項痛，喘而無汗服之宜。

桂枝湯《傷寒論》

【組成】　桂枝_{去皮，三兩}(9g)　芍藥_{三兩}(9g)　甘草_{炙，二兩}(6g)　生薑_{切，三兩}(9g)　大棗_{擘，十二枚}(3g)

【用法】　上五味，㕮咀，以水七升，微火煮取三升，適寒溫，服一升。服已須臾，啜熱稀粥一升餘，以助藥力。溫覆令一時許，遍身漐漐微似有汗者益佳，不可令如水流漓，病必不除。若一服汗出病瘥，停後服，不必盡劑；若不汗，更服如前法；又不汗，後服小促其間，半日許，令三服盡。若病重者，一日一夜服，周時觀之，服一劑盡，病證猶在者，更作服；若汗不出，乃服至二三劑。禁生冷、黏滑、肉、麵、五辛、酒酪、臭惡等物。（現代用法：水煎服，溫覆取微汗。）

【功用】　解肌發表，調和營衛。

【主治】　外感風寒表虛證。惡風發熱，汗出，頭痛，鼻鳴乾嘔，苔白不渴，脈浮緩或浮弱者。

【病機】　外感風寒，營衛不和。本方證於《傷寒論》謂之太陽中風，其病機為衛強營弱。外感風邪，風性疏泄，衛氣因之失其固護之性，"陽強而不能密"，不能固護營陰，致令營陰不能內守而外泄，故惡風發熱，汗出，頭痛，脈浮緩等。又邪氣鬱滯，肺胃失和，則鼻鳴乾嘔。（見圖1.3）

【方解】　風寒在表，應辛溫發散以解表，但本方證屬表虛，腠理不固，故當解肌發表，調和營衛，即邪正兼顧為治。方中桂枝為君，助衛陽、通經絡、解肌發表而祛在表之風邪。芍藥為臣，益陰斂營，斂固外泄之營陰。桂芍等量合用，於本方寓意有三：一為針對衛強營弱，體現營衛同治，邪正兼顧；二為相輔相成，桂枝得芍藥，使汗而有源，芍藥得桂枝，則滋而能化；三為相制相成，散中有收，汗中寓補。此為本方外可解肌發表，內可調營衛陰陽的基本結構。生薑辛溫，既助桂枝辛散表邪，又兼和胃止嘔；大棗甘平，既能益氣補中，且可滋脾生津。薑棗相配，是為補脾和胃、調和營衛的常用組合，共為佐藥。炙甘草調和藥性，合桂枝辛甘化陽以實衛，合芍藥酸甘化陰以和營，功兼佐使之用。

本方證屬外感風寒表虛已有汗出，何以又用桂枝湯發汗？蓋本證之自汗，是由風寒外襲，衛陽不固，營陰失守，津液外泄所致，故外邪不去，營衛不和，則汗不能止。桂枝湯雖曰"發汗"，實寓解肌發表與調和營衛雙重用意，外邪去而肌表固密，

桂枝湯病機表解

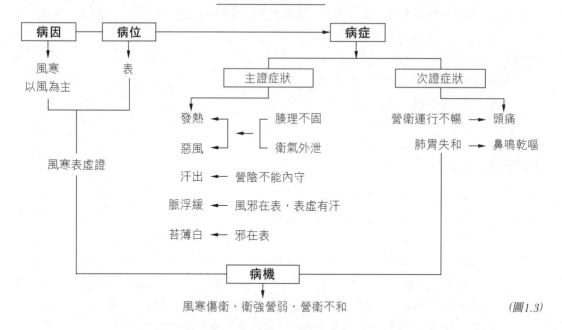

(圖1.3)

營衛和則津不外泄。故如法服用本方，於遍身微汗之後，則"自汗"自止。為了區別兩種汗出的不同性質，近賢曹穎甫稱外感風寒表虛證之汗出為"病汗"，謂服桂枝湯後之汗出為"藥汗"，並鑒別指出："病汗常帶涼意，藥汗則帶熱意，病汗雖久，不足以去病，藥汗瞬時，而功乃大著，此其分也。"（錄自《經方實驗錄》卷上），實屬臨證有得之談。*(見圖1.4)*

配伍特點： 全方結構嚴謹，發中有補，散中有收，邪正兼顧，陰陽營衛並調。故柯琴在《傷寒來蘇集・傷寒附翼》卷上中讚桂枝湯"為仲景羣方之冠，乃滋陰和陽，調和營衛，解肌發汗之總方也"。

【運用】

辨證要點： 本方為治療外感風寒表虛證的基礎方，又是調和營衛、調和陰陽治法的代表方。臨床以惡風，發熱，汗出，脈浮緩為辨證要點。

臨證加減： 惡風寒較甚者，宜加防風、荊芥、淡豆豉疏散風寒；體質素虛者，可加黃耆益氣，以助正祛邪；兼見咳喘者，宜加杏仁、蘇子、桔梗宣肺止咳平喘。

本方的治療範圍，從《傷寒論》與《金匱要略》以及後世醫家的運用情況來看，不僅用於外感風寒表虛證，而且還運用於病後、產後體弱等因營衛不和所致的病證。這是因為桂枝湯本身具有調和營衛、陰陽的作用，而許多疾病在其病變過程中，多可出現營衛、陰陽失調的病理狀態。正如清代徐彬所説："桂枝湯，外證得之，解肌和營衛；內證得之，化氣調陰陽"（《金匱要略論注》卷上），是對本方治病機理的高度概括。

桂枝湯方義表解

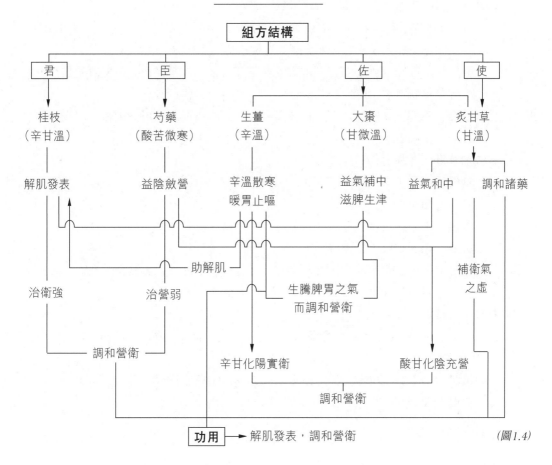

(圖1.4)

中方西用： 本方常用於感冒、流行性感冒、原因不明的低熱、產後及病後的低熱、妊娠嘔吐、多形紅斑、凍瘡、蕁麻疹等屬營衛不和者。

注意事項： 外感風寒表實無汗；風熱有汗(溫病)；肺衛氣虛，表衛不固者禁用。應重視其服藥方法及服藥期間調護及忌宜。

【附方】

1. 桂枝加葛根湯《傷寒論》

　　組成： 桂枝去皮，二兩(6g)　　芍藥二兩(6g)　　生薑切，三兩(9g)　　甘草炙，二兩(6g)　　大棗擘，十二枚(3g)　　葛根四兩(12g)

　　用法： 上六味，以水一斗，先煮葛根，減二升，內諸藥，煮取三升，去滓，溫服一升。覆取微似汗，不需啜粥，餘如桂枝法將息及禁忌。

　　功用： 解肌發表，升津舒筋。

　　主治： 風寒客於太陽經脈，營衛不和證。桂枝湯證兼項背強而不舒者。

2. 桂枝加厚樸杏子湯《傷寒論》

　　組成：桂枝去皮，三兩(9g)　　芍藥三兩(9g)　　生薑切，三兩(9g)　　甘草炙，二兩(6g)　　人棗擘，十二枚(3g)　　厚樸炙，去皮，二兩(6g)　　杏仁去皮尖，五十枚(6g)

　　用法：上七味，以水七升，微火煮取三升，去滓。溫服一升，覆取微似汗。

　　功用：解肌發表，降氣平喘。

　　主治：喘病，又感風寒而見桂枝湯證者；或風寒表證誤用下劑後，表證未解而微喘者。

3. 桂枝加桂湯《傷寒論》

　　組成：桂枝去皮，五兩(15g)　　芍藥三兩(9g)　　生薑切，三兩(9g)　　甘草炙，二兩(6g)　　大棗擘，十二枚(3g)

　　用法：上五味，以水七升，煮取三升，去滓，溫服一升。

　　功用：溫通心陽，平沖降逆。

　　主治：心陽虛弱，寒水凌心之奔豚。太陽病誤用溫針或因發汗太過而發奔豚，氣從少腹上沖心胸，起臥不安，有發作性者。

4. 桂枝加芍藥湯《傷寒論》

　　組成：桂枝去皮，三兩(9g)　　芍藥六兩(18g)　　甘草炙，二兩(6g)　　大棗擘，十二枚(3g)　　生薑切，三兩(9g)

　　用法：上五味，以水七升，煮取三升，去滓，溫分三服。

　　功用：溫脾和中，緩急止痛。

　　主治：太陽病誤下傷中，土虛木乘之腹痛。

【類方比較】

　　上述四方皆為桂枝湯類方，其證之病機以營衛不和或氣血陰陽失調為共性，故用桂枝湯和營衛、調陰陽。前二方主治證以外感風寒表虛為基本病機，桂枝加葛根湯主治外感風寒，太陽經氣不舒，津液不能敷佈，經脈失去濡養之惡風汗出、項背強而不舒，故用桂枝湯加葛根以解肌發表，升津舒筋；桂枝加厚樸杏子湯主治風寒表虛證兼見肺失肅降之喘逆，故加厚樸、杏仁降氣平喘。後二方因藥量之變化，已由治表之劑變為治裏之方，其中桂枝加桂湯主治太陽病發汗太過，耗損心陽，心陽不能下墊於腎，腎中寒水之氣上犯凌心所致的奔豚病，故加桂二兩以加強溫通心陽，平沖降逆的作用；桂枝加芍藥湯主治太陽病誤下傷中，邪陷太陰，土虛木乘之腹痛，故用桂枝湯通陽溫脾，倍芍藥以柔肝緩急止痛。

　　麻黃湯和桂枝湯同屬辛溫解表方劑，都可用治外感風寒表證，麻黃湯中麻、桂並用，佐以杏仁，發汗散寒力強，又能宣肺平喘，為辛溫發汗之重劑，適用於外感風寒所致惡寒發熱而無汗喘咳之表實證；桂枝湯中桂、芍並用，佐以薑、棗，發汗解表之力遜於麻黃湯，但有調和營衛之功，為辛溫解表之和劑，適用於外感風寒所致惡風發熱而有汗出之表虛證。

【方歌】

　　桂枝湯治太陽風，芍藥甘草薑棗同，

　　解肌發表調營衛，表虛自汗正宜用。

九味羌活湯 張元素方，源自《此事難知》

【組成】　羌活一兩半(9g)　白芷一兩(6g)　防風一兩半(9g)　生地黃一兩(6g)　蒼朮一兩半(9g)

　　　　　黃芩一兩(6g)　細辛五分(3g)　甘草一兩(6g)　川芎一兩(6g)

【用法】　上藥㕮咀，水煎服。若急汗，熱服，以羹粥投之；若緩汗溫服，而不用湯投之。(現代用法：水煎溫服。)

【功用】　發汗祛濕，兼清裏熱。

【主治】　外感風寒濕邪，內有蘊熱證。惡寒發熱，無汗，頭痛項強，肢體痠楚疼痛，口苦微渴，舌苔白或微黃，脈浮或脈緊。

【病機】　外感風寒濕邪，兼內有蘊熱。風寒濕邪侵犯肌表，鬱遏衛陽 ，閉塞腠理，阻滯經絡，氣血運行不暢，故惡寒發熱，肌表無汗，頭痛項強，肢體痠楚疼痛，裏有蘊熱，故口苦微渴。苔白或微黃，脈浮，是表證兼裏熱之佐證。(見圖1.5)

九味羌活湯病機表解

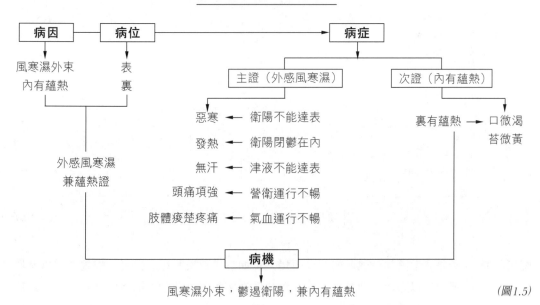

(圖1.5)

【方解】 治宜發汗祛濕，兼清裏熱。方中**羌活**辛苦性溫，散表寒，祛風濕，利關節，止痹痛，為治太陽風寒濕邪在表之要藥，故以為君藥。**防風**辛甘性溫，為風藥中之潤劑，功能祛風除濕，散寒止痛；**蒼朮**辛苦而溫，功可發汗祛濕，為祛太陰寒濕的主要藥物，兩藥相合，協助羌活祛風散寒，除濕止痛，是為臣藥。**細辛、白芷、川芎**祛風散寒，宣痹止痛，其中細辛善止少陰頭痛；白芷擅解陽明頭痛；川芎長於止少陽、厥陰頭痛，此三味與羌活、蒼朮合用，為本方"分經論治"的基本結構。**生地、黃芩**清泄裏熱，並防諸辛溫燥烈之品傷津，以上五藥俱為佐藥。**甘草**調和諸藥為使。九味配伍，既能統治風寒濕邪，又能兼顧協調表裏，共成發汗祛濕，兼清裏熱之劑。（*見圖1.6*）

九味羌活湯方義表解

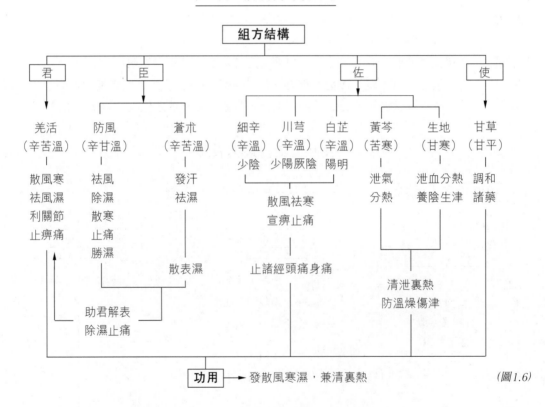

（*圖1.6*）

配伍特點： 一是升散藥和清熱藥的結合運用。正如清代顧松園在《醫鏡》中說："以升散諸藥而臣以寒涼，則升者不峻；以寒涼之藥而君以升散，則寒者不滯。"二是體現了"分經論證"的思想。服法中強調，"視其經絡前後左右之不同，從其多少大小輕重之不一，增損用之"，明示本方藥備六經，通治四時，運用當靈活變通，頗有啟迪。

【運用】

辨證要點：　本方是主治外感風寒濕邪而兼有內熱證的常用方，亦是體現"分經論治"思想的
　　　　　　代表方。臨床以惡寒發熱，頭痛無汗，肢體痠楚疼痛，口苦微渴為辨證要點。

臨證加減：　1. 若濕邪較輕，肢體痠楚不甚者，可去蒼朮、細辛以減溫燥之性，加獨活、威靈
　　　　　　仙、薑黃等以加強宣痹止痛之力；濕重胸滿者，可去滋膩之生地黃，加枳殼、厚
　　　　　　樸行氣化濕寬胸；無口苦微渴者，生地、黃芩又當酌情裁減；裏熱甚而煩渴者，
　　　　　　可配加石膏、知母清熱除煩止渴。2. 元代王好古《此事難知》原書方後亦云：
　　　　　　"以上九味，雖為一方，然亦不可執。……當視其經絡前後左右之不同，從其多
　　　　　　少大小輕重之不一，增損用之，其效如神（此即是口傳心授）。㕮咀，水煎服。
　　　　　　若急汗熱服，以羹粥投之。若緩汗溫服而不用湯投之也。脈浮而不解者，先急而
　　　　　　後緩。脈沉而不解者，先緩而後急。"即明示人以活法，臨症時可參照症狀，
　　　　　　"增損用之"。3.《湯頭歌訣》、《時方歌括》載本方皆依《壽世保元》（名羌
　　　　　　活保元湯）加生薑、葱白同煎，以加強通陽解表之意，亦可作為臨症參考。

中方西用：　現代臨床用本方加減，治療感冒、急性肌炎、風濕性關節炎、偏頭痛、腰肌勞損
　　　　　　等屬外感風寒濕邪，兼有裏熱者。

注意事項：　本方雖有生地、黃芩之寒，但總屬辛溫燥熱之列，故風熱表證及陰虛內熱者
　　　　　　皆禁用。

【附方】

大羌活湯

出處：　《此事難知》卷上

組成：　羌活　獨活　防風　細辛　防己　黃芩　黃連　蒼朮　炙甘草　白朮 各
　　　　三錢(9g)　知母　川芎　地黃　各一兩(30g)

用法：　上㕮咀，每服半兩(15g)，水二盞，煎至一盞半，去渣，得清藥一大盞，
　　　　熱飲之；不解，再服三、四盞解之亦可，病癒則止。若有餘證，並依仲
　　　　景隨經法治之。

功用：　發散風寒，祛濕清熱。

主治：　外感風寒濕邪，兼有裏熱證。頭痛身重，發熱惡寒，口乾煩躁而渴，舌
　　　　苔白膩，脈浮數。

【類方比較】

　　大羌活湯是元代李杲所制，比九味羌活湯少白芷，多黃連、知母、防己、獨活、白朮，故
其清熱祛濕之功較強，宜於外感風寒濕邪而裏熱較重者。

【方歌】

　　九味羌活用防風，細辛蒼芷與川芎，

　　黃芩生地同甘草，分經論治宜變通。

羌活勝濕湯 《內外傷辨惑論》

【組成】　　羌活　獨活　各一錢(各6g)　藁本　防風　甘草炙　各五分(各3g)　蔓荊子三分(2g)　川芎二分(1.5g)

【用法】　　上㕮咀，都作一服，水二盞，煎至一盞，去滓，食後溫服。（現代用法：作湯劑，水煎服。）

【功用】　　祛風、勝濕、止痛。

【主治】　　風濕在表之痹證。肩背痛不可回顧，頭痛身重，或腰脊疼痛，難以轉側，舌苔白，脈浮。

【病機】　　風濕在表。本方證多由汗出當風，或久居卑濕之地，風濕之邪侵襲肌表所致。風濕之邪客於太陽經脈致經氣不暢，則見頭痛身重，或腰脊疼痛，難以轉側，或兼輕微表證，其舌苔白，脈浮。*(見圖1.7)*

羌活勝濕湯病機表解

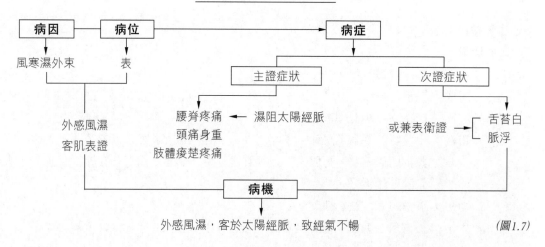

(圖1.7)

【方解】　　風濕在表，宜從汗解，故以祛風勝濕為法。方中**羌活**、**獨活**共為君藥，二者皆為辛苦溫燥之品，其辛散祛風，味苦燥濕，性溫散寒，故皆可祛風除濕，通利關節，其中羌活善祛上部風濕，獨活善祛下部風濕，兩藥相合，能散一身上下之風濕，通利關節而止痹痛。臣以**防風**、**藁本**，入太陽經，祛風勝濕，且善止頭痛。佐以川芎活血行氣，祛風止痛；蔓荊子祛風止痛。使以**甘草**調和諸藥。*(見圖1.8)*

羌活勝濕湯方義表解

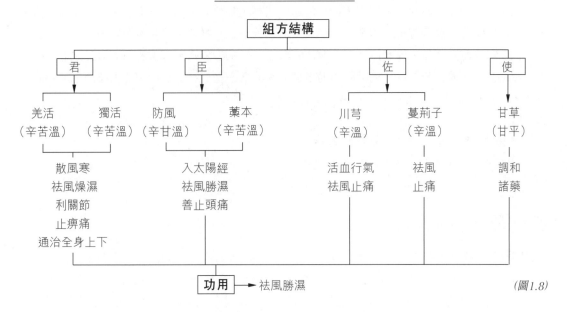

配伍特點： 以辛苦溫散之品為主組方，共奏祛風勝濕之效。全身上下風濕俱能除，入太陽經
藥除風濕，兼解表，使客於肌表之風濕隨汗而解。

【運用】

辨證要點： 本方長於祛風勝濕止痛。主治風濕在表之頭身重痛而表證不明顯者。臨床以頭身
重痛或腰脊疼痛，苔白脈浮為辨證要點。

臨證加減： 若濕邪較重，肢體痠楚甚者，可加蒼朮、細辛以助祛濕通絡；鬱久化熱者，宜加
黃芩、黃柏、知母等以清裏熱。

中方西用： 本方適用於風濕性關節炎、類風濕性關節炎、骨質增生症、強直性脊柱炎等 屬
風濕在表者。

【附方】

蠲痺湯《楊氏家藏方》

組成： 當歸去土，酒浸一宿　羌活去蘆頭　薑黃　黃耆蜜炙　白芍　防風去蘆頭　各一兩半(各45g)
甘草炙，半兩(15g)

用法： 上㕮咀，每服半兩 (15g)，水二盞，加生薑五片，同煎至一盞，去滓溫
服，不拘時候。

功用： 益氣和營，祛風勝濕。

主治： 風寒濕邪痺阻經絡之證。肩項臂痛，舉動艱難，手足麻木等。

【類方比較】

　　羌活勝濕湯與九味羌活湯同俱羌活、防風、川芎、甘草等藥味，均有祛風勝濕、止頭身痛之功。但九味羌活湯多蒼朮、細辛、白芷及生地、黃芩，其解表之力較本方略強，且辛散溫燥之中佐以寒涼清熱之品，俱發汗祛濕，兼清裏熱之功，主治外感風寒濕邪兼有裏熱之證，症以惡寒發熱為主，兼口苦微渴；羌活勝濕湯多獨活、藁本、蔓荊子，祛風濕之力略強，而解表之力較弱，主治以頭身重痛為主，表證不著者。

【方歌】

　　羌活勝濕羌獨芎，甘蔓藁本與防風，

　　祛風勝濕功獨善，風濕身痛服之鬆。

香蘇散 《太平惠民和劑局方》

【組成】	香附子_{炒香，去毛} 紫蘇葉 各四兩(120g)　　甘草_{炙，一兩(30g)}　　陳皮_{不去白，二兩(60g)}

【組成】　香附子炒香，去毛　紫蘇葉　各四兩(120g)　　甘草炙，一兩(30g)　　陳皮不去白，二兩(60g)

【用法】　上為粗末，每服三錢(9g)，水一盞，煎七分，去滓，熱服，不拘時，日三服；若作細末，只服二錢(6g)，入鹽點服。(現代用法：作湯劑，水煎服，用量按原方比例酌減。)

【功用】　疏散風寒，理氣和中。

【主治】　外感風寒，氣鬱不舒證。惡寒身熱，頭痛無汗，胸脘痞悶，不思飲食，舌苔薄白，脈浮。

【病機】　外感風寒，內兼氣滯。惡寒發熱，頭痛無汗，與一般表證無異；胸脘痞悶，不思飲食，則為氣鬱濕滯之象。胸脘痞悶雖為津氣阻滯共有徵象，但此證舌苔薄白而不膩，顯然偏於氣鬱，風寒在表。*(見圖1.9)*

香蘇散病機表解

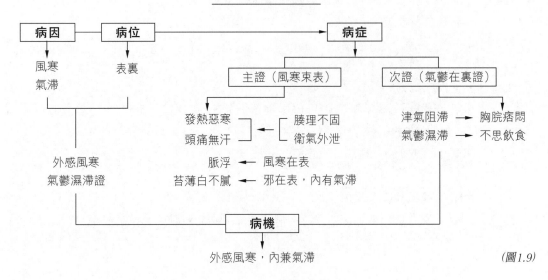

(圖1.9)

【方解】 治宜疏散風寒，理氣和中。方中**蘇葉**辛溫，歸肺、脾二經，發表散寒，理氣寬中，一藥而兼兩用，切中病機，為君藥。**香附**辛苦甘平，行氣開鬱，為臣藥。君臣相合，蘇葉得香附之助，則調暢氣機之功益顯；香附借蘇葉之升散，則能上行外達以祛邪。胸脘痞悶，雖緣於氣鬱，亦與濕有關，故佐用理氣燥濕之**陳皮**，一則協君臣行氣滯以暢氣機，二則化濕濁以行津液。**炙甘草**健脾和中，與香附、陳皮相配，行氣而不致耗氣；並調和藥性，是佐藥兼使藥之用。如此配伍，使表邪解則寒熱除，氣機暢則痞悶消。*(見圖1.10)*

香蘇散方義表解

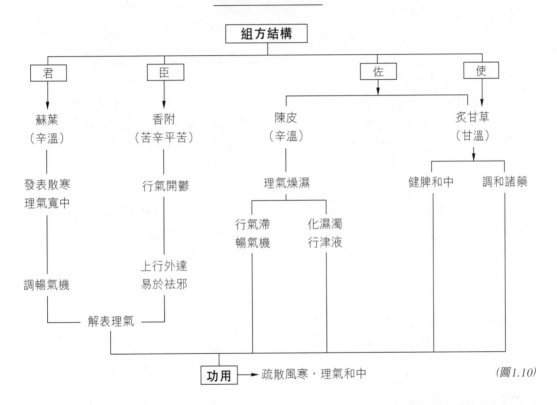

（圖1.10）

配伍特點： 一是解表與理氣藥同用；二是行氣與化濕藥同施，用藥兼顧肺脾肝三臟。

【運用】

辨證要點： 本方為治療外感風寒而兼氣滯的常用方。臨床以惡寒發熱，頭痛無汗，胸脘痞悶，苔薄白，脈浮為辨證要點。

臨證加減： 風寒表證較重，加蔥白、生薑、荊芥等以加強發汗解表的作用；氣鬱較甚，胸脅脹痛，脘腹脹滿者，加柴胡、厚樸、大腹皮等以加強行氣解鬱之力；濕濁較重，胸悶，不思飲食，苔白膩者，加藿香、厚樸、半夏等以化濕運脾；兼見咳嗽有痰者，加蘇子、桔梗、半夏等以降氣化痰止咳。

中方西用： 本方多用於胃腸型感冒屬感受風寒兼氣機鬱滯者。

【附方】

1. 香蘇葱豉湯 《重訂通俗傷寒論》

　　組成： 制香附一錢半至二錢(4.5－6g)　　新會陳皮一錢半至二錢(4.5－6g)　　鮮葱白二至三枚(3g)

　　　　　紫蘇一錢半至三錢(4.5－9g)　　清炙草六分至八分(2－2.5g)　　淡香豉三錢至四錢(9－12g)

　　用法： 水煎服。

　　功用： 發汗解表，調氣安胎。

　　主治： 妊娠傷寒。惡寒發熱，無汗，頭身痛，胸脘痞悶，苔薄白，脈浮。

2. 加味香蘇散 《醫學心悟》

　　組成： 紫蘇葉一錢五分(5g)　　陳皮　香附　各一錢二分(各4g)　　甘草炙，七分(2.5g)　　荊芥

　　　　　秦艽　防風　蔓荊子　各一錢(各3g)　　川芎五分(1.5g)　　生薑三片

　　用法： 上銼一劑。水煎，溫服。微覆似汗。

　　功用： 發汗解表，理氣解鬱。

　　主治： 外感風寒，兼有氣滯證。頭痛項強，鼻塞流涕，身體疼痛，發熱惡寒或
　　　　　惡風，無汗，胸脘痞悶，苔薄白，脈浮。

【類方比較】

　　香蘇葱豉湯和加味香蘇散皆為香蘇散加味而成，主治表寒而兼氣滯之證。其中香蘇葱豉湯乃清代俞根初合香蘇散與葱豉湯為一方，其發汗解表之力較香蘇散為強，且蘇葉又有安胎之效，故對婦女妊娠感冒風寒者，較為恰當。加味香蘇散增入防風、秦艽、川芎、蔓荊子等藥，則發汗解表、宣痹止痛之功較強，宜於表寒證較重，頭身疼痛明顯者。

【方歌】

　　香蘇散內草陳皮，疏散風寒又理氣，
　　外感風寒兼氣滯，寒熱無汗胸脘痞。

小青龍湯 《傷寒論》

【組成】　麻黃去節，三兩(9g)　　芍藥三兩(9g)　　細辛三兩(6g)　　乾薑三兩(6g)　　甘草炙，三兩(6g)

　　　　　桂枝去皮，三兩(9g)　　半夏洗，半升(9g)　　五味子半升(6g)

【用法】　上八味，以水一斗，先煮麻黃，減二升，去上沫，內諸藥，煮取三升，去滓，溫服
　　　　　一升。（現代用法：水煎，溫服。）

【功用】　解表散寒，溫肺化飲。

【主治】　外寒裏飲證。惡寒，發熱，頭身疼痛，無汗，喘咳，痰涎清稀而量多，胸痞，或乾
　　　　　嘔，或痰飲喘咳，不得平臥，或身體疼重，頭面四肢浮腫，舌苔白滑，脈浮。

【病機】 外感風寒，寒飲內停。風寒束表，皮毛閉塞，衛陽被遏，營陰鬱滯，故見惡寒發熱，無汗，身體疼痛。素有水飲之人，一旦感受外邪，每致表寒引動內飲，《難經·四十九難》説："形寒飲冷則傷肺"。水寒相搏，內外相引，飲動不居，水寒射肺，肺失宣降，故咳喘痰多而稀。水停心下，阻滯氣機，故胸痞；水留胃中，胃氣上逆，故乾嘔；水飲溢於肌膚，故浮腫身重。舌苔白滑，脈浮，是為外寒裏飲之佐證。*(見圖1.11)*

小青龍湯病機表解

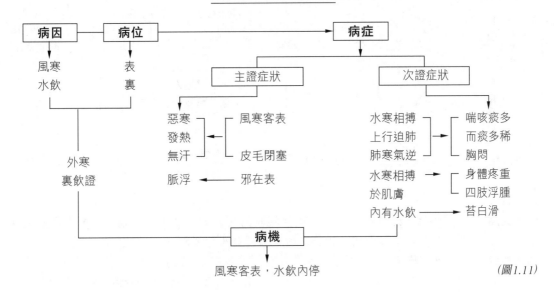

風寒客表，水飲內停

(圖1.11)

【方解】 治宜解表散寒，溫肺化飲。方中**麻黃、桂枝**相須為君，發汗散寒以解表邪，且麻黃又能宣發肺氣而平喘咳，桂枝化氣行水以利裏飲之化。**乾薑、細辛**為臣，溫肺化飲，兼助麻、桂解表祛邪。然而素有痰飲，脾肺本虛，若純用辛溫發散，恐耗傷肺氣，故佐以**五味子**斂肺止咳，**芍藥**主營養血，二藥與辛散之品相配，一散一收，既可增強止咳平喘之功，又可制約諸藥辛散溫燥太過之弊；**半夏**燥濕化痰，和胃降逆，亦為佐藥。**炙甘草**兼為佐使之藥，既可益氣和中，又能調和辛散酸收之間。藥雖八味，配伍嚴謹，散中有收，開中有合，使風寒解，水飲去，宣降復，則諸症自平。對此外寒內飲之證，若不疏表而徒行治其飲，則表邪難解；不化飲而專散表邪，則水飲不除，故治宜解表與化飲配合，一舉而表裏雙解。*(見圖1.12)*

配伍特點： 一以麻黃、桂枝解散在表之風寒，配白芍酸寒斂陰，制麻桂而使散中有收；二以乾薑、細辛、半夏，溫化在肺之痰飲，配五味子斂肺止咳，令開中有合，使之散不傷正，收不留邪。

小青龍湯方義表解

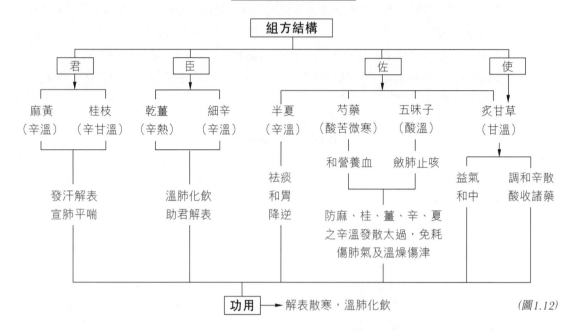

(圖1.12)

【運用】

辨證要點： 本方是治療外感風寒，寒飲內停喘咳的代表方、常用方。臨床以惡寒發熱，無汗，喘咳，痰多而稀，舌苔白滑，脈浮為辨證要點。

臨證加減： 若外寒證輕者，可去桂枝、麻黃改用炙麻黃；兼有熱象而出現煩躁者，加生石膏、黃芩以清鬱熱；兼喉中痰鳴，加杏仁、射干、款冬花以化痰降氣平喘；若鼻塞，清涕多者，加辛夷、蒼耳子以宣通鼻竅；兼水腫者，加茯苓、豬苓以利水消腫。

中方西用： 本方常用於支氣管炎、支氣管哮喘、肺炎、百日咳、肺心病、過敏性鼻炎、卡他性眼炎、卡他性中耳炎等屬於外寒裏飲證者。

注意事項： 1. 因其辛散溫化之力較強，應以確屬寒飲相搏於肺者，方宜使用，且視病人體質強酌定劑量。2. 因本方中多溫燥之品，故陰虛乾咳無痰或痰熱證者，不宜使用。

【附方】

射干麻黃湯《金匱要略》

組成： 射干三兩(9g)　麻黃四兩(9g)　生薑四兩(6g)　細辛三兩(6g)　紫菀三兩(6g)
款冬花三兩(6g)　大棗七枚(3g)　半夏大者洗，半升(9g)　五味子半升(3g)

用法： 上九味，以水一斗二升，先煮麻黃兩沸，去上沫，內諸藥，煮取三升，分溫三服。

功用： 宣肺祛痰，下氣止咳。

主治： 痰飲鬱結，氣逆喘咳證。咳而上氣，喉中有水雞聲者。

【類方比較】

　　小青龍與大青龍兩方均有發汗之功，而據其發汗力之強弱而命名，大青龍除解表外，尚能清裏熱，而小青龍湯除解表汗外又強於逐飲。故張秉成在《成方便讀》中云：“名小青龍者，以龍為水族，大則可興雲致雨，騰於宇宙之間；小則亦能治水驅邪，潛隱於波濤之內耳。”

　　射干麻黃湯與小青龍湯同屬解表化飲方劑，但前方主治風寒表證較輕，證屬痰飲鬱結，肺氣上逆者，故於小青龍湯基礎上減桂、芍、草，加入祛痰利肺，止咳平喘之射干、款冬花、紫菀等藥。可見小青龍湯治表為主，解表散寒之力大；射干麻黃湯則治裏為主，下氣平喘之功強。

【方歌】

　　小青龍湯最有功，風寒束表飲停胸，

　　辛夏甘草和五味，薑桂麻黃芍藥同。

止嗽散 《醫學心悟》

【組成】　桔梗炒　荊芥　紫菀蒸　百部蒸　白前蒸 各二斤 (各1kg)　甘草炒，十二兩 (375g)　陳皮水洗，去白，一斤 (500g)

【用法】　上為末，每服三錢 (9g)，食後、臨臥開水調下；初感風寒，生薑湯調下 (現代用法：共為末，每服 6－9g，溫開水或薑湯送下。亦可作湯劑，水煎服，用量按原方比例酌減)。

【功用】　宣利肺氣，疏風止咳。

【主治】　風邪犯肺證。咳嗽咽癢，咯痰不爽，或微有惡風發熱，舌苔薄白，脈浮緩。

【病機】　風邪襲肺，肺失清肅。本方治證為外感咳嗽，經服解表宣肺藥後而咳仍不止者。風邪犯肺，肺失清肅，雖經發散，因解表不徹而其邪未盡，故仍咽癢咳嗽，此時外邪十去八九，故微有惡風發熱。(見圖1.13)

止嗽散病機表解

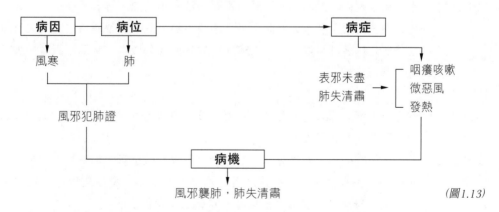

(圖1.13)

【方解】 治法重在理肺止咳,微加疏表之品。方中**紫菀、百部**為君,兩藥味苦,都入肺經,其性溫而不熱,潤而不膩,皆可止咳化痰,對於新久咳嗽都能使用。**桔梗**味苦辛而性平,善於開宣肺氣;**白前**味辛甘性亦平,長於降氣化痰。兩者協同,一宣一降,以復肺氣之宣降,增強君藥止咳化痰之力,為臣藥。**荊芥**辛而微溫,疏風解表,以祛在表之餘邪;**陳皮**理氣化痰,均為佐藥。**甘草**調和諸藥,合桔梗又有利咽止咳之功,是為佐使之用。*(見圖1.14)*

止嗽散方義表解

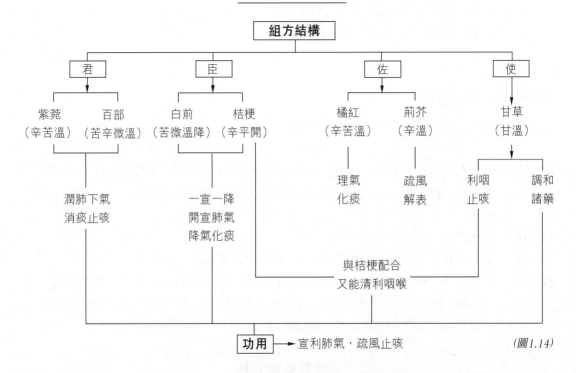

組方結構

君 ── 紫菀(辛苦溫) 百部(苦辛微溫) ── 潤肺下氣 消痰止咳

臣 ── 白前(苦微溫降) 桔梗(辛平開) ── 一宣一降 開宣肺氣 降氣化痰

佐 ── 橘紅(辛苦溫) 荊芥(辛溫) ── 理氣化痰 疏風解表

使 ── 甘草(甘溫) ── 利咽止咳 調和諸藥

與桔梗配合 又能清利咽喉

功用 ──→ 宣利肺氣,疏風止咳 *(圖1.14)*

配伍特點: 本方用量輕微,溫而不燥,潤而不膩,散寒不助熱,解表不傷正。正如《醫學心悟》卷三所說:"本方溫潤和平,不寒不熱,既無攻擊過當之虞,大有啟門驅賊之勢。是以客邪易散,肺氣安寧。"故對於新久咳嗽,咯痰不爽者,加減運用得宜,都可獲效。

【運用】

辨證要點: 本方為治療表邪未盡、肺氣失宣而致咳嗽的常用方。臨床以咳嗽咽癢,微惡風發熱,苔薄白為辨證要點。

臨證加減: 若外感風寒初起,頭痛鼻塞,惡寒發熱等表證較重者,加防風、紫蘇、生薑以解表散邪;濕聚生痰,痰涎稠黏者,加半夏、茯苓、桑白皮以除濕化痰;燥氣焚金、乾咳無痰者,加瓜蔞、貝母、知母以潤燥化痰。

中方西用： 本方常用於上呼吸道感染、支氣管炎、百日咳等屬表邪未盡，肺氣失宣者。

注意事項： 陰虛勞嗽或肺熱咳嗽者，不宜使用。

【附方】

1. 金沸草散《博濟方》

組成： 金沸草三兩(90g)　麻黃去節，三兩(90g)　前胡三兩(90g)　荊芥穗四兩(120g)
　　　　甘草炙，一兩(30g)　半夏洗淨，薑汁浸，一兩(30g)　赤芍藥一兩(30g)

用法： 上為末，每服二錢(6g)，水一盞，加生薑、大棗，同煎至六分，熱服。如汗出並三服。

功用： 發散風寒，降氣化痰。

主治： 傷風咳嗽。惡寒發熱，咳嗽痰多，鼻塞流涕，舌苔白膩，脈浮。

2. 正柴胡飲《景岳全書》

組成： 柴胡一至三錢(9g)　防風一錢(3g)　陳皮一錢半(4.5g)　芍藥二錢(6g)　甘草一錢(3g)
　　　　生薑三至五片

用法： 水一鍾半，煎七八分，熱服。（現代用法：水煎溫服。）

功用： 解表散寒。

主治： 外感風寒輕證。微惡風寒，發熱，無汗，頭痛，身痛，舌苔白，脈浮。

【類方比較】

　　金沸草散與止嗽散都是治療風邪犯肺的常用方。止嗽散以紫菀、白前、百部、桔梗等利肺止咳藥為多，而解表祛邪之力不足，故主治外邪將盡，肺氣不利的咳嗽；金沸草散則以金沸草、麻黃、荊芥穗等解表散邪為主，而佐以化痰之品，故主治風邪犯肺初起，而咳嗽痰多者。

【方歌】

　　止嗽散內用桔梗，紫菀荊芥百部陳，

　　白前甘草共為末，薑湯調服止嗽頻。

第二節　辛涼解表

　　辛涼解表劑，適用於風熱表證。症見發熱，微惡風寒，頭痛，咽痛，咳嗽，口渴，舌尖紅，苔薄黃，脈浮數等。常以辛涼解表藥如桑葉、菊花、薄荷、牛蒡子、竹葉等為主組成方劑。由於溫邪襲人，具有發病急、傳變快、易搏結氣血、蘊而成毒、且多挾有穢濁之氣等特點，加之溫邪上受，首先犯肺，每致肺氣失宣，及邪熱傷陰等病症。故此類方劑多配伍清熱解毒的銀花、連翹；宣降肺氣的桔梗、杏仁等及甘寒生津的蘆根、花粉等。代表方如銀翹散、桑菊飲、麻杏石甘湯等。

銀翹散 《溫病條辨》

【組成】　連翹 兩(30g)　銀花 兩(30g)　苦桔梗六錢(18g)　薄荷六錢(10g)　竹葉四錢(12g)
　　　　　生甘草五錢(15g)　芥穗四錢(12g)　淡豆豉五錢(15g)　牛蒡子六錢(18g)

【用法】　上為散，每服六錢(18g)，鮮蘆根湯煎，香氣大出，即取服，勿過煎。肺藥取輕清，
　　　　　過煮則味厚入中焦矣。病重者，約二時一服，日三服，夜一服；輕者，三時一服，
　　　　　日二服，夜一服；病不解者，作再服。（現代用法：作湯劑，水煎服，用量按原方比
　　　　　例酌減。）

【功用】　辛涼透表，清熱解毒。

【主治】　溫病初起。發熱，微惡風寒，無汗或有汗不暢，頭痛口渴，咳嗽咽痛，舌尖紅，苔
　　　　　薄白或薄黃，脈浮數。

【病機】　風溫初起，邪襲肺衛。溫病初起，邪在衛分，衛氣被鬱，開合失司，故發熱，微惡
　　　　　風寒，無汗或有汗不暢。肺位最高而開竅於鼻，邪自口鼻而入，上犯於肺，肺氣失
　　　　　宣，則見咳嗽。風熱搏結氣血，蘊結成毒，熱毒侵襲肺系門戶，則見咽喉紅腫疼
　　　　　痛。溫邪傷津，故口渴。舌尖紅、苔薄白或微黃，脈浮數，均為溫病初起之佐證。
　　　　　(見圖1.15)

【方解】　治宜辛涼透表，清熱解毒。方中**銀花**、**連翹**氣味芳香，既能疏散風熱，清熱解毒，
　　　　　又可辟穢化濁，在透散衛分表邪的同時，兼顧了溫熱病邪易蘊結成毒及多挾穢濁之
　　　　　氣的特點，故重用為君藥。**薄荷**、**牛蒡子**味辛而性涼，疏散風熱，清利頭目，且可

銀翹散病機表解

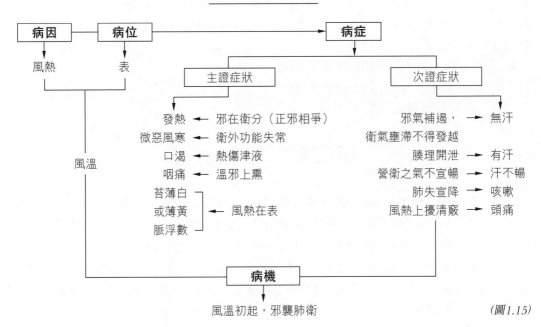

(圖1.15)

解毒利咽；**荊芥穗、淡豆豉**辛而微溫，解表散邪，此兩者雖屬辛溫，但辛而不烈，溫而不燥，配入辛涼解表方中，增強辛散透表之力，是為去性取用之法，以上四藥俱為臣藥。蘆根、竹葉清熱生津；**桔梗**開宣肺氣而止咳利咽，同為佐藥。**甘草**既可調和藥性，護胃安中，又合桔梗利咽止咳，是屬佐使之用。本方所用藥物均係清輕之品，加之用法強調"香氣大出，即取服，勿過煎"，體現了吳鞠通（《溫病條辨》卷四）"治上焦如羽，非輕莫舉"的用藥原則。吳氏稱此方為"辛涼平劑"。*(見圖1.16)*

銀翹散方義表解

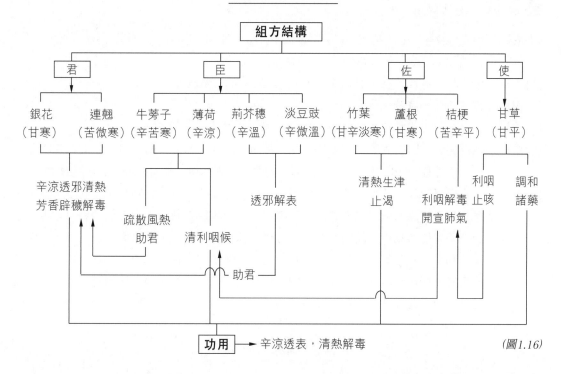

(圖1.16)

配伍特點： 一是辛涼之中配伍少量辛溫之品，既有利於透邪，又不悖辛涼之旨。二是疏散風邪與清熱解毒相配，具有外散風熱，內清熱毒之功，構成疏清兼顧，以疏為主之劑。

【運用】

辨證要點： 本方是治療外感風熱表證的常用方。臨床以發熱，微惡寒，咽痛，口渴，脈浮數為辨證要點。

臨證加減： 渴甚者，為傷津較甚，加天花粉生津止渴；項腫咽痛者，係熱毒較甚，加馬勃、玄參清熱解毒，利咽消腫；衄者，熱傷血絡，去荊芥穗、淡豆豉之辛溫，加白茅根、側柏炭、焦梔子涼血止血；咳者，是肺氣不利，加杏仁苦降肅肺以加強止咳之功；胸膈悶者，乃挾濕邪穢濁之氣，加藿香、鬱金芳香化濕，辟穢祛濁。

中方西用： 本方廣泛用於急性發熱性疾病的初起階段，如感冒、流行性感冒、急性扁桃體炎、上呼吸道感染、肺炎、麻疹、流行性腦膜炎、乙型腦炎、腮腺炎等辨證屬溫病初起，邪鬱肺衛者。皮膚病風疹、蕁麻疹、瘡癰癤腫，亦多用之。

注意事項： 外感風寒及濕熱病初起者禁用。另方中藥物多為芳香輕宣之品，不宜久煎。

【方歌】

> 銀翹散主上焦疴，竹葉荊牛豉薄荷，
>
> 甘桔蘆根涼解法，清疏風熱煮無過。

桑菊飲 《溫病條辨》

【組成】 桑葉二錢五分 (7.5g)　菊花一錢 (3g)　杏仁二錢 (6g)　連翹一錢五分 (5g)　薄荷八分 (2.5g)　苦桔梗二錢 (6g)　生甘草八分 (2.5g)　葦根二錢 (6g)

【用法】 水二杯，煮取一杯，日二服。（現代用法：水煎溫服。）

【功用】 疏風清熱，宣肺止咳。

【主治】 風溫初起，表熱輕證。咳嗽，身熱不甚，口微渴，脈浮數。

【病機】 風溫襲肺，肺失清肅。溫熱病邪從口鼻而入，邪犯肺絡，肺失清肅，故以咳嗽為主症。受邪輕淺所以身熱不甚。溫邪易傷津，但因邪微，故口渴亦微。*(見圖1.17)*

【方解】 方中**桑葉**味甘苦性涼，疏散上焦風熱，且善走肺絡，能清宣肺熱而止咳嗽；**菊花**味辛甘性寒，疏散風熱，清利頭目而肅肺，二藥輕清靈動，直走上焦，協同為用，以疏散肺中風熱見長，故共為君藥。**薄荷**辛涼疏散風熱，以助君藥解表之力；**杏仁**苦降，功善肅降肺氣，**桔梗**辛散，功能開宣肺氣，二藥相須為用，一宣一降，以復肺臟宣降功能而止咳，是宣降肺氣的常用組合，三者共為臣藥。**連翹**透邪解毒；**蘆根**清熱生津，為佐藥。**甘草**調和諸藥為使。諸藥相伍，使上焦風熱得以疏散，肺氣得

桑菊飲病機表解

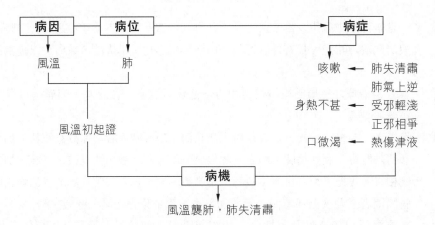

(圖1.17)

桑菊飲方義表解

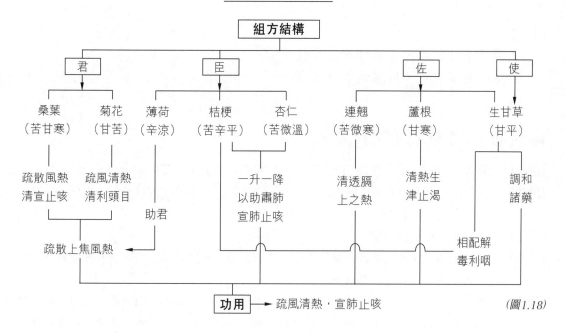

(圖1.18)

功用 → 疏風清熱，宣肺止咳

以宣降，則表證解，咳嗽止。吳氏稱此方為"辛涼輕劑"，因其解表作用弱於銀翹散，故也。*(見圖1.18)*

配伍特點： 一以輕清宣散之品，疏散風熱以清頭目；一以苦辛宣降之品，理氣肅肺以止咳嗽。

【運用】

辨證要點： 本方是主治風熱犯肺之咳嗽證的常用方劑。臨床以咳嗽，發熱不甚，微渴，脈浮數為辨證要點。

臨證加減： 若二三日後，氣粗似喘，是氣分熱勢漸盛，加石膏、知母以清解氣分之熱；若咳嗽較頻，是肺熱甚，可加黃芩清肺熱；若咳痰黃稠，咯吐不爽，加瓜蔞、黃芩、桑白皮、貝母以清熱化痰；咳嗽咯血者，可加白茅根、茜草根、丹皮涼血止血；若口渴甚者，加天花粉生津止渴；兼咽喉紅腫疼痛，加玄參、板藍根清熱利咽。

中方西用： 本方常用於感冒、急性支氣管炎、上呼吸道感染、肺炎、急性結膜炎、角膜炎等屬風熱犯肺或肝經風熱者。

注意事項： 本方為"辛涼輕劑"，故肺熱甚者，當予以加味後運用，否則病重藥輕，藥不勝病；若係風寒咳嗽者，不宜使用。由於方中藥物均為輕清之品，故不宜久煎。

【類方比較】

銀翹散與桑菊飲都是治療溫病初起的辛涼解表方劑，組成中都有連翹、桔梗、甘草、薄荷、蘆根五藥，但銀翹散有銀花配伍荊芥、豆豉、牛蒡子、竹葉，解表清熱之力強，為"辛涼平劑"；桑菊飲有桑葉、菊花配伍杏仁，肅肺止咳之力大，而解表作用較銀翹散為弱，故為"辛涼輕劑"。

【方歌】

> 桑菊飲中桔杏翹，蘆根甘草薄荷饒，
>
> 清疏肺衛輕宣劑，風溫咳嗽服之消。

麻黃杏仁甘草石膏湯《傷寒論》

【組成】　麻黃去節，四兩 (12g)　　杏仁去皮尖，五十個 (9g)　　甘草炙，二兩 (6g)　　石膏碎，綿裹，半斤 (24g)

【用法】　上四味，以水七升，煮麻黃，減二升，去上沫，內諸藥，煮取二升，去滓。溫服一升。（現代用法：水煎溫服。）

【功用】　辛涼疏表，清肺平喘。

【主治】　外感風邪，邪熱壅肺證。身熱不解，咳逆氣急，甚則鼻煽，口渴，有汗或無汗，舌苔薄白或黃，脈浮而數者。

【病機】　表邪入裏化熱，壅遏於肺，肺失宣降。風熱襲表，表邪不解而入裏，或風寒之邪鬱而化熱入裏，邪熱充斥內外，故身熱不解，汗出，口渴，苔黃，脈數；熱壅於肺，肺失宣降，故咳逆氣急，甚則鼻煽。若表邪未盡，可因衛氣被鬱，毛竅閉塞而無汗；苔薄白，脈浮亦是表證未盡之徵。（見圖1.19）

【方解】　治當辛涼透邪，清熱平喘。方中麻黃辛甘而溫，開宣肺氣以平喘，開腠解表以散邪；石膏辛甘大寒，清泄肺熱以生津，辛散解肌以透邪，兩藥一辛溫一辛寒，一以宣肺為主，一以清肺為主，且俱能透邪於外，合用則相反之中寓有相輔之意，既消

麻黃杏仁甘草石膏湯病機表解

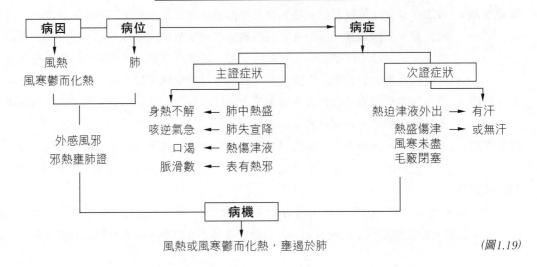

(圖1.19)

除致病之因，又調理肺的宣發功能，故共用為君。石膏倍於麻黃，使本方不失為辛涼之劑。麻黃得石膏，宣肺平喘而不助熱；石膏得麻黃，清解肺熱而不涼過，又是相制為用。**杏仁**味苦，降利肺氣而平喘咳，與麻黃相配，則宣降相因；與石膏相伍，則清肅協同，是為臣藥。**炙甘草**既能益氣和中，又與石膏相合而生津止渴，更能調和於寒溫宣降之間，為佐使藥。*(見圖1.20)*

麻黃杏仁甘草石膏湯方義表解

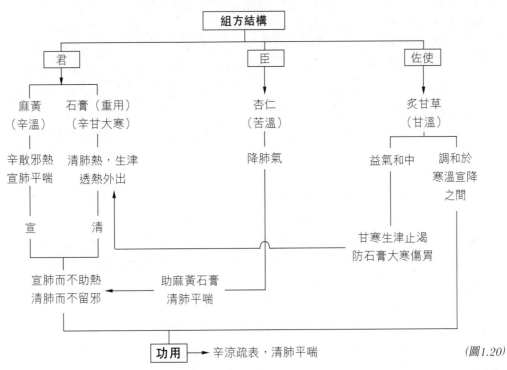

功用 — 辛涼疏表，清肺平喘

(圖1.20)

配伍特點： 四藥合用，解表與清肺並用，以清為主；宣肺與降氣結合，以宣為主，共成辛涼疏表，清肺平喘之功。麻黃得石膏，宣肺平喘而不助熱；石膏得麻黃，清解肺熱而不涼過，全方配伍嚴謹，用量亦經斟酌，學時應用心體會。

【運用】

辨證要點： 本方為治療表邪未解，邪熱壅肺之喘咳的基礎方。因石膏倍麻黃，其功用重在清宣膈熱，不在發汗。故臨床以發熱，喘咳，苔薄黃，脈數為辨證要點。

臨證加減： 如肺熱甚，壯熱汗出者，宜加重石膏用量，並酌加桑白皮、黃芩、知母清泄肺熱；表邪偏重，無汗而惡寒，石膏用量宜減輕，酌加薄荷、蘇葉、桑葉等以助解表宣肺之力；痰多氣急，可加葶藶子、枇杷葉降氣化痰；痰黃稠，宜加瓜蔞、貝母、黃芩、桔梗清熱化痰，寬胸利膈。

《傷寒論》原用本方治療太陽病，發汗未癒，風寒入裏化熱，"汗出而喘"者。後世用於風寒化熱，或風熱犯肺，以及內熱外寒，但見邪熱壅肺，身熱喘咳，口渴，脈數，無論有汗、無汗，有無表證皆可以本方加減而獲效。

中方西用： 本方常用於感冒、上呼吸道感染、急性支氣管炎、支氣管肺炎、大葉性肺炎、支氣管哮喘、麻疹合併肺炎等屬表證未盡，熱邪塞肺者。

注意事項： 風寒咳喘、痰熱壅盛者，本方均非所宜。

【附方】

越婢湯《金匱要略》

組成： 麻黃六兩(18g)　石膏半斤(24g)　生薑三兩(9g)　甘草二兩(6g)　大棗十五枚(5g)

用法： 上五味，以水六升，先煮麻黃，去上沫，內諸藥，煮取三升，分溫三服。

功用： 發汗利水。

主治： 風水夾熱證。惡風，一身悉腫，脈浮不渴，續自汗出，無大熱者。

【類方比較】

麻黃杏仁甘草石膏湯與麻黃湯俱用麻黃、杏仁、甘草而治喘咳，但前方主治之喘咳，證屬表邪入裏化熱，壅遏於肺，故以麻黃配石膏，清熱宣肺為主，兼以解表祛邪；後方主治之喘咳係風寒束表，肺氣失宣所致，故以麻黃配桂枝，相須為用，發汗解表為主，兼以宣肺平喘。二方僅一藥之差，然功用及主治證病機卻大相徑庭，仲景精於遣藥配伍，於此可窺其一斑。

越婢湯與麻黃杏仁甘草石膏湯所治之證皆有汗，俱用麻黃配石膏以清泄肺熱。越婢湯以一身悉腫為主，是水在肌表之徵，故加大麻黃用量，並配生薑以發泄肌表之水濕；用棗、草益氣健脾，意在培土制水；不喘，故去杏仁。麻黃杏仁甘草石膏湯以咳喘為主，是肺失宣降之徵，故用麻黃配杏仁、甘草宣降肺氣，止咳平喘。

【方歌】

傷寒麻杏甘石湯，汗出而喘法度良，

辛涼宣泄能清肺，定喘除熱效力彰。

柴葛解肌湯《傷寒六書》

【組成】 柴胡(6g)　乾葛(9g)　甘草(3g)　黃芩(6g)　羌活(3g)　白芷(3g)　芍藥(6g)　桔梗(3g)
（原書未著用量）

【用法】 水二盅，加生薑三片，大棗二枚，槌法加石膏末一錢(3g)，煎之熱服。（現代用法：加生薑三片，大棗二枚，石膏12g，水煎溫服。）

【功用】 解肌清熱。

【主治】　外感風寒，鬱而化熱證。惡寒漸輕，身熱增盛，無汗頭痛，目疼鼻乾，心煩不眠，咽乾耳聾，眼眶痛，舌苔薄黃，脈浮微洪。

【病機】　太陽風寒未解，而又化熱入裏。外感風寒，本應惡寒較甚，而此惡寒漸輕，身熱增盛者，為寒鬱肌膚化熱所致。因表寒未解，故惡寒仍在，並見頭痛、無汗等症。陽明經脈起於鼻兩側，上行至鼻根部，經眼眶下行；少陽經脈行於耳後，進入耳中，出於耳前，並行至面頰部，到達眶下部。入裏之熱初犯陽明、少陽，故目疼鼻乾，眼眶痛，咽乾耳聾。熱擾心神，則見心煩不眠；脈浮而微洪是外有表邪，裏有熱邪之佐證。此證乃太陽風寒未解，鬱而化熱，漸次傳入陽明，波及少陽，故屬三陽合病。（見圖1.21）

柴葛解肌湯病機表解

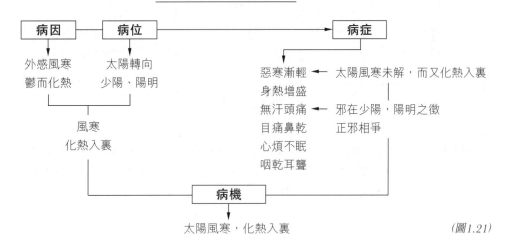

（圖1.21）

【方解】　治宜解肌清熱。方以**葛根、柴胡**為君。葛根味辛性涼，辛能外透肌熱，涼能內清鬱熱；柴胡味辛性寒，既為"解肌要藥"（《明醫指掌》卷一），且有疏暢氣機之功，又可助鬱熱外泄。**羌活、白芷**助君藥辛散發表，並止諸痛。**黃芩、石膏**清泄裏熱。四藥俱為臣藥。其中葛根配白芷、石膏，清透陽明之邪熱；柴胡配黃芩，透解少陽之邪熱；羌活發散太陽之風寒，如此配合，三陽兼治，治陽明為主。**桔梗**宣暢肺氣以利解表；**白芍、大棗**斂陰養血，防止疏散太過而傷陰；**生薑**發散風寒，均為佐藥。**甘草**調和諸藥，而為使藥。諸藥相配，共成解肌，兼清裏熱之劑。（見圖1.22）

配伍特點：　清溫並用，側重於辛涼清熱；表裏同治，側重於疏泄透散。與一般辛涼解表治風熱表證之方，當有區別。

【運用】

辨證要點：　本方是治療太陽風寒未解，入裏化熱，初犯陽明或三陽合病的常用方。臨床以發熱重，惡寒輕，頭痛，眼眶痛，鼻乾，脈浮微洪為辨證要點。

柴葛解肌湯方義表解

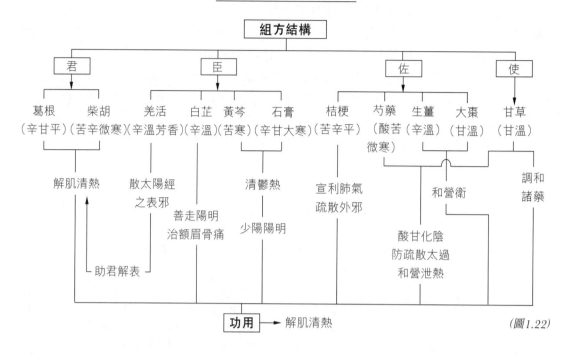

(圖1.22)

臨證加減： 若無汗而惡寒甚者，可去黃芩，加麻黃增強發散表寒之力，值夏秋可以蘇葉代之；熱邪傷津而見口渴者，宜加天花粉、知母以清熱生津；惡寒不明顯而裏熱較甚，發熱重，煩躁，舌質偏紅，宜加銀花、連翹，並重用石膏以加強清熱之功。

中方西用： 本方常用於感冒、流行性感冒、牙齦炎、急性結膜炎等屬外感風寒，邪鬱化熱者。

注意事項： 若太陽表邪未入裏者，不宜用本方，恐其引邪入裏；若裏熱而見陽明腑實證（大便秘結不通）者，亦不宜使用。

【附方】

柴葛解肌湯《醫學心悟》

組成： 柴胡一錢二分(6g)　葛根一錢五分(6g)　黃芩一錢五分(6g)　赤芍一錢(6g)　甘草五分(3g)

知母一錢(5g)　生地二錢(9g)　丹皮一錢五分(3g)　貝母一錢(6g)

用法： 水煎服。心煩加淡竹葉十片(3g)；譫語加石膏三錢(12g)。

功用： 解肌清熱。

主治： 外感風熱，裏熱亦盛證。不惡寒而口渴，舌苔黃，脈浮數。

【類方比較】

程氏柴葛解肌湯比陶氏柴葛解肌湯少羌、芷、桔，是因不惡寒無需多用升散發表之品，且羌、芷皆辛溫香燥，見症已有口渴，故減去。再者，雖去石膏，但配入知、貝、丹、地，加強其清氣涼血滋陰之力。可知程氏方重在清裏，陶氏方重在解肌，是兩方同中之異。

【方歌】

陶氏柴葛解肌湯，邪在三陽熱勢張，

芩芍桔草薑棗芷，羌膏解表清熱良。

升麻葛根湯 《太平惠民和劑局方》

【組成】　升麻　芍藥　甘草炙　各十兩(300g)　葛根十五兩(450g)

【用法】　上為粗末，每服三錢(9g)，用水一盞半，煎取一中盞，去滓，稍熱服，不拘時候，一日二三次。以病氣去，身清涼為度。(現代用法：作湯劑，水煎服，用量按原方比例酌減。)

【功用】　解肌透疹。

【主治】　麻疹初起。疹發不出，身熱頭痛，咳嗽，目赤流淚，口渴，舌紅，苔薄而乾，脈浮數。

【病機】　小兒肺胃蘊熱，又感麻毒時疫之邪之麻疹。若麻疹初起，又遇外邪襲表，抑遏疹毒外達之機，以致疹發不出，或疹出不暢。麻毒、外邪犯肺，邪正相爭，清肅失調，故初起可見肺衛症狀，如身熱頭痛、咳嗽、脈浮數等；風邪疹毒上攻頭面，故目赤流淚；熱灼津傷，則口渴，舌紅苔乾。(見圖1.23)

升麻葛根湯病機表解

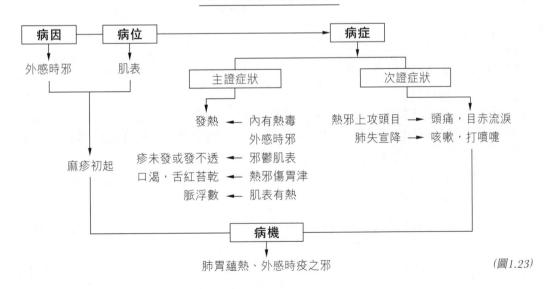

(圖1.23)

升麻葛根湯方義表解

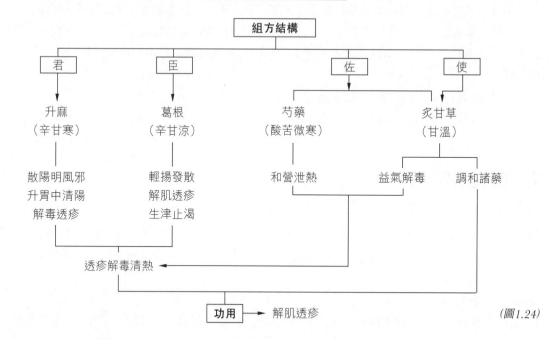

(圖1.24)

【方解】　治宜解肌透疹。方中**升麻**味辛甘性寒，入肺、胃經，解肌透疹，清熱解毒為君藥。**葛根**味辛甘性涼，入胃經，解肌透疹，生津除熱為臣藥。二藥相配，輕揚升散，通行肌表內外，對疹毒欲透未透，病勢向外者，能因勢利導，故為透達疹毒的常用組合。**芍藥**當用赤芍，味苦性寒而入血分，清熱涼血之中兼能活血，用之以解血絡熱毒，為佐藥。使以**炙甘草**調和藥性。四藥配伍，共奏解肌透疹之功。*(見圖1.24)*

配伍特點：　一是輕清升散，透邪外出；二是在寒涼清熱之中，兼有涼血活血的作用，使寒而不遏。

【運用】

辨證要點：　本方為麻疹未發，或發而不透的基礎方。臨床以疹出或出而不暢，舌紅，脈數為辨證要點。

臨證加減：　麻疹其邪屬熱，初起治宜透邪外出為主，清熱解毒為輔，本方清疏之力皆不強，臨證時可選加薄荷、荊芥、蟬蛻、牛蒡子、銀花等，以增強透疹清熱之功。若因風寒襲表不能透發，兼見惡寒、無汗、鼻塞、流清涕、苔薄白等症，宜加防風、荊芥、檉柳以發表透疹；麻疹未透，色深紅者，宜加紫草、丹皮、大青葉以涼血解毒。

中方西用：　本方除用治麻疹外，亦治帶狀皰疹、單純性皰疹、水痘、腹瀉、急性細菌性病疾等病屬邪鬱肌表，肺胃有熱者。

注意事項：　若麻疹已透，或疹毒內陷而見氣急而粗，喘息抬肩，鼻翼煽動者，則當禁用。

【附方】

竹葉柳蒡湯 《先醒齋醫學廣筆記》

組成： 西河柳五錢(15g)　荊芥穗一錢(3g)　乾葛一錢五分(4-5g)　蟬蛻一錢(3g)

薄荷葉一錢(3g)　牛蒡子炒,研,一錢五分(4.5g)　知母蜜炙,一錢(3g)　玄參二錢(6g)

甘草一錢(3g)　麥門冬去心,三錢(9g)　竹葉三十片(3g)(甚者加石膏五錢　冬米一撮)

用法： 水煎服。

功用： 透疹解表，清熱生津。

主治： 痧疹初起，透發不出。喘嗽，鼻塞流涕，惡寒輕，發熱重，煩悶躁亂，咽喉腫痛，唇乾口渴，苔薄黃而乾，脈浮數。

【類方比較】

　　升麻葛根湯、竹葉柳蒡湯都有透疹清熱之功而用治麻疹初起，透發不出。但前方專於解肌透疹，其透散清熱之力皆不強，是治麻疹初起的基礎方；後方不僅透疹清熱之力大，且兼生津止渴之功，是治麻疹透發不出，熱毒內蘊，兼有津傷的常用方。

【方歌】

　　閻氏升麻葛根湯，芍藥甘草合成方，

　　麻疹初期出不透，解肌透疹此方良。

第三節　扶正解表

　　扶正解表劑，適用於有表證而兼正氣虛弱者。正虛指氣、血、陰、陽不足。治以扶正祛邪，雙管齊下，使正旺邪除。若素體陽氣不足而感受外邪者，治由辛溫解表的麻黃、羌活、防風、蘇葉等與益氣助陽的人參、黃耆、附子、細辛等組配構成益氣解表、助陽解表方劑，方如敗毒散、參蘇飲、麻黃細辛附子湯等；若素體陰血不足而感受外邪者，治由辛而微溫或辛涼的解表藥，如蔥白、豆豉、薄荷、葛根等，與滋陰養血的玉竹、生地等組配，構成滋陰解表、養血解表方劑，方如加減葳蕤湯、蔥白七味飲等。素體陰血不足而感受外邪，治療不能專事發表，因陰血虧虛，汗源不充，感受外邪，不能作汗達邪，若強行發汗，更耗陰血，甚至造成汗多亡陰的不良後果；氣虛或陽虛者外感風寒，若單純發汗解表，不僅使已虛之陽氣再隨汗泄而更虛，更使正虛不力抗邪外出，而致邪戀不解。

敗毒散 《太平惠民和劑局方》

【組成】 柴胡去苗　前胡去苗，洗　川芎　枳殼去瓤，麩炒　羌活去苗　獨活去苗　茯苓去皮　桔梗
　　　　人參去蘆　甘草　各三十兩 (90g)

【用法】 上為粗末，每服二錢 (6g)，水一盞，加生薑、薄荷各少許，同煎七分，去滓，不拘時
服，寒多則熱服，熱多則溫服。(現代用法：作湯劑煎服，用量按原方比例酌減。)

【功用】 散寒袪濕，益氣解表。

【主治】 氣虛，外感風寒濕表證。憎寒壯熱，頭項強痛，肢體痠痛，無汗，鼻塞聲重，咳嗽
有痰，胸膈痞滿，舌淡苔白，脈浮而按之無力。

【病機】 正氣素虛，又感風寒濕邪。風寒濕邪，襲於肌表，衛陽被遏，正邪交爭，故見憎寒
壯熱、無汗；客於肢體、骨節、經絡，氣血運行不暢，故頭項強痛，肢體痠痛。風
寒犯肺，肺氣鬱而不宣，津液聚而不佈，故咳嗽有痰，鼻塞聲重，胸膈痞悶。舌苔
白膩，脈浮按之無力，正是虛人外感風寒兼濕之徵。(見圖1.25)

敗毒散病機表解

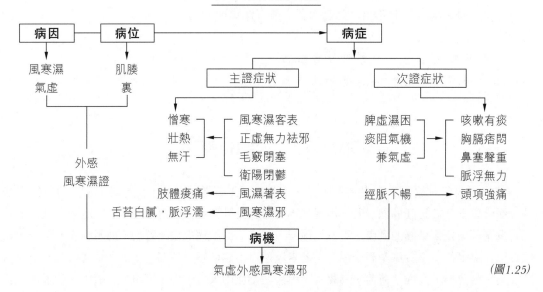

(圖1.25)

【方解】 治宜散寒袪濕，益氣解表。方中**羌活**、**獨活**發散風寒，除濕止痛，羌活長於袪上部
風寒濕邪，獨活長於袪下部風寒濕邪，合而用之，為通治一身風寒濕邪的常用組
合，共為君藥。**川芎**行氣活血，並能袪風；**柴胡**解肌透邪，且能行氣，二藥既可助
君藥解表逐邪，又可行氣活血加強宣痹止痛之力，俱為臣藥。**桔梗**辛散，宣肺利
膈，以升提上行之力為最；**枳殼**苦溫，理氣寬中，以降泄下行之力為著，二藥相
配，一升一降，是通暢氣機，寬胸利膈的常用組合；**前胡**化痰以止咳；**茯苓**滲濕以
消痰，皆為佐藥。**生薑**、**薄荷**為引，以裹助解表之力；**甘草**調和藥性，兼以益氣和

中，共為佐使之品。方中**人參**亦屬佐藥，用之益氣以扶其正，一則助正氣以鼓邪外出，並寓防邪複入之義；二則令全方散中有補，不致耗傷真元。綜觀全方，用二活、芎、柴、枳、桔、前等與參、苓、草相配，構成邪正兼顧，祛邪為主的配伍形式。扶正藥得祛邪藥則補不滯邪，無閉門留寇之弊；祛邪藥得扶正藥則功力更大，解表不傷正，無內顧之憂，相輔相成，相得益彰。對虛人外感者，確為恰當之劑。喻嘉言用本方治療外邪陷裏而成之痢疾，意即疏散表邪，表氣疏通，裏滯亦除，其痢自止。此種治法，稱為"逆流挽舟"法。*(見圖1.26)*

敗毒散方義表解

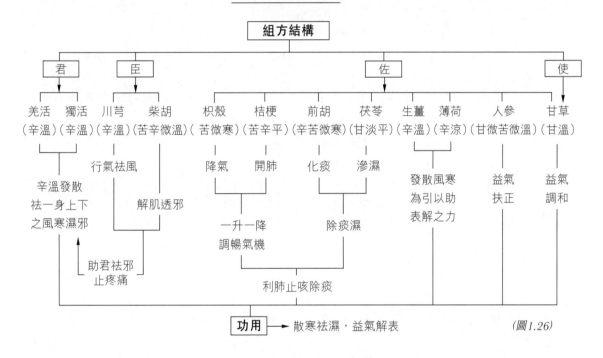

配伍特點： 是攻補兼施之劑。一是扶助正氣以驅邪外出，祛邪不傷正；二是散中有補，不致耗傷真元；三是上下並治，升降相因，共達扶正解表之功。

【運用】

辨證要點： 本方是益氣解表的常用方。臨床以惡寒發熱，肢體痠痛，無汗，脈浮按之無力為辨證要點。

臨證加減： 若氣虛明顯者，可重用人參，或加黃耆以益氣補虛；風寒重者，可加荊芥、防風以祛風散寒；濕滯肌表經絡，肢體痠痛甚者，可酌加威靈仙、桑枝、秦艽、防己等祛風除濕，通絡止痛；咳嗽重者，加杏仁、白前止咳化痰；痢疾之腹痛，便下膿血，裏急後重甚者，可加白芍、木香以行氣和血止痛。

中方西用： 本方常用於感冒、流行性感冒、支氣管炎、風濕性關節炎、痢疾、過敏性皮炎、濕疹等屬外感風寒濕邪兼氣虛者。

注意事項： 方中藥物多為辛溫香燥之品，外感風熱及陰虛外感者，均忌用。若時疫、濕溫、濕熱蘊結腸中而成之痢疾，切不可用。

【附方】

1. 荊防敗毒散 《攝生眾妙方》

　　組成： 羌活　柴胡　前胡　獨活　枳殼　茯苓　荊芥　防風　桔梗　川芎
　　　　　　各一錢五分 (4.5g)　甘草五分 (1.5g)

　　用法： 用水一盅半，煎至八分，溫服。

　　功用： 發汗解表，消瘡止痛。

　　主治： 瘡腫初起。紅腫疼痛，惡寒發熱，無汗不渴，舌苔薄白，脈浮數。

2. 倉廩散 《普濟方》

　　組成： 人參　茯苓　甘草　前胡　川芎　羌活　獨活　桔梗　枳殼　柴胡
　　　　　　陳倉米　各等分 (9g)

　　用法： 上藥㕮咀，加生薑、薄荷煎，熱服。

　　功用： 益氣解表，祛濕和胃。

　　主治： 噤口痢，下痢，嘔逆不食，食入則吐，惡寒發熱，無汗，肢體痠痛，苔白膩，脈浮濡。

【類方比較】

　　荊防敗毒散於敗毒散去人參、生薑、薄荷，再加荊芥、防風，故解表發散之力增強而無益氣扶正之效，宜於外感風寒濕邪而正氣不虛之表證及瘡瘍、癮疹。倉廩散於敗毒散中加陳倉米，則具健脾和胃之功，適用於脾胃素弱而外感風寒濕邪之噤口痢。

【方歌】

　　人參敗毒草苓芎，羌獨柴前枳桔同，
　　薄荷少許薑三片，時行感冒有奇功。

參蘇飲 《太平惠民和劑局方》

【組成】 人參　紫蘇葉　乾葛　半夏湯洗七次，薑汁製炒　前胡去苗　茯苓去皮　各三分 (6g)
　　　　　枳殼去瓤，麩炒　桔梗去蘆　木香　陳皮去白　甘草炙　各半兩 (各4g)

【用法】 上㕮咀，每服四錢 (12g)，水一盞半，薑七片，棗一個，煎六分，去滓，微熱服，不拘時候。(現代用法：加生薑七片，大棗一枚，水煎溫服。)

【功用】 益氣解表，理氣化痰。

【主治】　虛人外感風寒，內有痰濕證。惡寒發熱，無汗，頭痛，鼻塞，咳嗽痰白，胸脘滿悶，倦怠無力，氣短懶言，舌苔白，脈弱。

【病機】　素體脾肺氣虛，內有痰濕，復感風寒。風寒客於肌表，肺系不利，故見惡寒發熱，無汗頭痛，鼻塞；痰濕壅肺，阻滯氣機，故咳嗽痰白，胸脘滿悶。倦怠無力，氣短懶言，脈浮弱是氣虛外感之徵。*(見圖1.27)*

參蘇飲病機表解

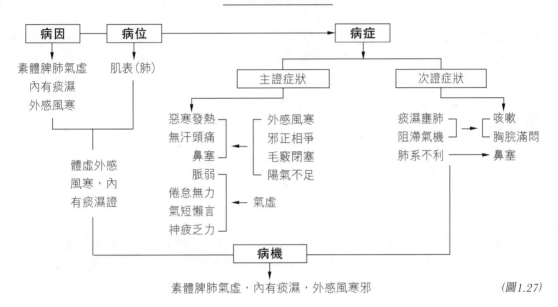

素體脾肺氣虛，內有痰濕，外感風寒邪

(圖1.27)

【方解】　治宜益氣解表，理氣化痰。方中**蘇葉**辛溫，歸肺脾經，功擅發散表邪，又能宣肺止咳，行氣寬中，故用為君藥。**葛根**解肌發汗；**人參**益氣健脾。蘇葉、葛根得人參相助，則無發散傷正之虞，大有啟門驅賊之勢，二藥共為臣藥。**半夏、前胡、桔梗**止咳化痰，宣降肺氣；**木香、枳殼、陳皮**理氣寬胸，醒脾暢中；**茯苓**健脾，滲濕消痰。如此化痰與理氣兼顧，既寓治痰先治氣之意，又使升降復常，有助於表邪之宣散，肺氣之開合，七藥俱為佐藥。**甘草**補氣安中，兼和諸藥，為佐使。煎服時，少加**生薑、大棗**，協蘇葉、葛根可解表，合人參、茯苓、甘草能益脾。諸藥配伍，共成益氣解表，理氣化痰之功。*(見圖1.28)*

配伍特點：　一是發散風寒之藥配伍益氣健脾之品，散補並行，則散不傷正，補不留邪；二是化痰藥與理氣藥同用，氣津並調，使氣行痰消，津行氣暢。

【運用】

辨證要點：　本方為治氣虛外感風寒，內有痰濕證的常用方。臨床以惡寒發熱，無汗頭痛，咳痰色白，胸膈滿悶，倦怠乏力，苔白，脈弱為辨證要點。

參蘇飲方義表解

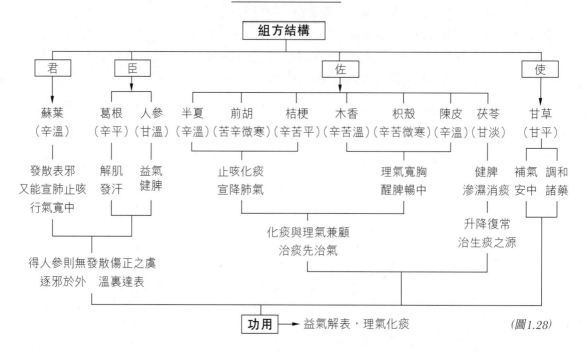

益氣解表，理氣化痰 *(圖1.28)*

臨證加減： 若惡寒發熱，無汗等表寒證重者，宜將荊芥、防風易葛根；頭痛甚者，可加川芎、白芷、藁本以增強解表止痛作用；氣滯較輕者，可去木香以減其行氣之力。

中方西用： 本方常用於感冒、上呼吸道感染等屬氣虛外感風寒兼有痰濕者。

【類方比較】

　　本方與敗毒散皆治氣虛外感風寒。所不同者，敗毒散所治為風寒夾濕之表證為主，氣虛程度不重，故用羌活、獨活、川芎、柴胡祛邪為主；此方證為風寒表證，且氣虛程度較重，故用蘇葉、葛根、人參益氣解表為主，加之痰濕與氣滯亦甚，則又增半夏、木香、陳皮等化痰行氣之品。主治重點不同，選用時需要留意。

【方歌】

　　參蘇飲內用陳皮，枳殼前胡半夏齊，

　　乾葛木香甘桔苓，氣虛外感最相宜。

麻黃細辛附子湯 《傷寒論》

【組成】　麻黃去節，二兩 (6g)　　附子炮，去皮，一枚，破八片 (9g)　　細辛二兩 (3g)

【用法】　上三味，以水一斗，先煮麻黃，減二升，去上沫，內諸藥，煮取三升，去滓。溫服一升，日三服。（現代用法：水煎溫服。）

【功用】　助陽解表。

【主治】　1. 素體陽虛，外感風寒證。發熱，惡寒甚劇，雖厚衣重被，其寒不解，神疲欲寐，脈沉微。2. 暴瘂。突發聲音嘶啞，甚至失音不語，或咽喉疼痛，惡寒，發熱，神疲欲寐，舌淡苔白，脈沉無力。

【病機】　素體陽虛，復感風寒。陽虛之體，應不發熱，今反發熱，並見惡寒甚劇，雖厚衣重被，其寒不解，是外受風寒，邪正相爭所致；表證脈當浮，今脈反沉微，兼見神疲欲寐，是知陽氣已虛。喉為肺系之門戶，少陰腎經循喉嚨，至舌根。若為暴瘂，乃大寒直犯肺腎，上壅竅隧，下閉腎氣所致。(見圖1.29)

麻黃細辛附子湯病機表解

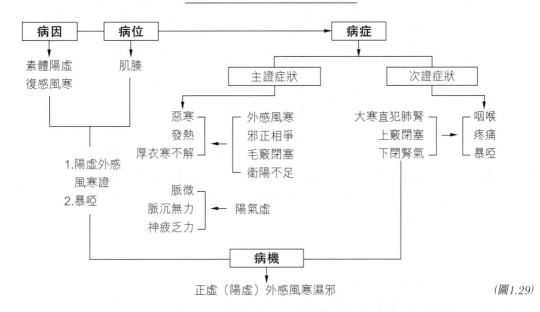

(圖1.29)

【方解】　此陽虛外感表裏俱寒之證，若純以辛溫發散，不但因陽虛而無力作汗，或雖得汗而致陽隨液脫，治當助陽與解表並行。方中**麻黃**辛溫，發汗解表，為君藥。**附子**辛熱，溫腎助陽，為臣藥。麻黃行表以開泄皮毛，逐邪於外；附子溫裏以振奮陽氣，鼓邪達外，二藥配合，相輔相成，為助陽解表的常用組合。**細辛**歸肺、腎二經，芳香氣濃，性善走竄，通徹表裏，既能祛風散寒，助麻黃解表，又可鼓動腎中真陽之氣，協附子溫裏，為佐藥。三藥並用，補散兼施，使外感風寒之邪得以表散，在裏之陽氣得以維護，則陽虛外感可瘉，為治表裏俱寒的典型方劑。(見圖1.30)

配伍特點：　本方配伍特點為溫散並用、宣上溫下、辛通上下、開竅啟閉、表裏同治。

【運用】

辨證要點：　本方既是主治少陰陽虛，外感風寒的代表方、基礎方，又是治療大寒客犯肺腎所致

麻黃細辛附子湯方義表解

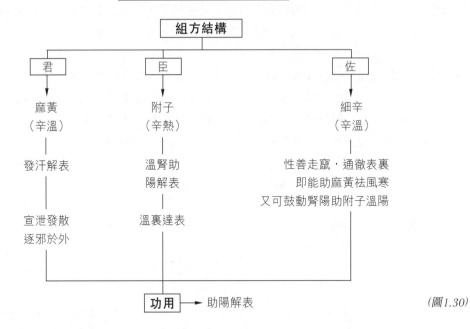

(圖1.30)

咽痛聲啞的常用方。臨床以惡寒重，發熱輕，神疲欲寐，脈沉為辨證要點。

臨證加減： 若證為陽氣虛弱而見面色蒼白，語聲低微，肢冷等，宜加人參、黃耆合附子以助陽益氣；兼咳喘吐痰者，宜加半夏、杏仁、蘇子、白芥子以化痰止咳平喘；兼濕滯經絡之肢體痠痛，加蒼朮、獨活祛濕通絡止痛。

中方西用： 本方常用於感冒、流行性感冒、支氣管炎、病態竇房結綜合徵、風濕性關節炎、過敏性鼻炎、暴盲、暴啞、喉痺、皮膚瘙癢等屬陽虛感寒者。

注意事項： 若少陰陽虛而見下利清穀，四肢厥逆，脈微欲絕等症，則應遵仲景先溫其裏，乃攻其表的原則，否則誤發其汗，必致亡陽危候，不可不慎。

【附方】

1. 麻黃附子甘草湯《傷寒論》

組成： 麻黃去節，二兩(6g)　甘草炙，二兩(6g)　附子炮，去皮，一枚，破八片(9g)

用法： 上三味，以水七升，先煮麻黃一兩沸，去上沫，內諸藥，煮取三升，去滓。溫服一升，日三服。

功用： 助陽解表。

主治： 少陰陽虛，外感風寒。惡寒身疼，無汗，微發熱，脈沉微者，或水病身面浮腫，氣短，小便不利，脈沉而小。

2. **再造散**《傷寒六書》

　　組成： 黃耆₍6g₎　　人參₍3g₎　　桂枝₍3g₎　　甘草₍1.5g₎　　熟附子₍3g₎　　細辛₍2g₎

　　　　　　羌活₍3g₎　　防風₍3g₎　　川芎₍3g₎　　煨生薑₍3g₎

　　用法： 水二盅，加大棗二個，煎一鍾。槌法再加炒白芍一撮，煎三沸，溫服。

　　功用： 助陽益氣，解表散寒。

　　主治： 陽氣虛弱，外感風寒證。惡寒發熱，熱輕寒重，無汗肢冷，倦怠嗜臥，

　　　　　　面色蒼白，語聲低微，舌淡苔白，脈沉無力或浮大無力。

【類方比較】

　　麻黃細辛附子湯與麻黃附子甘草湯均治陽虛外感風寒證，但前方證病重勢急，外寒與裏寒均較重，故以麻黃、附子配細辛，助陽發汗，使表裏之邪速解；後方證病輕勢緩，故用麻黃、附子配甘草，助陽益氣而微發汗，使表裏之邪緩解。此正是病有輕重，治有緩急之義。

　　麻黃細辛附子湯與再造散皆有助陽解表功用，但前方以麻黃與附子、細辛相配，為專於助陽發汗之劑，宜於素體陽虛，復感寒邪者。後方不僅用桂枝、羌活、防風及細辛、附子，更配大補元氣之人參、黃耆；斂陰和營之白芍，故助陽解表之中，兼有益氣健脾，調和營衛之功，宜於陽虛氣弱，外感風寒者。

【方歌】

　　麻黃細辛附子湯，助陽解表兩法彰，

　　補散同施兼開竅，陽虛風寒用之宜。

加減葳蕤湯 《通俗傷寒論》

【組成】　生葳蕤二錢至三錢₍9g₎　　生葱白二枚至三枚₍6g₎　　桔梗一錢至錢半₍4.5g₎　　白薇五分至一錢₍3g₎　　淡豆豉三錢至四錢₍12g₎　　蘇薄荷一錢至錢半₍4.5g₎　　炙草五分₍1.5g₎　　紅棗二枚

【用法】　水煎，分溫再服。

【功用】　滋陰解表。

【主治】　陰虛外感風熱證。頭痛身熱，微惡風寒，無汗或有汗不多，咳嗽，心煩，口渴，咽乾，舌紅，脈數。

【病機】　陰虛之體外感風熱。外感風熱，故見頭痛身熱，微惡風寒，無汗或有汗不暢，咳嗽，口渴等症。陰虛之體，感受外邪，易於熱化，且陰虛者亦多生內熱，故除上述邪襲肺衛的見徵外，尚有咽乾，心煩，舌赤，脈數之徵。*(見圖1.31)*

【方解】　治當辛涼解表，滋陰清熱。方中**葳蕤**味甘性寒，入肺胃經，為滋陰潤燥主藥，用以潤肺養胃，清熱生津，因其滋而不膩，對陰虛而有表熱證者頗宜；**薄荷**辛涼，歸肝、肺經，"為溫病宜汗解者之要藥"(張錫純《醫學衷中參西錄》上冊)，用以疏散風

加減葳蕤湯病機表解

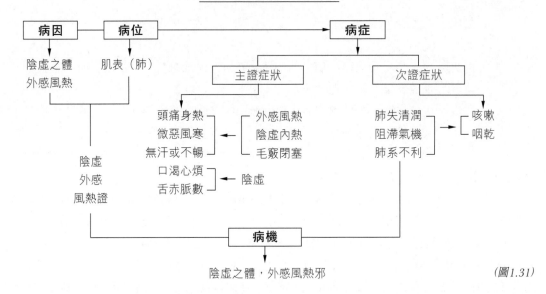

(圖1.31)

熱，清利咽喉，共為君藥。**葱白、淡豆豉**解表散邪，助薄荷以逐表邪，為臣藥。**白薇**味苦性寒，善於清熱而不傷陰，於陰虛有熱者甚宜；**桔梗**宣肺止咳；**大棗**甘潤養血，均為佐藥。使以**甘草**調和藥性。*(見圖1.32)*

加減葳蕤湯方義表解

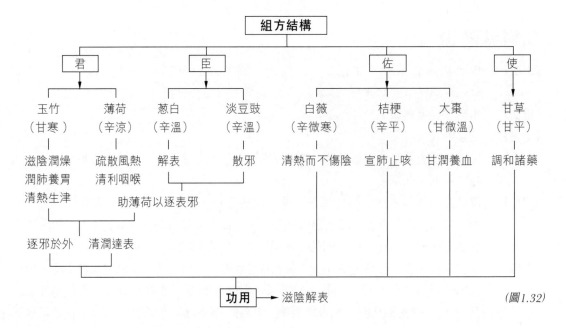

(圖1.32)

配伍特點： 汗不傷陰，滋不礙邪，為滋陰解表之良劑。

【運用】

辨證要點： 本方專為素體陰虛，感受風熱之證而設。臨床以身熱微寒，咽乾口燥，舌紅，苔薄白，脈數為辨證要點。

臨證加減： 若表證較重，酌加防風、葛根以祛風解表；咳嗽咽乾，咯痰不爽，加牛蒡子、瓜蔞殼以利咽化痰；心煩口渴較甚，加竹葉、花粉以清熱生津除煩。

中方西用： 本方常用於老年人及產後感冒、急性扁桃體炎、咽炎等屬陰虛外感者。

注意事項： 本方為滋陰解表之劑，若無陰虛證候則不宜使用，否則表邪留連難去。

【附方】

葱白七味飲《外台秘要》

組成： 葱白連根切，一升(9g)　乾葛切，六合(9g)　新豉綿裏，一合(3g)　生薑切，二合(6g)　生麥門冬去心，六合(9g)　乾地黃六合(9g)。

用法： 勞水八升，以杓揚之一千遍。上藥用勞水煎之三分減二，去渣，分三次溫服，相去行八九里。如覺欲汗，漸漸覆之。

功用： 養血解表。

主治： 血虛外感風寒證。病後陰血虧虛，調攝不慎，感受外邪。或失血(吐血、便血、咳血、衄血)之後，感冒風寒，頭痛身熱，微寒無汗。

【類方比較】

　　葱白七味飲與加減葳蕤湯均是滋陰養血藥與解表藥相配的扶正解表方劑。葱白七味飲是補血藥與辛溫解表藥並用，故為治血虛外受風寒證之代表方，臨床應用以頭痛身熱，惡寒無汗兼見血虛或失血病史為主要依據。而加減葳蕤湯是補陰藥與辛涼解表藥合用，為治陰虛外感風熱證之代表方，臨床應用以身熱，微惡寒，有汗或汗出不多，口渴，心煩，咽乾，舌紅，脈數為用方指徵。

【方歌】

　　加減葳蕤用白薇，豆豉葱頭桔梗隨，

　　草棗薄荷共八味，滋陰發汗功可慰。

第二章

瀉下劑

概　說

概念

　　凡以通導大便、排除腸胃寒熱積滯、蕩滌實熱或攻逐水飲為主要功用，主治裏實證的方劑，稱為瀉下劑。

病機、治法與分類

　　形成裏實證的病因眾多，有因熱而結者，有因寒而結者，有因燥而結者，有因水而結者，諸邪鬱結在裏，腑氣不通所致腹脹腹痛，大便秘結，以及水飲停聚於裏所致的胸腹水腫等裏實證。

　　本章方劑的組方原則乃據"八法"中的"下法"。該治法理論源自《素問・陰陽應象大論》"其下者，引而竭之；中滿者，瀉之於內"的理論立法。

　　根據病因、體質之殊故治法、用藥亦隨之而不同。因熱結者，宜寒下；因寒結者，宜溫下；因燥結者，宜潤下；因水結者，宜逐水；邪實而正虛者，又當攻補兼施，因而瀉下劑相應地分為寒下、溫下、潤下、攻補兼施和逐水五類。

注意事項

　　1. 瀉下劑是為裏實證而設，常用於表證已解，裏實已成之時。若表證未解，裏實雖成，亦不可純用瀉下劑，以防表邪隨下法內陷而變生他證，應權衡表證與裏實證之輕重緩急，或先解表後攻裏，或表裏雙解，方能切合病情。

　　2. 若兼瘀血、蟲積、痰濁，則宜配合活血祛瘀、驅蟲、化痰等法。

　　3. 對年老體弱、孕婦、產後或正值經期、病後傷津或亡血者應慎用或禁用，或視情況配以補益扶正之品，達攻邪不忘扶正。

　　4. 瀉下劑大都易傷胃氣，使用時得效應即停服。

　　5. 服藥期間應少食或忌食油膩及不易消化的食物，以免重傷胃氣。

瀉下劑分類簡表

分 類	寒下	溫下	潤下	攻補兼施	逐水
	瀉下劑 ——————→ 裏實證				
適應證	裏熱積滯實證	裏寒積滯實證	腸燥津虧，大便秘結證	裏實正虛之大便秘結證	水飲壅盛於裏的實證
症 狀	大便秘結，腹部脹滿疼痛，甚或潮熱，苔黃厚，脈實	大便秘結，脘腹脹滿，腹痛喜溫，手足不溫，甚或厥冷，脈沉緊	大便乾結，小便短赤，舌苔黃燥，脈滑實；或大便秘結，小便清長，面色青白，腰膝痠軟，手足不溫，舌淡苔白，脈遲	脘腹脹滿，大便秘結，兼氣血陰津不足的表現	胸脅引痛或水腫腹脹，二便不利，脈實有力等
治 法	寒下	溫下	潤腸通便	攻補兼施	峻下逐水
代表方	大承氣湯、大黃牡丹湯	大黃附子湯、溫脾湯	麻子仁丸、濟川煎	黃龍湯	十棗湯

第一節　寒下

　　寒下劑，適用於裏熱積滯實證。症見大便秘結，腹部脹滿疼痛，甚或潮熱，苔黃厚，脈實等。寒下藥常以大黃、芒硝等為主組成方劑；由於實熱積滯於腸胃，易致氣機升降阻滯，甚則導致氣滯血瘀，故應配伍行氣與活血祛瘀之品，如厚樸、枳實、木香、桃仁、丹皮等。代表方有大承氣湯、大黃牡丹湯等。

大承氣湯《傷寒論》

【組成】　　大黃酒洗，四兩(12g)　　厚樸去皮，炙，八兩(24g)　　枳實五枚(12g)　　芒硝三合(9g)

【用法】　　上四味，以水一斗，先煮二物，取五升，去滓，內大黃，更煮取二升，去滓，內芒硝，更上微火一、二沸，分溫再服。得下，餘勿服。(現代用法：水煎，先煎厚樸、枳實，大黃後下，芒硝溶服。)

【功用】　　峻下熱結。

【主治】　　1. 陽明腑實證。症見大便不通，頻轉矢氣，脘腹痞滿，腹痛拒按，按之硬，甚或潮熱譫語，手足濈然汗出，舌苔黃燥起刺，或焦黑燥裂，脈沉實。2. 熱結旁流證。症見下利清水，色純青，其氣臭穢，臍腹疼痛，按之堅硬有塊，口舌乾燥，脈滑實。

3. 裏熱實證之熱厥、痙病或發狂等。

【病機】 傷寒之邪內傳陽明之腑，入裏化熱，或溫病邪入胃腸，熱盛灼津，燥屎乃成，邪熱與腸中燥屎互結成實。實熱內結，胃腸氣滯，腑氣不通，故大便秘結不通，頻轉矢氣，脘腹痞滿脹痛；燥屎結聚腸中，則腹痛拒按，按之堅硬；裏熱熾盛，上擾神明，故譫語；四肢皆稟氣於陽明，陽明經氣旺於申酉時 (午後三至五時)，熱結在裏，鬱蒸於外，故有潮熱，手足濈然汗出；舌苔黃燥，或焦黑燥裂，脈沉實，是熱盛津傷，燥實內結之證。前人將本方證的證候特點歸納為"痞、滿、燥、實"四字，所謂"痞"，即自覺胸脘悶塞不通，有壓重感；"滿"，是脘腹脹滿，按之有抵抗感；"燥"，是腸中燥屎乾結不下；"實"，是實熱內結，腹痛拒按，大便不通，或下利清水而腹痛不減，以及潮熱譫語，脈實等。至於"熱結旁流"證，乃燥屎堅結於裏，胃腸欲排除而不能，逼迫津液從燥屎之旁流下所致。熱厥、痙病、發狂等，皆因實熱內結，或氣機阻滯，陽氣受遏，不能外達於四肢；或熱盛傷津劫液，筋脈失養而攣急；或胃腸濁熱上擾心神，神明昏亂等所造成。臨床表現雖然各異，然其病機則同，皆是裏熱結實之重證。*(見圖2.1)*

大承氣湯病機表解

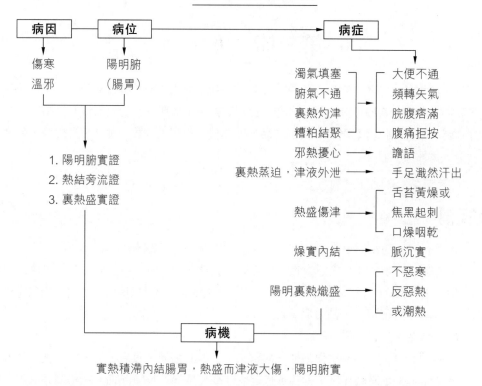

實熱積滯內結腸胃，熱盛而津液大傷，陽明腑實
(圖2.1)

【方解】 治宜峻下熱結。方中**大黃**苦寒通降，瀉熱通便，蕩滌胃腸實熱積滯，是為君藥。**芒硝**鹹寒潤降，瀉熱通便，軟堅潤燥，以除燥堅，用以為臣。硝、黃配合，相須為用，瀉下熱結之功益峻。實熱內阻，腑氣不行，故佐以**厚樸**下氣除滿，**枳實**行氣消痞。合而用之，既能消痞除滿，又使胃腸氣機通降下行以助瀉下通便。四藥相合，共奏峻下熱結之功。

熱結旁流，治以大承氣湯，乃因"旁流"是現象，燥屎堅結才是本質，故用峻下，使熱結得去，"旁流"可止，乃屬"通因通用"之法。

熱厥，治以大承氣湯，乃因四肢厥冷是假象，裏實熱結是本質，即所謂"熱深，厥深"，四肢雖厥寒，但必見大便秘結，腹痛拒按，口乾舌燥，脈滑實等實熱證候，故用寒下，使熱結得下，氣機宣暢，陽氣敷布外達，而厥逆可回。這種用寒下之法治厥冷之證，亦稱為"寒因寒用"。

本方煎服法頗具特點，先煮枳實、厚樸，後下大黃，芒硝溶服。因大黃生用、後下則瀉下之力峻，久煎則瀉下之力緩，正如柯韻伯《傷寒來蘇集·傷寒附翼》所說："生者氣銳而先行，熟者氣鈍而和緩。"

本方峻下熱結，承順胃氣之下行，故名"大承氣"。《溫病條辨》說："承氣者，承胃氣也……曰大承氣者，合四藥而觀之，可謂無堅不破，無微不入，故曰大也。"

(見圖2.2)

大承氣湯方義表解

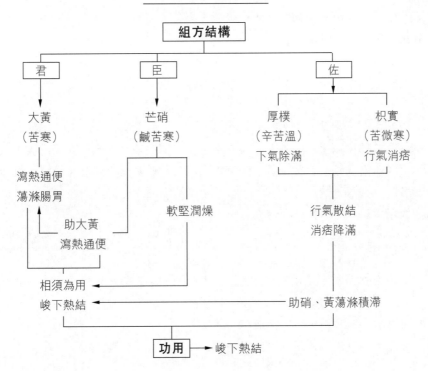

(圖2.2)

配伍特點： 瀉下與行氣並重，行氣以助攻下，瀉下以助行氣。

【運用】

辨證要點： 本方為治療陽明腑實證的基礎方，又是寒下法的代表方。臨床以"痞、滿、燥、
實"四證及舌紅苔黃，苔黃燥起刺，或焦黑燥裂，脈沉為辨證要點。

臨證加減： 若兼氣虛者，加人參以補氣，防瀉下氣脫；兼陰津不足者，加玄參、生地等以滋
陰潤燥。

中方西用： 本方常用於急性單純性腸梗阻、黏連性腸梗阻、蛔蟲性腸梗阻、急性膽囊炎、急
性胰腺炎、幽門梗阻，以及某些熱性病過程中出現高熱、神昏譫語、驚厥、發狂
而見大便不通，苔黃脈實者。

注意事項： 本方為瀉下峻劑，凡氣虛陰虧，燥結不甚者，以及年老、體弱等均應慎用；孕婦
禁用；注意中病即止，以免損耗正氣。

【附方】

1. 小承氣湯《傷寒論》

組成： 大黃酒洗，四兩(12g)　　厚樸去皮，炙，二兩(6g)　　枳實炙，三枚大者(9g)

用法： 以水四升，煮取一升二合，去滓，分溫二服。初服當更衣，不爾者，盡
飲之。若更衣者，勿服之。

功用： 輕下熱結。

主治： 陽明腑實輕證。譫語，潮熱，大便秘結，胸腹痞滿，舌苔老黃，脈滑而
疾；或痢疾初起，腹中脹痛，裏急後重者。

2. 調胃承氣湯《傷寒論》

組成： 大黃去皮，清酒洗，四兩(12g)　　甘草炙，二兩(6g)　　芒硝半升(9g)

用法： 以水三升，煮二物至一升，去滓，內芒硝，更上微火一二沸，溫頓服
之，以調胃氣。

功用： 緩下熱結。

主治： 陽明病胃腸燥熱證。大便不通，口渴心煩，蒸蒸發熱，或腹中脹滿，或
為譫語，舌苔正黃，脈滑數；以及胃腸熱盛而致發斑吐衄，口齒咽喉腫
痛等。

3. 複方大承氣湯《中西醫結合治療急腹症》

組成： 厚樸(15–20g)　　炒萊菔子(15–30g)　　枳殼(15g)　　桃仁(9g)　　赤芍(15g)
大黃後下(9–15g)　　芒硝沖服(9–15g)

用法： 水煎服。最好用胃管注入，經二至三小時後，也可再用本方灌腸，以加
強攻下之力，有助於梗阻之解除。

功用： 通裏攻下，行氣活血。

主治： 單純性腸梗阻，屬於陽明腑實而氣脹較明顯者。

【類方比較】

　　小承氣湯、調胃承氣湯、複方大承氣湯皆為大承氣湯類方。四個承氣湯均用大黃以蕩滌胃腸積熱。大承氣湯硝黃並用，大黃後下，且加枳、樸，故攻下之力甚峻，為"峻下劑"，主治痞、滿、燥、實四症俱全之陽明熱結重證；小承氣湯不用芒硝，且三味同煎，枳、樸用量亦減，故攻下之力較輕，稱為"輕下劑"，主治痞、滿、實而燥不明顯之陽明熱結輕證；調胃承氣湯不用枳、樸，雖後納芒硝，但大黃與甘草同煎，故瀉下之力較前二方緩和，稱為"緩下劑"，主治陽明燥熱內結，有燥、實而無痞、滿之證；複方大承氣湯由大承氣湯（枳殼易枳實）加炒萊菔子、桃仁、赤芍而成，故行氣導滯、活血祛瘀作用增強，適用於單純性腸梗阻而氣脹較重者，並可預防梗阻導致局部血瘀氣滯引起的壞死。

【方歌】

　　大承氣湯用硝黃，配以枳樸瀉力強，
　　陽明腑實真陰灼，急下存陰第一方。
　　去硝名曰小承氣，便硬痞滿瀉熱良，
　　調胃承氣硝黃草，便秘口渴急煎嘗。

大黃牡丹湯 《金匱要略》

【組成】　　大黃四兩(12g)　　牡丹一兩(3g)　　桃仁五十個(9g)　　冬瓜仁半升(30g)　　芒硝三合(9g)

【用法】　　以水六升，煮取一升，去滓，內芒硝，再煎沸，頓服之。（現代用法：水煎服。）

【功用】　　泄熱破瘀，散結消腫。

【主治】　　腸癰初起，濕熱瘀滯證。右少腹疼痛拒按，甚則局部腫痞，或右足屈而不伸，伸則痛劇，小便自調，或時時發熱，自汗惡寒，舌苔薄膩而黃，脈滑數。

【病機】　　腸中濕熱鬱蒸、氣血凝聚之腸癰。濕熱與氣血互結成癰，不通則痛，故右少腹疼痛拒按，甚成腫痞；喜屈右足而不伸，伸則痛劇，是為縮腳腸癰；或時時發熱，自汗惡寒，是腸癰已成、氣血鬱滯、營衛失和使然；舌苔黃膩、脈滑數為濕熱內蘊之徵。清代張秉成《成方便讀》說："病既在內，與外癰之治，又自不同。然腸中既結聚不散，為腫為毒，非用下法，不能解散。"（見圖2.3）

【方解】　　治宜泄熱破瘀，散結消腫。方中**大黃**苦寒攻下，瀉熱逐瘀，蕩滌腸中濕熱瘀結之毒；**丹皮**苦辛微寒，能清熱涼血，活血散瘀，兩藥合用，瀉熱破瘀，共為君藥。**芒硝**鹹寒，瀉熱導滯，軟堅散結，助大黃蕩滌實熱，使之速下；**桃仁**活血破瘀，合丹皮散瘀消腫，共為臣藥。**瓜瓣**(臨床常用冬瓜仁)甘寒滑利，清腸利濕，引濕熱從小便而去，並能排膿消癰，為治內癰要藥，是為佐藥。本方為治濕熱瘀滯腸癰的有效方劑。《金匱要略》："脈洪大者，膿已成，不可下也。"但在本方的用法中又說："有膿當下，如無膿當下血。"後世醫家對此認識不一，現在一般認為腸癰初起，證屬濕熱血瘀之實證者，膿已成或膿成未潰，均可用之。（見圖2.4）

大黃牡丹湯病機表解

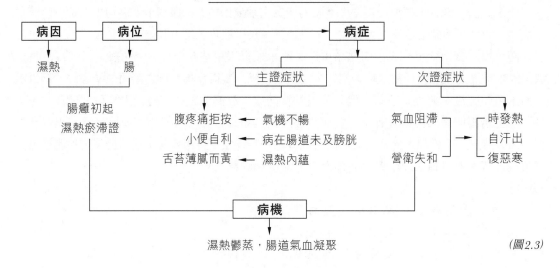

(圖2.3)

大黃牡丹湯方義表解

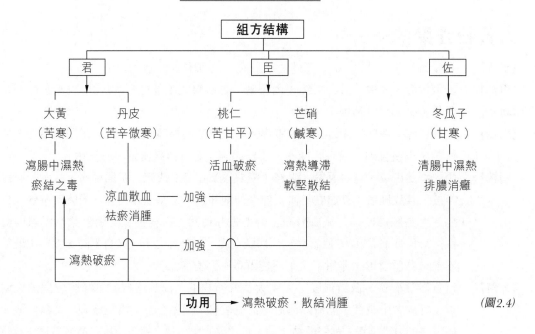

(圖2.4)

配伍特點： 合瀉下、清利、破瘀於一方，使濕熱得清，瘀滯得散，腸腑得通，則癰消痛止。
為清、下、消法並用之劑。

【運用】

辨證要點： 本方為治療濕熱血瘀腸癰的常用方，本方用於腸癰初起。臨床以右少腹疼痛拒
按，甚則局部腫痞，或右足屈而不伸，舌苔黃，脈滑數為辨證要點。

臨證加減： 若熱毒較重者，加蒲公英、金銀花、紫花地丁、敗醬草以加強清熱解毒之力；血
瘀較重者，加赤芍、乳香、沒藥以活血祛瘀。

中方西用： 本方常用於急性單純性闌尾炎、腸梗阻、急性膽道感染、膽道蛔蟲、胰腺炎、急
性盆腔炎、輸卵管結紮後感染等屬濕熱瘀滯者。

注意事項： 凡腸癰潰後以及老人、孕婦、產後或體質過於虛弱者均應慎用或忌用。

【附方】

1. 清腸飲《辨證錄》

> **組成：** 銀花三兩(90g)　當歸二兩(60g)　地榆一兩(30g)　麥冬一兩(30g)　元參一兩(30g)
> 生甘草三錢(10g)　薏苡仁五錢(15g)　黃芩二錢(6g)
>
> **用法：** 水煎服。
>
> **功用：** 活血解毒，滋陰瀉火。
>
> **主治：** 大腸癰。
> 清腸飲與大黃牡丹湯同具清熱活血消癰之功，均用於腸癰。但大黃牡丹湯
> 長於瀉下破瘀，用於腸癰初起，少腹腫痞伴便秘或大便澀滯不暢者；而清
> 腸飲長於解毒、滋陰，用於腸癰屢發，毒甚且伴口乾、舌紅少津陰傷者。

2. 闌尾化瘀湯《新急腹證學》

> **組成：** 銀花　川楝子 各15g　大黃後下　牡丹皮　桃仁　延胡索　木香 各9g
>
> **用法：** 水煎服。
>
> **功用：** 行氣活血，清熱解毒。
>
> **主治：** 瘀滯型闌尾炎初期。發熱，脘腹脹悶，腹痛，右下腹局限性壓痛，反跳
> 痛；或闌尾炎症消散後，熱象不顯，而見脘腹脹悶，噯氣納呆。

3. 闌尾清化湯《新急腹證學》

> **組成：** 銀花(60g)　蒲公英(30g)　牡丹皮(20g)　大黃(25g)　川楝子(10g)　赤芍(15g)
> 桃仁(10g)　生甘草(6g)
>
> **用法：** 水煎服。
>
> **功用：** 清熱解毒，行氣活血。
>
> **主治：** 急性闌尾炎蘊熱期，或輕型腹膜炎。低熱，或午後發熱，口乾渴，腹
> 痛，便秘，尿黃。

4. 闌尾清解湯《新急腹證學》

> **組成：** 金銀花(60g)　大黃(25g)　冬瓜仁　蒲公英 (各30g)　牡丹皮(15g)　川楝子
> 生甘草 (各10g)　木香(6g)
>
> **用法：** 水煎服。
>
> **功用：** 清熱解毒，攻下散結，行氣活血。
>
> **主治：** 急性闌尾炎熱毒期。發熱惡寒，面紅目赤，唇乾舌燥，口渴欲飲，噁心
> 嘔吐，腹痛拒按，腹肌緊張，有反跳痛，大便秘結，舌質紅，苔黃燥或
> 黃膩，脈洪大滑數。

【方歌】

　　金匱大黃牡丹湯，桃仁瓜子芒硝裏；

　　腸癰初起腹按痛，尚未成膿服之消。

大陷胸湯 《傷寒論》

【組成】　　大黃去皮，六兩(10g)　　芒硝一升(10g)　　甘遂一錢匕(1g)

【用法】　　上三味，以水六升，先煮大黃，取二升，去滓，內芒硝，煮一、兩沸，內甘遂末，
　　　　　　溫服一升，得快利，止後服。(現代用法：水煎，溶芒硝，沖甘遂末服。)

【功用】　　瀉熱逐水。

【主治】　　水熱互結之結胸證。從心下至少腹硬滿，疼痛，拒按不可近，大便秘結，日晡小有
　　　　　　潮熱，或短氣躁煩，舌上燥而渴，脈沉緊或沉遲，按之有力。

【病機】　　邪熱與內蘊之水飲結於胸中。水熱互結，氣不得通，輕則但見心下硬滿而痛，甚則
　　　　　　從心下至少腹硬滿而痛不可近，日晡所小有潮熱，還可見短氣煩躁。邪熱在胸，與
　　　　　　水飲互結，津液不能敷佈，故上則見舌燥口渴，下則致腸燥而大便秘結。脈沉緊，
　　　　　　按之有力，是邪盛於裏而正不虛之證。(見圖2.5)

大陷胸湯病機表解

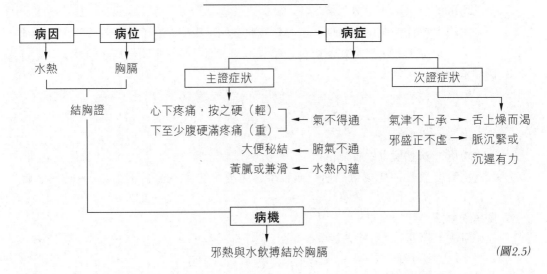

邪熱與水飲搏結於胸膈　　　　　　　　　　　　　　　　(圖2.5)

【方解】　　治宜瀉熱逐水。方中以甘遂逐水飲，並能泄熱散結。大黃、芒硝蕩滌腸胃，瀉結泄
　　　　　　熱，而且還能潤燥軟堅，配合甘遂以逐水飲，瀉實熱，使結於胸中之水熱從大便而
　　　　　　去，則諸證自癒。本方力專效宏，為瀉熱逐水散結之峻劑，應注意中病即止，故原
　　　　　　書用法指出"得快利，止後服，以免過劑傷正"。(見圖2.6)

大陷胸湯方義表解

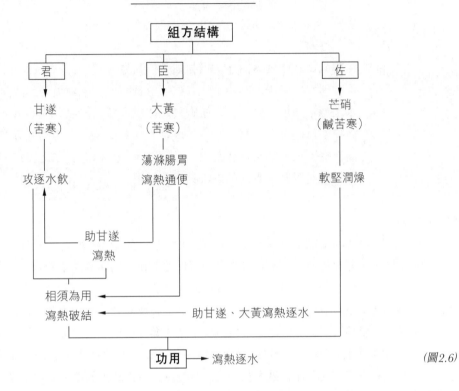

(圖2.6)

配伍特點： 瀉熱與逐水並施，使水熱之邪從大便而去，且藥簡量大，力專效宏，為瀉熱逐水
之峻劑。

【運用】

辨證要點： 本方為治療大結胸證的常用方。臨床以心下硬滿，疼痛拒按，便秘，舌燥苔黃，
脈沉有力為辨證要點。

中方西用： 急性胰腺炎、急性腸梗阻、滲出性胸膜炎、膽囊炎、膽石症等屬於水熱互結者。

注意事項： 如平素虛弱，或病後不任攻伐者，禁用本方。因本方為瀉熱逐水峻劑，既要防止
利下過度，傷及正氣，又要及時攻下，以防留邪為患。能否繼續攻下，應視藥後
快利與否而定。

【附方】

大陷胸丸《傷寒論》

　　組成： 大黃半斤 (250g)　　葶藶子半升，熬 (175g)　　芒硝半升 (175g)　　杏仁半升，去皮尖，熬黑 (175g)

　　用法： 上四味，搗篩二味，內杏仁、芒硝合研如脂，和散，取如彈丸一枚，別
　　　　　搗甘遂末一錢匕，白蜜二合，水二升，煮取一升，溫頓服之，一宿乃

下。如不下，更服，取下為效。(現代用法：上藥為末，再入甘遂 30g 白蜜 260g，為丸，每服5－10g，溫開水送服。)

功用： 瀉熱逐水。

主治： 結胸證。胸中硬滿而痛，項強如柔痙狀者。

本方即大陷胸湯加葶藶子、杏仁、白蜜而成，雖與大陷胸湯同屬瀉熱逐水之劑，均治水熱互結之結胸實證。但大陷胸湯證以從心下至少腹硬滿而痛不可近，大便秘結為主，以急瀉其實為用；大陷胸丸證則以胸中硬滿而痛，項強如柔痙狀為主，且方內有葶藶子、杏仁之瀉肺，又有白蜜之甘緩，製丸煮服，是以峻藥緩攻為用。

【類方比較】

大陷胸湯與大承氣湯雖同為寒下峻劑，都用大黃、芒硝以瀉熱攻下，但二方主治證之病因、病位不同，故其配伍及用法上均有差異。清代尤怡在《傷寒貫珠集》云："大陷胸與大承氣，其用有心下胃中之分。以愚觀之，仲景所云心下者，正胃之謂，所云胃中者，正大小腸之謂也。胃為都會，水穀並居，清濁未分，邪氣入之，夾痰雜食，相結不解，則成結胸。大小腸者，精華已去，糟粕獨居，邪氣入之，但與穢物結成燥糞而已。大承氣專主腸中燥糞，大陷胸並主心下水食；燥糞在腸，必借推逐之力，故須枳、樸；水飲在胃，必兼破飲之長，故用甘遂。且大承氣先煮枳、樸，而後納大黃，大陷胸先煮大黃而後納諸藥。夫治上者制宜緩，治下者制宜急，而大黃生則行速，熟則行遲，蓋即一物，而其用又不同如此。"這種結合實際的分析，對臨床運用，頗多啟發。

【方歌】

大陷胸湯用硝黃，甘遂為末共成方，

專治熱實結胸證，瀉熱逐水效非常。

第二節　溫下

溫下劑，適用於裏寒積滯實證。臨床症見大便秘結，脘腹脹滿，腹痛喜溫，手足不溫，甚或厥冷，脈沉緊等。寒邪非溫不去，積滯非下不除，故常用瀉下藥大黃、巴豆等與溫裏藥附子、乾薑、細辛等配伍，變寒下藥為溫下之用，以達溫散寒結、通下裏實之功。若寒積兼有脾氣不足者，宜適當配伍補氣之品如人參、甘草等。代表方如大黃附子湯、溫脾湯等。

大黃附子湯 《金匱要略》

【組成】　大黃三兩(9g)　　附子(炮)三枚(9g)　　細辛二兩(3g)

【用法】　以水五升，煮取二升，分溫三服。若強人煮取二升半，分溫三服。服後如人行四五里，進一服(現代用法：水煎服)。

【功用】　溫裏散寒，通便止痛。

【主治】　寒積裏實證。腹痛便秘，脅下偏痛，發熱，手足厥冷，舌苔白膩，脈緊弦。

【病機】　寒邪與積滯互結於腸道。寒為陰邪，其性收引，寒入於內，陽氣失於溫通，氣血被阻，故見腹痛。寒邪阻於腸道，傳導失職，故大便不通。寒邪凝聚於厥陰，則脅下偏痛，氣機鬱滯，故發熱。陽氣不能佈達四肢，則手足厥逆。舌苔白膩，脈弦緊為寒實之徵。治當溫散寒凝以開閉結，通下大便以除積滯，立溫陽通便之法。 *(見圖2.7)*

大黃附子湯病機表解

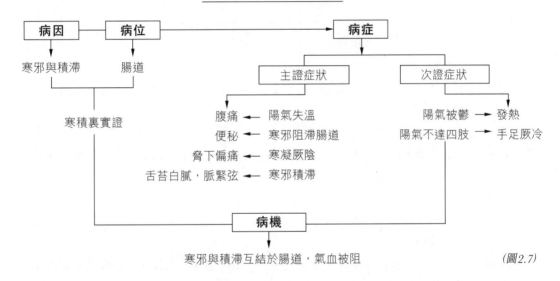

(圖2.7)

【方解】　治宜溫裏散寒，通便止痛。本方意在溫下，故重用辛熱之**附子**，溫裏散寒，止腹脅疼痛；以苦寒瀉下之**大黃**，瀉下通便，蕩滌積滯，共為君藥。**細辛**辛溫宣通，散寒止痛，助附子溫裏散寒，是為臣藥。大黃性味雖屬苦寒，但配伍附子、細辛之辛散大熱之品，則寒性被制而瀉下之功猶存，為去性取用之法。三味協力，而成溫散寒凝，苦辛通降之劑，具溫下之功。

附子與細辛相配是仲景方中治療寒邪伏於陰分的常用組配，如麻黃附子細辛湯中是與麻黃同用，意在助陽解表；本方是與苦寒瀉下之大黃同用，重在制約大黃寒性，以溫下寒積，意在溫陽通便。一藥之異，即變助陽解表而為溫下之法，且方中附子用至三枚，遠比麻黃附子細辛湯中用量為大，此中輕重，大有深意，體現中藥方劑的配伍特點，殊堪細心體會。 *(見圖2.8)*

大黃附子湯方義表解

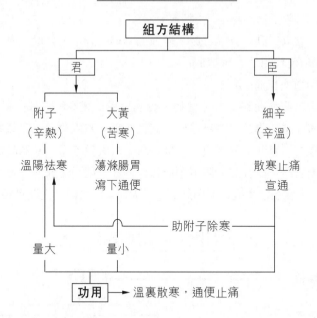

(圖2.8)

配伍特點： 寒溫並用，在量大的溫藥中配寒下之品，意在去性取用。相反相承，構成溫通寒積之劑。

【運用】

辨證要點： 本方為溫下法的代表方，又是治療冷積便秘實證的常用方。臨床以腹痛便秘，手足厥冷，苔白膩，脈弦緊為辨證要點。

臨證加減： 腹痛甚，喜溫，加肉桂溫裏散寒止痛；腹脹滿，可加厚樸、木香以行氣導滯；體虛或積滯較輕，可用制大黃，以減緩瀉下之功；如體虛較甚，加太子參、當歸以益氣養血。

中方西用： 本方常用於急性闌尾炎、急性腸梗阻、睾丸腫痛、膽絞痛、膽囊術後綜合症、慢性痢疾、尿毒症等屬寒積裏實者。

注意事項： 大黃用量一般不超過附子。

【方歌】

　　大黃附子細辛湯，脅下寒凝疝痛方，
　　冷積內結成實證，溫下寒實可復康。

溫脾湯 《備急千金要方》

【組成】　　大黃 五兩(15g)　當歸　乾薑　各三兩(各9g)　附子　人參　芒硝　甘草　各二兩(各6g)

【用法】　　上七味，㕮咀，以水七升，煮取三升，分服，一日三次。(現代用法：水煎服。)

【功用】　攻下冷積，溫補脾陽。

【主治】　陽虛寒積證。腹痛便秘，臍下絞結，繞臍不止，手足不溫，不渴，苔白，脈沉弦而遲。

【病機】　脾陽不足，陰寒內盛，加之飲食生冷，寒積中阻。寒實冷積阻於腸間，腑氣不通，故便秘腹痛，繞臍不止；脾陽不足，四末失於溫煦，則手足不溫；脈沉弦而遲，是陰盛裏實之症。*(見圖2.9)*

溫脾湯病機表解

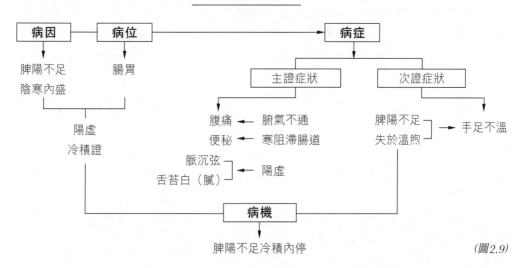

(圖2.9)

【方解】　本方證雖屬寒積便秘，但脾陽不足是為致病之本，若純用攻下，必更傷中陽；單用溫補，則寒積難去，惟攻遂寒積與溫補脾陽並用，方為兩全之策。方中**附子**配**大黃**為君，用附子之大辛大熱溫壯脾陽，解散寒凝，配大黃瀉下已成之冷積。芒硝潤腸軟堅，助大黃瀉下攻積；**乾薑**溫中助陽，助附子溫中散寒，均為臣藥。**人參、當歸**益氣養血，使下不傷正為佐。**甘草**既助人參益氣，又可調和諸藥為使。諸藥協力，使寒邪去，積滯行，脾陽復。*(見圖2.10)*

配伍特點：　綜觀本方，由溫補脾陽藥配伍寒下攻積藥組成，溫通、瀉下與補益三法兼備，寓溫補於攻下之中，具有溫陽以祛寒，攻下不傷正之特點。

【運用】

辨證要點：　本方為治療脾陽不足，寒積中阻的常用方。臨床以腹痛，便秘，手足不溫，苔白，脈沉弦為辨證要點。

臨證加減：　若腹脹痛者，加厚樸、木香以行氣止痛；腹中冷痛，加肉桂、吳茱萸以增強溫中祛寒之力。

中方西用：　本方常用於急性單純性腸梗阻或不全梗阻等屬於中陽虛寒，寒積內阻者。

溫脾湯方義表解

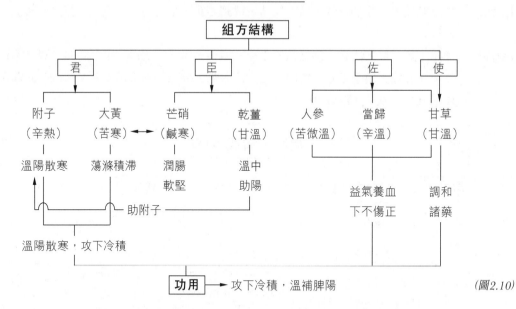

(圖2.10)

【附方】

三物備急丸《金匱要略》

組成： 大黃一兩(30g)　 乾薑一兩(30g)　 巴豆去皮心，熬，外研如脂，一兩(30g)

用法： 先搗大黃、乾薑為末，研巴豆內中，合治一千杵，用為散，蜜和丸亦
　　　 佳，密器中貯之，勿令泄。用時以暖水，苦酒服大豆許三、四丸，或不
　　　 下，捧頭起，灌令下嗌，須臾當差；如未差，更與三丸，當腹中鳴，即
　　　 吐下便差；若口噤，亦須折齒灌之。（現代用法：上藥共為散，成人每服
　　　 0.6－1.5g，小兒酌減，用米湯或溫開水送下；若口噤不開者，可用鼻飼
　　　 法給藥。）

功用： 攻逐寒積。

主治： 寒實冷積。卒然心腹脹痛，痛如錐刺，氣急口噤，大便不通。
　　　 本方重點在於攻除冷積，服後或吐或瀉，務使邪去正安，所以方後云：
　　　 "當腹中鳴，吐下便差。若口噤，亦須折齒灌之。"
　　　 本方巴豆大辛大熱，力猛毒劇，孕婦、年老體虛者，以及溫暑熱邪所致
　　　 的暴急腹痛，均不能使用。如服後瀉下不止，可喝冷粥止之。
　　　 方名之意是因雖三藥製為丸劑，但力猛效捷，可備寒實急證之用，故名
　　　 三物備急丸。正如汪昂《醫方集解》所說："三藥峻厲，非急莫施，故曰備
　　　 急。"

【類方比較】

　　溫脾湯與大黃附子湯同屬溫下劑，都能治寒積便秘。溫脾湯是由脾陽不足，中氣虛寒，而致冷積內停，證屬虛中夾實，故方中配以乾薑、人參、甘草以顧護中陽。大黃附子湯為寒積裏實證，證實無虛，故配細辛辛溫宣通，助附子散寒止痛。

【方歌】

　　溫脾附子與乾薑，參草當歸及硝黃，

　　寒熱並進補兼瀉，溫通寒積振脾陽。

第三節　潤下

　　潤下劑，適用於腸燥津虧，大便秘結證。症見大便乾結，小便短赤，舌苔黃燥，脈滑實；或大便秘結，小便清長，面色青白，腰膝痠軟，手足不溫，舌淡苔白，脈遲。常用潤下藥如麻子仁、杏仁、鬱李仁等；對於胃腸燥熱之"熱秘"，適當配伍寒下藥，如大黃、芒硝，以及滋陰養血藥，如白芍、當歸等；對於腎氣虛弱之"虛秘"，則常用溫腎益精、養血潤腸藥如肉蓯蓉、牛膝、當歸之類，並組配升清降濁之品，如升麻、枳殼、澤瀉等。代表方如麻子仁丸、濟川煎等。

麻子仁丸（脾約丸）《傷寒論》

【組成】　麻子仁二升(500g)　　芍藥半斤(250g)　　枳實炙，半斤(250g)　　大黃去皮，一斤(500g)

　　　　　厚樸炙，去皮一尺(500g)　　杏仁去皮尖，熬，別作脂，一升(250g)

【用法】　上六味，蜜和丸，如梧桐子大，飲服十丸，日三服，漸加，以知為度。（現代用法：上藥為末，煉蜜為丸，每次9g，每日一至二次，溫開水送服。亦可按原方用量比例酌減，改湯劑煎服。）

【功用】　潤腸泄熱，行氣通便。

【主治】　胃腸燥熱，脾約便秘證。大便乾結，小便頻數。

【病機】　胃腸燥熱，脾津不足。本方證即《傷寒論》稱之為"脾約"。係由胃腸燥熱，津液不足所致。脾為胃行其津液，今胃中燥熱，脾受約束，津液不能四佈，但輸膀胱所致，故小便頻數；燥熱傷津，腸失濡潤，則大便秘結。*(見圖2.11)*

【方解】　治宜潤腸泄熱，行氣通便。方中麻子仁性味甘平，質潤多脂，潤腸通便，是為君藥。杏仁上肅肺氣，下潤大腸；芍藥養血斂陰，緩急止痛為臣。大黃、枳實、厚樸即小承氣湯，以輕下熱結，除胃腸燥熱為佐。蜂蜜甘緩，既助麻子仁潤腸通便，又可緩和小承氣湯攻下之力，以為佐使。綜觀本方，雖用小承氣以泄熱通便，而大黃、厚樸用量俱從輕減；更取質潤多脂之麻子仁、杏仁、芍藥、白蜜等，一則益陰增液以潤腸通

麻子仁丸病機表解

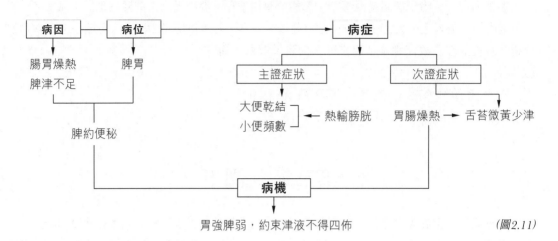

(圖2.11)

便，使腑氣通，津液行，二則甘潤減緩小承氣攻下之力。此方具有"下不傷止，潤而不膩，攻潤相合"的特點，因潤腸、通便、緩下之功，使燥熱去陰液復而大便自調。本方為丸劑，且只服十小丸，依次漸加，均意在緩下，潤腸通便。 (見圖2.12)

麻子仁丸方義表解

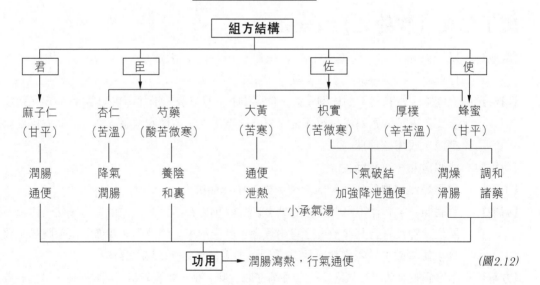

(圖2.12)

配伍特點： 一是潤腸通便藥與瀉熱行氣藥相配，但以潤腸通便為主；二是下而不峻，有蜂蜜、芍藥緩其攻下之力。三是潤而不膩，有枳、樸行氣防滋膩。

【運用】

辨證要點： 本方為治療胃腸燥熱，脾津不足之"脾約"證的常用方，又是潤下法的代表方。
臨床以大便秘結，小便頻數，舌苔微黃為辨證要點。

臨證加減： 痔瘡便秘者，可加桃仁、當歸以養血和血、潤腸通便；痔瘡出血屬胃腸燥熱者，
可酌加槐花、地榆以涼血止血；燥熱傷津較甚者，可加生地、玄參、石斛以增液
通便。

中方西用： 本方常用於虛人及老人腸燥便秘、習慣性便秘、產後便秘、痔瘡術後便秘等屬胃
腸燥熱者。

注意事項： 本方雖為潤腸緩下之劑，但含有攻下破滯之品，故年老體虛、津虧血少者，不宜
常服，孕婦慎用。

【附方】

五仁丸《世醫得效方》

組成： 桃仁　杏仁_{麩炒，去皮尖各一兩，（各30g）}　松子仁_{一錢二分半（5g）}　柏子仁_{半兩（15g）}
郁李仁_{一錢（3g）}　陳皮_{另研末，四兩（120g）}

用法： 將五仁別研為膏，入陳皮末同研勻，煉蜜為丸，如梧桐子大，每服五十
丸（9g），食前米飲下。（現代用法：五仁研為膏，陳皮為末，煉蜜為丸，
每服9g，每日一至二次溫開水送下。）

功用： 潤腸通便。

主治： 津枯腸燥證。大便艱難，以及年老和產後血虛便秘。舌燥津少，脈細
澀。

【類方比較】

　　五仁丸和麻子仁丸均為潤腸通便之劑，但五仁丸集富含油脂的果仁於一方，配伍理氣行滯
的陳皮，潤下與行氣相合，以潤燥滑腸為用，善治津虧腸燥便秘；麻子仁丸以麻子仁、杏仁、
蜂蜜、芍藥益陰潤腸為主，兼配小承氣湯瀉熱通便，補中有瀉，攻潤相合，善於治療腸胃燥
熱，脾津不足之脾約便秘。

【方歌】

　　麻子仁丸治脾約，大黃枳樸杏蜜芍，

　　腸胃燥熱津不足，大便秘結小便數。

濟川煎《景岳全書》

【組成】　當歸_{三至五錢（9～15g）}　牛膝_{二錢（6g）}　肉蓯蓉_{酒洗去鹹，二至三錢（6～9g）}　澤瀉_{一錢半（4.5g）}

升麻_{五分至七分或一錢（1.5～3g）}　枳殼_{一錢（3g）}

【用法】 水一盅半，煎七分，食前服。（現代用法：作湯劑，水煎服。）

【功用】 溫腎益精，潤腸通便。

【主治】 腎陽虛弱，精津不足證。大便秘結，小便清長，腰膝痠軟，頭目眩暈，舌淡苔白，
脈沉遲。

【病機】 腎虛開合失司。腎主五液，司開合，腎陽不足，氣化無力，津液不布，故小便清
長；腸失濡潤，傳導不利，故大便不通；腎虛精虧，故腰膝痠軟；清竅失養，則頭
目眩暈；腎陽虧損，故舌淡苔白，脈象沉遲。*(見圖2.13)*

濟川煎病機表解

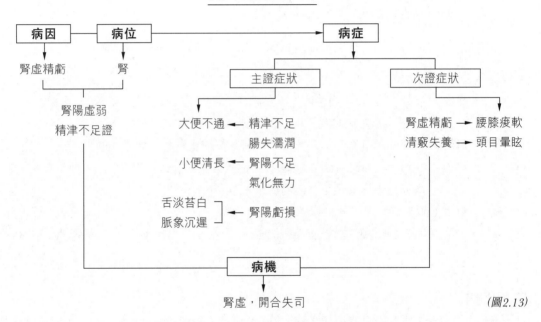

(圖2.13)

【方解】 治宜溫腎益精，潤腸通便。方中**肉蓯蓉**味甘鹹性溫，功能溫腎益精，暖腰潤腸，為
君藥。**當歸**補血潤燥，潤腸通便。**牛膝**補益肝腎，壯腰膝，性善下行，共為臣藥。
枳殼下氣寬腸而助通便；妙用**升麻**以升清陽；**澤瀉**滲利小便而泄腎濁，清陽升則濁
陰自降，相反相成，以助通便之效，以上共為佐藥。諸藥合用，既可溫腎益精治其
本，又能潤腸通便以治標。

　　　　方名濟川，乃資助河川以行舟車之意，該方溫潤之中而寓有通便之功，服之可使腎
精復，五液行，開合暢，大便通故名之。*(見圖2.14)*

配伍特點： 用藥靈巧，以補作瀉，降中有升，寓通於補之中，寄降於升之內。

【運用】

辨證要點： 本方為溫潤通便，治療腎虛便秘的常用方。臨床以大便秘結，小便清長，腰膝痠
軟，舌淡苔白，脈沉遲為辨證要點。

濟川煎方義表解

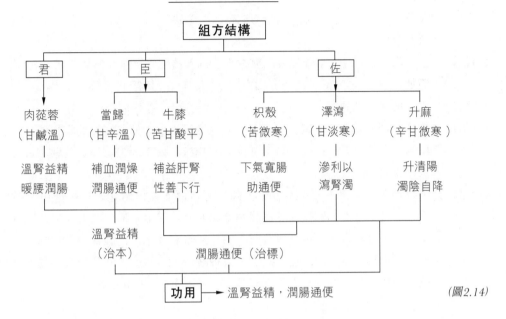

(圖2.14)

臨證加減： 如氣虛者，但加人參無礙；如有火加黃芩；若腎虛加熟地；虛甚者，去枳殼。

中方西用： 本方常用於習慣性便秘、老年便秘、產後便秘等屬腎虛津虧腸燥者。

注意事項： 凡熱邪傷津及陰虛者忌用。

【方歌】

濟川歸膝肉蓯蓉，澤瀉升麻枳殼從，
腎虛津虧腸中燥，寓通於補法堪宗。

第四節　攻補兼施

攻補兼施劑，適用於裏實正虛，而大便秘結之證。其主要臨床表現為腹滿便秘而兼氣血不足或陰津內虧證。多由素體虛弱，積滯內停，或陽明腑實證失治，或溫病傷陰津形成邪實正虛證。此時不攻則裏實不去，不補則正虛難復；只用下法則正氣更傷，純補則裏實更堅。故惟有攻補兼施，邪正兼顧，方可兩全。常用攻下藥（如大黃、芒硝等）與補益藥（如人參、當歸、生地、玄參、麥冬等）組配成方。代表方如黃龍湯。

黃龍湯 《傷寒六書》

【組成】 大黃 (9g)　芒硝 (12g)　枳實 (6g)　厚樸 (3g)　當歸 (9g)　人參 (6g)　甘草 (3g)　（該方原書未著用量）

【用法】 水二盅，薑三片，棗子二枚，煎之後，再入桔梗煎一沸，熱服為度。（現代用法：上藥加桔梗3g、 生薑三片 、大棗二枚，水煎，芒硝溶服。）

【功用】 攻下通便，補氣養血。

【主治】 陽明腑實，氣血不足證。自利清水，色純清，或大便秘結，脘腹脹滿，腹痛拒按，譫語，身熱口渴，神疲少氣，甚則循衣摸床，撮空理線，神昏肢厥，舌苔焦黃或焦黑，脈虛。

【病機】 腸胃燥結，氣血不足。本方原治熱結旁流而兼氣血兩虛證。後世用治溫病應下失下，邪實正虛者。邪熱入裏與腸中燥屎互結，腑氣不通，故大便秘結，脘腹脹滿疼痛拒按，身熱口渴，舌苔焦黃或焦黑，或自利清水，色純青之"熱結旁流"證。素體不足或裏熱實證誤治而耗傷氣血，故神疲少氣，脈虛。邪熱熾盛，熱擾心神，正氣欲脫，故見神昏譫語，肢厥，循衣撮空等危候。（見圖2.15）

黃龍湯病機表解

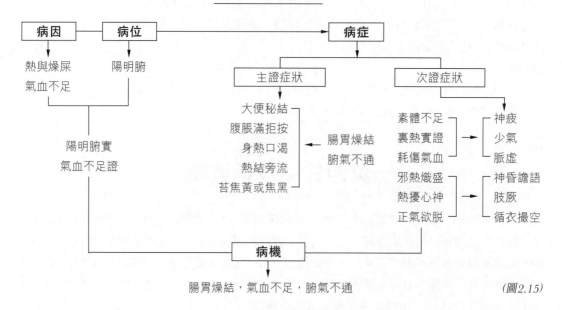

(圖2.15)

【方解】 本方證屬邪實正虛，邪實宜攻，正虛宜補。故當瀉熱通便，補氣養血為治。
方中**大黃、芒硝、枳實、厚樸**(即大承氣湯) 攻下熱結，蕩滌腸胃實熱積滯，急下以存正氣，以為君藥。**人參、當歸**益氣補血，扶正以利祛邪，使攻不傷正，為臣藥。肺與大腸相表裏，欲通胃腸，必先開宣肺氣，故佐以**桔梗**開肺氣以利大腸，助通腑之大黃，上宣下通，以降為主。薑、棗、草補益脾胃，助參、歸補虛，甘草又能調和諸藥。諸藥合用，既攻下熱結，又補益氣血，使袪邪不傷正，扶正不礙邪。綜合本方，用藥精妙，配伍得當，攻補兼施，為邪正合治之良方。

方名"黃龍"是喻本方之功效，取龍能興雲致雨以潤燥土之意。*(見圖2.16)*

黃龍湯方義表解

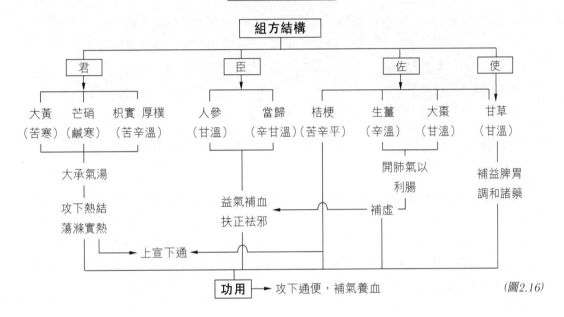

(圖2.16)

配伍特點： 攻補兼施，氣血兩補，袪邪扶正，治胃腸燥熱，氣血兩虛便秘之良方。

【運用】

辨證要點： 本方為攻補兼施的代表方，又是治療陽明腑實兼氣血不足證的常用方。臨床以大便秘結，或自利清水，脘腹脹滿，身熱口渴，神倦少氣，舌苔焦黃或黑，脈虛為辨證要點。

臨證加減： 若老年氣血虛者，去芒硝，以減緩瀉下之力，以保護正氣之意；或加人參、當歸用量，以加強補虛扶正之力。

中方西用： 本方常用於傷寒、副傷寒、流行性腦脊髓膜炎、乙型腦炎、產後發熱、老年性腸梗阻等屬於陽明腑實，而兼氣血不足者。

【附方】

新加黃龍湯《溫病條辨》

組成： 細生地五錢(15g)　生甘草二錢(6g)　人參另煎，一錢五分(4.5g)　生大黃三錢(9g)　芒硝一錢(3g)　玄參五錢(15g)　麥冬連心，五錢(15g)　當歸一錢五分(4.5g)　海參洗，二條　薑汁六匙

用法： 以水八杯，煮取三杯。先用一杯，沖參汁五分，薑汁二匙，頓服之。如腹中有響聲，或轉矢氣者，為欲便也，候一、二時不便，再如前法服一杯；候二十四刻不便，再服第三杯。如服一杯，即得便，止後服。酌服益胃湯一劑。餘參或可加入。

功用： 泄熱通便，滋陰益氣。

主治： 熱結裏實，氣陰不足證。大便秘結，腹中脹滿而硬，神倦少氣，口乾咽燥，唇裂舌焦，苔焦黃或焦黑燥裂。

【類方比較】

　　新加黃龍湯與黃龍湯均為攻補兼施之劑，瀉下熱結與補益氣血兼顧。新加黃龍湯主治熱結裏實，應下失下，正氣久耗，陰液耗竭尤重，故方以調胃承氣湯以緩下熱結，並重用養陰增液之品，以滋陰護津使之增水行舟，兼顧氣陰之虛。黃龍湯主治陽明腑實治不及時而致氣血耗傷之證，方以大承氣湯峻下熱結，急下存陰為主，兼補氣血之虛。前者重在滋陰增液，使水增舟行；後者重在峻攻熱結，急下存陰。

【方歌】

　　黃龍湯中大承氣，薑棗草人桔歸聚，

　　陽明腑實氣血弱，攻補兼施治法宜。

增液承氣湯《溫病條辨》

【組成】　玄參一兩(30g)　麥冬八錢，連心(25g)　細生地八錢(25g)　大黃三錢(9g)　芒硝一錢五分(4.5g)

【用法】　水八杯，煮取二杯，先服一杯，不知，再服。（現代用法：上藥水煎，芒硝溶服。）

【功用】　滋陰增液，泄熱通便。

【主治】　熱結陰虧證。燥屎不行，下之不通，脘腹脹滿，口乾唇燥，舌紅苔黃，脈細數。

【病機】　腸胃燥結，陰津虧虛。陽明溫病，熱結胃腸，津液受灼，腸府失潤，傳導失司，以致燥屎不行，脘腹脹滿；燥屎不行，邪熱愈盛，陰津漸竭，故腸中燥屎雖用下法而不得通。此即《溫病條辨》"津液不足，無水舟停"之意。口乾唇燥，舌紅苔黃，脈細數者，乃熱傷津虧之證。（見圖2.17）

增液承氣湯病機表解

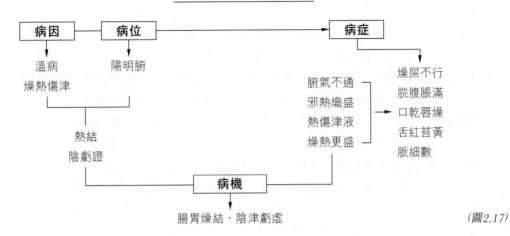

(圖2.17)

【方解】 本方證屬正虛邪實，邪實宜攻，正虛宜補。故當滋陰增液，泄熱通便為法。方中重用**玄參**滋陰清熱通便，為君藥。**麥冬、生地**滋陰生津為臣。君臣合用即著名的增液湯，功為滋陰清熱，增液通便，稱之為補藥之體為瀉藥之用；**大黃、芒硝**軟堅潤燥，瀉熱通便，共成"增水行舟"攻補兼施之劑。

本方係增液湯與調味承氣湯(去甘草)而成，故名"增液承氣湯"。*(見圖2.18)*

增液承氣湯方義表解

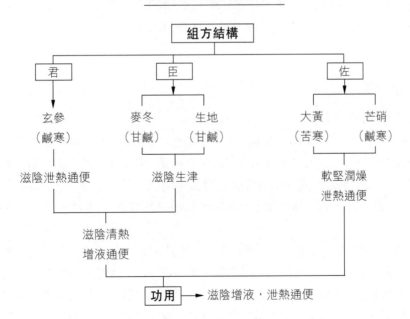

(圖2.18)

105

配伍特點： 攻補兼施，增水行舟，治腸燥津枯，無水舟停之良方。

【運用】

辨證要點： 本方為治腸燥津枯，無水舟停的代表方。臨床以燥屎不行，脘腹脹滿，口乾唇燥，舌紅苔黃，脈細數為辨證要點。

臨證加減： 若老年腸燥津枯，在上方的基礎上加一些滋潤之劑，如肉蓯蓉、懷牛膝等；若兼氣陰兩虧者，可去芒硝，加人參、當歸用量，以加強補虛扶正之力。

中方西用： 本方常用於急性傳染病高熱、便秘、津液耗傷較重，以及痔瘡日久，大便燥結不通，屬熱結陰虧者。

注意事項： 本方作用為滋陰瀉下之劑，如大便不通，再緩緩服之，至通下；如大便通後，不宜久服。可加一些滋陰潤燥之劑，如加當歸、肉蓯蓉、懷牛膝等可圖長久之效。

【方歌】

　　增液承氣玄地冬，更加硝黃力量雄，

　　溫病陰虧實熱結，養陰瀉熱腸道通。

第五節　逐水

　　逐水劑，適用於水飲壅盛於裏的實證。症見胸脅引痛或水腫腹脹，二便不利，脈實有力等症。此時非一般淡滲利濕治法所能勝任，只宜峻下逐水，使體內積水通過大小便排出，以達消除積水腫脹之目的，常用大戟、芫花、甘遂、牽牛於等峻下逐水藥為主組成方劑。因此類藥物藥力峻猛，有一定的毒性，故常須配伍養胃扶正之品如大棗等。代表方如十棗湯等。

十棗湯 《傷寒論》

【組成】　芫花熬　甘遂　大戟　　各等分

【用法】　三味等分，分別搗為散。以水一升半，先煮大棗肥者十枚，取八合去滓，內藥末。強人服一錢匕，羸人服半錢，溫服之，平旦服。若下後病不除者，明日更服，加半錢，得快下利後，糜粥自養 (現代用法：上三味等分為末，或裝入膠囊，每服0.5－1g，每日一次，以大棗十枚煎湯送服，清晨空腹服。得快下利後，糜粥自養)。

【功用】　攻逐水飲。

【主治】　1. 懸飲。咳唾胸脅引痛，心下痞硬脹滿，乾嘔短氣，頭痛目眩，或胸背掣痛不得息，舌苔滑，脈沉弦。2. 水腫。一身悉腫，尤以身半以下為重，腹脹喘滿，二便不利。

【病機】　水飲壅盛於裏，停於胸脅；或水飲泛溢肢體。水停胸脅，氣機阻滯，故胸脅作痛；水飲上迫於肺，肺氣不利，故咳唾引胸脅疼痛，甚或胸背掣痛不得息。飲為陰邪，隨氣流動，停留心下，氣結於中，故心下痞硬脹滿，乾嘔短氣；飲邪上擾清陽，故頭痛目眩。飲邪結聚，胸脅疼痛，故脈沉弦。水飲泛溢肢體，內聚脘腹，三焦水道受阻，故一身悉腫，腹脹喘滿，二便不利。*(見圖2.19)*

十棗湯病機表解

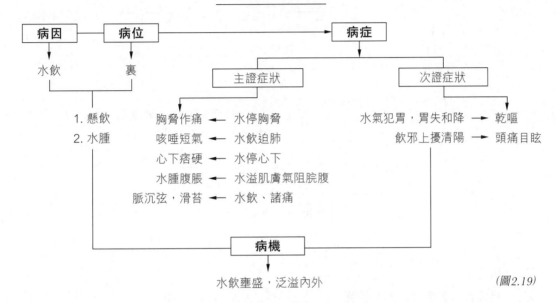

(圖2.19)

【方解】 治宜攻逐水飲，使水邪速潰下行。方中**甘遂**善行經隧水濕，是為君藥。**大戟**善泄臟腑水濕，**芫花**善消胸脅伏飲痰癖，均為臣藥。三藥峻烈，各有專攻，合而用之，則經隧臟腑胸脅積水皆能攻逐，且逐水之力愈著。然三藥峻猛有毒，易傷正氣，故以**大棗**十枚為佐，煎湯送服，寓意有三：緩和諸藥毒性；益氣護胃，減少藥後反應；培土制水，邪正兼顧。

方中藥末用十棗製湯送服，故方名"十棗湯"。*(見圖2.20)*

配伍特點： 攻補兼施之劑，諸種逐水藥結合使用。

【運用】

辨證要點： 本方為瀉下逐水的代表方，又是治療懸飲及陽水實證的常用方。臨床以咳唾胸脅引痛，或水腫腹脹，二便不利，脈沉弦為辨證要點。

中方西用： 本方常用於滲出性胸膜炎、結核性胸膜炎、肝硬化、慢性腎炎所致的胸水、腹水或全身水腫，以及晚期血吸蟲病所致的腹水等屬於水飲內停裏實證者。

注意事項： 一是本方三藥為散，大棗煎湯送服；二是清晨空腹服用，從小量開始，以免量大下多傷正，如服後下少，次日加量；三是服藥得快利後，宜食糜粥以保養脾胃；四是本方作用峻猛，只可暫用，不宜久服。用之如瀉後精神胃納俱好，而水飲未盡去者，可再投本方；如患者體虛邪實，又非攻不可者，可用本方與健脾補益劑交替使用，或先攻後補，或先補後攻；孕婦忌服。

十棗湯方義表解

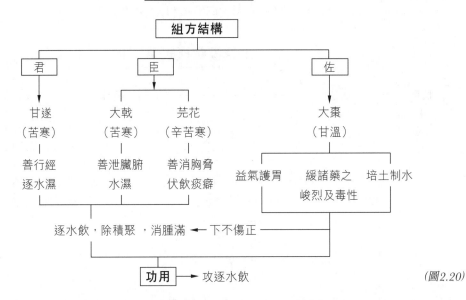

(圖2.20)

【附方】

1. **控涎丹（又名妙應丸、子龍丸）**《三因極一病證方論》

   組成： 甘遂去心　紫大戟　白芥子　各等分

   用法： 上藥為末，煮糊丸如梧桐子大，曬乾。食後，臨臥，淡薑湯或熱水下
   五、七丸至十丸了。如痰猛氣實，加數丸不妨。（現代用法：共為細末，
   水泛為丸，如綠豆大。每服1－3g，晨起以溫開水送服。）

   功用： 祛痰逐飲。

   主治： 痰伏胸膈證。忽然胸背、頸項、股胯隱痛不可忍，筋骨牽引灼痛，走易
   不定，或手足冷痹，或令頭痛不可忍，或神志昏倦多睡，或飲食無味，
   痰唾黏稠，夜間喉中痰鳴，多流涎唾等證。現常用於治療頸淋巴結核、
   淋巴腺炎、胸腔積液、腹水、精神病、關節痛及慢性支氣管炎、哮喘等
   屬痰涎水飲內停胸膈者。

2. **疏鑿飲子**《濟生方》

   組成： 澤瀉四錢(12g)　赤小豆炒五錢(15g)　商陸二錢(6g)　羌活去蘆，三錢(9g)　大腹皮四錢(12g)
   椒目二錢(6g)　木通二錢(6g)　秦艽去蘆，三錢(9g)　檳榔三錢(9g)　茯苓皮五錢(15g)

   用法： 上㕮咀，每服四錢(12g)，水一盞半，生薑五片，煎至七分，去滓，溫
   服，不拘時。

   功用： 瀉下逐水，疏風發表。

　　　　主治：陽水實證。遍身水腫，氣喘，口渴，二便不利。現代運用於急性腎炎屬
　　　　　　　水濕蘊盛，表裏俱實者諸藥合用，方具逐水發表，內攻外散，猶如夏禹
　　　　　　　之疏江鑿河，使塞盛於表裏之水濕迅速分淌，故有"疏鑿"之名。

3. 禹功散《儒門事親》

　　　　組成：黑牽牛頭末，四兩(120g)　　茴香一兩，炒

　　　　用法：上為細末，以生薑自然汁調一二錢(3-6g)，臨臥服。

　　　　功用：逐水通便，行氣消腫。

　　　　主治：陽水。遍身水腫，腹脹喘滿，大便秘結，小便不利，脈沉有力；現代運
　　　　　　　用於肝硬化、腎炎水腫等屬陽水者。

【類方比較】

　　控涎丹與十棗湯均有攻逐水飲之力，用治水飲內停之證。但控涎丹乃十棗湯中去芫花、大
棗，加白芥子組成。白芥子辛溫，善治皮裏膜外、胸膈間之痰涎，與甘遂、大戟合用，則擅長
於祛痰逐飲，且改丸劑應用，其力較緩，用治痰涎水飲停於胸膈，而見胸脅隱痛，舌苔黏膩，
脈弦滑者；十棗湯則專以泄水逐飲為用，主治水飲停於胸腹，而見胸脅疼痛，舌苔白滑，脈沉
弦，以及水腫腹脹實證。

【方歌】

　　十棗逐水效甚誇，大戟甘遂與芫花，
　　懸飲內停胸脅痛，大腹腫滿用無差。

第三章

和解劑

概　說

概念

以和解少陽、調和肝脾、調和寒熱、表裏雙解等為主要功用，治療傷寒邪在少陽、肝脾不和、腸胃不和、寒熱錯雜、表裏同病等證的方劑，統稱和解劑。

病機、治法與分類

其病因既有外邪所致，也有情志怫鬱，也有它臟累及。外邪入侵途逕有二，一為外邪從表入裏，傳致少陽、厥陰；或表裏同病；二為寒邪直中。內傷致病也有二種情況：一為本臟自病，肝主疏泄，性喜條達，最惡鬱結，若情志所傷，則可致病。二為它臟所累，臟腑之間在生理情況下是相互協調和相互制約，如果一臟功能失調，則協調與制約的關係遭到破壞，都可累及它臟發生病理變化，如膽附於肝，且肝與膽、脾與胃互為表裏，在生理上密切聯繫，在病理上相互影響，膽經發病可累及肝，肝經發病也可累及膽，又據五行相剋關係「見肝之病，知肝傳脾」，肝膽疾病又可累及脾胃，導致肝脾不和；若中氣虛弱，寒熱互結，又可導致腸胃不和。

和解劑組方配伍較為獨特，方中大多既無大寒大熱之品，又無大補大瀉之藥。往往既祛邪又扶正，既透表又清裏，既疏肝又治脾，無明顯寒熱補瀉之偏，性質平和、作用和緩、照顧全面。此為本類方劑的優勢所在，也是其應用範圍較廣，適應證較為複雜的原因。

總之，和解劑是針對不和而設。凡病兼虛者，補而和之；病兼滯者，行而和之；病兼寒者，溫而和之；病兼熱者，涼而和之；病兼表者，散而和之；病兼裏者，攻而和之。其於補瀉溫涼之用無所不及，務在調平元氣。

和解劑除和解少陽以治少陽病證外，還包括調和肝脾以治肝鬱脾虛、肝脾不和證；調和寒熱以治寒熱互結，腸胃不和證。所以本章方劑分為和解少陽、調和肝脾、調和寒熱、表裏雙解等四類。

注意事項

1. 凡邪在肌表，未入少陽，或邪已入裏、陽明熱盛者，皆不宜用之。

2. 和解劑畢竟以祛邪為主，故純虛者不宜，恐其傷正。

和解劑分類簡表

和解劑 ────➤	傷寒邪在少陽、肝脾不和、腸胃不和等證		
分　類	和解少陽	調和肝脾	調和寒熱	表裏雙解

分　類	和解少陽	調和肝脾	調和寒熱	表裏雙解
適應證	傷寒邪在少陽的病證	肝脾不和證	寒熱互結，升降失常證	表裏同病證
症　狀	往來寒熱，胸脅苦滿，默默不欲飲食，心煩喜嘔，以及口苦，咽乾，目眩，脈弦等	肝氣鬱結，橫逆犯脾，或因脾虛，營血不足，肝失疏泄，而致脘腹胸脅脹痛，神疲食少，月經不調，腹痛泄瀉，手足不溫等	心下痞滿，噁心嘔吐，腸鳴下利等	表寒裏熱，或表熱裏寒；表實裏虛，或表虛裏實；表裏俱實，表裏俱虛，表裏俱寒，表裏俱熱等
立　法	和解少陽	調和肝脾	調和寒熱	表裏雙解
代表方	小柴胡湯、蒿芩清膽湯、達原飲	四逆散、逍遙散、痛瀉要方	半夏瀉心湯	大柴胡湯、防風通聖散

第一節　和解少陽

　　和解少陽劑，適應於邪在少陽的病證。症見往來寒熱，胸脅苦滿，默默不欲飲食，心煩喜嘔，以及口苦、咽乾、目眩、脈弦等。常用柴胡或青蒿與黃芩相配為主組方，兼有氣虛者，佐以益氣扶正之品，並防邪陷入裏；兼有濕邪者，佐以通和化濕濁之品，導邪下泄。代表方如小柴胡湯、蒿芩清膽湯、達原飲等。

小柴胡湯 《傷寒論》

【組成】　柴胡半斤(24g)　黃芩三兩(9g)　人參三兩(9g)　甘草三兩，炙(9g)　半夏半斤，洗(9g)　生薑三兩，切(9g)　大棗十二枚，擘(4枚)

【用法】　上七味，以水一斗二升，煮取六升，去滓，再煎，取三升，溫服一升，日三服。(現代用法：水煎服。)

【功用】　和解少陽。

【主治】　1. 傷寒少陽證。往來寒熱，胸脅苦滿，默默不欲飲食，心煩喜嘔，口苦，咽乾，目眩，舌苔薄白，脈弦者。2. 熱入血室證。婦人傷寒，經水適斷，寒熱發作有時。3. 黃疸、瘧疾以及內傷雜病而見少陽證者。

【病機】　邪犯少陽。本方為和解少陽的代表方劑。少陽經脈循胸(佈)脅肋，位於太陽、陽明表裏之間。傷寒邪犯少陽，病在半表半裏，邪正相爭，正勝欲拒邪出於表，邪勝欲入裏，故往來寒熱。足少陽之脈起於目銳眥，其支者，下胸中，貫膈，絡肝，屬膽，循脅裏。邪在少陽，經氣不利，鬱而化熱，膽火上炎，而致胸脅苦滿，心煩，口苦，咽乾，目眩。膽熱犯胃，胃失和降，氣逆於上，故默默不欲飲食而喜嘔。若婦人經期，感受風邪，邪熱內傳，熱與血結，血熱瘀滯，疏泄失常，故經水不當斷而斷，寒熱發作有時。*(見圖3.1)*

小柴胡湯病機表解

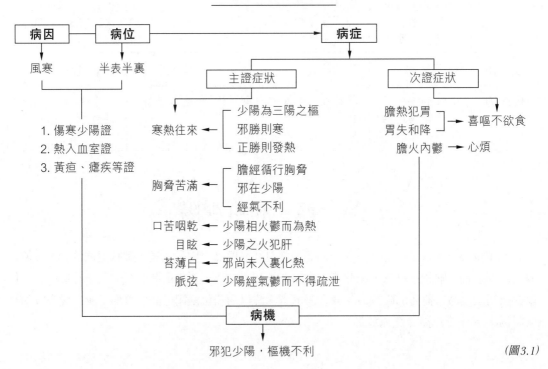

(圖3.1)

【方解】　治宜和解少陽。方中**柴胡**苦平微寒，入肝膽經，透泄少陽之邪，並能疏泄氣機之鬱滯，使少陽半表之邪得以疏散，為君藥。**黃芩**苦寒，清泄少陽半裏之熱，為臣藥。柴胡之升散，得黃芩之清泄，兩者相伍而達和解少陽的目的。膽氣犯胃，胃失和降，佐以**半夏、生薑**和胃降逆止嘔；邪能從太陽入少陽，緣於正氣本虛，故又佐以**人參、大棗**益氣健脾，一者取其扶正以祛邪，一者取其益氣以禦邪內傳，俾正氣旺盛，則邪無內傳之機。**炙甘草**助參、棗扶正，且能調和諸藥，為佐使藥。

原方去滓再煎，削減生柴胡之銳氣，使藥性更為醇和，藥湯之量更少，減少了湯液對胃的刺激，且藥力持久。

本證邪既不在表，又不在裏，而在表裏之間，則非汗、吐、下所宜，故唯宜和解之法。小柴胡湯為和劑，一般服藥後不經汗出而病解，但也有藥後得汗而癒者，這是正復邪卻，胃氣調和所致。正如《傷寒論》所說：“上焦得通，津液得下，胃氣因和，身濈然汗出而解。”若少陽病證經誤治損傷正氣，或患者素體正氣不足，服用本方，亦可見到先寒戰後發熱而汗出的“戰汗”現象，屬正勝邪卻之徵。但也應嚴密觀察，防其虛脫。(*見圖3.2*)

小柴胡湯方義表解

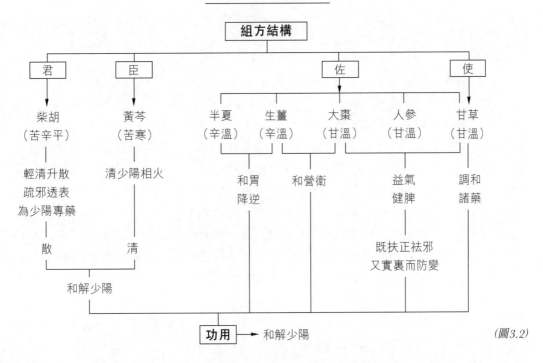

(圖3.2)

配伍特點： 以祛邪為主，兼顧正氣；以和解少陽為主，兼和胃氣。使邪氣得解，樞機得利，脾胃調和，則諸證自除。

【運用】

辨證要點： 本方為治療傷寒少陽證的基礎方，又是和解少陽法的代表方。臨床以往來寒熱，胸脅苦滿，默默不欲飲食，心煩喜嘔，口苦，咽乾，目眩，苔白，脈弦為辨證要點。臨床上只要抓住前四者中的一、二主證，便可用本方治療，不必待其證候悉具。正如《傷寒論》所說：“傷寒中風，有柴胡證，但見一證便是，不必悉具。”

臨證加減： 若胸中煩而不嘔，為熱聚於胸，去半夏、人參，加瓜蔞清熱理氣寬胸；渴者，是熱傷津液，去半夏，加天花粉止渴生津；腹中痛，是肝氣乘脾，宜去黃芩，加芍藥柔肝緩急止痛；脅下痞硬，是氣滯痰鬱，去大棗，加牡蠣軟堅散結；心下悸，小便不利，是水氣凌心，宜去黃芩，加茯苓利水寧心；不渴，外有微熱，是表邪仍在，宜去人參，加桂枝解表；咳者，是素有肺寒留飲，宜去人參、大棗、生薑，加五味子、乾薑溫肺止咳。

中方西用： 本方常用於感冒、流行性感冒、瘧疾、慢性肝炎、肝硬化、急慢性膽囊炎、膽結石、急性胰腺炎、胸膜炎、淋巴腺炎、中耳炎、產褥熱、急性乳腺炎、睾丸炎、膽汁返流性胃炎、胃潰瘍等屬少陽證者。

注意事項： 柴胡升散，黃芩、半夏性燥，故對陰虛血少者慎用。

【附方】

柴胡枳桔湯《通俗傷寒論》

　　組成： 柴胡一錢至錢半(3－4.5g)　枳殼(4.5g)　薑半夏錢半(4.5g)　鮮生薑(3g)

　　　　　青子芩一錢至錢半(3－4.5g)　桔梗一錢(3g)　新會皮錢半(4.5g)　雨前茶一錢(3g)

　　功用： 和解透表，暢利胸膈。

　　主治： 邪踞少陽證偏於半表者。往來寒熱，兩頭角痛，耳聾目眩，胸脅滿痛，舌苔白滑，脈右弦滑，左弦而浮大。

　　　　　小柴胡湯原就有若干加減法，後世據以加減化裁者更多，今選柴胡枳桔湯為例，意在說明人參、甘草、大棗等益氣匡正之品，並非和解少陽必用之藥。原書謂本證係"邪鬱腠理，逆於上焦，少陽經病偏於半表證也，法當和解兼表，柴胡枳桔湯主之"。證既偏於半表，治當促邪外透為宜，故加枳殼、桔梗、陳皮，暢胸膈之氣，開發上焦。去棗留薑，亦是用其辛散之功，助柴胡透邪。雨前茶(上等綠茶)清熱降火，利水祛痰，助黃芩清瀉邪熱。如此配合，使少陽經證偏於半表者，得外透而解，升降復而三焦通暢，自然諸症悉除。

【方歌】

　　小柴胡湯人參草，黃芩半夏生薑棗，

　　樞機不利少陽證，和解少陽此方好。

蒿芩清膽湯 《重訂通俗傷寒論》

【組成】 青蒿腦錢半至二錢(4.5－6g)　淡竹茹三錢(9g)　仙半夏錢半(4.5g)　赤茯苓三錢(9g)　青子芩錢半至三錢(4.5－6g)　生枳殼錢半(4.5g)　陳廣皮錢半(4.5g)　碧玉散(滑石、甘草、青黛)包，三錢(9g)

【用法】 原方未著用法。(現代用法：水煎服。)

【功用】 清膽利濕，和胃化痰。

【主治】　少陽濕熱證。寒熱如瘧，寒輕熱重，口苦膈悶，吐酸苦水，或嘔黃涎而黏，甚則乾嘔呃逆，胸脅脹疼，小便黃少，舌紅苔白膩，間現雜色，脈數而右滑左弦者。

【病機】　少陽膽熱偏重，兼有濕熱痰濁內阻。濕遏熱鬱，阻於少陽膽與三焦。三焦之氣機不暢，膽中之相火乃熾，以致少陽樞機不利。膽經鬱熱偏重，故寒熱如瘧，寒輕熱重，口苦膈悶，胸脅脹痛。膽熱犯胃，液鬱為痰，胃氣上逆，故吐酸苦水，或嘔黃涎而黏，甚則乾嘔呃逆。濕阻三焦，水道不暢，以致小便短少，其色黃赤。*(見圖3.3)*

蒿芩清膽湯病機表解

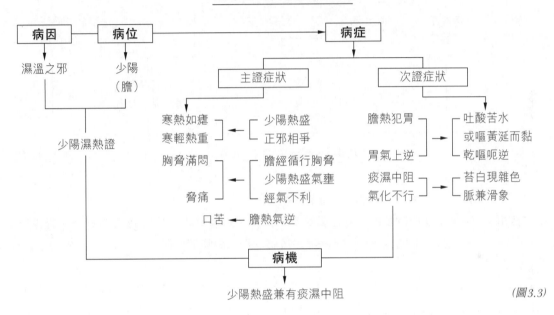

(圖3.3)

【方解】　治宜清膽利濕，和胃化痰。方中**青蒿**苦寒芳香，清透少陽邪熱；**黃芩**苦寒，善清膽熱，並能燥濕，兩藥相合，既可內清少陽濕熱，又能透邪外出，共為君藥。**竹茹**善清膽胃之熱，化痰止嘔；**枳殼**下氣寬中，除痰消痞；**半夏**燥濕化痰，和胃降逆；**陳皮**理氣化痰，寬胸暢膈，四藥相伍，使熱清濕化痰除，共為臣藥。**赤茯苓**、**碧玉散**清熱利濕，導邪從小便而去，為佐使藥。綜合全方，可使膽熱清、痰濕化、氣機暢、胃氣和，則諸症均解。

青蒿腦苦寒芳香，既能清透少陽邪熱，又辟穢化濁，故名"蒿芩清膽湯"。*(見圖3.4)*

配伍特點：　清熱與利濕相伍，使少陽濕熱分消。清膽與和胃並用，令木達則土安。

【運用】

辨證要點：　本方為治療少陽濕熱證的代表方。臨床以寒熱如瘧者，寒輕熱重，胸脅脹疼，吐酸苦水，舌紅苔膩，脈弦滑數為辨證要點。

臨證加減：　若嘔多，加黃連、蘇葉清熱止嘔；濕重，加藿香、薏苡仁、蔻仁以化濕濁；小便

蒿芩清膽湯方義表解

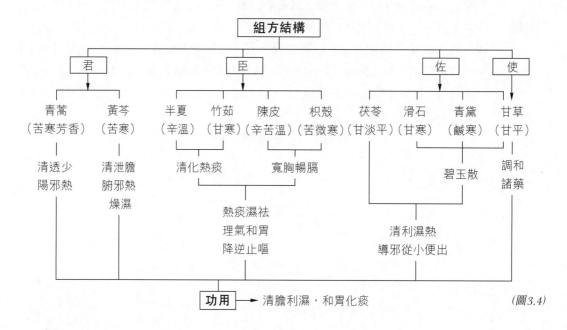

（圖3.4）

不利，加車前子、澤瀉、通草以利小便。

中方西用： 本方常用於腸傷寒、急性膽囊炎、急性黃疸型肝炎、膽汁返流性胃炎、腎盂腎炎、瘧疾、盆腔炎、鉤端螺旋體病屬少陽濕熱痰濁內阻者。

【類方比較】

　　蒿芩清膽湯與小柴胡湯均能和解少陽，用於邪在少陽，往來寒熱，胸脅不適者。但小柴胡湯以柴胡、黃芩配人參、大棗、炙草，和解中兼有扶正之功，宜於膽胃不和，胃虛氣逆者；蒿芩清膽湯以青蒿、黃芩配赤茯苓、碧玉散，於和解之中兼清熱利濕、理氣化痰之效，宜於少陽膽熱偏重，兼有濕熱痰濁者。

【方歌】

　　蒿芩清膽碧玉需，陳夏茯苓枳竹茹，

　　熱重寒輕痰挾濕，胸痞嘔噁總能除。

達原飲 《溫疫論》

【組成】　檳榔二錢(6g)　厚樸一錢(3g)　草果仁五分(1.5g)　知母　芍藥　黃芩　各一錢(3g)　甘草五分(1.5g)

【用法】　上用水二盅，煎八分，午後溫服。（現代用法：水煎服。）

【功用】　開達膜原，辟穢化濁。

【主治】　瘟疫或瘧疾，邪伏膜原證。憎寒壯熱，或一日三次，或一日一次，發無定時，胸悶嘔噁，頭痛煩躁，脈弦數，舌邊深紅，舌苔垢膩，或苔白厚如積粉。

【病機】　瘟疫穢濁毒邪伏於膜原。《重訂通俗傷寒論》說：“膜者，橫膈之膜；原者，空隙之處。外通肌膜，內近胃腑，即三焦之關鍵，為內外交界之地，實一身之半表半裏也。”瘟疫邪入膜原半表半裏，邪正相爭，故見憎寒壯熱；瘟邪疫毒內侵入裏，導致嘔噁，頭痛，煩燥，苔白厚如積粉等一派穢濁之候。此時邪不在表，忌用發汗；熱中有濕，不能單純清熱；濕中有熱，又忌片面燥濕。*(見圖3.5)*

達原飲病機表解

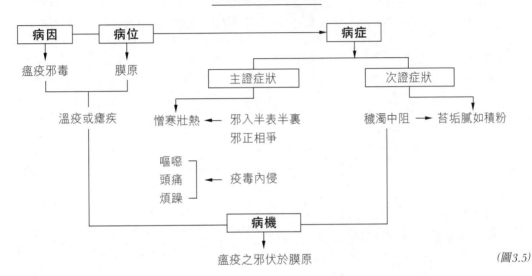

(圖3.5)

【方解】　治當開達膜原，辟穢化濁為法。方用**檳榔**辛散濕邪，化痰破結，使邪速潰，為君藥。**厚樸**芳香化濁，理氣祛濕，**草果**辛香化濁，辟穢止嘔，宣透伏邪，共為臣藥。以上三藥氣味辛烈，可直達膜原，逐邪外出。凡溫熱疫毒之邪，最易化火傷陰，故用**白芍**、**知母**清熱滋陰，並可防諸辛燥藥之耗散陰津；**黃芩**苦寒，清熱燥濕，共為佐藥。配以**甘草**生用為使者，既能清熱解毒，又可調和諸藥。

全方合用，共奏開達膜原，辟穢化濁，清熱解毒之功，可使穢濁得化，熱毒得清，陰津得復，則邪氣潰散，速離膜原，故以“達原飲”名之。*(見圖3.6)*

配伍特點：　燥濕化濕與養陰藥共伍，以祛達膜原之邪而不傷陰，滋陰而不礙邪。

【運用】

辨證要點：　本方為治療瘟疫初期或瘧疾，邪伏膜原、發無定時的常用方。臨床以憎寒壯熱，舌紅苔垢膩如積粉為辨證要點。

臨證加減：　如兼脅痛，耳聾，寒熱，嘔噁而口苦，此邪熱溢於少陽經，本方加柴胡以引經；如兼腰背項痛，此邪熱溢於太陽經，本方加羌活以引經；如兼目痛、眉棱骨痛、眼眶痛、鼻乾不眠，此邪熱溢於陽明經者，本方加乾葛、白芷以引經。

中方西用： 本方常用於瘧疾流行性感冒，病毒性腦炎屬溫熱疫毒伏於膜原者。

達原飲方義表解

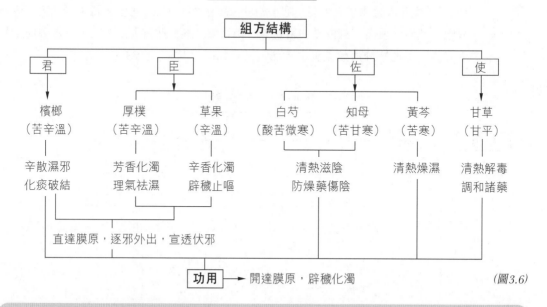

直達膜原，逐邪外出，宣透伏邪

功用 → 開達膜原，辟穢化濁

(圖3.6)

【附方】

1. **柴胡達原飲** 《重訂通俗傷寒論》

   組成： 柴胡錢半(5g)　生枳殼錢半(5g)　川樸錢半(5g)　青皮錢半(5g)　炙草七分(2g)

   　　　黃芩錢半(5g)　苦桔梗一錢(3g)　草果六分(2g)　檳榔二錢(6g)　荷葉梗五寸(6g)

   用法： 水煎服。

   功用： 宣濕化痰，透達膜原。

   主治： 痰濕阻於膜原證。胸膈痞滿，心煩懊憹，頭眩口膩，咳痰不爽，間日發瘧，舌苔厚如積粉，捫之糙澀，脈弦而滑。

2. **清脾飲** 《濟生方》

   組成： 青皮去白　厚樸薑汁炒　白朮　草果仁　柴胡去蘆　茯苓　黃芩　半夏湯拋七次

   　　　甘草炙　　各等分

   用法： 每服四錢，水一盞半，薑五片，煎至七分，去滓溫服。

   功用： 燥濕化痰，泄熱清脾。

   主治： 瘧疾，熱多寒少，口苦咽乾，小便赤澀，脈弦數。

【類方比較】

　　達原飲、柴胡達原飲、清脾飲三方均能主治瘧疾，組成中均有厚樸、草果、黃芩、甘草四味，均可燥濕清熱。但達原飲重用檳榔辛散濕邪，且配知母、芍藥清熱滋陰，防諸辛燥之品耗傷陰津。柴胡達原飲則無知母、芍藥之滋膩，而用柴胡、枳殼、桔梗、青皮、荷梗、檳榔具有透邪外出，升降氣機，通暢三焦之功。清脾飲則配柴胡、青皮、白朮、茯苓、半夏治療痰濕阻於膜原（半表半裏）而成瘧者。脾為生痰之源，本方能燥濕祛痰，故以"清脾"名之。

【方歌】

　　達原飲用樸檳苓，白芍甘知草果併，

　　邪伏膜原寒熱作，透邪逐穢此方行。

第二節　調和肝脾

　　調和肝脾劑，適用於肝脾不和證。其證多由肝氣鬱結，橫逆犯脾，或因脾虛，營血不足，肝失疏泄，而致脘腹胸脅脹痛，神疲食少，月經不調，腹痛泄瀉，手足不溫。常用疏肝理氣藥如柴胡、枳殼、陳皮等，與健脾藥如白朮、茯苓等配伍組方。代表方如四逆散、逍遙散、痛瀉要方等。

四逆散《傷寒論》

【組成】　甘草　枳實破，水漬，炙乾　柴胡　芍藥　各十分(各6g)

【用法】　上四味，搗末過篩，白飲和，服方寸匕，日三服(現代用法：水煎服)。

【功用】　透邪解鬱，疏肝理脾。

【主治】　1. 陽鬱厥逆證。手足不溫，或身微熱，或咳，或悸，或小便不利，或腹痛，或泄利下重，脈弦。2. 肝脾氣鬱證。脅肋脹悶，脘腹疼痛，脈弦等。

【病機】　外邪傳經入裏，抑遏陽氣不能達於四末。四逆者，乃手足不溫也。其證緣於外邪傳經入裏，氣機為之鬱遏，不得疏泄，導致陽氣內鬱，不能達於四末，而見手足不溫。此種"四逆"與陽衰陰盛的四肢厥逆有本質區別。正如明代李中梓曰："此證雖云四逆，必不甚冷，或指頭微溫，或脈不沉微，乃陰中涵陽之證，唯氣不宣通，是為逆冷。"(見圖3.7)

【方解】　治宜透邪解鬱，調暢氣機。方中取**柴胡**入肝膽經，升發陽氣，疏肝解鬱，透邪外出，為君藥。**白芍**斂陰養血柔肝為臣，與柴胡合用，以補養肝血，條達肝氣，可使柴胡升散而無耗傷陰血之弊。佐以**枳實**理氣解鬱，泄熱破結，與柴胡為伍，一升一降，加強舒暢氣機之功，並奏升清降濁之效；與芍藥相配，又能理氣和血，使氣血調和。**甘草**兼佐使之用，即能益脾和中，又可調和諸藥。四藥合用，共奏透邪解鬱，疏肝理脾之效，使邪祛鬱解，氣血調暢，清陽得伸，四逆自癒。原方用白飲(米湯)和服，亦取中氣和則陰陽之氣自相順接之意。由於本方有疏肝理脾之功，所以後世常以本方加減治療肝脾氣鬱所致胸脅脘腹疼痛諸症。(見圖3.8)

四逆散病機表解

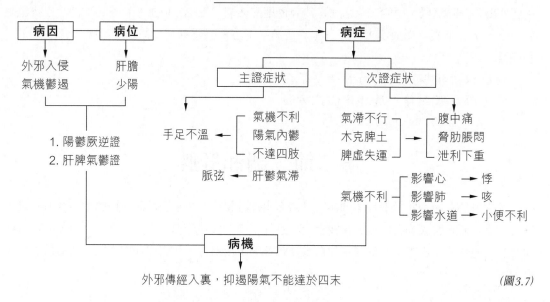

外邪傳經入裏，抑遏陽氣不能達於四末

(圖3.7)

四逆散方義表解

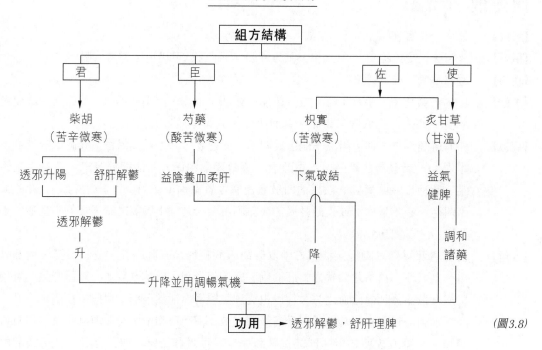

(圖3.8)

配伍特點： 方中柴胡、白芍一散一斂，舒陽氣而和陰氣，且升散而無劫陰之弊；柴胡、枳實
　　　　　一升一降，調暢氣機，並奏升清降濁之效。

【運用】

辨證要點： 本方原治陽鬱厥逆證，後世多用作疏肝理脾的基礎方。臨床以手足不溫，或脅
　　　　　肋、脘腹疼痛，脈弦為辨證要點。

臨證加減： 若氣鬱甚見胸脅脹痛者，加香附、鬱金以理氣解鬱止痛；陽鬱發熱者，加柴胡、
　　　　　山梔以清內熱；肝膽鬱熱發黃者，加茵陳、山梔，以利膽退黃；悸者，加桂枝以
　　　　　溫通心陽；下焦氣滯泄利下重者，加薤白，以通陽散結；脾虛濕阻，小便不利
　　　　　者，加茯苓以利小便。

中方西用： 本方常用於慢性肝炎、膽囊炎、膽石症、膽道蛔蟲症、肋間神經痛、胃潰瘍、胃
　　　　　炎、胃腸神經官能症、附件炎、輸卵管阻塞、急性乳腺炎等屬肝膽氣鬱，肝脾
　　　　　（或膽胃）不和者。

【附方】
柴胡疏肝散 （參見理氣劑——行氣） 《證治準繩》引《醫學統旨》方

【類方比較】
　　四逆散與小柴胡湯同為和解劑，同用柴胡、甘草。但小柴胡湯用柴胡配黃芩，解表清熱作
用較強；四逆散則柴胡配枳實，升清降濁，疏肝理脾作用較顯著，故小柴胡湯為和解少陽的代
表方，四逆散則為調和肝脾的基礎方。

【方歌】
　　四逆散中用柴胡，芍藥枳實甘草須，
　　此是陽鬱成厥逆，疏肝理脾奏效奇。

逍遙散 《太平惠民和劑局方》

【組成】　柴胡去苗，一兩(30g)　　白朮一兩(30g)　　當歸去苗，銼，微炒，一兩(30g)　　茯苓去皮，白者，一兩(30g)
　　　　　白芍一兩(30g)　　甘草微炙赤，五錢(15g)

【用法】　上為粗末，每服二錢(6g)，水一大盞，燒生薑一塊切破，薄荷少許，同煎至七分，
　　　　　去滓熱服，不拘時候。(現代用法：共為散，每服6－9g，煨薑、薄荷少許，共煎湯
　　　　　溫服，日三次。用量按原方比例酌減。亦有丸劑，每服6－9g，日服兩次。)

【功用】　疏肝解鬱，養血健脾。

【主治】　肝鬱血虛脾弱證。兩脅作痛，頭痛目眩，口燥咽乾，神疲食少，或往來寒熱，或月
　　　　　經不調，乳房脹痛，脈弦而虛者。

【病機】　肝鬱血虛、脾失健運。肝性喜條達，惡抑鬱，為藏血之臟，體陰而用陽。若情志不
　　　　　暢，肝木不能條達，則肝體失於柔和，以致肝鬱血虛。足厥陰肝經"佈脅肋，循喉嚨

之後，上入頏顙，連目系，上出額，與督脈會於巔"。肝鬱血虛則兩脅作痛，頭痛目眩；鬱而化火，故口燥咽乾。肝木為病易於傳脾，脾胃虛弱故神疲食少。肝藏血，主疏泄，肝鬱血虛脾弱，在婦女多見月經不調，乳房脹痛。*(見圖3.9)*

逍遙散病機表解

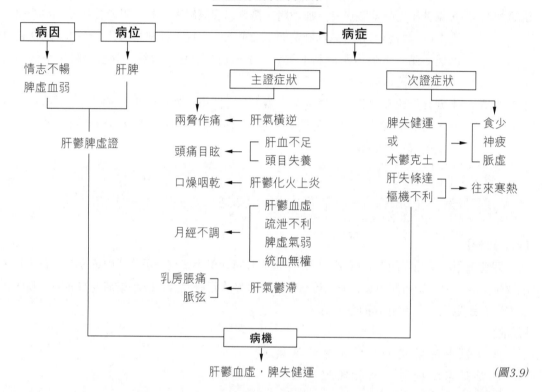

(圖3.9)

【方解】　治宜疏肝解鬱，養血健脾。方中**柴胡**疏肝解鬱，為君藥，一以為厥陰之報使，一以升發諸陽。**當歸**甘辛苦溫，養血和血；**白芍**酸苦微寒，養血斂陰，柔肝緩急；當歸、白芍與柴胡同用，補肝體而實肝用，使血和肝和，血充則肝柔，共為臣藥。木鬱不達致脾虛不運，故以**白朮、茯苓、甘草**健脾益氣，也實土以禦木侮，且營血生化有源，共為佐藥。**薄荷**少許，疏散鬱遏之氣，透達肝經鬱熱；**燒生薑**溫運和中，辛散達鬱，亦為佐藥。**甘草**益氣健脾，調和諸藥為佐使藥。諸藥合用，使肝鬱得疏，血虛得養，脾弱得復，氣血兼顧，肝脾同調，立法周全，組方嚴謹，故為調和肝脾、養血之名方。*(見圖3.10)*

配伍特點：　疏養並施，氣血兼顧，肝脾同調，使肝鬱得疏，血虛得養，脾虛得復，立法周全，組方嚴謹。

【運用】

辨證要點：　本方為疏肝健脾的代表方，又是婦科調經的常用方。臨床以兩脅作痛，神疲食

逍遙散方義表解

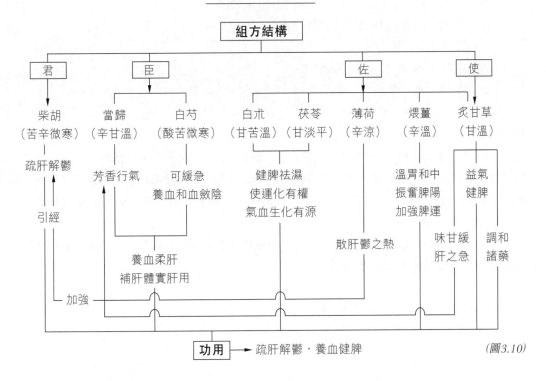

(圖3.10)

少，月經不調，脈弦而虛為辨證要點。

臨證加減： 肝鬱氣滯較甚，加香附、鬱金、陳皮以疏肝解鬱；血虛甚者，加熟地以養血；肝鬱化火者，加丹皮、梔子以清熱涼血。

中方西用： 本方常用於慢性肝炎、肝硬化、膽囊炎、膽石症、胃及十二指腸潰瘍、慢性胃炎、胃腸神經官能症、經前期緊張症、乳腺小葉增生、更年期綜合徵、盆腔炎、不孕症、子宮肌瘤、視神經炎、視神經萎縮等屬肝鬱血虛脾弱者。

注意事項： 柴胡宜醋製，薄荷宜後下。

【附方】

1. 加味逍遙散《內科摘要》

　　組成： 當歸　芍藥　茯苓　白朮炒　柴胡　各一錢(各6g)　牡丹皮　山梔炒　甘草炙　各五分(各3g)

　　用法： 水煎服。

　　功用： 養血健脾，疏肝清熱。

　　主治： 肝鬱血虛，內有鬱熱證。或煩躁易怒，或自汗盜汗，或頭痛目澀，或頰赤口乾，或月經不調，少腹脹痛，或小便澀痛，舌紅苔薄黃，脈弦虛數。

2. 黑逍遙散《醫路六書·女科指要》

　　組成： 逍遙散加生地或熟地。

　　用法： 水煎服。

　　功用： 疏肝健脾，養血調經。

　　主治： 肝脾血虛證。臨經腹痛，脈弦虛。

【類方比較】

　　加味逍遙散是在逍遙散的基礎上加丹皮、梔子而成，故又名丹梔逍遙散、八味逍遙散。因肝鬱血虛日久，則生熱化火，此時逍遙散已不足以平其火熱，故加丹皮以清血中之伏火，炒山梔善清肝熱，並導熱下行。臨床尤多用於肝鬱血虛有熱所致的月經不調，經量過多，日久不止，以及經期吐衄等。

　　黑逍遙散是在逍遙散的基礎上加地黃，治逍遙散證而血虛較甚者。若血虛而有內熱者，宜加生地黃；血虛無熱象者，應加熟地黃。

【方歌】

　　逍遙散用芍歸柴，苓朮甘草薑薄偕，

　　疏肝養血脾也理，丹梔加入熱能排。

痛瀉要方 《丹溪心法》

【組成】　白朮炒，三兩(90g)　　芍藥炒，二兩(60g)　　陳皮炒，一兩半(45g)　　防風二兩(30g)

【用法】　上細切，分作八服，水煎或丸服。(現代用法：作湯劑，水煎服，用量按原方比例酌減。)

【功用】　補脾柔肝，祛濕止瀉。

【主治】　脾虛肝旺之痛瀉。腸鳴腹痛，大便泄瀉，瀉必腹痛，舌苔薄白，脈兩關不調，左弦而右緩者。

【病機】　土虛木乘，肝脾不和，脾運失常之痛瀉。《醫方考》說："瀉責之脾，痛責之肝；肝責之實，脾責之虛，脾虛肝實，故令痛瀉。"其特點是瀉必腹痛。(見圖3.11)

【方解】　治宜補脾柔肝，祛濕止瀉。方中**白朮**苦甘而溫，補脾燥濕以治土虛，為君藥。**芍藥**酸寒，柔肝緩急止痛，與白朮相配，於土中瀉木，為臣藥。**陳皮**辛苦而溫，理氣燥濕，醒脾和胃，為佐藥。配伍少量**防風**，具升散之性，與白朮、芍藥相伍，辛能散肝鬱，香能舒脾氣，且有燥濕以助止瀉之功，又為脾經引經之藥，故兼具佐使之用。四藥相合，可以補脾勝濕而止瀉，柔肝理氣而止痛，使脾健肝柔，痛瀉自止。

　　(見圖3.12)

配伍特點： 四藥相合，可以補脾勝濕而止瀉，柔肝理氣而止痛，使脾健肝柔，痛瀉自止。

痛瀉要方病機表解

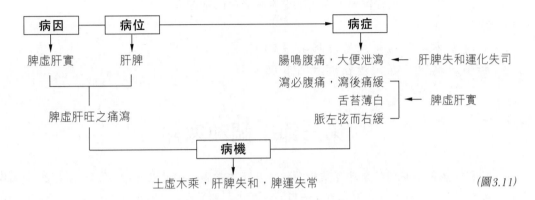

病因	病位		病症

脾虛肝實　肝脾　　　　　　　　腸鳴腹痛，大便泄瀉　←　肝脾失和運化失司

瀉必腹痛，瀉後痛緩
舌苔薄白　←　脾虛肝實
脈左弦而右緩

脾虛肝旺之痛瀉

病機

土虛木乘，肝脾失和，脾運失常

(圖3.11)

痛瀉要方義表解

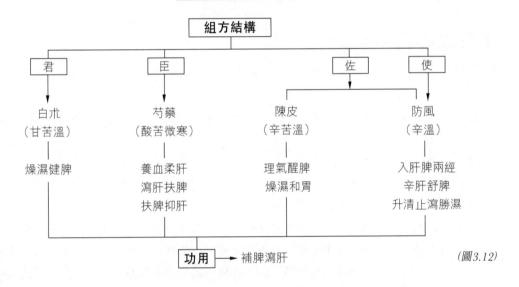

組方結構

君	臣	佐	使
白朮 （甘苦溫）	芍藥 （酸苦微寒）	陳皮 （辛苦溫）	防風 （辛溫）
燥濕健脾	養血柔肝 瀉肝扶脾 扶脾抑肝	理氣醒脾 燥濕和胃	入肝脾兩經 辛肝舒脾 升清止瀉勝濕

功用 → 補脾瀉肝

(圖3.12)

【運用】

辨證要點： 本方為治肝脾不和之痛瀉的常用方。臨床以腸鳴腹痛，大便泄瀉，瀉必腹痛，瀉後痛減，左關脈弦而右緩為辨證要點。

臨證加減： 久瀉者，加炒升麻以升陽止瀉；舌苔黃膩者，加黃連、煨木香以清熱燥濕，理氣止瀉。

中方西用： 本方常用於急性腸炎、慢性結腸炎、神經性腸炎、腸易激綜合徵等屬肝旺脾虛者。

注意事項： 食傷腹痛腹瀉非本方所宜。

【類方比較】

痛瀉要方與逍遙散同為調和肝脾之劑，同用柔肝疏肝健脾的芍藥、白朮。但逍遙散用柴胡配白芍、當歸柔肝養血之力較強；痛瀉要方則脾健為主，疏肝柔肝瀉實次之，故逍遙散是疏肝健脾養血的代表方，而痛瀉要方則為土虛木乘痛瀉的基礎方。

【方歌】

痛瀉要方用陳皮，朮芍防風共成劑，

腸鳴泄瀉腹又痛，治在瀉肝又實脾。

第三節　調和寒熱

調和寒熱劑，適用於寒熱互結於中焦，升降失常證，因於邪在中焦，虛實夾雜，胃腸不和，故本類方劑又稱為調和胃腸劑。症見心下痞滿，噁心嘔吐，腸鳴下利等。常將辛溫藥與苦寒藥並用，如乾薑、生薑、半夏、黃連、黃芩等為主組配成方。代表方如半夏瀉心湯等。

半夏瀉心湯《傷寒論》

【組成】　半夏洗，半升(9g)　甘草炙，三兩(6g)　黃芩三兩(6g)　黃連一兩(3g)　乾薑三兩(6g)　大棗擘，十二(6g)　人參三兩(6g)

【用法】　上七味，以水一斗，煮取六升。去滓，再煎，取三升，溫服一升，日三服。(現代用法：水煎服。)

【功用】　寒熱平調，消痞散結。

【主治】　寒熱互結之痞證。心下痞，但滿而不痛，或嘔吐，腸鳴下利，舌苔膩而微黃。

【病機】　中陽受損，外邪乘入，寒熱互結，腸胃不和。此方所治之痞證，原係小柴胡湯證誤行瀉下，損傷中陽，少陽邪熱乘虛內陷，以致寒熱互結，而成心下痞。痞者，痞塞不通，上下不能交泰之謂。心下即是胃脘，屬脾胃病變。脾胃居中焦，為陰陽升降之樞紐，現中氣虛弱，寒熱互結，遂成痞證。脾為陰臟，其氣主升，胃為陽腑，其氣主降，中氣既傷，升降失常，故上見嘔吐，下則腸鳴下利。本方證病機較為複雜，既有寒熱錯雜，又有虛實相兼，以致中焦失和，升降失常。(見圖3.13)

【方解】　治宜寒熱平調，消痞散結。方中以辛溫之**半夏**為君，散結除痞，又善降逆止嘔。臣以**乾薑**之辛熱以溫中散寒；**黃芩**、**黃連**之苦寒以泄熱開痞。以上四味相伍，具有寒熱平調，辛開苦降之用。然寒熱互結，又緣於中虛失運，故方中用**人參**、**大棗**甘溫益氣，以補脾虛，為佐藥。使以**甘草**補脾和中而調諸藥。

本方即小柴胡湯去柴胡、生薑，加黃連、乾薑而成。因無半表證，故去解表之柴胡、生薑，痞因寒熱互結而成，故加寒熱平調之黃連、乾薑，變和解少陽之劑為調和寒熱之方。後世師其法，隨證加減，廣泛應用於中焦寒熱互結，升降失調諸症。

(見圖3.14)

半夏瀉心湯病機表解

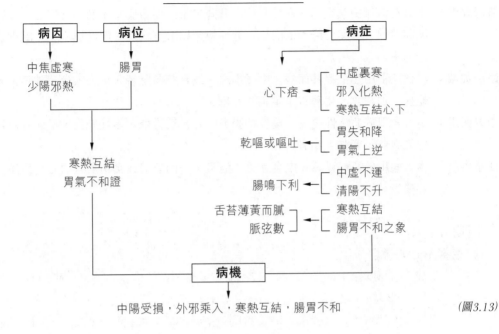

中陽受損，外邪乘入，寒熱互結，腸胃不和　　　　　　　　　*(圖3.13)*

半夏瀉心湯方義表解

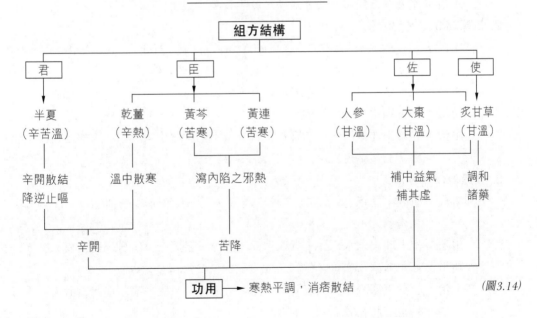

寒熱平調，消痞散結　　　　　　　　　*(圖3.14)*

配伍特點： 寒熱互用以和其陰陽，苦辛並進以調其升降，補瀉兼施以顧其虛實，使寒祛熱
　　　　　清，升降復常，則痞滿可除，嘔利自癒。

【運用】

辨證要點： 本方為治療中氣虛弱，寒熱互結，升降失常，而致腸胃不和的常用方，又是體現
調和寒熱、辛開苦降治法的代表方。臨床以心下痞滿，嘔吐瀉利，苔膩微黃為辨
證要點。

臨證加減： 濕熱蘊積中焦，嘔甚而痞，中氣不虛，或舌苔厚膩者，可去人參、甘草、大棗、
乾薑，加枳實、生薑以下氣消痞止嘔。

中方西用： 本方常用於急慢性腸炎、慢性結腸炎、急慢性胃炎、慢性肝炎、早期肝硬化等屬
中氣虛弱，寒熱互結者。

注意事項： 本方適用於寒熱錯雜、虛實互見之痞證，若因氣滯或食積所致的心下痞滿，則不
宜使用。

【附方】

1. 生薑瀉心湯《傷寒論》

　　組成： 生薑四兩,切(12g)　　甘草三兩,炙(9g)　　人參三兩(9g)　　乾薑一兩(3g)　　黃芩三兩(9g)
　　　　　半夏半升,洗(9g)　　黃連一兩(3g)　　大棗擘,十二枚(6g)

　　用法： 上八味，以水一斗，煮取六升，去滓，再煎，取三升，溫服一升，日三服。

　　功用： 和胃消痞，宣散水氣。

　　主治： 水熱互結痞證。心下痞硬，乾噫食臭，腹中雷鳴下利者。

2. 甘草瀉心湯《傷寒論》

　　組成： 甘草四兩(12g)　　黃芩　人參　乾薑　各三兩(各9g)　　黃連一兩(3g)　　大棗擘,十二枚(6g)
　　　　　半夏半升(9g)

　　用法： 上七味，以水一斗，煮取六升，去滓，再煎，溫服一升，日三服。

　　功用： 和胃補中，降逆消痞。

　　主治： 胃氣虛弱痞證。下利日數十行，穀不化，腹中雷鳴，心下痞硬而滿，乾
嘔，心煩不得安。

3. 黃連湯《傷寒論》

　　組成： 黃連　甘草炙　乾薑　桂枝　各三兩(各9g)　　人參二兩(6g)　　半夏半升,洗(9g)
　　　　　大棗擘,十二枚(6g)

　　用法： 上七味，以水一斗，煮取六升，去滓，溫服一升，日三服，夜二服。

　　功用： 寒熱並調，和胃降逆。

　　主治： 上熱下寒證。胸脘痞悶，煩熱，氣逆欲嘔，腹中痛，或腸鳴泄瀉，舌苔
白滑，脈弦者。

【類方比較】

　　生薑瀉心湯即半夏瀉心湯減乾薑用量，加生薑而成。方中重用生薑，取其和胃降逆，宣散

水氣而消痞滿，配合辛開苦降，補益脾胃之品，故能用治水熱互結於中焦，脾胃升降失常所致的痞證。甘草瀉心湯即半夏瀉心湯加重炙甘草用量而成，方中重用炙甘草調中補虛，配合辛開苦降之品，故能用治胃氣虛弱，寒熱互結所致的痞證。黃連湯即半夏瀉心湯加黃連二兩，並以桂枝易黃芩而成，本方證為上熱下寒，上熱則欲嘔，下寒則腹痛，故用黃連清上熱，乾薑、桂枝溫下寒，配合半夏和胃降逆，參、草、大棗補虛緩急，全方溫清並用，補瀉兼施，使寒散熱清，上下調和，升降復常，腹痛、嘔吐自癒。

以上諸方，或一二味之差，或藥量有異，雖辛開苦降，寒熱並調之旨不變，而其主治卻各有側重。正如王旭高所説：“半夏瀉心湯治寒熱交結之痞，故苦辛平等；生薑瀉心湯治水與熱結之痞，故重用生薑以散水氣；甘草瀉心湯治胃虛氣結之痞，故加重甘草以補中氣而痞自除”。至於黃連湯寒熱並調，和胃降逆，則治上熱下寒，腹痛欲嘔之證。由此可見，方隨法變，藥因證異，遣方用藥必謹守病機，方能應手取效。

【方歌】

半夏瀉心配連芩，乾薑棗草人參行，

辛苦甘溫消虛痞，治在調陽與和陰。

第四節　表裏雙解

表裏雙解劑適用於表裏同病證。表裏同病有表寒裏熱，或表熱裏寒；表實裏虛，或表虛裏實；表裏俱實，表裏俱虛；表裏俱寒，表裏俱熱等。臨床根據病情，適時運用解表藥與治裏之藥物配伍組合成方，代表方如大柴胡湯、防風通聖散等。

大柴胡湯 《金匱要略》

【組成】　柴胡半斤(15g)　黃芩三兩(9g)　芍藥三兩(9g)　半夏半升，洗(9g)　生薑五兩，切(15g)

枳實四枚，炙(9g)　大棗12枚，擘(6g)　大黃二兩(6g)

【用法】　上八味，以水一斗二升，煮取六升，去滓，再煎，溫服一升，日三服。（現代用法：水煎兩次，去滓，再煎，分兩次分服。）

【功用】　和解少陽，內瀉熱結。

【主治】　少陽陽明合病。症見往來寒熱，胸脅苦滿，嘔不止，鬱鬱微煩，心下痞硬，或心下滿痛，大便不解或協熱下利，舌苔黃，脈弦數有力。

【病機】　少陽陽明合病，以少陽為主。證見往來寒熱，胸脅苦滿，表明病變部位仍未離少陽；嘔不止與鬱鬱微煩，則較小柴胡湯證之心煩喜嘔為重，再與心下痞硬或滿痛，便秘或下利，舌苔黃，脈弦數有力等合參，説明病邪已進入陽明，有化熱成實的熱結之象。（見圖3.15）

大柴胡湯病機表解

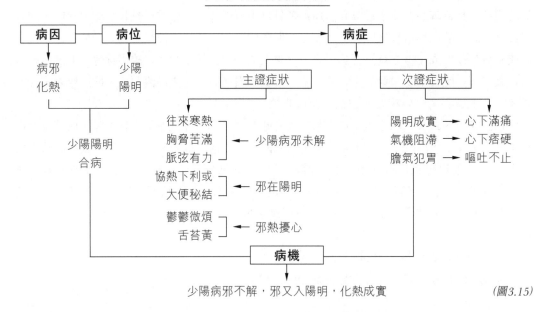

少陽病邪不解，邪又入陽明，化熱成實 *(圖3.15)*

【方解】 在治法上，病在少陽，本當禁用下法，但與陽明腑實並見的情況下，就必須表裏兼顧。《醫方集解》説："少陽固不可下，然兼陽明腑實則當下"。本方係小柴胡湯去人參、甘草，加大黃、枳實、芍藥而成，亦是小柴胡湯與小承氣湯兩方加減合成，是和解為主與瀉下並用的方劑。小柴胡湯為治傷寒少陽病的主方，因兼陽明腑實，故去補益胃氣之人參、甘草，加大黃、枳實、芍藥以治療少陽病兼陽明熱結之證。方中重用**柴胡**為君藥，配臣藥**黃芩**和解清熱，以除少陽之邪。輕用**大黃**配**枳實**以內瀉陽明熱結，行氣消痞，亦為臣藥。**芍藥**柔肝緩急止痛，與大黃相配可治腹中實痛，與枳實相伍可以理氣和血，以除心下滿痛；**半夏**和胃降逆，配伍大量**生薑**，以治嘔逆不止，共為佐藥。**大棗**與生薑相配，能和營衛而行津液，並調和脾胃，功兼佐使。

本方謂之大柴胡湯言於該方的作用範圍和力度大於小柴胡湯，故名之"大柴胡湯"。

（見圖3.16）

配伍特點： 本方和解少陽之表與清瀉陽明之裏藥配伍，既不悖於少陽禁下的原則，又可和解少陽，內瀉熱結，使少陽與陽明合病得以雙解，乃雙法並用的典範。

【運用】

辨證要點： 本方為治療少陽陽明合病的常用方。臨床以往來寒熱，胸脅苦滿，心下滿痛，嘔吐，便秘，苔黃，脈弦數有力為辨證要點。

臨證加減： 兼黃疸者，可加茵陳、梔子以清熱利濕退黃；脅痛劇烈者，可加川楝子、延胡索以行氣活血止痛；膽結石者，可加金錢草、海金沙、鬱金、雞內金以化石。

中方西用： 用於急性胰腺炎、急性膽囊炎、膽石症、胃及十二指腸潰瘍以及多種急腹證等屬少陽陽明合病者。

大柴胡湯方義表解

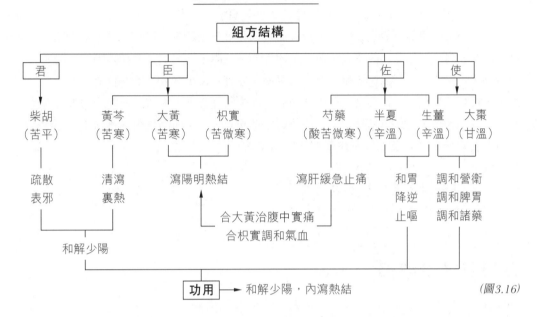

(圖3.16)

【附方】

1. 厚樸七物湯《金匱要略》

　　組成：厚樸半斤(24g)　　甘草三兩(9g)　　大黃三兩(9g)　　大棗十枚(4g)　　枳實五枚(12g)
　　　　　桂枝二兩(6g)　　生薑五兩(15g)

　　用法：上七味，以水一斗，煮取四升，溫服八合，日三服。

　　功用：解肌發表，行氣通便。

　　主治：外感表證未罷，裏實已成。腹滿，大便不通，發熱，脈浮而數。
　　　　　本方原治裏有濁氣實熱並挾有表邪者。方中重用厚樸下氣散滿，配枳實、
　　　　　大黃蕩滌實熱，又有桂枝、生薑解表散寒，甘草、大棗調和諸藥。合而成
　　　　　方，表裏雙解，則腹滿瘥而表邪除。對裏邪甚而表邪微者，頗為適宜。

2. 複方大柴胡湯《中西醫結合治療急腹症》

　　組成：柴胡(9g)　　黃芩(9g)　　枳殼(6g)　　川楝子(9g)　　延胡索(9g)　　芍藥(9g)
　　　　　生大黃(9g)　　木香(6g)　　蒲公英(15g)　　生甘草(6g)

　　用法：水煎服。

　　功用：和解少陽，理氣泄熱。

　　主治：潰瘍病急性穿孔緩解後，上腹及右下腹壓痛，腸鳴，便燥，身熱，苔
　　　　　黃，脈數。

【類方比較】

　　大柴胡湯與小柴胡湯比較：大柴胡湯是小柴胡湯去人參、甘草，加大黃、枳實、芍藥而成，亦是小柴胡湯與小承氣湯兩方加減而成，以和解少陽為主，與瀉下並用的方劑。小柴胡湯為治傷寒少陽病（單經）的主方；而大柴胡湯證是少陽未罷，邪氣又深入陽明，陽明腑實證又開始形成，陽明為多氣多血之腑，故邪入陽明，虛證不突出，故去補益胃氣之人參、甘草，加大黃、枳實、芍藥以攻其裏實，為兩經同病，除少陽經之外，還兼陽明證。兩方均有柴胡、黃芩、半夏、大棗、生薑，且除薑外，餘藥的劑量相同，大柴胡湯重用生薑的原因係嘔逆較重。故兩方在組成、功效及配伍特點都有一定的差異。

【方歌】

　　大柴胡湯用大黃，枳芩夏芍棗生薑，

　　少陽陽明同合病，和解攻裏效無雙。

葛根黃芩黃連湯 《傷寒論》

【組成】　葛根半斤(15g)　　甘草二兩，炙(6g)　　黃芩三兩(9g)　　黃連三兩(9g)

【用法】　上四味，以水八升，先煮葛根，減二升，內諸藥，煮取二升，去滓，分溫再服。（現代用法：水煎服。）

【功用】　解表清裏。

【主治】　協熱下利證。身熱下利，胸脘煩熱，口乾作渴，喘而汗出，舌紅苔黃，脈數或促。

【病機】　傷寒表證未解，誤用攻下，邪陷陽明而下利不止之"協熱下利"。此時表證未解，裏熱已熾，故見身熱口渴，胸悶煩熱，口乾作渴；裏熱上蒸於肺則作喘，外蒸於肌表則汗出；熱邪內迫，大腸傳導失司，故下利臭穢，肛門有灼熱感；舌紅苔黃，脈數，皆為裏熱偏盛之象。表未解而裏熱熾，其病機重在陽明裏熱盛。*(見圖3.17)*

【方解】　治宜解表清裏。方中重用**葛根**為君，甘辛而涼，入脾胃經，既能解表退熱，又能升發脾胃清陽之氣而治下利，清胃熱。用苦寒之**黃連、黃芩**為臣，清熱燥濕，厚腸止利。**甘草**甘緩和中，調和諸藥，為本方佐使。四藥合用，外疏內清，表裏同治，使表解裏和，熱利自癒。

　　本方功能為解表清裏，然從藥物配伍作用來看，仍以清裏熱為主，而方中葛根能清熱升陽止瀉，為治瀉主藥，故本方對熱瀉、熱痢，不論有無表證，皆可用之。*(見圖3.18)*

　　在《傷寒論》中述本證為表證誤治證，而形成表裏同病的壞證，治以解表清裏，然從藥物配伍作用來看，顯然以清裏熱為主，正如尤怡所云："邪陷於裏者十之七，而留於表者十之三。"故後世有不少醫家認為是以治裏熱為主，不論有無表證，皆可用之。

配伍特點：　外疏內清，表裏同治，然以清裏為主。

葛根黃芩黃連湯病機表解

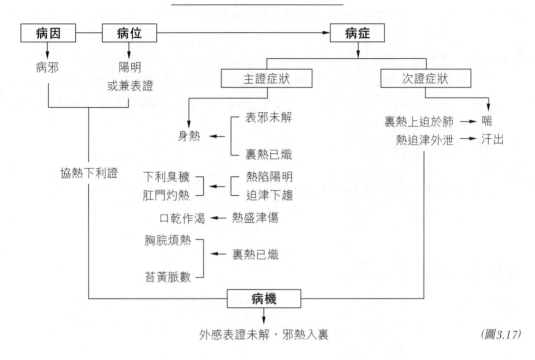

(圖3.17)

葛根黃芩黃連湯方義表解

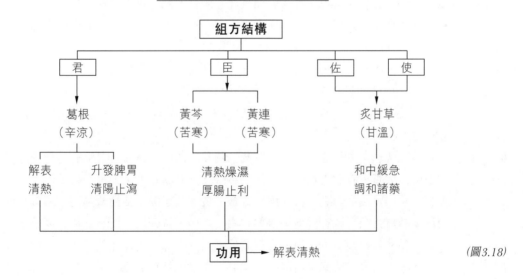

(圖3.18)

【運用】

辨證要點： 本方簡稱葛根芩連湯，是治療熱瀉熱痢的常用方。臨床以身熱下利，苔黃脈數為辨證要點。

臨證加減： 腹痛者，加炒白芍以柔肝止痛；熱痢裏急後重者，加木香、檳榔以行氣而除後重；兼嘔吐者，加半夏以降逆止嘔；夾食滯者，加山楂以消食。

中方西用： 本方常用於治療急性腸炎，細菌性痢疾、腸傷寒、胃腸型感冒、糖尿病等屬裏熱盛者或兼表證未解者。

注意事項： 若虛寒下利者忌用。

【方歌】

　　葛根黃芩黃連湯，再加甘草共煎嘗，

　　邪陷陽明成熱痢，清裏解表保安康。

防風通聖散 《宣明論方》

【組成】　防風　川芎　當歸　芍藥　大黃　連翹　薄荷葉　麻黃　芒硝 各半兩(各15g)　石膏　黃芩　桔梗 各一兩(各30g)　滑石三兩(90g)　甘草二兩(60g)　荊芥　白朮　梔子 各二錢半(各7.5g)

【用法】　上為末，每服二錢 (6g)，水一大盞，生薑三片，煎至六分，溫服。

【功用】　疏風解表，清熱通便。

【主治】　風熱壅盛，表裏俱實證。憎寒壯熱無汗，頭目昏眩，目赤睛痛，口苦舌乾，咽喉不利，涕唾稠黏，大便秘結，小便赤澀，舌苔黃膩，脈數有力。並治瘡瘍腫毒，腸風痔漏，鼻赤癮疹等證。

【病機】　外感風邪，內有蘊熱，表裏皆實。外感風邪，邪正交爭於表，故憎寒壯熱無汗；風熱上攻，以致頭目昏眩，目赤睛痛；內有蘊熱，故口苦舌乾，咽喉不利，涕唾稠黏，便秘溲赤。至於瘡瘍腫毒，腸風竅漏，鼻赤癮疹等證，亦屬風熱蘊盛所致。 *(見圖3.19)*

【方解】　治宜疏風解表，清熱通便。方中**麻黃、荊芥、防風、薄荷**疏風解表，使外感風邪從汗而解；**大黃、芒硝**瀉熱通便，共為君藥。兩組藥相配，即可表散外邪，又能瀉熱除實，解表攻裏，表裏同治。配伍**石膏、黃芩、連翹、桔梗**清熱瀉火解毒，四藥合用以清肺胃之熱；**滑石、梔子**清熱利濕，與硝、黃配伍，使裏熱從二便分消，諸藥共為臣藥。如此則上下分消，表裏並治。火熱之邪，灼血耗氣，汗下並用，亦易傷正，故佐用**當歸、芍藥、川芎**養血和血；**白朮、甘草**益氣和中，其中大量甘草甘以緩之，又能調和諸藥。煎藥時加**生薑**，意在和胃，與白朮、甘草配伍，尚有健脾和胃助運化之功。

　　此方表裏雙解、氣血並調、三焦通治，汗不傷表，下不傷裏，名曰通聖，極言其用之效耳。 *(見圖3.20)*

防風通聖散病機表解

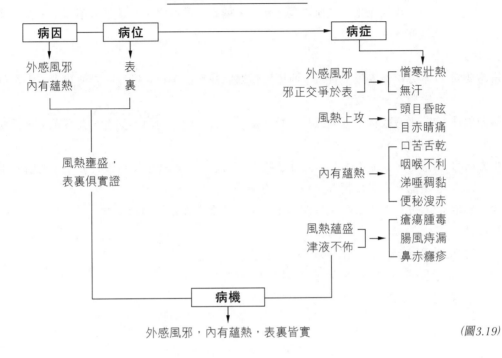

(圖3.19)

防風通聖散方義表解

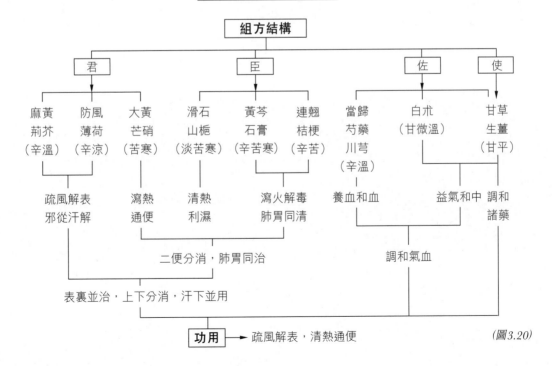

功用 → 疏風解表，清熱通便

(圖3.20)

配伍特點： 全方汗下清利補五法俱備，寓解表、通裏、清熱為一體，具有表裏雙解，前後分消，攻補兼施，氣血兩調之功，寓補養於散瀉之中，使祛邪不傷正，扶正又不礙祛邪。

【運用】

辨證要點： 本方主治表裏俱實證。臨床以憎寒壯熱無汗，口苦咽乾，二便秘澀，舌苔黃膩，脈數為辨證要點。

臨證加減： 若表證較輕，可酌減解表藥之量，或去麻黃；內熱不甚者，去石膏；無便秘者，可去芒硝。

中方西用： 感冒、頭面部癤腫、急性結膜炎、高血壓、肥胖症、習慣性便秘、瘰癧等屬風熱壅盛，表裏俱實者，均可治之。

注意事項： 本方汗下之力較峻，有傷胎元，對於虛人及孕婦慎用。

【方歌】

防風通聖大黃硝，荊芥麻黃梔芍翹，
甘桔芎歸膏滑石，薄荷芩朮力偏饒，
表裏交攻陽熱盛，外科瘡毒總能消。

第四章

清熱劑

概　說

概念

　　凡以清熱、瀉火、涼血、解毒等為主要功用，治療裏熱證的方劑，統稱清熱劑。

病機、治法與分類

　　溫、熱、火三者異名同性，溫盛為熱，熱極為火，其區別只在程度不同，故統稱為熱。《素問・至真要大論》所述病機十九條中，言熱者有四，言火者有五，可見火熱為病較為常見。究其病因，不外乎內生與外感兩端。外感六淫，皆可入裏化熱；五志過極，臟腑偏勝，亦可化火；食厚味炙烤溫熱食物，煙酒過度，亦可化火；內傷久病，陰液耗損，虛熱乃生。

　　治療裏熱證應在清法的指導下辨證使用清熱劑。本類方劑是根據《素問・至真要大論》"熱者寒之"、"溫者清之"的理論立法，屬於"八法"中的"清法"。

　　又因裏熱臨床表現有在氣分、血分，有實熱、虛熱之別，以及盤踞的臟腑不同，有輕重緩急之殊，因此本章方劑按治法相應分為清氣分熱、清營涼血、清熱解毒、清臟腑熱、清虛熱等五類。

注意事項

　　1. 辨別熱證真假，勿為假象所惑；若為真寒假熱，不可誤用寒涼。

　　2. 清熱劑應在表證已解，熱已入裏，或裏熱已盛尚未結實的情況下使用。至於邪熱在表，應當解表；裏熱已成腑實，則宜攻下；表邪未解，熱已入裏，又宜表裏雙解，以上諸證均非此該類方劑所宜。

　　3. 須辨別裏熱所在部位，以相應治之。若熱在氣分而治血，則必將引邪入深；若熱在營血而治氣，則無濟於事。此即葉天士所謂"前後不循緩急之法，慮其動手便錯"之理。

　　4. 權衡熱證之輕重，酌證投藥。熱盛而藥量太輕，無異於杯水車薪；熱微而藥太重，勢必熱去寒生。

　　5. 辨別熱證的虛實，要注意屢用清熱瀉火之劑而熱仍不退者，即如王冰所說"寒之不寒，是無水也"。此時當改用甘寒滋陰壯水之法，使陰復則其熱自退。

　　6. 寒涼之劑，易傷中土，對於平素陽氣不足，脾胃虛弱，外感之邪雖已入裏化熱，亦應慎用，必要時配伍醒脾和胃之品，避免傷陽礙胃。

　　7. 對於熱邪熾盛，服清熱劑入口即吐者，可於清熱劑中少佐溫熱藥，或採用涼藥熱服之法，此即《素問・五常政大論》所說"治熱以寒，溫而行之"的反佐法。

8. 陰虛之人，素體多熱，若患熱病，治當時顧護津液；陽虛之人，素體多寒，若患熱病，則清熱不可太過。

清熱劑內容簡表

清熱劑 ──────────────→ 裏熱證				
分類 清氣分熱	清營涼血	清熱解毒	清臟腑熱	清虛熱
適應證 熱在氣分證	邪熱傳營，或熱入血分諸證	溫疫、溫毒、火毒及瘡瘍療毒等證	邪熱偏盛於某一臟腑所產生的火熱證	陰虛發熱證
症狀 身熱不惡寒，反惡熱，多汗，口渴飲冷，舌紅苔黃，脈數有力等	身熱夜甚，心煩不寐，時有譫語，斑疹隱隱，舌絳而乾，脈數等；熱入血分則見出血，發斑，昏狂，譫語，舌絳起刺，脈數等	溫疫熱毒充斥內外──症見大熱渴飲、譫語神昏、吐衄發斑、舌絳、唇焦等；溫毒上攻頭面，氣血壅滯──症見頭面紅腫熱痛、咽喉腫痛、舌苔黃燥等；三焦火毒熾盛──症見煩熱、錯語、吐衄發斑及外科的熱毒癰瘍等；熱毒聚於胸膈──可見身熱面赤、胸膈煩熱、口舌生瘡、便秘溲赤等症	常見心經有熱、肝膽實火、肺中有熱、脾胃有熱、熱在腸腑等，根據臟腑生理功能不同，臨床病症表現各異	暮熱早涼、舌紅少苔；或由肝腎陰虛，虛火內擾，以致骨蒸潮熱、盜汗面赤、久熱不退之虛熱證
立法 清熱生津	涼血散血	清熱解毒	清臟腑熱	清虛熱
代表方 白虎湯、竹葉石膏湯	清營湯、犀角地黃湯	黃連解毒湯、涼膈散、普濟消毒飲、仙方活命飲	導赤散、龍膽瀉肝湯、清胃散、芍藥湯、白頭翁湯	青蒿鱉甲湯、清骨散、當歸六黃湯

第一節　清氣分熱

　　清氣分熱劑，適用於熱在氣分，熱盛傷津，症見身熱不惡寒，反惡熱，多汗，口渴飲冷，舌紅苔黃，脈數有力；或熱病後期氣分餘熱未清，氣津兩傷，症見身熱多汗，心胸煩悶，氣逆欲嘔、口乾喜飲，或虛煩不寐舌紅少苔，脈虛數等。此時當用清熱生津法治之。常用辛甘涼的石膏、竹葉、梔子之類為主，與以下兩組藥物組配成方，一為生津益氣之品，包括配伍養陰生津的藥物，如知母、天花粉、石斛、蘆根等；或配伍補氣藥，如人參、炙甘草等。由於裏熱熾盛易傷津耗氣，因此應在清泄裏熱的同時配伍益氣生津之品，使氣津得固。二為配伍養胃和中之品，如粳米、甘草之類，使大寒之藥物無損傷胃氣之慮。若兼夾熱結、肝風、濕鬱等證，需與瀉下、熄風、化濕諸法配合使用。代表方如白虎湯、竹葉石膏湯等。

白虎湯 《傷寒論》

【組成】 石膏碎，一斤 (50g)　　知母六兩(18g)　　甘草炙，二兩(6g)　　粳米六合(9g)

【用法】 上四味，以水一斗，煮米熟，湯成去滓，溫服一升，日三服。

【功用】 清熱生津。

【主治】 陽明氣分熱盛證。壯熱面赤，煩渴引飲，汗出惡熱，脈洪大有力。

【病機】 氣分陽明熱盛。本方原為治陽明經證的主方，後世溫病學家又以此為治氣分熱盛的代表方劑。凡傷寒化熱內傳陽明之經，或溫邪由衛及氣，皆能出現本證。裏熱熾盛，故壯熱不惡寒；胃熱津傷，乃見煩渴引飲；裏熱蒸騰，逼津外泄，則汗出；脈洪大有力，為熱盛於經所致。*(見圖4.1)*

【方解】 氣分熱盛，但未致陽明腑實，故不宜攻下；熱盛津傷，又不能苦寒直折，唯以清熱生津法最宜。方中君藥**生石膏**，辛甘大寒，入肺胃二經，功善清解，透熱出表，以除陽明氣分之熱。臣藥**知母**，苦寒質潤，一以助石膏清肺胃之熱，一以滋陰潤燥救已傷之陰津。石膏與知母相須為用，可增強清熱生津之功。佐以**粳米、炙甘草**益胃生津，亦可防止大寒傷中之弊。炙甘草兼以調和諸藥為使。四藥相配，共奏清熱生津、止渴除煩之功，使其熱清津復，諸證自解。*(見圖4.2)*

白虎湯病機表解

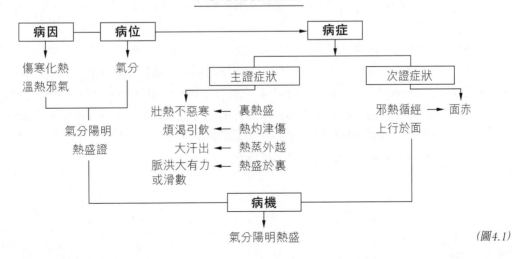

(圖4.1)

白虎湯方義表解

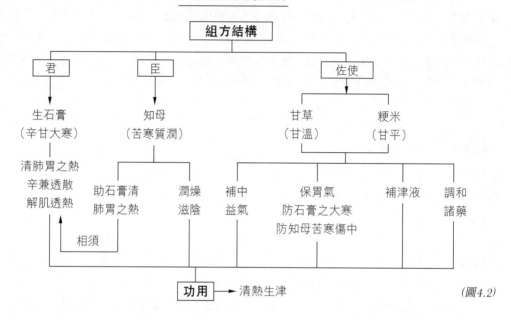

(圖4.2)

配伍特點： 一為辛甘寒與苦寒質潤之品相配，君臣相須，使清熱生津之力倍增。二為寒涼之
品中配伍補中護中之品，以防寒涼傷胃，使祛邪不傷正。藥僅四藥，清熱生津之
功卻顯著。

【運用】

辨證要點： 本方為清陽明氣分熱盛證的代表方、基礎方、常用方。辛涼重劑，治療氣分大熱
之良劑。臨床以身大熱、汗大出、口大渴、脈洪大為辨證要點。

臨證加減： 若氣血兩燔，引動肝風，見神昏譫語、抽搐者，加羚羊角、水牛角以涼肝熄風；
若見陽明腑實，見神昏譫語、大便秘結、小便赤澀者，加大黃、芒硝以瀉熱攻
積；消渴病而見煩渴引飲，屬胃熱者，可加天花粉、蘆根、麥門冬等以增強清熱
生津之力。

中方西用： 本方常用於感染性疾病，如大葉性肺炎、流行性乙型腦炎、流行性出血熱、牙齦
炎、以及小兒夏季熱、糖尿病、風濕性關節炎等屬氣分熱盛者。

注意事項： 表證未解的惡寒發熱，口不渴者；脈見浮細或沉者；血虛發熱，脈洪不勝重按
者；真寒假熱的陰盛格陽，無汗等均不可誤用。正如《溫病條辨》卷1 提出白虎
有四禁「白虎本為達熱出表，若其人脈浮弦而細者不可與也；脈沉者不可與也；
不渴者不可與也；汗不出者不可與也。」

【附方】

1. **白虎加人參湯** 《傷寒論》

　　組成：知母六兩(18g)　　石膏一斤,碎,綿裹(50g)　　甘草二兩,炙(6g)　　粳米六合(9g)

　　　　　人參三兩(10g)

　　用法：上五味,以水一斗煮米熟湯成去渣,溫服一升,日三服。

　　功用：清熱益氣生津。

　　主治：氣分熱盛,氣陰兩傷證。汗、吐、下後,裏熱熾盛,而見四大症者。或白虎湯證有背微惡寒,或飲不解渴,或脈浮大芤,以及暑熱病見有身大熱屬氣津兩傷者。

2. **白虎加桂枝湯** 《金匱要略》

　　組成：知母六兩(18g)　　甘草二兩,炙(6g)　　石膏一斤(50g)　　粳米二合(6g)

　　　　　桂枝三兩,去皮(5−9g)

　　用法：為粗末,每服五錢,水一盞半,煎至八分,去滓溫服,汗出癒。

　　功用：清熱通絡和營衛。

　　主治：溫瘧。其脈如平,身無寒但熱,骨節疼煩,時嘔。以及風濕熱痹,症見壯熱,氣粗煩躁,關節腫痛,口渴苔白,脈弦數。

3. **白虎加蒼朮湯** 《類證活人書》

　　組成：知母六兩(18g)　　甘草二兩,炙(6g)　　石膏一斤(50g)　　蒼朮　粳米　各三兩(各9g)

　　用法：如麻豆大,每服五錢,水一盞半,煎至八九分,去渣,取六分清汁,溫服。

　　功用：清熱祛濕。

　　主治：濕溫病。身熱胸痞,汗多,舌紅苔白膩等。以及風濕熱痹,身大熱,關節腫痛等。

【類方比較】

　　白虎加人參湯、白虎加桂枝湯、白虎加蒼朮湯均由白虎湯加味而成,都有清氣分熱的功用。其中白虎加人參湯是清熱與益氣生津並用的方劑,壯熱食氣,熱盛傷津,所以清熱與益氣生津並用,適應於氣分熱盛而又氣陰兩傷之證。白虎加桂枝湯是清中有透兼以通經絡的方劑,用治溫瘧,或風濕熱痹證。白虎加蒼朮湯是清熱與燥濕並用之方,用治濕溫病的熱重於濕型,症見白虎湯證兼見胸痞身重,苔黃膩而乾者,亦可用於風濕熱痹,關節紅腫等。

【方歌】

　　白虎膏知粳米甘,清熱生津止渴煩,

　　氣分熱盛四大證,益氣生津人參添。

竹葉石膏湯《傷寒論》

【組成】　竹葉二把(6g)　　人參二兩(6g)　　石膏一斤(50g)　　甘草二兩(6g)　　半夏洗，半升(9g)　　粳米半升(10g)
　　　　　麥門冬去心，一升(20g)

【用法】　上七味，以水一斗，煮取六升，去滓，內粳米，煮米熟，湯成去米，溫服一升，日三服。(現代用法：水煎溫服。)

【功用】　清熱生津，益氣和胃。

【主治】　傷寒、溫病、暑病餘熱未清，氣津兩傷證。身熱多汗，心胸煩悶，氣逆欲嘔、口乾喜飲，或虛煩不寐舌紅少苔，脈虛數。

【病機】　熱病後期，餘熱留戀，裏熱未清，而氣津兩傷，胃氣不和。熱病後期，高熱雖除，但餘熱留戀氣分，故見身熱有汗不解，脈數；餘熱內擾，故心胸煩悶；口乾，舌紅少苔，是陰傷之兆；氣短神疲，脈虛，是氣虛之徵；胃失和降，乃致氣逆欲嘔。(見圖4.3)

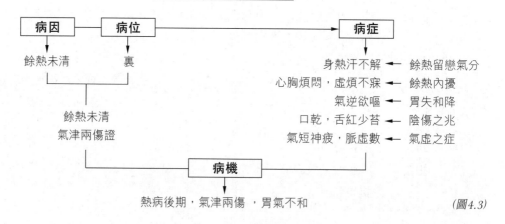

竹葉石膏湯病機表解

(圖4.3)

熱病後期，氣津兩傷，胃氣不和

【方解】　氣分餘熱宜清，氣津兩傷宜補，治當清熱生津，益氣和胃。方中竹葉配石膏清透氣分餘熱，除煩止渴為君。**人參**配麥冬補氣養陰生津為臣。半夏降逆和胃以止嘔逆為佐。**甘草、粳米**和脾養胃以為使。使熱清煩除，氣津得復，諸症自癒。正如《醫宗金鑒》所說：「以大寒之劑，易為清補之方。」(見圖4.4)

配伍特點：　一是清熱與益氣養陰並用，祛邪扶正兼顧，清而不寒，補而不滯；二是寒涼清熱中，注意顧護中洲；三是少佐半夏，溫燥之性被大隊清熱生津之藥所沒，而降逆輸轉胃氣之用存，使補而不滯。

【運用】

辨證要點：　本方為治療熱病後期，餘熱未清，氣陰耗傷的常用方。臨床以身熱多汗，氣逆欲嘔，煩渴喜飲，舌紅少津，脈虛數為辨證要點。

竹葉石膏湯方義表解

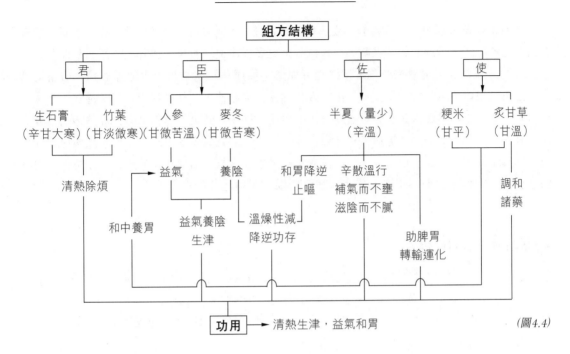

(圖4.4)

在實際運用中，凡熱病過程中見氣津已傷，身熱有汗不退，胃失和降等均可使用。對於暑溫病發熱氣津已傷者，尤為適合。

臨證加減： 若胃陰不足，胃火上逆，口舌糜爛，舌紅而乾，可加石斛、天花粉等以清熱養陰生津；胃火熾盛，消穀善飢，舌紅脈數者，可加知母、天花粉以增強清熱生津之效；氣分熱尤盛，可加知母、黃連，增強清熱之力。

中方西用： 本方常用於流腦後期、夏季熱、中暑等屬餘熱未清，氣津兩傷者。糖尿病的乾渴多飲屬胃熱陰傷者，亦可應用。

注意事項： 本方清涼質潤，如內有痰濕，或陽虛發熱，均應忌用。

【類方比較】

竹葉石膏湯由白虎湯化裁而來。白虎湯證為熱盛而正不虛，竹葉石膏湯證為熱勢已衰，餘熱未盡而氣津兩傷。熱既衰且胃氣不和，故去苦寒質潤的知母，加人參、麥冬益氣生津，竹葉除煩，半夏和胃。其中半夏雖溫，但配入清熱生津藥中，則溫燥之性去而降逆之用存，且有助於輸轉津液，使參、麥補而不滯，此善用半夏者也。

【方歌】

竹葉石膏湯人參，麥冬半夏甘草承，
再加粳米同煎服，清熱益氣津自生。

第二節　清營凉血

　　清營凉血劑，適用於邪熱傳營，或熱入血分諸證。入營證可見身熱夜甚，心煩不寐，時有譫語，斑疹隱隱，舌絳而乾，脈數等；入血分則見多種出血，發斑，昏狂，譫語或蓄血發狂，舌絳起刺，脈數等。清營凉血劑常用清營凉血藥，如犀角、水牛角、生地等清營凉血藥物為主。配伍常用以下兩個方面：其一，由於入營邪熱由氣分傳來，故應採用"清營透熱"之法，於清營的藥物中適當配入具有輕宣透達作用的銀花、連翹、竹葉等以促進營分邪熱透出氣分而解。其二，因熱入血分每多迫血妄行而致出血、發斑，而且絡傷血溢每易留瘀，熱與血結亦可成瘀，故當採用"凉血散血"之法，於凉血解毒藥中配入具有活血作用的丹皮、赤芍等以促其瘀血消散，並使止血而不留瘀。代表方如清營湯、犀角地黃湯等。

清營湯 《溫病條辨》

【組成】　犀角 (水牛角代)一兩(30g)　　生地黃五錢(15g)　　玄參三錢(9g)　　竹葉心一錢(3g)　　麥冬三錢(9g)

　　　　　丹參二錢(6g)　　黃連一錢五分(5g)　　銀花三錢(9g)　　連翹二錢，連心用(6g)

【用法】　上藥，水八杯，煮取三杯，日三服。(現代用法：作湯劑，水牛角銼片先煎，後下餘藥。)

【功用】　清營解毒，透熱養陰。

【主治】　熱入營分證。身熱夜甚，神煩少寐，時有譫語，目常喜開或喜閉，口渴或不渴，斑疹隱隱，脈細數，舌絳而乾。

【病機】　邪熱內傳營分，耗傷營陰。邪熱傳營，伏於陰分，入夜陽氣內歸營陰，與熱相合，故身熱夜甚；營氣通於心，熱擾心營，故神煩少寐，時有譫語；邪熱深入營分，則蒸騰營陰，使血中津液上潮於口，故本應口渴而反不渴；若邪熱初入營分，氣分熱邪未盡，灼傷肺胃律津，則必見身熱口渴，苔黃燥；目喜開、閉不一，陽入營陰則欲寐，熱證欲外泄則喜開；斑疹隱隱，乃熱傷血絡，血不循經，溢出脈外之徵；舌絳而乾，脈數，亦為熱傷營陰之象。(見圖4.5)

【方解】　治療大法當遵《素問・至真要大論》"熱淫於內，治以鹹寒，佐以甘苦"，治宜清營解毒為主，輔以透熱養陰。方用苦鹹寒之**犀角 (水牛角)**清解營分之熱毒，為君藥。熱傷營陰，又以**生地黃**涼血滋陰，**麥冬**清熱養陰生津，**玄參**滋陰降火解毒，三藥共用，既可甘寒養陰保津，又可助君藥清營凉血解毒，共為臣藥。君臣相配，鹹寒與甘寒並用，清營熱而滋營陰，祛邪扶正兼顧。溫邪初入營分，故用**銀花、連翹、竹葉**清熱解毒，輕清透泄，使營分熱邪有外達之機，促其透出氣分而解，此即"入營猶可透熱轉氣"之具體應用；**黃連**苦寒，清心解毒；**丹參**清熱涼血，並能活血散瘀，可防熱與血結。上述五味均為佐藥。(見圖4.6)

配伍特點：　一為以清營解毒為主，配以養陰生津，加強清熱解毒，涼血養陰之功。二為清熱涼血之中配伍"透熱轉氣"之品，使初入營之邪，透出氣分而解。三為涼血藥中配伍

清營湯病機表解

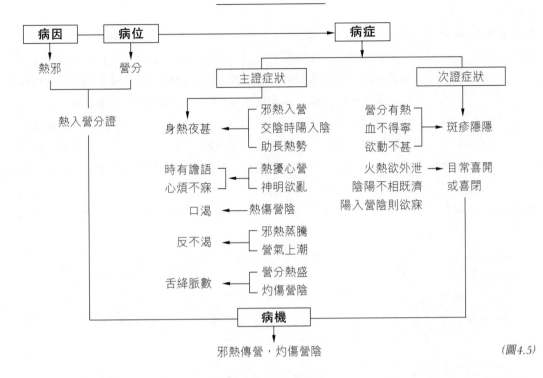

(圖4.5)

清營湯方義表解

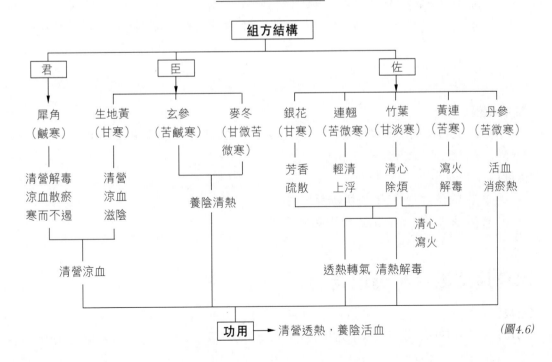

(圖4.6)

活血之品，以防血與熱結。全方體現了氣營兩清，清補並用，涼血散瘀兼顧之法。

【運用】

辨證要點： 臨床以身熱夜甚，神煩少寐，斑疹隱隱，舌絳而乾，脈數為辨證要點。

臨證加減： 若寸脈大，舌乾較甚者，可去黃連，以免苦燥傷陰；若熱陷心包而竅閉神昏者，
可與安宮牛黃丸或至寶丹合用以清心開竅；若營熱動風而見痙厥抽搐者，可配用
紫雪，或酌加羚羊角、鈎藤、地龍以熄風止痙；若兼熱痰，可加竹瀝、天竺黃、
川貝母之屬，清熱滌痰；營熱多係由氣分傳入，如氣分熱邪壅盛，可重用銀翹、
黃連，或更加石膏、知母，及大青葉、板藍根，貫眾之屬，增強清熱解毒之力。

中方西用： 本方常用於乙型腦炎、流行性脊髓膜炎、敗血症、腸傷寒或其他熱性病證屬熱入
營分者。

注意事項： 使用本方應注意舌診，原著説：“舌白滑者，不可與也”，舌白滑為濕鬱之象，
忌用本方。

【附方】

清宮湯《溫病條辨》

組成： 玄參心三錢(9g)　蓮子心五分(2g)　竹葉卷心二錢(6g)　連翹心二錢(6g)
水牛角(30g)　連心麥冬三錢(9g)

用法： 水煎服。

功用： 清心解毒，養陰生津。

主治： 溫病液傷，邪陷心包證。發熱神昏譫語。
本方證乃溫熱之邪陷入心營，逆傳心包所致，故原書用藥特點是犀角取
尖，餘皆用心，意取同類相投，心能入心，即以清心包熱，補腎中之
水，且以解毒辟穢。

【類方比較】

清宮湯與清營湯相比，清宮湯重在清心包之熱，兼以養陰辟穢解毒；清營湯重在清營中之
熱，兼以透熱轉氣，故所治各有不同。

【方歌】

清營湯治熱傳營，身熱煩渴眠不寧，
犀地丹玄麥涼血，銀翹連竹氣亦清。

犀角地黃湯（芍藥地黃湯）《外台秘要》

【組成】 犀角一兩(1.5－3g)(水牛角代30g)　生地黃八兩(30g)　芍藥三兩(12g)　牡丹皮二兩(9g)

【用法】 上藥四味，㕮咀，以水九升，煮取三升，分三服。(現代用法：作湯劑，水煎服，水

牛角鎊片先煎，餘藥後下。)

【功用】　清熱解毒，涼血散瘀。

【主治】　1. 熱入血分。身熱譫語，斑色紫黑，舌絳起刺，脈細數，或喜忘如狂，漱水不欲咽，大便色黑易解等。 2. 熱傷血絡證。吐血，衄血，便血，尿血等，舌紅絳，脈數。

【病機】　熱毒熾盛於血分。心主血，又主神明，熱入血分，一則熱擾心神，致躁擾昏狂；二則熱邪迫血妄行，致使血不循經，溢出脈外而發生吐血、衄血、便血、尿血等各部位之出血，離經之血留阻體內又可出現發斑、蓄血；三則血分熱毒耗傷血中津液，津血同源，津少則血稠，運行澀滯，漸聚成瘀，故舌紫絳而乾。(見圖4.7)

犀角地黃湯病機表解

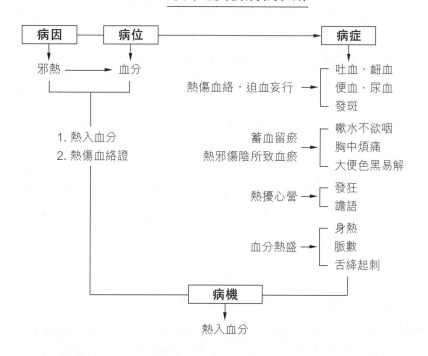

(圖4.7)

【方解】　治當以清熱解毒，涼血散瘀為法。此時不涼其血則血不寧，不散其血則瘀不去，不滋其陰則火不熄，正如葉天士所謂"入血就恐耗血動血，直須涼血散血"。方用苦鹹寒之**水牛角** (代犀角) 為君，涼血清心而解熱毒，使火平熱降，毒解血寧。臣以甘苦寒之**生地**，涼血滋陰生津，一者助水牛角清熱涼血，又能止血；二來復已失之陰血。用苦微寒之**赤芍藥**與辛苦微寒之**丹皮**共為佐藥，涼血散血化斑之功。四藥相配，共成清熱解毒，涼血散瘀之劑。(見圖4.8)

配伍特點：一是涼血與散瘀並用，使涼血止血又無冰伏留瘀之弊；二是清熱涼血中兼以養陰，使熱清血寧而無耗血動血之慮。

犀角地黃湯方義表解

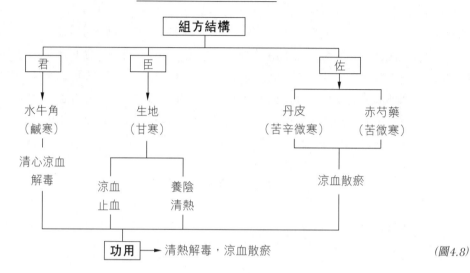

(圖4.8)

【運用】

辨證要點： 本方是治療溫熱病熱入血分證的常用方。臨床以各種失血，出血，斑色紫黑，神
昏譫語，身熱舌絳為辨證要點。

臨證加減： 若見蓄血，喜忘如狂者，係熱燔血分，邪熱與瘀血互結，可加大黃、黃芩，以清
熱逐瘀與涼血散瘀同用；鬱怒而挾肝火者，加柴胡、黃芩、梔子以清瀉肝火；心
火熾盛者，加黃連、焦梔以清心瀉火；熱逼血溢之多種出血證，可酌加白茅根、
側柏炭、小薊等，以增強涼血止血之功。

中方西用： 本方常用於流行性出血熱、重症肝炎、肝昏迷、瀰漫性血管內凝血、尿毒症、過
敏性紫癜、急性白血病、敗血症等屬血分熱盛者。

注意事項： 本方寒涼清滋，對於陽虛失血，脾胃虛弱者，忌用。

【附方】

1. **神犀丹**《溫熱經緯》引葉天士方

   組成： 水牛角(1800g)　石菖蒲　黃芩　各六兩(各180g)　真懷生地絞汁　銀花　各一斤(各500g)
   金汁　連翹　各十兩(各300g)　板藍根九兩(270g)　香豉八兩(240g)　玄參七兩(210g)
   花粉　紫草　各四兩(各120g)

   用法： 各生曬研細，以水牛角、地黃汁、金汁和搗為丸，每重一錢(3g)，涼開
   水化服，日二次，小兒減半。

   功用： 清熱開竅，涼血解毒。

   主治： 溫熱暑疫，邪入營血證。高熱昏譫，斑疹色紫，口咽糜爛，目赤煩躁，
   舌紫絳等。

2. 化斑湯《溫病條辨》

  組成： 石膏一兩(30g) 知母四錢(12g) 生甘草三錢(10g) 玄參三錢(10g) 水牛角二兩(60g)
    白粳米一合(9g)

  用法： 水八杯，煮取三杯，日三服。滓再煮一盅，夜一服。

  功用： 清氣涼血。

  主治： 氣血兩燔之發斑。發熱，或身熱夜甚；外透斑疹，色赤，口渴，或不
    渴，脈數等。

3. 清瘟敗毒飲《疫疹一得》

  組成： 生石膏大劑六兩至八兩(180−240g)；中劑二兩至四兩(60−120g)；小劑八錢至一兩二錢(24−36g) 小
    生地大劑六錢至一兩(18−30g)；中劑三錢至五錢(9−15g)；小劑二錢至四錢(6−12g) 水牛角大劑六
    兩至八兩(180−240g)；中劑三兩至五兩(90−150g)；小劑二兩至四兩(60−120g) 真川連大劑四至六錢
    (12−18g)；中劑二至四錢(6−12g)；小劑一錢至一錢半(3−4.5g) 桔梗 梔子 黃芩 知母
    赤芍藥 玄參 連翹 甘草 丹皮 鮮竹葉(以上十味，原書無用量)

  用法： 先煎石膏數十沸，後下諸藥。(現代用法：先煎石膏數十沸，後下諸藥，
    用量按原方比例酌減。)

  功用： 清熱解毒，涼血瀉火。

  主治： 溫疫熱毒氣血兩燔證。大熱渴飲頭痛如劈乾嘔狂燥譫語神昏，或發斑，
    或吐血、衄血，四肢或抽搐，或厥逆，脈沉數，或脈沉細而數，或浮大
    而數，舌絳唇焦。

【類方比較】

  犀角地黃湯與清營湯相比，兩者均以水牛角、生地為主，以治熱入營血證。但清營湯是在清熱涼血中伍以銀花、連翹等輕清宣透之品，寓有“透熱轉氣”之意，適用於邪初入營尚未動血之證；犀角地黃湯配伍赤芍、丹皮泄熱散瘀，寓有“涼血散血”之意，用治熱入血分，而見耗血、動血之證。

  犀角地黃湯、神犀丹、化斑湯同具有清熱涼血之功，不同點在於犀角地黃湯用治溫熱病熱毒深陷於血分的血分熱盛證，故用大劑鹹寒以涼血為主，並用清熱、散瘀之品，以使熱清血寧。神犀丹用治邪入營血、熱深毒重證，故以清熱解毒為主，並用涼血、開竅，以使毒解神清。化斑湯用治氣分熱熾，而血熱又起，氣血兩燔之證，故以清氣生津藥與涼血解毒藥相配，兩清氣血，使邪熱退則血自止，而斑可化，故名“化斑湯”。

【方歌】

  犀角地黃芍藥丹，發斑解毒用水煎，

  發斑吐衄皆可治，熱入血分服之安。

第三節　清熱解毒

　　清熱解毒劑，適用於溫疫、溫毒、火毒及瘡瘍疔毒等證。臨床證見熱毒充斥內外，症如：大熱渴飲、譫語神昏、吐衄發斑、舌絳、唇焦等；或溫毒上攻，氣血壅滯，症見頭面紅腫熱痛、咽喉腫痛、舌苔黃燥等；或三焦火毒熾盛，症見煩熱、錯語、吐衄發斑及外科的熱毒癰瘍等；或熱毒聚於胸膈，可見身熱面赤、胸膈煩熱、口舌生瘡、便秘溲赤等症。

　　由於熱毒有輕重之異，其部位有上下內外之別，兼夾證亦有不同，故組成該類方劑應根據具體病情而定。臨床常以黃芩、黃連、連翹、銀花、蒲公英、大青葉等清熱解毒瀉火藥為主，配伍以下幾組藥物組配成方。若疫毒壅於上焦，攻沖頭面，可在清熱解毒藥中配伍辛涼疏散之品，如薄荷、牛蒡子、僵蠶等；熱毒壅聚上中二焦，兼見便秘溲赤者，可配大黃、芒硝等以導熱下行；若熱毒熾盛，充斥三焦，可以“三黃”、梔子之屬，苦寒直折；熱在氣分配伍石膏、知母之屬以清熱瀉火；若熱毒深重，侵犯血分，可酌配生地、丹皮之屬以涼血解毒；瘡瘍腫毒初起，熱毒壅聚，氣滯血瘀，當配伍理氣化痰，如陳皮、貝母，活血散結疏風藥以促其消散，如當歸、乳香、沒藥、僵蠶等。清熱解毒劑的代表方如黃連解毒湯、涼膈散、普濟消毒飲、仙方活命飲等。

黃連解毒湯 《肘後備急方》，名見《外台秘要》引崔氏方

【組成】　黃連三兩(9g)　黃芩　黃柏　各二兩(各6g)　梔子十四枚，擘(9g)

【用法】　上四味切，以水六升，煮取二升，分二服。（現代用法：水煎服。）

【功用】　瀉火解毒。

【主治】　三焦實熱火毒證。大熱煩躁，口燥咽乾，錯語不眠；或熱病吐血、衄血；或熱甚發斑，或身熱下利，或濕熱黃疸；或外科癰瘍疔毒，小便黃赤，舌紅苔黃，脈數有力。

【病機】　實熱火毒充斥三焦。火毒熾盛，內外皆熱，波及上下內外三焦，上擾神明，故煩熱錯語；血為熱迫，隨火上逆，則為吐衄；熱傷絡脈，血溢肌膚，則為發斑；熱盛則津傷，則口燥咽乾；熱壅肌肉，則為癰腫疔毒；舌紅苔黃，脈數有力，皆為火毒熾盛之症。（見圖4.9）

【方解】　治宜瀉火解毒，直折亢陽。方中以大苦大寒之黃連清瀉心火為君，且兼瀉中焦之火，心主火、瀉火必先瀉心，故以黃連為君，體現了心火寧則諸經之火自降。臣以黃芩清上焦之火。佐以黃柏清瀉下焦之火；梔子清瀉三焦之火，導熱下行，引邪熱從小便而出，亦為佐藥。四藥合用，苦寒直折，三焦之火邪去而熱毒解，諸症可癒。（見圖4.10）

配伍特點：　苦寒直折，清熱解毒。

【運用】

辨證要點：　臨床以大熱煩燥，口燥咽乾，舌紅苔黃，脈數有力為辨證要點。

黃連解毒湯病機表解

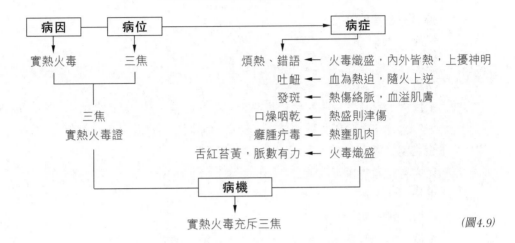

(圖4.9)

黃連解毒湯方義表解

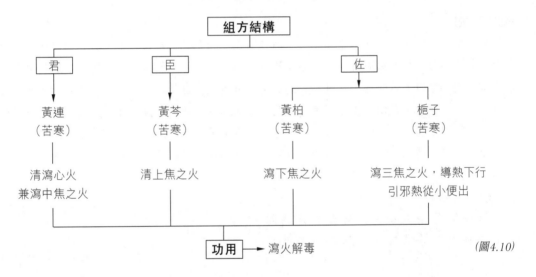

(圖4.10)

臨證加減： 便秘者加大黃以瀉下焦實熱；吐血、衄血、發斑者，酌加玄參、生地、丹皮以清熱涼血；發黃者，加茵陳、大黃以清熱祛濕退黃；疔瘡腫毒者，加蒲公英、銀花、連翹增強清熱解毒之力。

中方西用： 常用於敗血症、膿毒血症、痢疾、肺炎、泌尿系感染、流行性腦脊髓膜炎、乙型腦炎以及感染性炎症等屬熱毒為患者。

注意事項： 本方為大苦大寒之劑，久服或過量易傷脾胃，非火盛者不宜使用。

【附方】

1. 瀉心湯《金匱要略》

　　組成：大黃二兩(6g)　黃連一兩(3g)　黃芩一兩(3g)

　　用法：以上三味以水三身煮取一升頓服之。

　　功用：瀉火消痞。

　　主治：邪熱壅滯心下，氣機痞塞證。心下痞滿，按之柔軟，心煩口渴，小便黃赤，大便不爽或秘結，或吐血、衄血，舌紅苔薄黃，脈數。

2. 梔子金花湯《醫宗金鑒》

　　組成：即黃連解毒湯加大黃

　　用法：水煎服。

　　功用：瀉火解毒。

　　主治：黃連解毒湯證兼大便秘結者，亦治陽證之瘡癰疔癤。

3. 清瘟敗毒飲（參見清熱劑——清營涼血）

【類方比較】

　　黃連解毒湯、瀉心湯、梔子金花湯、清瘟敗毒飲同為瀉火解毒之方。其不同點在於黃連解毒湯以黃連為君，是瀉火以解熱毒，側重於導三焦火熱下行，而無瀉下作用，用治熱毒壅盛三焦之證；瀉心湯以大黃為君，既可瀉火消痞，又可瀉血分實熱以止血，用大黃導熱下行，尚具“以瀉代清”之意，且使血止而不留瘀；梔子金花湯於黃連解毒湯中加入大黃一味，不僅瀉火解毒之力得到增強，並有引熱下行之功，方劑結構更趨完善，用治熱毒較黃連解毒湯證更甚且兼大便秘結者；清瘟敗毒飲重用石膏大清陽明經熱為君，配用芩、連瀉火，犀、地涼血解毒，以使氣血兩清，用治瘟疫熱毒，氣血兩清之證。

【方歌】

　　黃連解毒柏梔芩，三焦火盛是病因，

　　煩狂火熱兼譫妄，吐衄發斑皆可平。

涼膈散 《太平惠民和劑局方》

【組成】　川大黃　樸硝　甘草爁　各二十兩(各600克)　山梔子仁　薄荷去梗　黃芩　各十兩(各300g)　連翹二斤半(1250g)

【用法】　上藥為粗末，每服二錢(6g)，水一盞，入竹葉七片，蜜少許，煎至七分，去滓，食後溫服。小兒可服半錢，更隨歲數加減服之。得利下，住服。（現代用法：上藥共為粗末，每服6－12g，加竹葉3g，蜜少許，水煎服，亦可作湯劑煎服，便通止後服。）

【功用】　瀉火通便，清上泄下。

【主治】　上中二焦鬱熱，胸膈熱聚證。煩躁口渴，面赤唇焦，胸膈煩熱，口舌生瘡，睡臥不寧，譫語狂妄，或咽痛吐衄，便秘溲赤，或大便不暢，舌紅苔黃，脈滑數。

【病機】　上、中二焦邪鬱生熱。熱傷津液，則口渴咽燥，唇焦；火性上炎，而見面紅口舌生瘡，咽痛吐衄；火熱內擾心神，則見睡臥不寧，甚則譫語狂妄；燥熱內結，故便秘溲赤；舌紅苔黃，脈滑數均為裏熱熾盛之象。*(見圖4.11)*

涼膈散病機表解

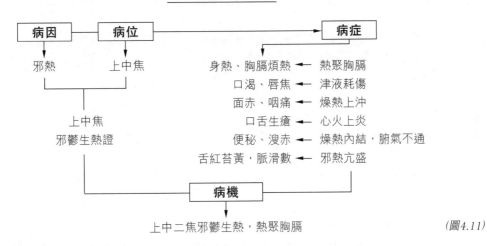

(圖4.11)

【方解】　上焦無形火熱熾盛，中焦燥熱內結，此時單清上則中焦燥結不得去，單瀉下則上焦邪熱不得解唯有清瀉兼施方能切中病情，故治宜清熱瀉火通便為法。方中**連翹**輕清透散，長於清熱解毒，透散上焦之熱，故重用以為君。配**黃芩**以清胸膈鬱熱；**山梔**通瀉三焦，引火下行；**大黃**、**芒硝**瀉火通便，以蕩滌中焦燥熱內結，共為臣藥。**薄荷**清頭目、利咽喉；**竹葉**清上焦之熱，均為佐藥。**甘草**、**白蜜**，既能緩和硝、黃峻瀉之力，又能生津潤燥，調和諸藥，以為佐使。全方共奏瀉火通便，清上泄下之功。

　　綜觀全方，既有連翹、黃芩、山梔、薄荷、竹葉疏解清泄在上之邪熱；又有調味承氣湯通便導滯，蕩熱於中，如此使上焦之熱得清，中焦之實由下而去。*(見圖4.12)*

配伍特點：　清上與瀉下並行，但瀉下是為清泄胸膈而設，所謂 "以瀉代清" 之法。

【運用】

辨證要點：　本方證為治療上中二焦火熱熾盛證的常方。臨床以胸膈煩熱，面赤唇焦，煩躁口渴，舌紅苔黃，脈數為辨證要點。

臨證加減：　若熱毒壅阻上焦，症見壯熱，口渴，煩燥，咽喉紅腫，大便不燥者，可去樸硝，加石膏、桔梗以增強清熱涼膈之功。

中方西用：　該方常用於咽炎、口腔炎、急性扁桃體炎、膽道感染、急性黃疸型肝炎等屬上、

涼膈散方義表解

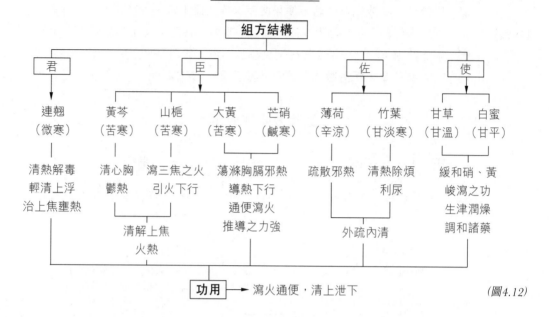

(圖4.12)

中二焦火熱者。

【注意事項】： 本方雖有通腑之功，但治療目標在於胸膈煩熱，而不在於熱結便秘，因此，對於上、中二焦邪鬱生熱而無便秘者亦可使用。且方中以連翹為君，其意旨在治療上中二焦之鬱熱。

【方歌】

涼膈硝黃梔子翹，黃芩甘草薄荷饒，

再加竹葉調蜂蜜，中焦燥實服之消。

普濟消毒飲《東垣試效方》

【組成】 黃芩酒炒 黃連酒炒 各五錢(各15g) 陳皮去白 甘草生用 玄參 柴胡 桔梗 各二錢(各6g) 連翹 板藍根 馬勃 牛蒡子 薄荷 各一錢(各3g) 僵蠶 升麻 各七分(各2g)

【用法】 上藥為末，湯調，時時服之，或蜜拌為丸，嚼化。(現代用法：水煎服。)

【功用】 清熱解毒，疏風散邪。

【主治】 大頭瘟。惡寒發熱，頭面紅腫焮痛，目不能開，咽喉不利，舌燥口渴，舌紅苔白兼黃，脈浮數有力。

【病機】 感受風熱疫毒之邪，壅於上焦，發於頭面之大頭瘟(大頭天行)。風熱疫毒上攻頭面，氣血壅滯，乃致頭面紅腫熱痛，甚則目不能開；溫毒壅滯咽喉，則咽喉紅腫而痛；裏熱熾盛，津液被灼，則口渴；初起風熱時毒侵襲肌表，衛陽被鬱，正邪相

普濟消毒飲病機表解

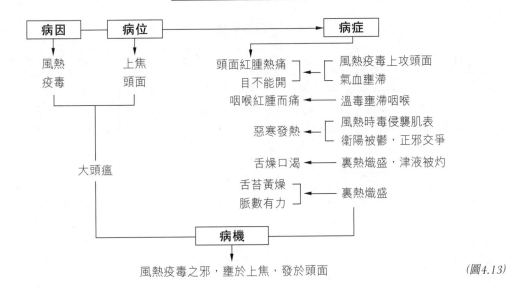

風熱疫毒之邪，壅於上焦，發於頭面

(圖4.13)

爭，故惡寒發熱；舌苔黃燥，脈數有力均為裏熱熾盛之象。*(見圖4.13)*

【方解】 疫毒宜清解，風熱宜疏散，病位在上，宜因勢利導，疏散上焦之風熱，清解上焦之疫毒，治當解毒散邪之法治之，而以清熱解毒為主。方中重用**酒連、酒芩**清熱瀉火，袪上焦頭面之熱毒為君。以**牛蒡子、連翹、薄荷、僵蠶**辛涼疏散頭面風熱為臣。**玄參、馬勃、板藍根**有加強清熱解毒之功；配**甘草、桔梗**以清利咽喉；**陳皮**理氣通壅，以散熱鬱，共為佐藥。**升麻、柴胡**疏散風熱，並引諸藥上達頭面，且寓"火鬱發之"之意，功兼佐使之用。

特別值得一提的是用升麻與柴胡的升散火熱，其用量在全方中最輕，因其輕有升達之力，如重用則為解表及疏泄的作用，所以不同的劑量也可影響藥物作用發揮的方向。再者升麻、柴胡配與黃芩、黃連，一升一降，相反相承，互相制約，芩、連得升、柴之引，直達病所；升、柴有苦降之芩、連相和，不致升散太過。*(見圖4.14)*

配伍特點： "火鬱發之"為其特點。清熱解毒與疏風散邪並用。

【運用】

辨證要點： 本方為治療大頭瘟的常用方劑。臨床以頭面紅腫焮痛，惡寒發熱，舌紅苔白兼黃，脈浮數為辨證要點。

臨證加減： 若大便秘結者，可加酒大黃以瀉熱通便；腮腺炎併發睾丸炎者，可加川楝子、龍膽草以瀉肝經濕熱。

中方西用： 本方多用治丹毒、腮腺炎、急性扁桃體炎、淋巴結炎伴淋巴管回流障礙等病屬風熱邪毒為患。

注意事項： 本方苦寒辛散，陰虛者慎用。

普濟消毒飲方義表解

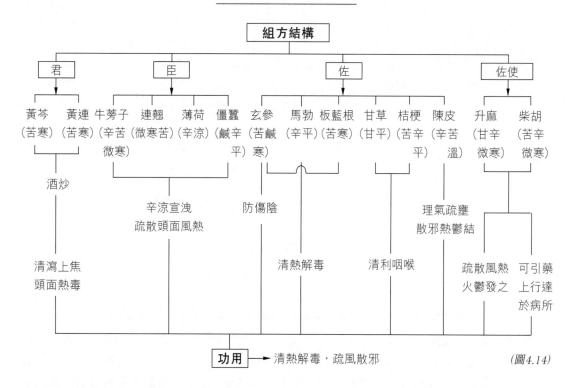

(圖4.14)

【方歌】

　　普濟消毒蒡芩連，甘桔藍根勃翹玄，

　　升柴陳薄僵蠶入，大頭瘟毒服之安。

仙方活命飲 《校註婦人良方》

【組成】　白芷六分(3g)　貝母　防風　赤芍藥　當歸尾　甘草節　皂角刺炒　穿山甲炙　天花粉
　　　　　乳香　沒藥　各一錢(各6g)　金銀花　陳皮　各三錢(9g)

【用法】　用酒一大碗，煎五七沸服。(現代用法：水煎服，或水酒各半煎服。)

【功用】　清熱解毒，消腫潰堅，活血止痛。

【主治】　陽證癰瘍腫毒初起。紅腫焮痛，或身熱凜寒，苔薄白或黃，脈數有力。

【病機】　熱毒壅聚，氣滯血瘀痰結之陽證癰瘍。《靈樞・癰瘍篇》說：「營衛稽留於經脈之中，
　　　　　則血泣不行，不行則衛氣從之而不通，壅遏不得行，故熱。大熱不止，熱盛則肉
　　　　　腐，肉腐則為膿，故命曰癰。」熱毒壅聚，營氣鬱滯，氣滯血瘀，聚而成形，故見局
　　　　　部紅腫熱痛；邪正交爭於表，故身熱凜寒；正邪俱盛，相搏於經，則脈數而有力。

　　　　　(見圖4.15)

仙方活命飲病機表解

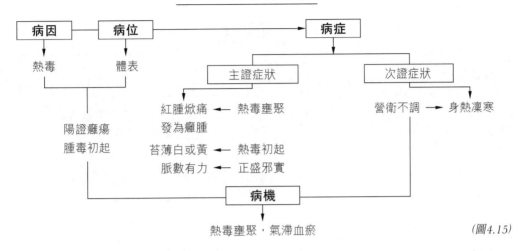

熱毒壅聚，氣滯血瘀

(圖4.15)

【方解】　治宜清熱解毒為主，配合理氣活血，消腫散結為法。方中**金銀花**性味甘寒，最善清熱解毒，前人稱之謂瘡瘍聖藥，故重用以為君。然單用清熱解毒，則氣滯血瘀難消，腫結不散，又以**當歸尾、赤芍、乳香、沒藥、陳皮**行氣活血通絡，消腫止痛，共為臣藥。瘡瘍初起，其邪多羈留於肌膚腠理之間，更用辛散的**白芷、防風**相配，通滯而散其結，使熱毒從外透解；氣機阻滯每可導致液聚成痰，故配用**貝母、天花粉**清熱化痰散結，可使未成即消；**穿山甲、皂刺**通行經絡，透膿潰堅，均為佐藥。**甘草**清熱解毒，並調和諸藥；煎藥加**酒**者，借其通瘀而行周身，助藥力直達病所，共為使藥。諸藥合用，共奏清熱解毒、消腫潰堅、活血止痛之功。本方是治療熱毒壅腫的常用方，《古今名醫方論》云："此瘍門開手攻毒之第一方也。"*(見圖4.16)*

配伍特點：　本方以清熱解毒，活血化瘀，通經潰堅諸法為主，佐以透表，行氣，化痰散結，其藥物配伍較全面地體現了外科陽證瘡瘍內治法。

【運用】

辨證要點：　凡癰腫初起屬於陽證者均可運用。臨床以局部紅腫焮痛，甚則伴有身熱凜寒，脈數有力為辨證要點。

臨證加減：　紅腫痛甚，熱毒重者，可加蒲公英、紫花地丁、連翹、野菊花等加強清熱解毒之力；便秘者，加大黃以瀉熱通便；血熱盛者，加丹皮以涼血；氣虛者，加黃耆以補氣；不會飲酒者，可用酒水各半或用清水煎服。此外，還可以根據瘡瘍腫毒所在部位的不同，適當加入引經藥，以使藥力直達病所。本方除煎煮內服外，其藥渣可搗爛外敷。

中方西用：　本方常用於治療化膿性炎症，如化膿性蜂窩組織炎、化膿性扁桃體炎、乳腺炎、膿胞瘡、癤腫、深部膿腫等屬陽證、實證者。

注意事項：　本方膿未成者，服之可消，膿已成者，服之可潰，若已潰後不宜用。本方性偏寒涼，陰證瘡瘍忌用；脾胃本虛，氣血不足者均宜慎用。

仙方活命飲方義表解

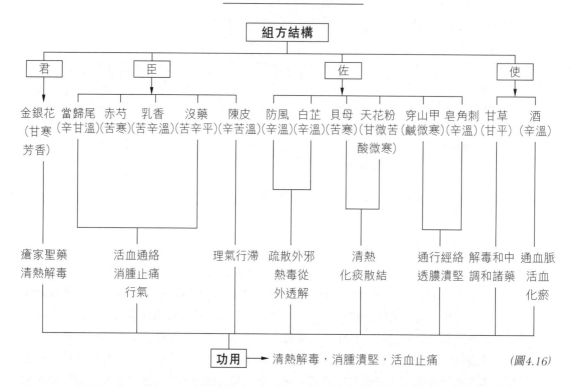

(圖4.16)

功用 ───→ 清熱解毒，消腫潰堅，活血止痛

【附方】

1. 五味消毒飲《醫宗金鑒》

組成： 金銀花三錢(20g)　野菊花　蒲公英　紫花地丁　紫背天葵子　各一錢二分(各15g)

用法： 水一盅，煎八分，加無灰酒半盅，再滾二三沸時，熱服，被蓋出汗為度。

功用： 清熱解毒，消散疔瘡。

主治： 疔瘡初起，發熱惡寒，瘡形如粟，堅硬根深，狀如鐵釘；癰瘍癤腫，紅腫熱痛，舌紅苔黃，脈數。

2. 四妙勇安湯《驗方新編》

組成： 金銀花　玄參　各三兩(90g)　當歸二兩(30g)　甘草一兩(15g)

用法： 水煎服，一連十劑，藥味不可少，減則不效，並忌抓擦為要。

功用： 清熱解毒，活血止痛。

主治： 熱毒熾盛的脫疽。患肢黯紅微腫灼熱，潰爛腐臭，疼痛劇烈，或見發熱口渴，舌紅脈數。

【類方比較】

　　仙方活命飲、五味消毒飲、四妙勇安湯都是治療在肌表的陽證瘡瘍常用方，均有清熱解毒之功。三方的不同點在於仙方活命飲為癰腫初起的要方，除清熱解毒之外，還配伍疏風、活血、軟堅、散結之品，功能清熱解毒、消腫潰堅、活血止痛；五味消毒飲重在清熱解毒，其清解之力較仙方活命飲為優，側重消散疔毒；四妙勇安湯主治脫疽之熱毒熾盛者，藥少量大力專，且須連續服用。而大黃牡丹湯雖具瀉熱、散結消腫之功，但重在治療內癰特別是腸癰初期。

【方歌】

　　仙方活命金銀花，防芷歸陳草芍加，

　　貝母花粉兼乳沒，山甲皂刺酒煎佳，

　　一切癰疽能潰敗，潰後忌服用勿差。

第四節　清臟腑熱

　　清臟腑熱劑，適用於邪熱偏盛於某一臟腑所產生的火熱證。根據邪熱偏盛於不同的臟腑其臨床表現不盡一致，故本類方劑也根據所治不同臟腑火熱證候，分別使用相應的清熱藥物。如心經熱盛，用黃連、梔子、木通、蓮子心等以瀉火清心；肝膽實火，用龍膽草、夏枯草、青黛等以瀉火清肝；肺中有熱，用黃芩、桑白皮、石膏、知母等以清肺瀉熱；熱在脾胃，用石膏、黃連等以清胃瀉熱；熱在大腸，用白頭翁、黃連、黃柏等以清腸解毒。此外，尚須針對病證的兼夾配伍適當藥物，如熱盛傷陰，配生地、阿膠、麥冬、石斛等以養陰生津；壯火食氣者，當配人參、黃耆、山藥等以補氣扶正；兼夾濕熱，配澤瀉、車前子、木通等以清利濕熱；如兼氣滯血瘀，配當歸、木香、檳榔等以行氣和血；如火熱內鬱，根據"火鬱發之"之理，配藿香、羌活、防風等以發散鬱火；如恐寒涼傷陽，可配少許吳茱萸、肉桂等以為反佐。代表方如導赤散、龍膽瀉肝湯、瀉白散、清胃散、芍藥湯、白頭翁湯等。

導赤散 《小兒藥證直訣》

【組成】　　生地黃　木通　生甘草梢　　各等分(各6g)

【用法】　　上藥為末，每服三錢(10g)，水一盞，入竹葉同煎至五分。食後溫服。（現代用法：作湯劑，水煎服，用量按原方比例酌情增減。）

【功用】　　清心利水養陰。

【主治】　　1. 心經火熱證。心胸煩熱，口渴面赤，意欲飲冷，以及口舌生瘡。2. 或心熱移於小腸，症見小溲赤澀刺痛，舌紅，脈數。

【病機】　　心經熱盛或移於小腸。心火循經上炎，而見心胸煩熱，面赤，口舌生瘡；火熱內灼，故見口渴，意欲飲冷；心與小腸相表裏，心熱下移小腸泌別失職，乃見小便赤澀刺痛；舌紅，脈數，均為心經有熱之象。

本方證病機，原書只言及"心熱"，或"心氣熱"，未言及虛實，可見不宜以虛火或實火言之。這與小兒稚陰稚陽、易寒易熱、易虛易實、疾病傳變迅速等生理病理特點，以及小兒治實宜防其虛，治虛宜防實的治則要求，亦十分吻合。由此，病機宜宗《醫宗金鑒》以"水虛火不實"，較為貼切。*(見圖4.17)*

導赤散病機表解

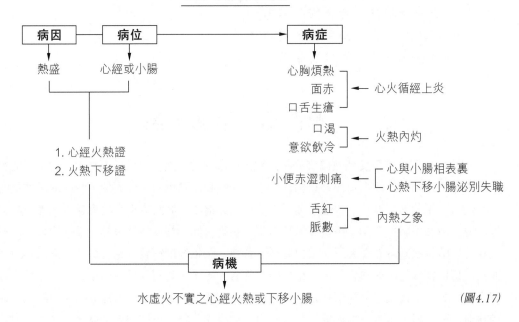

水虛火不實之心經火熱或下移小腸   *(圖4.17)*

【方解】　本證心火上炎而又陰液不足，故法不宜苦寒直折，而宜清心與養陰兼顧，利小便以導熱下行，使蘊熱從小便而解。方中**生地**甘而潤，入心腎經，涼血滋陰以制心火；**木通**苦寒，入心與小腸經，上清心經之火，下導小腸之熱，兩藥相配滋陰制火而不戀邪，利水通淋而不傷陰，共為君藥。**竹葉**甘淡，清心除煩，淡滲利竅，導心火下行，為臣藥。**生甘草梢**清熱解毒，尚可直達莖中而止淋痛，並能調和諸藥，還可防木通、生地之寒涼傷胃，為方中佐使。四藥合用，共收清熱利水養陰之效。*(見圖4.18)*

配伍特點：　清熱、利水與養陰三法並治，利水不傷陰，瀉火不伐胃，滋陰不戀邪。體現了治實宜防其虛，治虛宜防實的治特點，故本方最宜於小兒。全方配伍方面顧及小兒生理病理特點，亦即錢乙制方之意矣。

【運用】

辨證要點：　本方為治心經火熱證的常用方，又是體現清熱利水養陰治法的基礎方。臨床以心胸煩熱，口渴，口舌生瘡或小溲赤澀刺痛舌紅，脈數為辨證要點。

臨證加減：　若心火較盛，可加黃連以清心瀉火；心熱移於小腸，小便不通，可加車前子、赤

導赤散方義表解

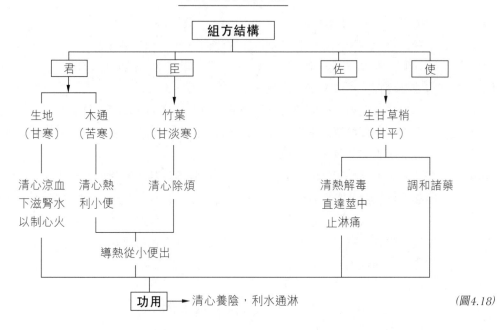

(圖4.18)

茯苓以增強清熱利水之功；陰虛較甚，加麥冬增強清心養陰之力；小便淋瀝明顯，加萹蓄、瞿麥、滑石之屬，增強利尿通淋之效；出現血淋，可加白茅根、小薊、旱蓮草涼血止血。

中方西用： 常用於口腔炎、鵝口瘡、小兒夜啼等屬心經有熱者；小兒遺尿、急性泌尿系感染屬下焦濕熱者，亦可加減治之。

注意事項： 因方中木通苦寒，生地陰柔寒涼，故脾胃虛弱者慎用。

【附方】

清心蓮子飲《太平惠民和劑局方》

　　組成： 黃芩　麥冬去心　地骨皮　車前子　甘草炙　各半兩(各15g)　　石蓮肉去心　白茯苓　黃耆蜜炙　人參　各七錢半(各22.5g)

　　用法： 銼散，每服三錢(10g)水一盞半，煎取八分，去滓，水中沉冷，空心食前服。

　　功用： 清心火，益氣陰，止淋濁。

　　主治： 心火偏旺，氣陰兩虛，濕熱下注證。遺精淋濁，血崩帶下，遇勞則發；或腎陰不足，口舌乾燥，煩躁發熱等。

【方歌】

　　導赤生地與木通，草梢竹葉四味同，

　　口糜淋痛小腸火，引熱滲入小便中。

龍膽瀉肝湯《醫方集解》

【組成】　龍膽草酒炒(6g)　　生地黃酒炒(9g)　　黃芩炒(9g)　　梔子酒炒(9g)　　澤瀉(12g)　　木通(6g)
　　　　　當歸酒炒(3g)　　柴胡(6g)　　生甘草(6g)　　車前子(9g)　　（原書無用量）

【用法】　水煎服，亦可製成丸劑，每服6－9g，日二至三次，溫開水送下。

【功用】　清瀉肝膽實火，清利下焦濕熱。

【主治】　1. 肝膽實火上炎證。頭痛目赤，脅痛，口苦，耳聾、耳腫等，舌紅苔黃，脈弦
　　　　　數有力。2. 肝膽濕熱下注證。症見陰腫、陰癢，筋痿，陰汗，小便淋濁，婦女帶下
　　　　　黃臭等，舌紅苔黃膩，脈弦數有力。

【病機】　肝膽實火上炎或肝膽濕熱下注。足厥陰肝經繞陰器，佈脅肋，連目系，入巔頂；膽
　　　　　經起於目銳眥，佈耳前後入耳中，一支入股中，繞陰部，另一支佈脅肋。肝膽之火
　　　　　循經上炎，則頭部、耳目作痛，或失聰，旁及兩脅則脅痛且口苦；濕熱循經下注為
　　　　　陰癢、陰腫、筋痿、陰汗、帶下；舌紅苔黃膩，脈弦數有力皆為肝膽經有熱或濕熱
　　　　　之象。(見圖4.19)

龍膽瀉肝湯病機表解

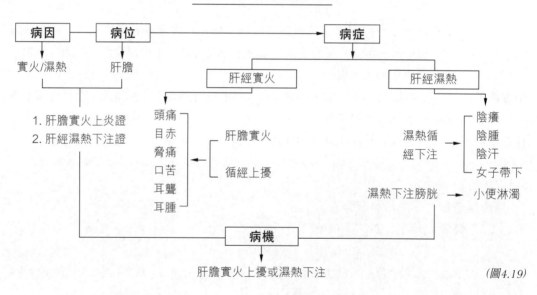

(圖4.19)

【方解】　治宜清瀉肝膽實火，清利下焦濕熱。方中**龍膽草**大苦大寒，入肝膽經，既能瀉肝膽
　　　　　實火，又能利肝膽濕熱，瀉火除濕，兩擅其功，切中病機，故為君藥。**黃芩、梔子**
　　　　　苦寒瀉火，燥濕清熱，加強君藥瀉火除濕之力，用以為臣。濕熱壅滯下焦，故又用
　　　　　滲濕泄熱之**澤瀉、木通、車前子**，導濕熱從水道而去；肝乃藏血之臟，若為實火所
　　　　　傷，陰血亦隨之消耗；且方中諸藥以苦燥滲利傷陰之品居多，故用**當歸、生地**養血
　　　　　滋陰，能使邪去而陰血不傷，皆為佐藥。肝體陰而用陽，性喜疏泄條達而惡抑鬱，

火邪內鬱，肝膽之氣不舒。同時，方中用大劑苦寒降泄之品，既恐肝膽之氣被抑，又慮折傷肝膽生發之機，故又用**柴胡**疏暢肝膽之氣，並能引諸藥歸於肝膽之經；**甘草**調和諸藥，護胃安中；以上兩味，屬使藥而兼佐藥之用。*(見圖4.20)*

龍膽瀉肝湯方義表解

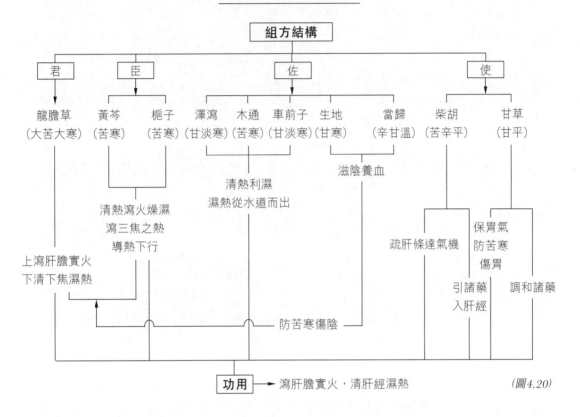

(圖4.20)

配伍特點： 瀉中有補，降中寓升，祛邪而不傷正，瀉火而不伐胃。使火降熱清，濕濁得利，循經所發諸症，皆可相應而癒。

【運用】

辨證要點： 本方為主治肝膽實火上炎，肝膽濕熱下注的常用方。臨床以口苦溺赤，舌紅苔黃，脈弦數有力為辨證要點。

臨證加減： 若肝膽實火較盛，可去木通、車前子，加黃連以助瀉火之力；若濕盛熱輕者，可去黃芩、生地，加滑石、薏苡仁以增強利濕之功；若玉莖生瘡，或便毒懸癰，以及陰囊腫痛，紅熱甚者，可去柴胡，加連翹、黃連、大黃以瀉火解毒。

中方西用： 用於頑固性偏頭痛、頭部濕疹、高血壓、急性結膜炎、虹膜睫狀體炎、外耳道癤腫、鼻炎、急性黃疸型肝炎、急性膽囊炎、以及泌尿生殖系炎症、急性腎盂腎炎、急性膀胱炎、尿道炎、外陰炎、睾丸炎、腹股溝淋巴腺炎、急性盆腔炎、帶

狀皰疹等病屬肝經實火、濕熱者。並且諸多上述病症可結合用本方外洗或外敷，
療效更佳。

注意事項： 方中藥多苦寒，易傷脾胃，對脾胃虛寒和陰虛陽亢之證，皆非所宜。且方中木通
有一定的毒性，運用時宜慎，或可用它藥代替。

【附方】

1. 瀉青丸《小兒藥證直訣》

組成： 當歸去蘆頭，切，焙　龍膽草　川芎　山梔子仁　川大黃濕紙裏煨　羌活
防風去蘆頭，切，焙　各等分(各3g)

用法： 上藥為末，煉蜜為丸，如芡實大(1.5g)，每服半丸至一丸，竹葉煎湯，同
砂糖，溫開水化下。

功用： 清肝瀉火。

主治： 肝經火鬱證。目赤腫痛，煩燥易怒，不能安臥，尿赤便秘，脈洪實，以
及小兒急驚風，熱盛抽搐等。

2. 當歸龍薈丸《黃帝素問宣明方論》又名龍腦丸

組成： 當歸焙，一兩(30g)　龍膽草　梔子　黃連　黃芩　黃柏 各一兩(30g)　蘆薈
青黛　大黃 各五錢(15g)　木香一分(0.3g)　麝香五分(1.5g)

用法： 上藥為末，煉蜜為丸，如小豆大，小兒如麻子大，每服二十丸，生薑湯下。

功用： 清瀉肝膽實火。

主治： 肝膽實火證。頭暈目眩，譫語發狂，神志不寧，或大便秘結，小便赤澀。

【類方比較】

　　龍膽瀉肝湯、瀉青丸、當歸龍薈丸同為瀉肝經實火之劑，其不同點在於龍膽瀉肝湯瀉肝火
並能清利濕熱，且能兼顧滋養陰血，使祛邪而不傷正，用治肝火上炎，濕熱下注證；瀉青丸瀉肝
火，並能疏散肝膽鬱火，宜於肝火內鬱證；當歸龍薈丸是備集大苦大寒之藥，着重於瀉實火，
使從二便分消，乃攻滯降瀉之劑，用治肝經實火證，非實火上盛不可輕用。

【方歌】

　　龍膽瀉肝梔芩柴，生地車前澤瀉偕，

　　木通甘草當歸合，肝經濕熱力能排。

左金丸《丹溪心法》

【組成】 　黃連六兩(180g)　吳茱萸一兩(30g)

【用法】 　上藥為末，水丸或蒸餅為丸。白湯下五十丸(6g)。（現代用法：為末，水泛為丸，
每服2－3g，溫開水送服。亦可作湯劑，用量按原方比例酌定。）

【功用】　清肝瀉火，降逆止嘔。

【主治】　肝火犯胃證。脅肋脹痛，嘈雜吞酸，嘔吐口苦，舌紅苔黃，脈弦數。

【病機】　肝鬱化火，橫逆犯胃，肝胃不和。肝之經脈佈於脅肋，肝經病則脅肋脹痛，犯胃則胃失和降，故嘈雜吞酸，嘔吐口苦。舌紅苔黃，脈象弦數，乃肝經火鬱之候。《素問·至真要大論》説：“諸逆沖上，皆屬於火”，“諸嘔吐酸，暴注下迫，皆屬於熱”。（見圖4.21）

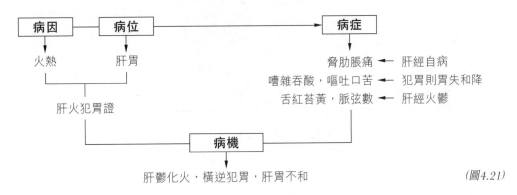

左金丸病機表解

（圖4.21）

【方解】　火熱當清，氣逆當降，故治宜清瀉肝火為主，兼以降逆止嘔。方中重用**黃連**為君，入十二經，清瀉肝火，使肝火得清，自不橫逆犯胃；黃連亦善清瀉胃熱，胃火降則其氣自和，一藥而兩清肝胃，標本兼顧。然氣鬱化火之證，純用大苦大寒既恐鬱結不開，又慮折傷中陽，故又少佐辛熱之**吳茱萸**，一者疏肝解鬱，以使肝氣條達，鬱結得開；二者反佐以制黃連之寒，使瀉火而無涼遏之弊；三者取其下氣之用，以和胃降逆；四者可為引經藥，入肝經，如此一味而功兼四用，以為佐、使。二藥合用，共收清瀉肝火，降逆止嘔之效。

原方出於《丹溪心法》卷一，其原方組成是黃芩、吳茱萸比例為6：1。用黃芩意在清肺金之熱，使金不受邪故可佐金以伐木，故命佐金丸。《證治準繩》中用黃連易黃芩，其理為黃芩只清肺金，然心為火臟，心火清，諸經之火皆清，而以黃連易黃芩，一者黃連入十二經，可直清心、肝二經之火熱，直折肝火上炎之勢，瀉心火諸經之火皆熄；二者用黃連體現了“實則瀉其子”之法；三者用黃連可清胃熱而厚腸胃，以防止肝鬱化火，橫逆犯胃，肝胃不和諸證。基於上述諸因，故用黃連易黃芩。

正如吳昆曰：“左金者，黃連瀉去心火而肺金無畏，得以行金令於左以平肝，故曰左金。”（見圖4.22）

配伍特點：　一者配伍精煉，二為辛開苦降，肝胃同治，瀉火而不至涼遏，降逆而不礙火鬱，相反相成，使肝火得清，胃氣得降，則諸症自癒。

左金丸方義表解

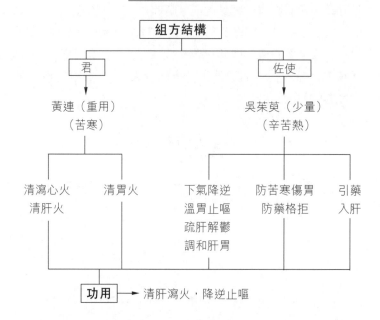

(圖4.22)

組方結構
- 君
  - 黃連（重用）（苦寒）
    - 清瀉心火 清肝火
    - 清胃火
- 佐使
  - 吳茱萸（少量）（辛苦熱）
    - 下氣降逆 溫胃止嘔 疏肝解鬱 調和肝胃
    - 防苦寒傷胃 防藥格拒
    - 引藥入肝

功用 → 清肝瀉火，降逆止嘔

【運用】

辨證要點： 本方是治療肝火犯胃，肝胃不和證的常用方。臨床以嘔吐吞酸，脅痛口苦，舌紅苔黃，脈弦數為辨證要點。

臨證加減： 黃連與吳茱萸用量比例為6：1。如兩者比例不同，則主治功用相異，方名亦有別。黃連與吳茱萸用量如1：1，是為茱萸丸（《太平聖惠方》），治水瀉不止；黃連與吳茱萸用量如2：1，是為甘露散，治暑氣、產後痢疾日久，臍腹冷痛。吞酸重者，加烏賊骨、煅瓦楞以制酸止痛；脅肋疼甚者，可合四逆散或金鈴子散，以加強疏肝和胃之功。

中方西用： 本方可用於胃炎、食道炎、胃潰瘍等屬肝火犯胃者。

注意事項： 吐酸屬虛寒者忌用。

【附方】

1. 戊己丸《太平惠民和劑局方》

    組成： 黃連　吳茱萸　白芍　各五兩(各10g)

    用法： 藥三味，各五兩(各10g)為末，麵糊為丸，如梧桐子大，每服二十丸(6g)，濃煎米飲下，空心日三服。(現代用法：亦可作湯劑，水煎服。)

    功用： 疏肝理脾，清熱和胃。

    主治： 肝脾不和證。胃痛吞酸，腹痛泄瀉。

2. 香連丸《太平惠民和劑局方》

　　組成：黃連　吳茱萸二味同炒，去吳茱萸，加木香

　　功用：清熱化濕，行氣化滯。

　　主治：濕熱痢疾。下痢赤白相兼，腹痛，裏急後重。

【類方比較】

　　左金丸與龍膽瀉肝湯，皆用於肝經實火，脅痛口苦等症，但左金丸主要用於肝經鬱火犯胃之嘔吐吞酸等症，有降逆和胃之功，而無清利濕熱作用，瀉火作用較弱；龍膽瀉肝湯主要用於肝經實火上攻之目赤耳聾，或濕熱下注之淋濁陰癢等症，有清利濕熱之功，而無和胃降逆作用，瀉火之力較強。

【方歌】

　　左金黃萸六比一，肝火犯胃悉能醫，

　　脅痛吞酸熱利服，再加芍藥名戊己。

葦莖湯 《備急千金要方》

【組成】　葦莖切，二升，以水二斗，煮取五升，去滓(60g)　薏苡仁半升(30g)　瓜瓣半升(24g)　桃仁三十枚(9g)

【用法】　上藥㕮咀，內葦汁中，煮取二升，服一升，再服，當吐如膿。(現代用法：水煎服。)

【功用】　清肺化痰，逐瘀排膿。

【主治】　肺癰。熱毒壅滯，痰瘀互結證。身有微熱，咳嗽痰多，甚則咳吐腥臭膿血，胸中隱隱作痛，舌紅苔黃膩，脈滑數。

【病機】　熱毒壅肺，痰瘀互結之肺癰。痰熱壅肺，氣失清肅則咳嗽痰多，《內經》說："熱盛則肉腐，肉腐則成膿"，邪熱犯肺，傷及血脈，致熱壅血瘀，若久不消散則血敗肉腐，乃成肺癰；癰除潰破，藉口咽而出，故咳吐腥臭黃痰膿血；痰熱痰血，互阻胸中，因而胸中隱痛；舌紅苔黃膩，脈滑數，皆痰熱內盛之象。(見圖4.23)

【方解】　治當清肺化痰，逐瘀排膿。方中葦莖甘寒輕浮，善清肺熱，《本經逢原》謂："專於利竅，善治肺癰，吐膿血臭痰"，為肺癰必用之品，故用以為君。瓜瓣清熱化痰，利濕排膿，能清上徹下，肅降肺氣，與葦莖配合則清肺宣壅，滌痰排膿；薏苡仁甘淡微寒，上清肺熱而排膿，下利腸胃而滲濕，二者共為臣藥。桃仁活血逐瘀，且潤燥滑腸，可助消癰，是為佐藥。方僅四藥，結構嚴謹，藥性平和，共具清熱化痰，排膿逐瘀之效。本方為治療肺癰之良方，歷代醫家甚為推崇。不論肺癰之將成或已成皆可使用。用於肺癰膿未成者，服之可使消散；膿已成者，可使肺熱清，痰瘀化，膿液外排，癰向癒。方中葦莖一藥，現代臨床上多用蘆根，方中瓜瓣一藥，《張氏醫通》認為："瓜瓣即甜瓜子"，後世常以冬瓜仁代瓜瓣，以其功用相近。(見圖4.24)

葦莖湯病機表解

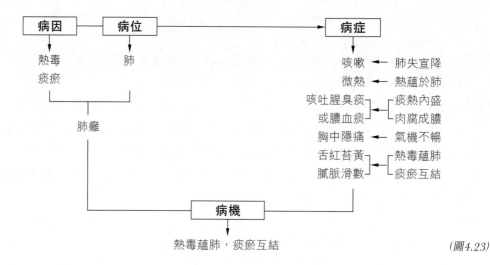

(圖4.23)

葦莖湯方義表解

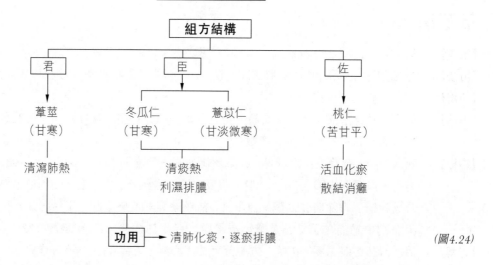

(圖4.24)

配伍特點： 集清熱、排膿、化瘀於一方，則肺熱清，痰瘀消，肺癰可除。

【運用】

辨證要點： 本方為治肺癰的常用方劑。不論肺癰之將成或已成，均可使用本方。臨床以胸痛，咳嗽，吐腥臭痰或吐膿血，舌紅苔黃膩，脈數為辨證要點。

臨證加減： 若肺癰未成膿者，宜加金銀花、魚腥草以增強清熱解毒之功；膿已成者，可加桔梗、生甘草、貝母以增強化痰排膿之效。

中方西用： 肺膿腫、大葉性肺炎、支氣管炎、百日咳等屬肺熱痰瘀互結者。

【附方】

桔梗湯《金匱要略方論》

> 組成： 桔梗一兩(30克)　　甘草二兩(60克)
>
> 用法： 上二味，以水三升，煮取一升，去滓，分溫再服，則吐膿血也。
>
> 功用： 宣肺止咳，祛痰排膿。
>
> 主治： 肺癰。症見咳而胸痛，振寒，脈數，咽乾不渴，時出濁唾腥臭，久久吐膿如米粥者。

【方歌】

> 葦莖湯出千金方，桃仁薏苡冬瓜仁，
>
> 熱毒瘀血成肺癰，膿成未成均任用。

瀉白散《小兒藥證直訣》

【組成】　地骨皮　桑白皮炒　　各一兩(各30g)　　甘草炙，一錢(3g)

【用法】　上藥銼散，入粳米一撮，水二小盞，煎七分，食前服。(現代用法：水煎服。)

【功用】　清瀉肺熱，止咳平喘。

【主治】　肺熱喘咳證。氣喘咳嗽，皮膚蒸熱，午後尤甚，舌紅苔黃，脈細數。

【病機】　肺有伏火鬱熱。肺主氣，宜清肅下降，火熱鬱結於肺，則氣逆不降而為喘咳；肺合皮毛，肺熱則外蒸於皮毛，故皮膚蒸熱，此熱不屬於外感，乃伏熱漸傷陰分所致，故熱以午後為甚，舌紅苔黃，脈象細數，是熱邪漸傷陰分之候。(見圖4.25)

【方解】　治宜清瀉肺熱，止咳平喘。方中桑白皮甘寒性降，專入肺經，清瀉肺熱，平喘止

瀉白散病機表解

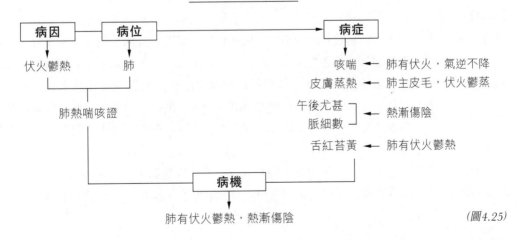

(圖4.25)

咳，故以為君。**地骨皮**甘寒入肺，助君藥清降肺中伏火，為臣藥。君臣相合，清瀉肺熱，以使金清氣肅。**炙甘草**、**粳米**養胃和中，以扶肺氣，共為佐使。四藥合用，共奏瀉肺清熱，止咳平喘之功。

本方是清瀉肺中伏火以消鬱熱，針對小兒“稚陰稚陽”之體，兼顧肺為嬌臟而設。方中用桑白皮、地骨皮為平和之藥，而避黃芩之苦寒；更有炙甘草、粳米養胃和中，以扶肺氣，全方藥力平和，可用於小兒及體弱之軀，體現了中醫的“因人施治”之理論。如非小兒、或盛實之體，臨床運用時可以權變。(見圖4.26)

瀉白散方義表解

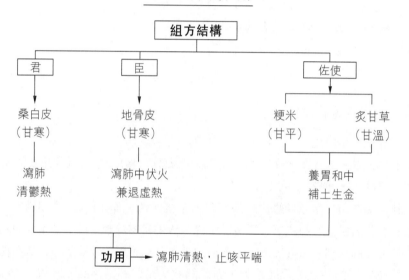

(圖4.26)

配伍特點： 清中有潤，瀉中有補，以清瀉肺中伏火，以消鬱熱。針對小兒稚陰稚陽，易寒易熱，易虛易實，病變迅速的病理生理特點，制方利水不傷陰，瀉火不伐胃，滋陰不戀邪。

【運用】

辨證要點： 本方是治療肺熱喘咳的常用方。臨床以喘咳氣急，皮膚蒸熱，午後尤甚，舌紅苔黃，脈細數為辨證要點。

臨證加減： 肺經熱重者，可加黃芩、知母等以增強清瀉肺熱之效；燥熱咳嗽者，可加瓜蔞皮、川貝母等潤肺止咳；陰虛潮熱者，加銀柴胡、鱉甲滋陰退熱；熱傷陰津，煩熱口渴者，加花粉、蘆根清熱生津；脾胃虛弱，肺金不足者，可加人參、茯苓、白朮之輩，以培土生金。

中方西用： 本方可用於小兒麻疹初起，肺炎或支氣管炎等屬肺中伏火鬱熱者。

注意事項： 本方藥性平和，尤宜於正氣未傷，伏火不甚者。風寒咳嗽或肺虛喘咳者，非本方所宜。

【附方】

葶藶大棗瀉肺湯《金匱要略》

組成： 葶藶子熬令色黃，搗丸如彈子大(9g)　大棗十二枚(4枚)

用法： 上藥先以水三升煮棗，取二升，去棗內葶藶，煮取一升，頓服。

功用： 瀉肺行水，下氣平喘。

主治： 痰水壅實之喘咳胸滿。

【方歌】

瀉白甘桑地骨皮，再加粳米四般宜，

瀉肺清熱和平劑，肺熱喘咳此方施。

麻黃杏仁甘草石膏湯 (參見解表劑——辛涼解表)

清胃散《脾胃論》

【組成】　生地黃　當歸身 各三分(各6g)　牡丹皮半錢(9g)　黃連六分(6g)，夏月倍之　升麻一錢(9g)

【用法】　上藥為細末，都作一服，水一盞半，煎至七分，去滓，放冷服之 (現代用法：作湯劑，水煎服)。

【功用】　清胃涼血。

【主治】　胃火牙痛證。牙痛牽引頭疼，面頰發熱，其齒惡熱喜冷；或牙宣出血；或牙齦紅腫潰爛；或唇舌頰腮腫痛；口氣熱臭，口舌乾燥，舌紅苔黃，脈滑數。

【病機】　胃有積熱，循經上攻。足陽明胃經循鼻入上齒，手陽明大腸經上項貫頰入下齒，胃中熱盛，循經上攻，故牙痛牽引頭痛，面頰發熱，唇舌腮頰腫痛；胃熱上沖則口氣熱臭；胃為多氣多血之腑，胃熱每致血分亦熱，血絡受傷，故牙宣出血，甚則牙齦潰爛；口乾舌燥，舌紅苔黃，脈滑數，俱為胃熱津傷之候。(見圖4.27)

【方解】　治宜清胃涼血。方用苦寒瀉火之**黃連**為君，直折胃腑之熱。臣以甘辛微寒之升麻，一取其清熱解毒，以治胃火牙痛；一取其輕清升散透發，可宣達鬱遏之伏火，有"火鬱發之"之意，黃連得**升麻**，降中寓升，則瀉火而無涼遏之弊，升麻得黃連，則散火而無升焰之虞。胃熱盛已侵及血分，進而傷耗陰血，故以**生地**涼血滋陰；**丹皮**涼血清熱，皆為臣藥。**當歸**養血活血，以助消腫止痛，為佐藥。升麻兼以引經為使。諸藥合用，共奏清胃涼血之效，以使上炎之火得散，內鬱之熱得降，血分之熱得除，於是循經外發諸證，皆可因熱毒內徹而解。《醫方集解》載本方有石膏，其清胃之力更強。(見圖4.28)

配伍特點： 本方以苦寒清胃為主，輔以升陽散火，如此苦降與升散相配伍，清散並施，則上

清胃散病機表解

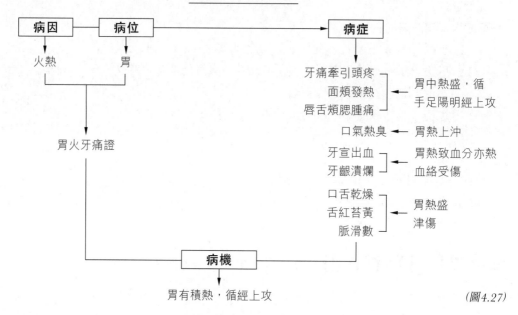

(圖4.27)

清胃散方義表解

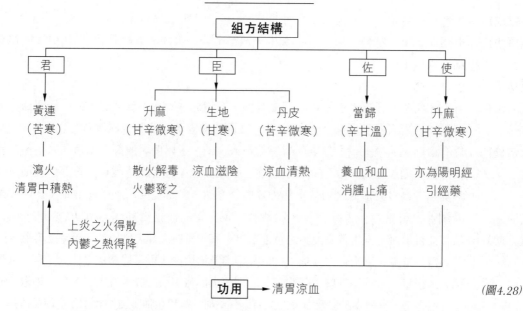

(圖4.28)

炎之火得散,鬱遏之伏火得清。且苦寒不涼遏,升散不助熱之妙。

【運用】

辨證要點: 本方為治胃火牙痛的常用方,凡胃熱證或血熱火鬱者均可使用。臨床以牙痛牽引
頭疼,口氣熱臭,舌紅苔黃,脈滑數為辨證要點。

臨證加減： 若胃中熱盛，口渴飲冷者，加石膏（量重）以清瀉胃熱；若胃熱津傷，口渴飲引者，再加石膏的基礎上，可加玄參、花粉以清熱生津；兼腸燥便秘者，可加大黃以導熱下行；胃火熾盛之牙衄，可加牛膝，導血熱下行。

中方西用： 本方常用於治療口腔炎、牙周炎、三叉神經痛等屬胃火上攻者。

注意事項： 牙痛屬風寒及腎虛火炎者不宜使用。

【附方】

瀉黃散《小兒藥證直訣》又名瀉脾散

　　組成： 藿香葉七錢(21g)　山梔仁一錢(3g)　石膏五錢(15g)　甘草三兩(90g)　防風四兩，去蘆，切，焙(120g)

　　用法： 上藥銼，同蜜、酒微炒香，為細末，每服一至二錢(3-6g)，水一盞，煎至五分，溫服清汁，無時。

　　功用： 瀉脾胃伏火。

　　主治： 脾胃伏火證。口瘡口臭，煩渴易飢，口燥唇乾，舌紅脈數，以及脾熱弄舌等。

【方歌】

　　清胃散升與黃連，當歸生地牡丹全，

　　或加石膏瀉胃火，能消牙痛與牙宣。

玉女煎《景岳全書》

【組成】 石膏三至五錢(9-15g)　熟地三至五錢或一兩(9-30g)　麥冬二錢(6g)　知母　牛膝　各一錢半(各5g)

【用法】 上藥用水一盅半，煎七分溫服或冷服。（現代用法：水煎服。）

【功用】 清胃熱，滋腎陰。

【主治】 胃熱陰虛證。頭痛，牙痛，齒牙鬆衄，煩熱乾渴，舌紅苔黃而乾。亦治消渴，消穀善飢等。

【病機】 少陰不足，陽明有餘。陽明之脈上行頭面，入上齒中，陽明氣火有餘，胃熱循經上攻，則見頭痛牙痛；熱傷胃經血絡，則牙根出血；熱耗少陰陰精，故見煩熱乾渴，舌紅苔黃且乾。此為火盛水虧相因為病，而以火盛為主。（見圖4.29）

【方解】 治宜清胃熱為主，兼滋腎陰。方中石膏辛甘大寒，清陽明有餘之火而不損陰，故為君藥。熟地黃甘而微溫，以滋腎水之不足，用為臣藥。君臣相伍，清火壯水，虛實兼顧。知母苦寒質潤，滋清兼備，一助石膏清胃熱而止煩渴，一助熟地滋養腎陰；麥門冬微苦甘寒，助熟地滋腎，而潤胃燥，且可清心除煩，二者為佐藥。牛膝導熱引血下行，且補肝腎，為佐使藥，以降上炎之火，止上溢之血。（見圖4.30）

玉女煎病機表解

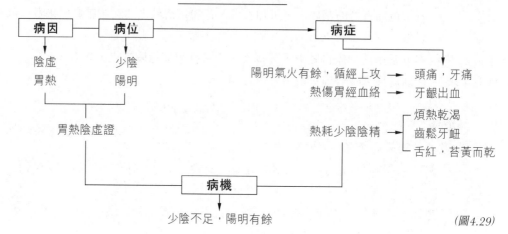

(圖4.29)

玉女煎方義表解

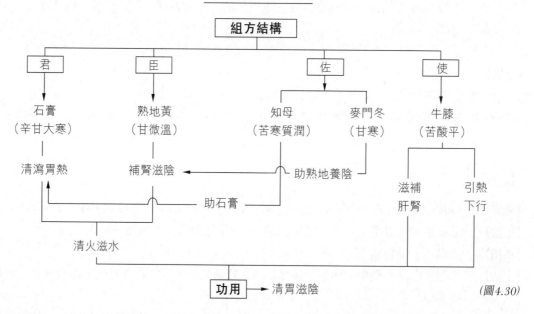

(圖4.30)

配伍特點： 清熱與滋陰共進，虛實兼治，以治實為主，使胃熱得清，腎水得補。陰陽水火臻於平衡，則諸症自癒。

【運用】

辨證要點： 本方為治療胃熱陰虛牙痛的常用方。臨床以牙痛齒鬆，煩熱乾渴，舌紅苔黃而乾為辨證要點。

臨證加減： 火盛者，可加山梔子、地骨皮以清熱瀉火；血分熱盛，齒衄出血量多者，去熟地，加生地、玄參以增強清熱涼血之功。

中方西用： 本方常用於牙齦炎、急性口腔炎、舌炎及糖尿病等屬胃熱陰虛者。

注意事項： 脾虛便溏者，不宜使用本方。

【類方比較】

　　玉女煎與清胃散同治胃熱牙痛，但清胃散重在清胃火，以黃連為君，屬苦寒之劑，配伍升麻，意在升散解毒，兼用生地、丹皮等涼血散瘀之品，功能清胃涼血，主治胃火熾盛的牙痛、牙宣等症。玉女煎以清胃熱為主，而兼滋腎陰，故用石膏為君，配伍熟地、知母、麥冬等滋陰之品，屬清潤之劑，功能清胃火，滋腎陰，主治胃火旺而腎水不足的牙痛及牙宣諸症。

【方歌】

　　玉女煎用熟地黃，膏知牛膝麥冬裹，

　　胃火腎虛相為病，牙痛齒衄宜煎嘗。

葛根黃芩黃連湯 （參見和解劑——表裏雙解）

芍藥湯 《保命集》

【組成】　芍藥一兩(15-20g)　甘草炒，二錢(5g)　當歸半兩(9g)　大黃三錢(9g)　黃連半兩(5-9g)　黃芩半兩(9g)
　　　　　檳榔二錢(5g)　官桂二錢半(2-5g)　木香二錢(5g)

【用法】　上藥㕮咀，每服半兩(15g)，水二盞，煎至一盞。食後溫服。（現代用法：水煎服。）

【功用】　清熱燥濕，調氣和血。

【主治】　濕熱痢。腹痛，便膿血，赤白相兼，裏急後重，肛門灼熱，小便短赤，舌苔黃膩，脈弦數。

【病機】　濕熱壅滯腸道，氣血失調。濕熱下注腸道壅滯氣機，腸中積滯不化，濕熱下注，氣血相搏，釀為膿血，而為下利赤白；氣機被阻則裏急後重；濕熱內迫下注，故小便短赤，肛門灼熱；舌苔黃膩，脈象弦數，為濕熱內蘊之象。*(見圖4.31)*

【方解】　治宜清熱燥濕，調和氣血之法。方中用苦寒之**黃連、黃芩**，入胃腸，清熱燥濕，而解腸中濕熱毒邪之因，為君藥。重用酸苦微寒之**芍藥**，養血和營，緩急止痛，柔肝理脾，調和氣血之功獨優，一藥有數功，故以此藥為方名；配**當歸**養血活血，兼顧下利膿血傷陰之慮；**木香、檳榔**行氣導滯，以調其氣，四藥相配，呈調和氣血之功，共為臣藥，體現《保命集》所云"行血則便膿自癒，調氣則後重自除"之意。**大黃**苦寒沉降，瀉熱積逐瘀，既可助芩、連清熱燥濕，又可蕩滌腸中積滯，使積滯除，以除濕熱之病因，此乃"通因通用"之法，合當歸、芍藥化瘀活血，調和氣血為佐藥。用少量辛熱之**肉桂**配在苦寒方中是為反佐，能防止苦寒傷陽與冰遏伏濕熱之邪，並有活血之意以助行血之力。**炙甘草**益氣和中，調和諸藥，與芍藥相配，又能緩急止痛，為佐使藥。諸藥合用，共奏清熱燥濕，調和氣血之功。*(見圖4.32)*

芍藥湯病機表解

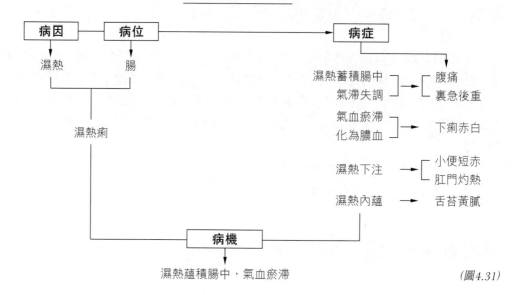

病因　病位　　　　　　　　　　病症

濕熱　　腸

濕熱蓄積腸中　　→　腹痛
氣滯失調　　　　　　裏急後重

濕熱痢

氣血瘀滯　　→　下痢赤白
化為膿血

濕熱下注　→　小便短赤
肛門灼熱

濕熱內蘊　→　舌苔黃膩

病機

濕熱蘊積腸中，氣血瘀滯

(圖4.31)

芍藥湯方義表解

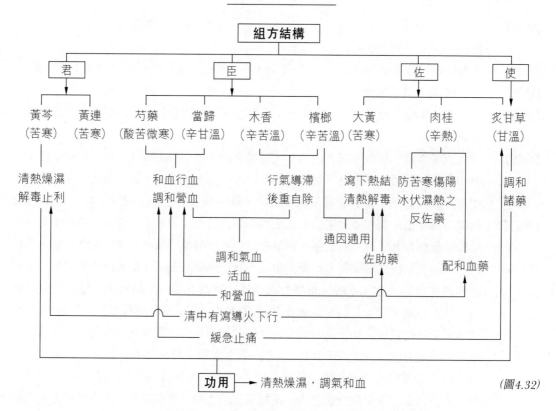

組方結構

君　　　　　臣　　　　　　　　佐　　　　使

黃芩　黃連　芍藥　當歸　木香　檳榔　大黃　肉桂　炙甘草
(苦寒)(苦寒)(酸苦微寒)(辛甘溫)(辛苦溫)(辛苦溫)(苦寒)(辛熱)(甘溫)

清熱燥濕　和血行血　行氣導滯　瀉下熱結　防苦寒傷陽　調和
解毒止利　調和營血　後重自除　清熱解毒　冰伏濕熱之　諸藥
　　　　　　　　　　　　　　　　　　反佐藥

通因通用

調和氣血
活血
和營血
清中有瀉導火下行
緩急止痛

佐助藥
配和血藥

功用　→　清熱燥濕，調氣和血

(圖4.32)

配伍特點： 清熱燥濕為主，兼調氣行血，"通因通用"，寒熱共投，肝脾同調，有別於一般
純用苦寒止濕熱痢之方。

【運用】

辨證要點： 本方是治療便下膿血濕熱利的常用方。臨床以便利膿血，赤白相兼，裏急後重，
舌苔黃膩，脈弦數為辨證要點。

臨證加減： 原方後有"如血痢則漸加大黃；汗後臟毒加黃柏半兩"，可資臨床參考；本方在
運用時，如苔黃而乾，熱甚傷津者，可去肉桂，加烏梅，避溫就涼；如苔膩脈
滑，兼有食積，加山楂、神麴以消導；如熱毒重者，加白頭翁、銀花增強解毒之
力；如痢下赤多白少，或純下血痢，加丹皮、地榆，涼血止血。

中方西用： 本方常用於對細菌性痢疾、阿米巴痢疾、腸易激綜合徵、非特異性潰瘍性結腸
炎、急性腸炎等屬濕熱者。

【附方】

黃芩湯《傷寒論》

組成： 黃芩三兩(9g)　　芍藥二兩(9g)　　甘草二兩，炙(3g)　　大棗十二枚，擘(4枚)

用法： 上四味，以水一斗，煮取三升，去滓；溫服一升，日再，夜服。

功用： 清熱止利，和中止痛。

主治： 熱瀉熱痢。身熱，口苦，腹痛下利，舌紅苔黃，脈數。

【方歌】

芍藥湯用桂將軍，芩香連配草當檳，

重在調氣兼行血，裏急便膿自安康。

白頭翁湯《保命集》

【組成】　白頭翁二兩(15g)　　黃柏三兩(12g)　　黃連三兩(4-6g)　　秦皮三兩(12g)

【用法】　上藥四味，以水七升，煮取二升，去滓。溫服一升。不癒再服一升。(現代用法：水
煎服。)

【功用】　清熱解毒，涼血止痢。

【主治】　熱毒痢疾。腹痛，裏急後重，肛門灼熱，瀉下膿血，赤多白少，渴欲飲水，舌紅苔
黃，脈弦數。

【病機】　熱毒深陷血分，下迫大腸。熱毒熏灼腸胃氣血，化為膿血，而見下利膿血，因其病
邪深入血分，故赤多白少；熱毒阻滯氣機，則腹痛裏急後重；渴欲飲水，舌紅苔
黃，脈弦數皆為熱邪內盛之象。*(見圖4.33)*

【方解】　治宜清熱解毒，涼血止痢。方用苦寒而入血分，歸大腸經的**白頭翁**為君，清熱解

白頭翁湯病機表解

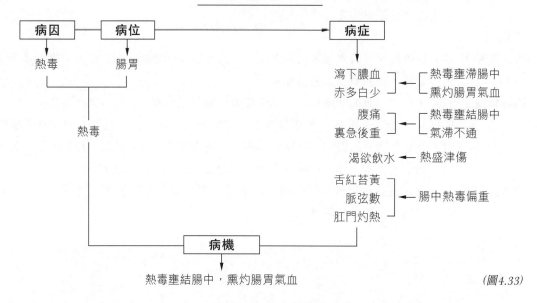

(圖4.33)

白頭翁湯方義表解

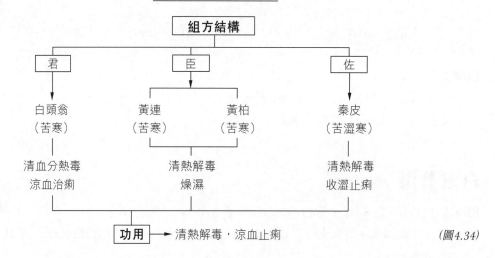

(圖4.34)

毒，涼血止痢。用苦寒之**黃連**，瀉火解毒，燥濕厚腸，為治痢要藥；**黃柏**清下焦濕熱，兩藥共助君藥清熱解毒，尤能燥濕治痢，共為臣藥。**秦皮**苦澀而寒，清熱解毒而兼以收澀止痢，為佐藥。四藥合用，共奏清熱解毒，涼血止痢之功。*(見圖4.34)*

配伍特點： 用苦寒直折腸道火熱，清熱解毒，兼涼血止痢，俾熱毒清解，則痢止後重自除。

【運用】

辨證要點： 本方為治療熱毒血痢之常用方。臨床以下痢赤多白少，腹痛，裏急後重，舌紅苔黃，脈弦數為辨證要點。

臨證加減： 若外有表邪，惡寒發熱者，加葛根、連翹、銀花以透表解熱；裏急後重較甚，加木香、檳榔、枳殼以調氣；膿血多者，加赤芍、丹皮、地榆以涼血和血；挾有食滯者，加焦山楂、枳實以消食導滯。

中方西用： 本方常用於對細菌性痢疾、阿米巴痢疾、急慢性腸炎、慢性潰瘍性結腸炎、腸傷寒、腸易激綜合症等屬熱毒者。

【類方比較】

　　白頭翁湯與芍藥湯同為治痢之方，但白頭翁湯主治熱毒血痢，乃熱毒深陷血分，治以清熱解毒，涼血止痢，使熱毒解，痢止而後重自除；而芍藥湯治下痢赤白，屬濕熱痢，而兼氣血失調證，故治以清熱燥濕與調和氣血並進，且取"通因通用"之法，使"行血則便膿自癒，調氣則後重自除"。兩方主要區別在於白頭翁湯是清熱解毒兼涼血燥濕止痢；芍藥湯是清熱燥濕與調和氣血並用。

【方歌】

　　白頭翁湯治熱痢，連柏秦皮共臣佐，

　　味苦性寒能涼血，解毒止利雙厚腸。

第五節　清虛熱

　　清虛熱劑，適用於陰虛發熱證。此證或由熱病後期，邪伏陰分，陰液已傷所致，症見暮熱早涼、舌紅少苔；或由肝腎陰虛，虛火內擾，以致骨蒸潮熱、盜汗面赤、久熱不退之虛熱證。由於該證有陰液耗傷與虛熱內擾兩個方面，故本類方劑常以滋陰清熱的鱉甲、知母、生地與清透伏熱的青蒿、秦艽、地骨皮、銀柴胡等組配成方。若兼氣虛者，常配黃耆、山藥等以益氣；兼血虛者，配當歸、熟地等以補血；熱甚者，佐以苦寒瀉火之黃柏、黃芩等。代表方如青蒿鱉甲湯、清骨散、當歸六黃湯等。

青蒿鱉甲湯 《溫病條辨》

【組成】　青蒿二錢(6g)　鱉甲五錢(15g)　細生地四錢(12g)　知母二錢(6g)　丹皮三錢(9g)

【用法】　上藥以水五杯，煮取二杯，日再服。（現代用法：水煎服。）

【功用】　養陰透熱。

【主治】　溫病後期，陰液耗傷，邪伏陰分。夜熱早涼，熱退無汗，舌紅苔少，脈來細數。

【病機】　溫病後期，陰液已傷，而餘邪深伏陰分。人體衛陽之氣，日行於陽，而夜入於陰。陰分本有伏熱，陽氣入陰則助長邪熱，兩陽相加，陰不制陽，故身熱夜盛。平旦衛氣出於表，陽出於陰，則熱退身涼。溫病後期，陰液已傷，加之邪熱深伏陰分，則陰津益耗，無以作汗，故見熱退無汗。舌紅少苔，脈象細數，皆為陰虛有熱之候。*(見圖4.35)*

青蒿鱉甲湯病機表解

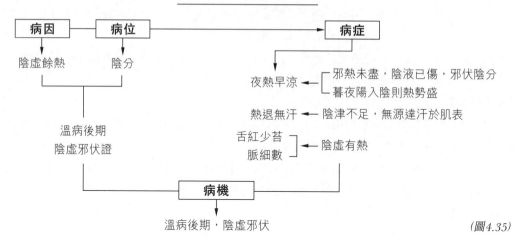

(圖4.35)

【方解】 治宜養陰透熱。方中**鱉甲**鹹寒，直入陰分，滋陰退熱，入絡搜邪；**青蒿**苦辛而寒，其氣芳香，清中有透散之力，清熱透絡，引邪外出，兩藥合用，滋陰清熱，內清外透，使陰分伏熱有外達之機，共為君藥。即如吳鞠通《溫病條辨》所釋："有先入後出之妙，青蒿不能直入陰分，有鱉甲領之入也；鱉甲不能獨出陽分，有青蒿領之出也。"**生地**甘涼，滋陰涼血；**知母**苦寒質潤，滋陰降火，共助鱉甲以養陰退虛熱，同為臣藥。佐以辛苦性涼之**丹皮**，泄血中伏火，以助青蒿清透陰分伏熱。諸藥合用，共奏養陰透熱之功。

此陰虛邪伏之證，若純用滋陰，則滋膩戀邪；若單用苦寒，則又有化燥傷陰之弊。必須養陰與透邪並進為事。*(見圖4.36)*

配伍特點： 滋清兼備，有先入後出之妙。標本兼顧，清中有透，養陰而不戀邪，祛邪而不傷正，可使陰復邪去而熱退。

【運用】

辨證要點： 本方適用於溫熱病後期，餘熱未盡而陰液不足之虛熱證。臨床以夜熱早涼，熱退無汗，舌紅少苔，脈細數為辨證要點。

臨證加減： 若暮熱早涼，汗解渴引，可加天花粉以清熱生津止渴；兼肺陰虛咳嗽者，加沙參、麥冬、五味子；乾咳痰血者再加阿膠滋陰潤肺；若血虛者，加當歸、白芍、以養陰血；如用於小兒夏季熱，加白薇、荷梗祛暑退熱。

中方西用： 本方可用於原因不明的發熱，各種傳染病恢復期低熱、慢性腎盂腎炎、系統性紅斑狼瘡、肺結核、腎結核等屬陰虛內熱，低熱不退者。

注意事項： 青蒿宜鮮用，不入煎劑。陰虛動風者不宜用本方。

【方歌】

　　青蒿鱉甲知地丹，熱自陰來仔細看，

　　夜熱早涼無汗出，養陰透熱服之安。

青蒿鱉甲湯方義表解

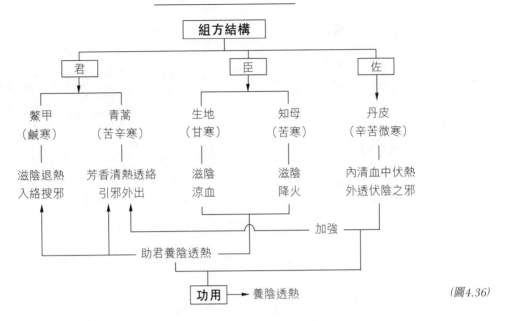

組方結構

| 君 | 臣 | 佐 |

鱉甲（鹹寒）　青蒿（苦辛寒）　　生地（甘寒）　知母（苦寒）　　丹皮（辛苦微寒）

滋陰退熱　芳香清熱透絡　　滋陰　滋陰　　內清血中伏熱
入絡搜邪　引邪外出　　涼血　降火　　外透伏陰之邪

助君養陰透熱　　　　加強

功用 ━━▶ 養陰透熱

(圖4.36)

清骨散《證治準繩》

【組成】　銀柴胡一錢五分(5g)　地骨皮一錢(3g)　胡黃連一錢(3g)　青蒿一錢(3g)　秦艽一錢(3g)
　　　　　知母一錢(3g)　鱉甲醋炙，一錢(3g)　甘草五分(2g)

【用法】　煎法：水二盅，煎八分。服法：食遠服。（現代用法：水煎服。）

【功用】　清虛熱，退骨蒸。

【主治】　虛癆發熱證。陰虛內熱，虛勞骨蒸，或低熱日久不退，或午後或夜間潮熱，形瘦盜
　　　　　汗，唇紅頰赤，口渴心煩，舌紅少苔，脈細數等。

【病機】　肝腎陰虛，虛火內擾。陰虛則生內熱，虛熱蘊蒸，發為骨蒸潮熱，心煩口渴；虛火
　　　　　上炎，則唇紅頰赤；虛火迫津外泄，故夜寐汗出；真陰虧損，不能充養肌膚，日久
　　　　　遂致形體消瘦；舌紅少苔，脈細數均為陰虛內熱之候。因本方證重點是虛火為患，
　　　　　而虛火不降，則陰愈虧，陰愈虧而火愈熾，形成惡性循環。*(見圖4.37)*

【方解】　治宜清虛熱為主，佐以滋陰。方中**銀柴胡**味甘苦性微寒，直入陰分而清熱涼血，善
　　　　　退虛勞骨蒸之熱，而無苦燥之弊，為君藥。**知母**瀉火滋陰以退虛熱；**胡黃連**入血分
　　　　　而清虛熱；**地骨皮**涼血降肺中伏火，去下焦肝腎之虛熱，三藥俱入陰退虛火，善治有
　　　　　汗之骨蒸，以助銀柴胡清骨蒸勞熱，共為臣藥。佐以**秦艽**、**青蒿**皆辛散、芳香透熱之
　　　　　品，清虛熱並透伏熱使邪從外解；**鱉甲**鹹寒，既滋陰潛陽，又引藥入陰分，為治虛熱
　　　　　之常用藥，兼佐使之用。使以**甘草**，調和諸藥，並防苦寒藥物損傷胃氣。*(見圖4.38)*

配伍特點：　本方重在清透伏熱以治標，兼顧滋養陰液以治本，標本同治，共收退熱除蒸之效。

清骨散病機表解

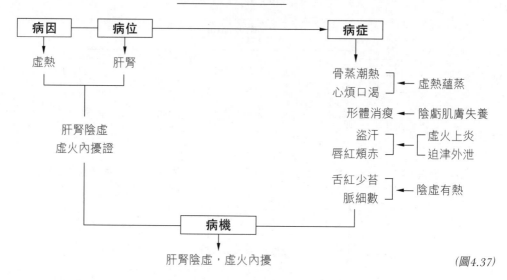

(圖4.37)

清骨散方義表解

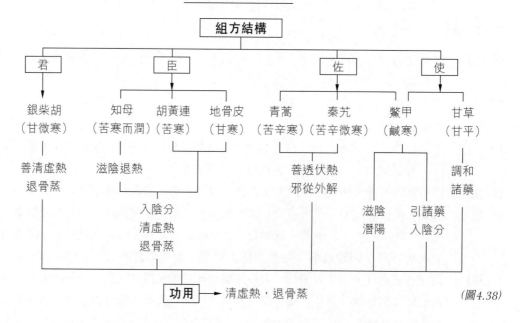

(圖4.38)

【運用】

辨證要點： 本方為治療骨蒸勞熱的常用方。臨床以骨蒸潮熱，形瘦盜汗，舌紅少苔，脈細數
為辨證要點。

臨證加減： 若血虛者，加當歸、白芍、生地以益陰養血；嗽多者，加阿膠、麥冬、五味子以
益陰潤肺止咳。

中方西用： 本方可用於結核病，或其他慢性消耗性疾病的發熱骨蒸屬陰虛內熱者。

【附方】

秦艽鱉甲散《衛生寶鑑》

組成： 地骨皮　柴胡　鱉甲 去裙，酥炙，用九肋者，各一兩(9g)　秦艽　知母　當歸 各半兩(各5g)

用法： 上藥為粗末，每服五錢(15g)，水一盞，青蒿五葉，烏梅一個，煎至七
分，去渣。空心，臨臥溫服。

功用： 滋陰養血，清熱除蒸。

主治： 午後潮熱，咳嗽，困倦，舌紅少苔，脈細數。

【類方比較】

　　清骨散與青蒿鱉甲湯、秦艽鱉甲散同治陰虛發熱。其不同點在於青蒿鱉甲湯以青蒿、鱉甲
為君，配伍生地、知母，是養陰與透邪並進，治熱病傷陰、邪伏陰分之證；秦艽鱉甲散重用柴
胡、鱉甲、地骨皮，是養陰清熱與和解祛風並進，治風勞病之骨蒸盜汗；清骨散以一派清虛熱
之品組方，治陰虛內熱之骨蒸潮熱。

【方歌】

　　清骨散主銀柴胡，胡連秦艽鱉甲輔，

　　地骨青蒿知母草，骨蒸勞熱一併除。

當歸六黃湯《蘭室秘藏》

【組成】　當歸　生地黃　熟地黃　黃連　黃芩　黃柏 各等分(6g)　黃耆 加一倍(12g)

【用法】　煎法：上藥為粗末，每服五錢(15g)，水二盞，煎至一盞。服法：食前服，小兒減半
服。（現代用法：水煎服，用量按原方比例酌情增減。）

【功用】　滋陰瀉火，固表止汗。

【主治】　陰虛火旺盜汗。症見發熱盜汗，面赤，心煩，口乾唇燥，便結溲黃，舌紅，脈數。

【病機】　陰虛火旺之盜汗。腎水不足，不能上濟心火，則心火獨亢，致虛火伏藏於陰分，寐
則衛氣行陰，助長陰分伏火，兩陽相加，迫使陰液失守而盜汗；虛火上炎，故見面
赤心煩；火耗陰津，乃見口乾，唇燥；舌紅苔黃，脈數，皆內熱之象。(見圖4.39)

【方解】　治宜滋陰瀉火，固表止汗。方中**當歸**養血增液，血充則心火可制；**生地，熟地**入肝
腎而滋腎陰，三藥合用，使陰血充則水能制火，共為君藥。盜汗因於水不濟火，火
熱薰蒸，故臣以**黃連**清瀉心火，合以**黃芩、黃柏**，瀉火以除煩，清熱以堅陰，君臣
相合，熱清則火不內擾，陰堅則汗不外泄。汗出過多，乃有衛虛不固，故倍用**黃耆**
為佐，一者因汗出衛氣隨汗液而瀉，故以益氣實衛以固表；以固未定之陰，且可合
當歸、熟地益氣養血。諸藥合用，共奏滋陰瀉火，固表止汗之效。(見圖4.40)

當歸六黃湯病機表解

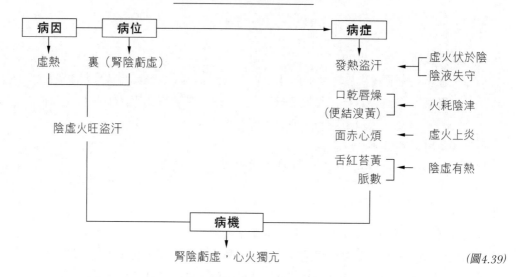

(圖4.39)

當歸六黃湯方義表解

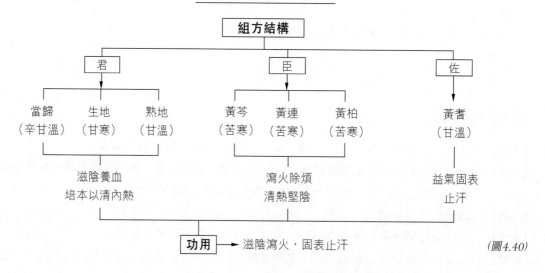

(圖4.40)

配伍特點： 一是養血育陰與瀉火徹熱並進，滋陰為本，瀉熱為標，標本兼顧，使陰固而水能
制火，熱清而耗陰無由；二是益氣固表與育陰瀉火相配，育陰瀉火為本，益氣固
表為標。以使營陰內守，衛外固密，於是發熱盜汗皆相應而癒。

【運用】

辨證要點： 本方是治療陰虛火旺盜汗之常用方。臨床以盜汗面赤，心煩溲赤，舌紅，脈數為
辨證要點。

臨證加減： 本方滋陰清熱之力較強，且偏於苦燥，若陰虛而實火較輕者，可去黃連、黃芩，

加知母，以其瀉火而不傷陰；汗出甚者，可加浮小麥、山萸肉，增強止汗作用；若陰虛陽亢，潮熱煩赤突出者，加白芍、龜板，以滋陰潛陽。

中方西用： 本方可用於甲狀腺機能亢進，肺結核病、糖尿病、更年期綜合症等屬陰虛火旺者。

注意事項： 本方養陰瀉火之力頗強，適用於陰虛火旺者。對於脾胃虛弱，納差便溏者則不宜使用。

【方歌】

當歸六黃二地黃，歸柏芩連共煎嘗，

倍用黃耆為固表，滋陰瀉火斂汗強。

第五章

袪暑劑

概　說

概念

凡以袪除暑邪的為主要功用，治療暑病的方劑，統稱袪暑劑。

病機、治法與分類

暑邪為六淫之一。其致病有明顯的季節性特點，獨見於夏天。所以《素問・熱論》云："先夏至日者為病溫，後夏至日者為病暑。"暑為夏季之主氣，屬溫熱或火熱的範疇，凡夏天感受暑邪而發生的多種疾病，統稱為暑病。

暑為陽邪，其性炎熱，故暑病多表現為身熱，面赤，心煩，小便短赤，舌紅脈數或洪大等一系列陽熱證候。此外，暑病常有多種兼證，暑性升散，最易傷津耗氣，又往往出現口渴喜飲，體倦少氣等症；夏月天暑下迫，地濕上蒸，人處濕熱交蒸之中，故暑病多挾濕邪，常兼胸悶嘔噁，苔白膩等濕阻氣機證；夏令貪涼露臥，不避風寒，加之暑月腠理疏鬆，陽氣外泄，為病亦易兼挾表寒。暑為陽邪，易傷津耗氣，其病易兼氣陰兩傷證。

治暑之法，各家多有所論述。如《臨證指南醫案》云："暑病首用辛涼，繼用甘寒，終用甘酸斂津，不必用下"。王士雄《溫熱經緯・薛生白濕熱病篇》指出："暑傷氣陰，以清暑熱而益元氣，無不應手取效"。王綸《明醫雜著》認為："治暑之法，清心利小便最好。"

由於上述暑邪的特點，其臨床表現多有兼表寒、濕邪、氣陰兩傷之分，其治法又應隨證而變，若單純暑邪致病者，治宜袪暑清熱；兼表證者，治宜袪暑解表；兼濕邪者，治宜清暑利濕；暑熱傷氣者，又當清暑熱而益元氣。故這類方劑分為袪暑清熱、袪暑解表、袪暑利濕、袪暑益氣等四類。

代表方如清絡飲、香薷散、六一散、桂苓甘露飲、清暑益氣湯等。

注意事項

1. 本章方劑，適用於夏月暑熱證。運用袪暑劑，應注意辨別暑病的本證、兼證及其主次輕重。暑病病情各異，兼證不同，治法用方差異甚大。

2. 對於單純冒暑受熱，治宜清熱。暑多挾濕，袪暑劑中每多配伍袪濕之品，是為常法。但須注意暑濕主次輕重。如暑重濕輕者，則濕易從火化，袪濕之品不宜過於溫燥，以免耗傷氣津；若濕重暑輕，則暑為濕遏，甘寒之品又當慎用，以免陰柔礙濕。

祛暑劑內容簡表

祛暑劑 ───────→ 暑病			
分 類	**祛暑清熱**	**祛暑解表**	**祛暑利濕**	**祛暑益氣養陰**
適應證	夏月暑熱證	受暑感寒證	感暑挾濕證	暑熱耗傷氣津證
症 狀	身熱，心煩，汗多，口渴	惡寒，發熱，無汗，頭痛，心煩，口渴	身熱，煩渴，胸脘痞悶，小便不利	身熱，煩渴，倦怠少氣，汗多，脈虛
治 法	祛暑清熱	祛暑解表	祛暑利濕	清暑益氣
代表方	清絡飲	香薷飲	六一散、桂苓甘露飲	清暑益氣湯

第一節　祛暑清熱

　　祛暑清熱劑，適用於夏月感受暑熱之病，臨床證見身熱心煩、汗多口渴等證，常用祛暑清熱藥物組配成方，如清熱西瓜翠衣，鮮荷葉，金銀花，鮮扁豆花等辛涼輕芳之品為主，由於暑熱傷心，又易挾濕，所以常配以清心利濕之品，如竹葉、滑石等，代表方如清絡飲。中暑重者，以石膏、知母等甘寒鹹清熱之品為主，可配益胃護津之品，如甘草、粳米，既可顧護津液，又能防膏、知的寒涼傷胃。代表方如白虎湯等（見清熱劑）。

清絡飲 《溫病條辨》

【組成】　鮮荷葉邊二錢(6g)　　西瓜翠衣二錢(6g)　　鮮銀花二錢(6g)　　鮮扁豆花一枝(6g)　　絲瓜絡二錢(6g)
　　　　　鮮竹葉心二錢(6g)

【用法】　以水二杯，煮取一杯。日二服。

【功用】　祛暑清熱。

【主治】　暑傷肺經氣分暑熱輕證。身熱口渴不甚，頭目不清，昏眩微脹，舌淡紅，苔薄白。

【病機】　暑傷肺經氣分，暑熱輕微，津傷未甚。因其邪淺病輕，故身熱口渴不甚；暑熱上擾清竅，乃致頭目不清，昏眩微脹；舌淡紅，苔薄白，亦為邪淺病輕之象。*(見圖5.1)*

【方解】　由於微暑傷人，根據“因其輕而揚之”、“溫者清之”的治則，以辛涼芳香立法，以芳香輕藥，祛暑清熱，以免藥過病所。方用**鮮銀花**辛涼芳香，清解暑熱；**鮮扁豆花**芳香清散，解暑化濕，共為君藥。**西瓜翠衣**清熱解暑，生津解渴；**絲瓜絡**清肺透絡，共為臣藥。**鮮荷葉**用邊者，取其祛暑清熱之中而有舒散之意；暑氣通心，故又用**鮮竹葉心**清心而利水，共為佐使藥。諸藥合用，藥性清涼芳香，輕清走上，有清透肺中暑熱之效。方中六藥多用鮮者，取其氣清芬芳，清解暑熱之效更優。本方亦可用以代茶，預防暑病。

本方為"清絡中餘邪"而設，可代茶飲，故名"清絡飲"。*(見圖5.2)*

清絡飲病機表解

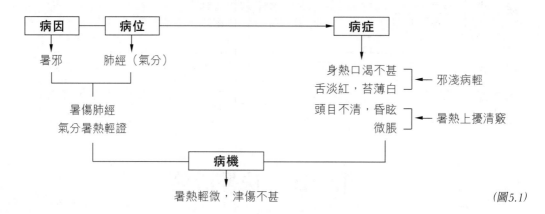

(圖5.1)

清絡飲方義表解

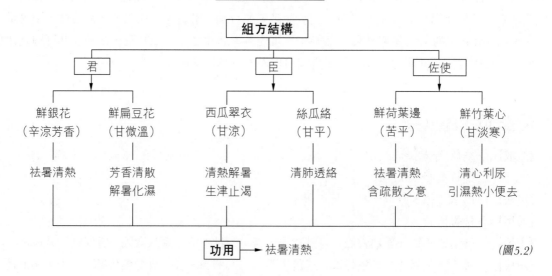

(圖5.2)

配伍特點： 取植物藥花、葉、皮之鮮者，藥性芳香祛暑，辛涼清輕走上，疏達透利，以解暑熱輕證。

【運用】

辨證要點： 本方是治療暑熱傷肺，氣分暑熱輕證的常用方。臨床以身熱口渴不甚，頭目不清、舌苔薄白為辨證要點。

臨證加減： 若暑溫傷肺，咳而無痰，咳聲高者，可加杏仁、麥冬、沙參以利肺氣，養肺陰；或
加橘梗、甘草以開提肺氣，清肺熱；若身熱較甚，可加石膏、知母等清氣分之熱。

中方西用： 各種暑病、中暑、小兒夏季熱、風濕熱等證屬暑熱輕淺者。

注意事項： 本方的適應證是暑病中的輕淺之證。若暑病表寒較甚，或熱渴大汗，或汗多脈散
大，喘喝欲脫者，均不宜使用。

【方歌】

　　清絡飲用荷葉邊，竹絲銀扁翠衣添，

　　鮮用辛涼輕清劑，暑傷肺絡服之痊。

第二節　袪暑解表

　　袪暑解表劑，適用於夏月暑氣內伏，乘涼飲冷，感受寒濕，外則表氣不宣，內則脾胃不
和，臨床證見頭痛發熱，惡寒無汗，心煩口渴，腹痛吐瀉，舌苔白膩等症，常用袪暑藥與解表
藥組配成方，藥如香薷、藿香為主配苦溫燥濕或健脾品，如厚樸、鮮扁豆花、扁豆等化濕和中
之品；或配辛涼表散藥，如鮮荷葉，金銀花、連翹等清透上焦暑熱，代表方如香薷散、新加香
薷飲等。

香薷散 《太平惠民和劑局方》

【組成】　香薷一斤 (9g)　　白扁豆微炒　厚樸薑製，各半斤 (各6g)

【用法】　上為粗末，每服三錢 (9g)，水一盞，入酒一分，煎七分，去渣，水中沉冷。連吃二
服，不拘時候 (現代用法：水煎服，或加酒少量同煎，用量按原方酌減)。

【功用】　袪暑解表，化濕和中。

【主治】　陰暑。發熱，頭重身痛，惡寒無汗，腹痛吐瀉，胸悶，舌苔白膩，脈浮。

【病機】　夏月乘涼飲冷，感受風寒濕。夏月人多貪涼飲冷，或夜間宿露於外，受風寒濕邪
氣，寒濕外束，腠理閉塞，衛陽被鬱，故惡寒發熱，無汗；風寒濕易困肌表，氣血
受阻，則頭痛身痛；夏日嗜食生冷，濕傷脾胃，氣機失暢，故胸悶不舒，腹痛；濕
困脾胃，升降失司，胃氣上逆則嘔吐，濕濁下注大腸則泄瀉；舌苔白膩，乃寒濕之
候。(見圖5.3)

【方解】　治宜外散肌表之寒濕，內化脾胃之濕滯。方中**香薷**辛溫芳香，解表散寒，袪暑化濕，
以治在表之寒濕，是夏月解表之要藥，《本草綱目》曰："香薷乃夏月解表之藥，如
冬月之用麻黃"是以為君藥。**厚樸**辛香溫燥，行氣化濕而解胸悶，去苔膩，為臣藥。
白扁豆甘平，健脾和中，兼能滲濕消暑，為佐藥。入**酒**少許為使，溫散以助藥力，三
藥加酒合用，共奏袪暑解表，化濕和中之效。(見圖5.4)

香薷散病機表解

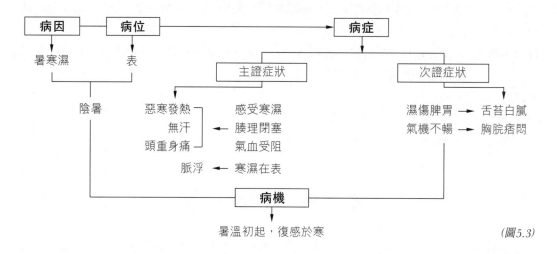

(圖5.3)

病機：暑溫初起，復感於寒

香薷散方義表解

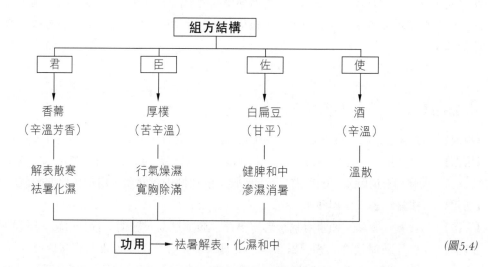

功用 → 祛暑解表，化濕和中

(圖5.4)

配伍特點： 以辛溫散表與苦溫燥濕、 甘緩和中相伍，既外散表邪，又內祛濕安中。

【運用】

辨證要點： 本方是夏月乘涼飲冷，外感風寒，內傷濕滯的常用方。臨床以發熱，頭重身痛，
惡寒無汗，胸悶，苔白膩，脈浮為辨證要點。

臨證加減： 若兼內熱者，加黃連以清熱；濕盛於裏者，加茯苓、甘草以利濕和中；
素體脾虛，中氣不足者，可再加人參、黃耆、白朮、橘紅以益氣健脾燥濕。

中方西用： 本方常用於夏季感冒，急性胃腸炎等屬外感風寒挾濕者。

注意事項： 表虛有汗或中暑發熱汗出，心煩口渴者不可使用。

【附方】

新加香薷飲《溫病條辨》

組成： 香薷二錢(6g)　 銀花三錢(9g)　 鮮扁豆花三錢(9g)　 厚樸二錢(6g)　 連翹二錢(9g)

用法： 水五杯，煮取二杯，先服一杯，得汗，止後服，不汗再服，服盡不汗，更作服。

功用： 祛暑解表，清熱化濕。

主治： 暑溫。發熱頭痛，惡寒無汗，口渴面赤，胸悶不舒，舌苔白膩，脈浮而數者。

【類方比較】

　　香薷散與新加香薷飲同屬祛暑解表方劑，兩方均以辛溫之香薷、厚樸祛暑解表，散寒化濕。但香薷散藥性偏溫，主治暑令感寒挾濕之證；而新加香薷飲又加金銀花、扁豆花、連翹，則藥性偏涼，主治暑溫兼表寒，雖亦惡寒無汗，但有口渴面赤，是當區別。

【方歌】

　　三物香薷豆樸先，散寒化濕功效兼，

　　若益銀翹豆易花，新加香薷祛暑煎。

第三節　祛暑利濕

　　祛暑利濕劑適用於夏月感冒挾濕，臨床症見身熱煩渴、胸脘痞悶、嘔噁泄瀉、小便不利等症，治當清暑熱利小便為法。即王綸《明醫雜著》云："治暑之法，清心利小便為最好。"使暑熱濕邪從小便而出。常用以滑石、茯苓、澤瀉等藥為主，配生甘草以清熱瀉火甘緩和中，或配桂枝以溫陽化氣等藥物組配成方，代表方為六一散、桂苓甘露飲等。

六一散（原名益元散）《傷寒直格》

【組成】　　滑石六兩(180g)　 甘草一兩(30g)

【用法】　　為細末。每服三錢，蜜少許，溫水調下，或無蜜也可，每日三服；或欲冷飲者，新井泉調下亦得；解利發汗，煎蔥白、豆豉湯下，每服一盞，蔥白五寸，豆豉五十粒，煮取汁七分。（現代用法：為細末，每服9—18g，包煎，或溫水調下，日二至三服；亦常加入其他方藥中煎服。）

【功用】　　祛暑利濕。

【主治】　　1. 暑濕證。症見身熱煩渴、小便不利，或嘔吐泄瀉。2. 膀胱濕熱證。症見小便赤澀淋痛以及砂淋等。

【病機】　暑邪挾濕。暑為陽邪，暑氣通於心，故傷於暑者，多見身熱，心煩；暑熱傷津，則見口渴；暑病每多挾濕，濕阻於裏，膀胱氣化不利，故見小便不利；濕熱下注，則小便赤澀淋痛；濕走腸間，則為泄瀉。*(見圖5.5)*

六一散病機表解

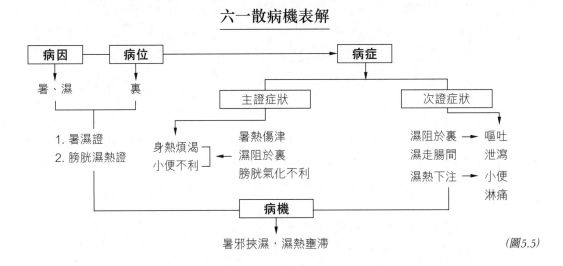

暑邪挾濕，濕熱壅滯

(圖5.5)

【方解】　治宜清暑利濕。方中**滑石**甘淡性寒，質重體滑，既可清解暑熱，以治暑熱煩渴，又可通利水道，使三焦濕熱從小便而泄，以除暑濕所致的小便不利及泄瀉，用為君藥。**生甘草**甘平偏涼，能清熱瀉火，益氣和中，與滑石相伍，一可甘寒生津，使利小便而津液不傷；二可防滑石之寒滑重墜以伐胃，為臣藥。二藥合用，清暑利濕，能使三焦暑濕之邪從下焦滲泄，則熱、渴、淋、瀉諸證可癒。

本方原名益元散，一名天水散。後人為區別加辰砂之益元散，故通稱為六一散。既取“天一生水，地六成之”之義，又說明方藥用量比例。*(見圖5.6)*

配伍特點： 六份質重之滑石與一份甘緩和中之甘草相配，藥性平和，清熱利濕，甘鹹生津，使清熱而不留濕，利水而不傷陰，是清暑利濕的著名方劑。

【運用】

辨證要點： 本方為治暑濕的常用方，又為治療暑濕及濕熱壅滯所致小便不利的基礎方。臨床以身熱煩渴，小便不利為辨證要點。

臨證加減： 若暑熱較重，可酌加淡竹葉、西瓜翠衣之類以祛暑；傷津而口渴舌紅者，可加麥冬、沙參、石斛等，以養陰生津止渴；心火較旺而舌紅心煩者，可加竹葉、燈芯、黃連等，以瀉火除煩；氣津兩傷可加西洋參、五味子等，以益氣養陰，小便澀痛或有砂石諸淋者，可選用白茅根、小薊、車前草及海金沙、金錢草、雞內金等，以利尿通淋。

中方西用： 可用於膀胱炎、尿道炎、多種水腫等病屬濕熱者。

六一散方義表解

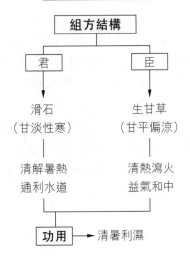

```
            組方結構
          ┌──────┴──────┐
          君             臣
          │             │
          ▼             ▼
        滑石           生甘草
      （甘淡性寒）     （甘平偏涼）
          │             │
          │             │
        清解暑熱       清熱瀉火
        通利水道       益氣和中
          └──────┬──────┘
            功用 ──→ 清暑利濕
```

(圖5.6)

注意事項： 若陰虛，內無濕熱，或小便清長者忌用。

【附方】

1. 益元散《傷寒直格》

  組成： 即六一散加辰砂，燈心湯調服。

  功用： 清心解暑，兼能安神。

  主治： 暑濕證兼心悸怔忡，失眠多夢者。

2. 碧玉散《傷寒直格》

  組成： 即六一散加青黛，令如淺碧色。

  功用： 清解暑熱。

  主治： 暑濕證兼有肝膽鬱熱者。

3. 雞蘇散《傷寒直格》

  組成： 即六一散加薄荷。

  功用： 疏風解暑。

  主治： 暑濕證兼微惡風寒，頭痛目脹，咳嗽不爽者。

【類方比較】

  上述三方均能祛暑清熱利濕，用治暑濕證，但一兼安神，一兼清肝，一兼解表，各有所長，宜區別使用。

【方歌】

  六一滑石甘草散，清暑利濕功效專，

  辰砂黛薄依次加，益元碧玉雞蘇散。

桂苓甘露散 《黃帝素問宣明論方》

【組成】 茯苓一兩(30g)　石膏二兩(60g)　甘草二兩(60g)　寒水石二兩(60g)　白朮炙，半兩(15g)

　　　　滑石四兩(120g)　澤瀉一兩(30g)　豬苓半兩(15g)　官桂去皮，半兩(15g)

【用法】 上為末。每服三錢，溫湯調下，新汲水亦得，生薑湯尤良。小兒每服一錢，用如上
　　　　法。（現代用法：按原方用量比例酌減，改湯劑服。）

【功用】 祛暑清熱，化氣利濕。

【主治】 暑濕證。發熱頭痛，煩渴引飲，小便不利，以及霍亂吐下。

【病機】 既受暑熱所傷，又有水濕內停。暑熱內侵，故發熱頭痛；熱盛傷津，則煩渴引飲；
　　　　濕盛於裏，膀胱氣化不利，故見小便不利；暑濕俱盛，內傷脾胃，升降失司，清濁
　　　　相干，則為"霍亂吐下"之證。(見圖5.7)

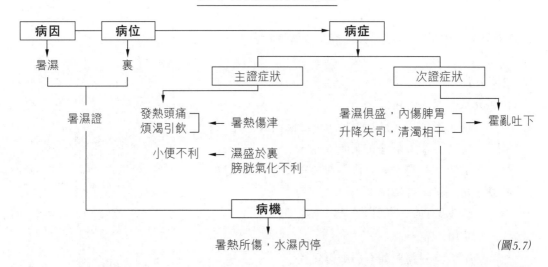

桂苓甘露散病機表解

(圖5.7)

【方解】 本方為暑熱兼濕證而設根據"熱者寒之"、"結者散之"及"濕淫於內，……以淡泄之"
　　　　的原則，宜清暑利濕為法。方中重用**滑石**清解暑熱並利水滲濕為君。暑濕在裏者邪
　　　　留臟腑，非用重劑清熱利濕，終歸無濟，故又配伍大寒質重的**石膏、寒水石**，以加
　　　　強清暑解熱之功，為臣藥。**豬苓、茯苓、澤瀉**以利水祛濕；**白朮**健脾而運化水濕；
　　　　官桂助下焦氣化，使濕從小便而去，以上五味共為佐藥。**甘草**益氣調藥，既可助
　　　　苓、朮健脾，又可緩"三石"大寒重墜之性，使清利而不傷正，為使藥。諸藥配合，
　　　　共奏清暑解熱，化氣利濕之功，使脾胃升降之機得復，則暑消濕去，諸症自癒。
　　　　本方為五苓散、甘露散及六一散合方而成，功善清暑利濕，如新秋甘露降而暑氣潛
　　　　消也，故名桂苓甘露飲。(見圖5.8)

配伍特點： 清解並施，升降並用，化氣行水與淡滲重墜利濕並行。

桂苓甘露散方義表解

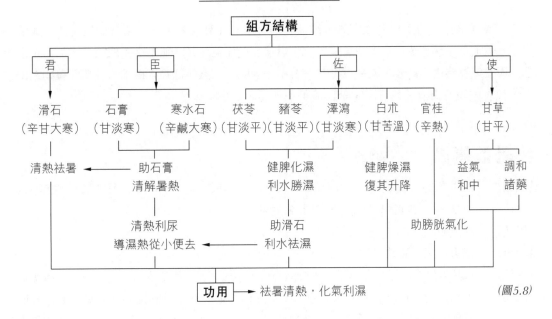

(圖5.8)

【運用】

辨證要點： 本方是祛暑利濕的常用方。臨床以發熱頭痛，煩渴引飲，小便不利為辨證要點。

臨證加減： 因本方清暑祛濕之力較強，故主要適用於暑熱盛、濕邪重之暑濕重證。若暑熱較
輕，可減石膏、寒水石的用量，或去之以西瓜翠衣、蘆根、竹葉代之；若水濕中
阻，嘔噁腹脹者，可加藿香、佩蘭以芳香化濕；若水瀉瀑注可去豬苓，減三石用
量，加人參、藿香、葛根、木香等。

中方西用： 中暑、霍亂、夏季急性胃腸炎、尿道感染屬暑濕者，可加減使用。

注意事項： 若一般的傷暑輕證，或汗瀉過多，氣津大傷均非本方所宜。

【類方比較】

　　桂苓甘露飲與六一散同為清暑祛濕之劑均可治療暑濕為病。但六一散藥僅兩味，藥力單薄
宜於暑濕輕證；桂苓甘露飲是六一散合五苓散（見祛濕劑），再加石膏、寒水石而成，清暑利
濕之力較大，宜於暑濕俱盛，證情較重者。

【方歌】

　　桂苓甘露豬苓膏，朮澤寒水滑石草，
　　清暑泄熱又利濕，發熱煩渴一併消。

第四節　清暑益氣

　　清暑益氣劑，適用於夏熱傷氣，津液受灼，臨床症見身熱煩渴、倦怠少氣，汗多脈虛等症。王孟英《溫熱經緯》言："暑傷氣陰，以清暑熱而益元氣，無不應手取效"。故常用清暑之品與益氣養陰之西洋參、人參、麥冬、石斛、五味子；益氣健脾之白朮、甘草等藥物組配成方，代表方如王氏清暑益氣湯、李氏清暑益氣湯、白虎加人參湯等。

清暑益氣湯 《溫熱經緯》

【組成】　西洋參(5g)　荷梗(15g)　石斛(15g)　知母(6g)　麥冬(9g)　甘草(3g)　黃連(3g)　粳米(15g)
　　　　　竹葉(6g)　西瓜翠衣(30g)（原方未著劑量）

【用法】　水煎服。

【功用】　清暑益氣，養陰生津。

【主治】　暑熱氣津兩傷證。身熱汗多，口渴心煩，小便短赤，體倦少氣，精神不振，脈虛數。

【病機】　暑熱內侵，耗傷氣津。暑為陽邪，暑熱傷人則身熱；暑熱擾心則心煩；暑性升散，致使腠理開泄，而見汗多；熱傷津液故口渴，尿少而黃；暑熱耗氣，故見體倦少氣，精神不振，脈虛。(見圖5.9)

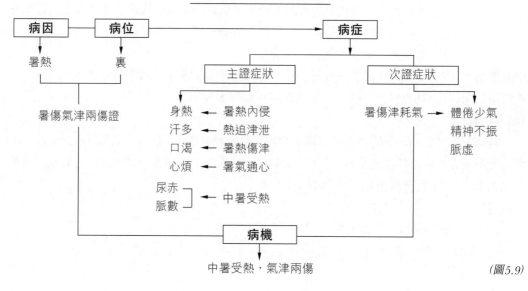

清暑益氣湯病機表解

(圖5.9)

【方解】　治宜清暑熱，益氣生津。方中**西瓜翠衣**清熱解暑，**西洋參**益氣生津，養陰清熱，共為君藥。**荷梗**助西瓜翠衣清熱解暑；**石斛、麥冬**助西洋參養陰生津，共為臣藥。**黃**

連苦寒瀉火,以助清熱袪暑之力;**知母**苦寒質潤,瀉火滋陰;**竹葉**甘淡,清熱除煩,均為佐藥。**甘草、粳米**益胃和中,為使藥。諸藥合用,具有清暑益氣,養陰生津之功。使暑熱得清,氣津得復,諸症自除。*(見圖5.10)*

清暑益氣湯方義表解

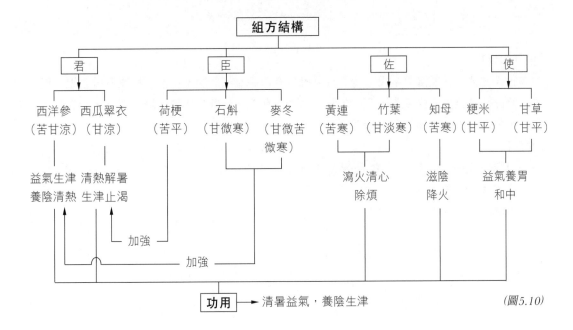

(圖5.10)

配伍特點: 兼顧清暑益氣與養陰生津,使清暑熱不傷陰,補虛而不戀邪。

【運用】

辨證要點: 本方用於夏月傷暑,氣陰兩傷證。臨床以體倦少氣,口渴汗多,脈虛數為辨證要點。

臨證加減: 若暑熱較高,可加石膏以清熱解暑;暑熱挾濕,苔白膩者可去陰柔之麥冬、石斛、知母,加藿香、六一散等,以增強袪濕之功;若暑熱不甚可去黃連;用於小兒夏季發熱者,可去黃連、知母,加白薇、地骨皮等。

中方西用: 用於小兒夏季熱,久熱不退,煩渴體倦,屬氣津不足者,功能性發熱、肺炎及多種急性傳染病的恢復期等屬氣陰兩虛者。

注意事項: 本方有滋膩之品,故暑病挾濕者不宜使用。無氣虛者也不宜使用。

【附方】

清暑益氣湯《脾胃論》

組成: 黃耆汗少,減五分　蒼朮泔浸,去皮　升麻　以上各一錢五分(各4.5g)　人參去蘆
澤瀉　炒麴　橘皮　白朮　以上各五分(各2g)　麥門冬去心　當歸身

炙甘草 以上各三分(各2g)　　青皮去白，兩分半(1.5g)　　黃柏酒洗去皮二分或三分(2g)

葛根二分(1.5g)　　五味子九枚(2g)

用法：水煎服。

功用：清暑益氣　除濕健脾。

主治：平素氣虛，又受暑濕。身熱頭痛，口渴自汗，四肢困倦，不思飲食，胸滿身重，大便溏薄，小便短赤，苔膩脈虛者。

【類方比較】

　　王氏之清暑益氣湯與李氏之清暑益氣湯均有清暑益氣之功，主治暑病兼氣虛之證。但王氏之清暑益氣湯於清暑益氣之外，重在養陰生津，宜於暑熱傷津耗氣之證；李氏之清暑益氣湯清暑生津之力稍遜，但重在健脾燥濕，用於元氣本虛，暑濕傷內之證。

【方歌】

　　清暑益氣西洋參，竹葉知草與荷梗，

　　麥冬米斛連瓜翠，暑熱傷津此方能。

第六章

溫裏劑

概　說

概念

凡以溫裏助陽、溫經散寒通脈為主要功用，用以治療裏寒證的方劑，統稱溫裏劑。

病機、治法與分類

裏寒證是指寒邪在裏所致的病證。裏寒證或因素體陽虛，寒從中生；或因外寒直中三陰，深入臟腑；或因過服寒涼，損傷陽氣。無論何種成因，總不外乎外寒入裏和寒從中生兩個方面。裏寒證以畏寒肢涼，喜溫蜷臥，面色蒼白，口淡不渴，小便清長，脈沉遲或緩等為主要臨床表現。

治療當溫裏祛寒，是依據《素問·至真要大論》“寒者熱之”、“治寒以熱”的理論立法，屬於“八法”中的“溫法”。

但因病位有臟腑經絡之別，病勢有輕重緩急之分，故溫裏劑分為溫中祛寒、回陽救逆、溫經散寒三類。

注意事項

1. 使用溫裏劑，應明辨寒熱真假，勿為假象迷惑，如為真熱假寒，切不可誤用此類方劑；素體陰虛或失血之人亦應慎用，以免重傷陰血。

2. 應辨別寒證所在部位，屬於何臟何腑，分而治之。

3. 要注意因人、因時、因地制宜變通。若氣候炎熱或平素火旺之體，劑量一般要輕，且中病即止；若冬季氣候寒冷，或素體陽虛之人，劑量可適當增加。寒為陰邪，易傷陽氣，故本類方劑多與補氣藥物配伍，以使陽氣得復。

4. 若陰寒太盛，或真寒假熱，服藥入口即吐者，此為格拒，可少佐苦寒或鹹寒之品，或冷服，以免格拒不納。

溫裏劑分類簡表

溫裏劑 ──────▶ 裏寒證		
分 類	**溫中祛寒**	**回陽救逆**	**溫經散寒**
適應證	中焦虛寒證	陽氣衰微，陰寒內盛，甚或陰盛格陽、戴陽的危重病證	寒凝經脈證
症 狀	脘腹痞滿，嘔吐泛酸，大便溏薄，食少倦怠，口乾多涎，舌苔白滑等	四肢厥逆，精神萎靡，惡寒踡臥，甚或冷汗淋漓，脈微欲絕等	手足厥寒，或肢體疼痛，或發陰疽等
立 法	溫中祛寒	回陽救逆	溫經散寒
代表方	理中丸、小建中湯、吳茱萸湯	四逆湯、回陽救急湯	當歸四逆湯、陽和湯

第一節　溫中祛寒

　　溫中祛寒劑，適用於中焦虛寒證。症見脘腹疼痛，嘔噁下利，不思飲食，肢體倦怠，手足不溫，舌苔白滑，脈沉細或沉遲等。常由乾薑、吳茱萸等溫中散寒藥與人參、白朮等益氣健脾藥組配成方，代表方劑如理中丸、小建中湯、吳茱萸湯等。

理中丸 《傷寒論》

【組成】　人參　炙甘草　乾薑　白朮　各三兩(各9g)

【用法】　丸劑製法：上四味，搗篩，蜜和為丸，如雞子黃許大。以沸湯數合，和一丸，研碎，溫服之。日三服，夜二服。腹中未熱，益至三、四丸，然不及湯。湯法：以四物依兩數切，用水八升，煮取三升，去滓。湯劑服法：溫服一升，日三服。服湯後，如食頃，飲熱粥一升許，微自溫，勿發揭衣被。（現代用法：蜜丸，一日二、三次，每次9g，開水送下；或按原方比例酌定用量作湯劑，水煎服。）

【功用】　溫中祛寒，補氣健脾。

【主治】　1. 脾胃虛寒證。脘腹綿綿作痛，喜溫喜按，嘔吐，大便稀溏，脘痞食少，畏寒肢冷，口不渴，舌淡苔白潤，脈沉細或沉遲無力。2. 脾陽虛失血證。便血，吐血，衄血或崩漏等，血色暗淡，質清稀。3. 脾胃虛寒所致的胸痺，或病後多涎唾；或小兒慢驚風。

【病機】　中陽不足，脾胃虛寒。由於中陽不足，寒從中生，陽虛失溫，寒性凝滯，故見畏寒肢冷，脘腹綿綿作痛，喜溫喜按。脾主運化而升清，胃主受納而降濁，今脾胃虛寒，納

理中丸病機表解

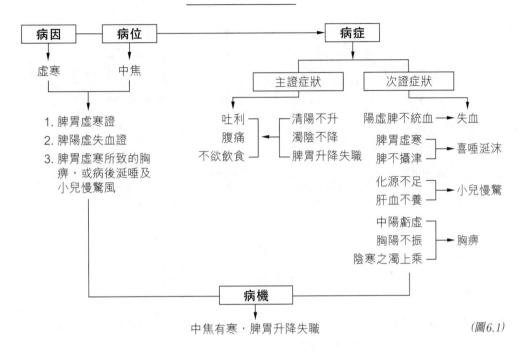

中焦有寒，脾胃升降失職　　　　　　　　　　　　　　　　　　(圖6.1)

運升降失常，故脘痞食少，嘔吐，便溏。脾胃虛寒，脾不攝津，故喜唾涎沫。中焦虛寒，陽虛不運，陰寒滯胸中，陰乘陽位，故可致胸痹。小兒若化源不足，肝血不養，故可致小兒慢驚。舌淡苔白潤，口不渴，脈沉細或沉遲無力皆為虛寒之象。*(見6.1)*

【方解】 治宜溫中祛寒，益氣健脾。方中**乾薑**為君，大辛大熱，溫中陽，祛寒邪，扶陽抑陰。性味甘溫之**人參**為臣，補氣健脾。君臣相配，溫中健脾。脾為濕土，虛則易生濕濁，故用甘溫苦燥之**白朮**為佐，健脾燥濕。**炙甘草**與諸藥等量，寓意有三：一為合參、朮以助益氣健脾；二為緩急止痛；三為調和藥性，而兼佐使之用。

本方在《金匱要略》中作湯劑，稱 "人參湯"。理中丸方後亦有 "然不及湯" 四字。蓋湯劑較丸劑作用力強而迅速，臨床可視病情之緩急，酌定使用劑型。

本方溫中陽，益脾氣，助運化，故曰 "理中"。*(見圖6.2)*

配伍特點： 溫補燥三法並用，以溫為主。

【運用】

辨證要點： 本方是治療中焦脾胃虛寒證的基礎方。臨床以脘腹綿綿作痛，嘔吐便溏，畏寒肢厥，舌淡，苔白，脈沉細為辨證要點。亦可用於小兒慢驚、胸痹等屬中焦虛寒者。

臨證加減： 若虛寒甚者，可加附子、肉桂、以增強溫陽祛寒之力；嘔吐甚者，可加生薑、半夏降逆止嘔；下利甚者，可加茯苓、白扁豆健脾滲濕止瀉；陽虛失血者，可將乾薑易為炮薑，加艾葉、灶心土溫澀止血；胸痹，可加薤白、桂枝、枳實振奮胸陽，舒暢氣機。

理中丸方義表解

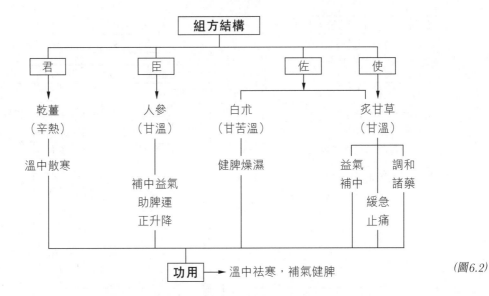

(圖6.2)

中方西用： 本方常用於急、慢性胃腸炎、胃及十二指腸潰瘍、胃痙攣、胃下垂、胃擴張、慢性結腸炎等屬脾胃虛寒者。

注意事項： 濕熱蘊結中焦，或脾胃陰虛者忌用。

【附方】

1. **附子理中丸**《太平惠民和劑局方》

    組成： 炮附子去皮　人參　炮乾薑　炙甘草　白朮　各三兩(各90g)

    用法： 上為細末，煉蜜為丸，每兩作十丸，每服一丸 (6g)，以水一盞，化開，煎至七分，空心食前，稍熱服之。

    功用： 溫陽祛寒，補氣健脾。

    主治： 脾胃虛寒較甚，或脾腎陽虛證。脘腹疼痛，下利清稀，噁心嘔吐，畏寒肢冷，或霍亂吐利轉筋等。

2. **桂枝人參湯**《傷寒論》

    組成： 桂枝四兩(12g)　甘草四兩,炙(9g)　白朮三兩(9g)　人參三兩(9g)　乾薑三兩(9g)

    用法： 上五味，以水九升，先煮四味，取五升，納桂更煮，取三升，去滓。溫服一升，日再夜一服。

    功用： 溫陽健脾，解表散寒。

    主治： 脾胃虛寒，復感風寒表證。惡寒發熱，頭身疼痛，腹痛，下利便溏，口不渴，舌淡苔白滑，脈虛者。

【附方比較】

以上兩方均是在理中丸的基礎上加味而成。其中附子理中丸是在理中丸的基礎上加用大辛大熱之附子，其溫中散寒之力更強，且能溫腎，適用於脾胃虛寒之重證，或脾腎虛寒者。桂枝人參湯即人參湯加桂枝，溫陽健脾，兼解表寒，表裏同治，適用於脾胃虛寒而兼有風寒表證者。

【方歌】

理中丸薑參朮草，脾胃虛寒用之好，

溫中散寒補脾氣，虛寒吐利皆可療。

小建中湯 《傷寒論》

【組成】 芍藥酒炒，六兩(18g)　生薑切，三兩(9g)　桂枝去皮，三兩(9g)　大棗擘，十二枚(6g)　炙甘草二兩(6g)
飴糖一升(30g)

【用法】 上六味，以水七升，先煮五味，取三升，去滓，納飴，更上微火消解。溫服一升，日三服。(現代用法：水煎二次，取汁，兌入飴糖，分二次溫服。)

【功用】 溫中補虛，和裏緩急。

【主治】 中焦虛寒，肝脾不和證之虛勞裏急證。腹中拘急疼痛，喜溫喜按，神疲乏力，虛怯

小建中湯病機表解

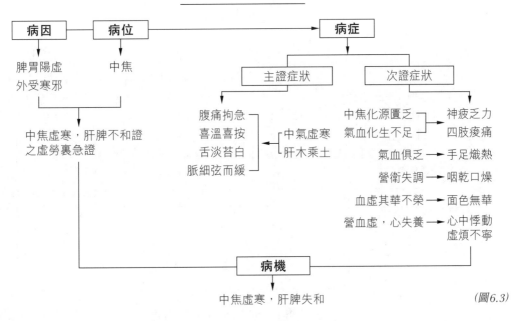

(圖6.3)

少氣；或心中悸動，虛煩不寧，面色無華；或伴有四肢酸楚，手足煩熱，咽乾口
燥；舌淡苔白，脈細弦。

【病機】 中焦虛寒，肝脾失和，化源不足。中焦虛寒，肝木乘土，故腹中拘急疼痛，喜溫喜
按。脾胃為氣血生化之源，中焦虛寒，化源匱乏，氣血俱虛，故見心悸，面色無
華，發熱，口燥咽乾等。症雖不同，病本則一，總由中焦虛寒所致。*(見圖6.3)*

【方解】 治當溫中補虛而兼養陰，和裏緩急而能止痛。方中重用甘溫質潤之**飴糖**為君，溫補
中焦，緩急止痛。臣以辛溫之**桂枝**，溫陽氣，祛寒邪；酸甘之**芍藥**，養營陰，緩肝
急，止腹痛。佐以**生薑**溫胃散寒，**大棗**補脾益氣。**炙甘草**益氣和中，調和諸藥，是
為佐使之用。其中飴糖配桂枝，辛甘化陽，溫中焦而補脾虛；芍藥配甘草，酸甘化
陰，緩肝急而止腹痛。六藥合用，共奏溫中焦而補脾虛，柔肝理脾，緩急止痛，益陰
和陽之功。用之可使中氣強健，陰陽氣血生化有源，故以“建中”名之。*(見圖6.4)*

配伍特點： 辛甘化陽與酸甘化陰並進，以達益陰和陽，中氣自強之功。

【運用】

辨證要點： 本方既是溫中補虛，緩急止痛之劑，又是調和陰陽，柔肝理脾之常用方。臨床以
腹中拘急疼痛，喜溫喜按，舌淡，脈細弦為辨證要點。

臨證加減： 若中焦虛寒者，可加乾薑以增強溫中散寒之力；兼有氣滯者，可加木香行氣止
痛；便溏者，可加白朮健脾燥濕止瀉；面色萎黃，短氣神疲者，可加人參、黃
耆、當歸以補氣血。

小建中湯方義表解

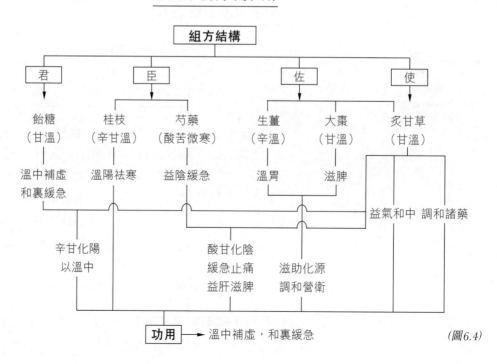

功用 → 溫中補虛，和裏緩急　　　　　*(圖6.4)*

中方西用： 本方常用於胃及十二指腸潰瘍、慢性肝炎、慢性胃炎、胃腸神經官能症、多種腸炎、神經衰弱、再生障礙性貧血、功能性發熱等屬中焦虛寒，肝脾不和者。

注意事項： 症見嘔吐或中滿者不宜使用；陰虛火旺之胃脘疼痛忌用。

【附方】

1. 黃耆建中湯《金匱要略》

　　組成： 桂枝三兩，去皮(9g)　甘草二兩，炙(6g)　大棗十二枚，擘(6g)　芍藥六兩(18g)

　　　　　　生薑三兩，切(9g)　膠飴一升(30g)　黃耆一兩半(4.5g)

　　用法： 煎服法同小建中湯。

　　功用： 溫中補虛，和裏緩急。

　　主治： 陰陽氣血俱虛證。裏急腹痛，喜溫喜按，形體羸瘦，面色無華，心悸氣短，自汗盜汗。

2. 當歸建中湯《千金翼方》

　　組成： 當歸四兩(12g)　桂心三兩(9g)　炙甘草二兩(6g)　芍藥六兩(18g)　生薑三兩(9g)

　　　　　　大棗十二枚(6g)

　　用法： 上六味㕮咀，以水一斗，煮取三升，分為三服，一日令盡。若大虛，加飴糖六兩(18g)作湯成，內之於火上暖，令飴糖消。

　　功用： 溫補氣血，緩急止痛。

　　主治： 產後虛羸不足，腹中痛不已，吸吸少氣。或小腹拘急攣痛引腰背，不能飲食者。

3. 大建中湯《金匱要略》

　　組成： 蜀椒二合，去汗(6g)　乾薑四兩(12g)　人參二兩(6g)

　　用法： 上三味，以水四升，煮取二升，去渣，納膠飴一升(30g)，微火煮取一升半，分溫再服，如一炊頃，可飲粥二升，後更服，當一日食糜，溫覆之。

　　功用： 溫中補虛，降逆止痛。

　　主治： 中陽衰弱，陰寒內盛之脘腹劇痛證。腹痛連及胸脘，痛勢劇烈，其痛上下走竄無定處，或腹部見塊狀物，上下攻撐作痛，嘔吐劇烈，不能飲食，手足厥冷，舌質淡，苔白滑，脈沉伏而遲。

【類方比較】

　　本方與桂枝湯均出自《傷寒論》，但其理法與桂枝湯不同。桂枝湯以桂枝為君，功解肌發表，調合營衛，治療外感風寒表虛證，屬於辛溫解表劑；本方以飴糖為君，功能溫中補虛，和裏緩急，用於虛勞腹痛，心悸等裏虛寒證屬於溫中補虛之方。

　　小建中湯、黃耆建中湯、當歸建中湯、大建中湯四方均屬溫中補虛之劑，但小建中湯以辛甘為主，佐以大量芍藥，又有酸甘化陰之意，宜於中陽虛而營陰不足之證。黃耆建中湯於小建中湯內加黃耆，是增強益氣建中之力，使陽生陰長，諸虛不足之證自除。當歸建中湯治產後虛羸，以產後百脈空虛，所以加苦辛甘溫，補血和血之當歸。上述兩方與小建中湯相比較，小建中湯雖陰陽並補，但以溫陽為主；黃耆建中湯則側重於甘溫益氣；當歸建中湯偏重於和血止痛。大建中湯則純用辛甘之品溫建中陽，其補虛散寒之力遠較小建中湯為峻，且有降逆止嘔之功，故名大建中，用治中陽衰弱，陰寒內盛之腹痛嘔逆。

【方歌】

> 小建中湯芍藥多，桂枝甘草薑棗和，
> 更加飴糖補中氣，虛勞腹痛服之瘥。

吳茱萸湯 《傷寒論》

【組成】　吳茱萸湯洗，一升 (9g)　人參三兩 (6g)　大棗擘，十二枚 (6g)　生薑切，六兩 (18g)

【用法】　上四味，以水七升，煮取二升，去滓。溫服七合，日三服。（現代用法：水煎服。）

【功用】　溫中補虛，降逆止嘔。

【主治】　肝胃虛寒，濁陰上犯證；少陰虛寒證。食穀欲嘔，胸膈滿悶，胃脘疼痛，吞酸嘈雜；或巔頂頭痛，乾嘔吐涎沫；吐利，口不渴，手足逆冷，煩躁欲死，舌淡苔滑，脈沉細遲或沉弦細。

【病機】　肝胃虛寒，濁陰上逆。肝胃虛寒，胃失和降，濁陰上逆，故食後泛泛欲吐，或嘔吐酸水，或乾嘔，或吐清涎冷沫。厥陰之脈挾胃屬肝，上行與督脈會於頭頂部。胃中濁陰循肝經上擾於頭，故巔頂頭痛。濁陰阻滯，氣機不利，故胸滿脘痛。肝胃虛寒，陽虛失溫，故畏寒肢冷。脾胃同居中焦，胃病及脾，脾不升清，則大便泄瀉，腎陽不足，火不暖土，也可出現吐利，手足逆冷，煩躁欲死，此乃陽明、少陰虛寒，吐瀉頻作所致，舌淡苔白或滑脈沉弦而遲等均為虛寒之象。*(見圖6.5)*

【方解】　治宜溫中補虛，降逆止嘔。方中**吳茱萸**味辛苦而性熱，歸肝、脾、胃、腎經，既能溫中和胃止嘔，暖肝祛寒以降逆，更可溫腎以止吐利，一藥而三擅其功，是為君藥。重用**生薑**，溫胃散寒，降逆止嘔，以助吳茱萸之力，用為臣藥。吳茱萸與生薑相配，溫降之力甚強。病因於中虛，用甘溫之**人參**，益氣健脾，以復中虛，是為佐藥。**大棗**甘平，合人參以益脾氣，合生薑以調脾胃，並能調和諸藥，是兼佐使之藥。*(見圖6.6)*

配伍特點：　溫中補虛與降逆止嘔並施，寓補於溫降之中，共奏溫中補虛，降逆止嘔之功。

【運用】

辨證要點：　本方是治療肝胃虛寒，濁陰上逆的常用方。臨床以食後嘔吐，或巔頂頭痛，乾嘔吐涎沫，畏寒肢冷、舌苔白滑，脈弦細而遲為辨證要點。

臨證加減：　若嘔吐較甚者，可加半夏、陳皮、砂仁等以增強和胃止嘔之力；頭痛較甚者，可加川芎以加強止痛之功；肝胃虛寒重證，可加乾薑、小茴香等溫裏散寒。

吳茱萸湯病機表解

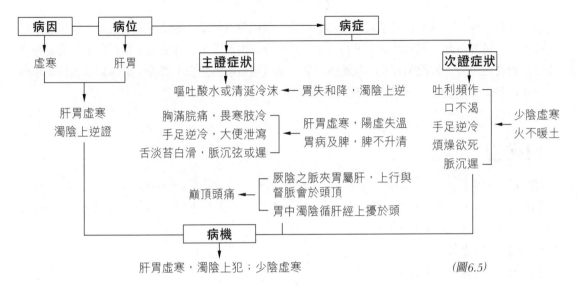

(圖6.5)

病機：肝胃虛寒，濁陰上犯；少陰虛寒

吳茱萸湯方義表解

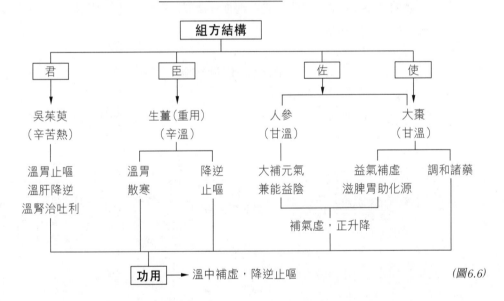

功用 → 溫中補虛，降逆止嘔

(圖6.6)

中方西用： 本方適用於慢性胃炎、妊娠嘔吐、神經性嘔吐、神經性頭痛、耳源性眩暈等屬肝胃虛寒者。

注意事項： 胃熱嘔吐、吞酸、陰虛嘔吐、或肝陽上亢之頭痛忌用本方。

【方歌】

　吳茱萸湯人參棗，生薑溫胃散寒好，

　陽明寒嘔少陰利，厥陰頭痛此方討。

第二節　回陽救逆

　　回陽救逆劑，適用於陽氣衰微，陰寒內盛，甚或陰盛格陽、戴陽等危重病證。臨床症見四肢厥逆，精神萎靡，惡寒踡臥，下利清穀，甚或冷汗淋漓，脈微欲絕等。常用附子、乾薑等溫熱藥物為主組方，常配伍益氣固脫藥如人參；通陽開竅藥如蔥白、麝香；收澀藥如五味子、肉豆蔻；行氣藥如陳皮、木香等。代表方如四逆湯、回陽救急湯等。

四逆湯 《傷寒論》

【組成】　附子生用，去皮，破八片，一枚 (5－10g)　　乾薑一兩半 (6－9g)　　甘草炙，二兩 (6g)

【用法】　以水三升，煮取一升三合，去滓。分溫再服。強人可大附子一枚、乾薑三兩。(現代用法：水煎服。)

【功用】　回陽救逆。

【主治】　心腎陽虛寒厥證 (少陰病)。

【病機】　心腎陽虛，陰寒內盛。陽氣不能溫煦，故四肢厥逆，惡寒踡臥；不能鼓動血行，故脈微細。心陽衰微，神失所養，則神衰欲寐。腎陽衰微，不能暖脾，升降失調，則腹痛吐利。(見圖6.7)

四逆湯病機表解

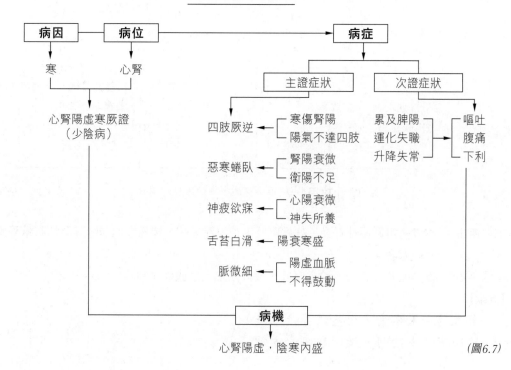

(圖6.7)

【方解】 治當破陰寒，回陽氣，救厥逆。方中以大辛大熱之**生附子**為君，入心脾腎經，溫壯元陽，破散陰寒，回陽救逆。生者氣銳，生用則能迅達內外以溫陽逐寒。臣以辛熱之**乾薑**，入心脾肺經，溫中散寒，助陽通脈。附子與乾薑同用，一溫先天以生後天，一溫後天以養先天，相須為用，相得益彰，溫裏回陽之力大增，是回陽救逆的常用組合。**炙甘草**之用有四，一則益氣補中，使全方溫補結合，以治虛寒之本；二則甘緩薑、附峻烈之性，使其破陰回陽而無暴散之虞；三則緩慢釋放薑、附的藥性，使走守相合，藥力作用持久；四則調和藥性，為佐藥而兼使藥之用。

方名"四逆湯"，逆者，違逆之意；四逆乃四肢逆冷，直至肘膝以上。四肢為諸陽之本，三陰三陽之脈相接於手足，一旦陽衰陰盛，少陰樞機不利，陽氣不能達於四末，則形成四肢厥逆之候。

本方使陽氣達於四肢，解四肢厥逆，故名"四逆湯"。*(見圖6.8)*

四逆湯方義表解

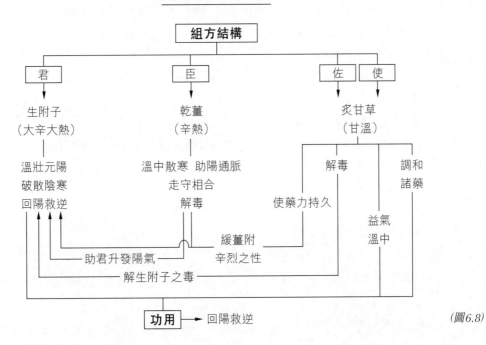

(圖6.8)

配伍特點： 藥簡力專，大辛大熱，使陽復厥回；再配伍甘溫之品，既能解毒，又能緩其辛熱之性，再者可使藥力持久。

【運用】

辨證要點： 本方是回陽救逆的基礎方，臨床以四肢厥逆、神衰欲寐、面色蒼白、脈微細為辨證要點。

臨證加減： 寒盛者，可加重薑、附的用量；體虛脈弱者，加參、耆；脾氣虛者，加白朮、淮山；腰痠膝軟者，加杜仲、川斷、寄生。

中方西用： 本方常用於心肌梗塞，心力衰竭、休克、急性胃腸炎、或某些急證大汗而見休克，水腫喘證屬陽衰陰盛者。

注意事項： 若服藥後出現嘔吐拒藥者，可將藥液置涼後服用。本方純用辛熱之品，中病，手足溫和即止，不可久服。真熱假寒者忌用。注意參照附子的煎服方法。

【附方】

1. 通脈四逆湯《傷寒論》

組成： 甘草二兩(6g)　附子大者一枚,生用,去皮,破八片(20g)　乾薑三兩,強人可四兩(9-12g)

用法： 上三味，以水三升，煮取一升二合，去渣，分溫再服，其脈即出者癒。

功用： 破陰回陽，通達內外。

主治： 少陰病，陰盛格陽證。下利清穀，裏寒外熱，手足厥逆，脈微欲絕，身反不惡寒，其人面色赤，或腹痛，或乾嘔，或咽痛，或利止，脈不出者。若吐已下斷，汗出而厥，四肢拘急不解，脈微欲絕者，加豬膽汁半合(2.5ml)，名通脈四逆加豬膽汁湯，分溫再服，其脈即來。無豬膽，以羊膽代之。

2. 四逆加人參湯《傷寒論》

組成： 甘草二兩(6g)　附子一枚,生,去皮,破八片(15g)　乾薑一兩半(9g)　人參一兩(6g)

用法： 上四味，以水三升，煮取一升二合，去渣。分溫再服。

功用： 回陽救逆，益氣固脫。

主治： 少陰病。四肢厥逆，惡寒倦臥脈微而復自下利，利雖止而餘症仍在者。

3. 白通湯《傷寒論》

組成： 葱白四莖　乾薑一兩(6g)　附子一枚,生,去皮,破八片(15g)

用法： 上三味，以水三升，煮取一升，去渣，分溫再服。

功用： 破陰回陽，宣通上下。

主治： 少陰病，陰盛戴陽證。手足厥逆，下利，脈微，面赤者。若利不止，厥逆無脈，乾嘔煩者，加豬膽汁一合(5ml)，人尿五合(25ml)，名白通加豬膽汁湯。

4. 參附湯《正體類要》

組成： 人參四錢(12g)　附子炮,去皮三錢(9g)

用法： 用水煎服，陽氣脫陷，倍用之。

功用： 益氣回陽固脫。

主治： 陽氣暴脫證。四肢厥逆，冷汗淋漓，呼吸微弱，脈微欲絕。

【類方比較】

通脈四逆湯，四逆加人參湯、白通湯均為《傷寒論》中治療少陰陽虛證的主要方劑，是在四逆湯的基礎上加減衍化而來，各有深意，應用時須加區別。通脈四逆湯證除"少陰四逆外"，更有"身反不惡寒，其人面色赤，或腹痛，或乾嘔，或咽痛，或利止，脈不出"者是陰盛格陽，真陽欲脫的危象，所以在四逆湯的基礎上重用薑附的用量。冀能陽回脈復，故方後注：分溫再服，其脈即出者癒。若吐下都止，汗出而厥，四肢拘急不解，脈微欲絕者，是真陰真陽大虛欲脫之危象。加苦寒之膽汁，既防寒邪拒藥，又引虛陽復歸於陰中，亦是反佐之妙用。是以方後註曰："無豬膽，以羊膽代之。"四逆湯證原有下利，若利止而四逆證仍在，是氣血大傷之故。所以於四逆湯中加大補元氣之人參益氣固脫，使陽氣回復，陰血自生。臨床凡是四逆湯證而見氣短、氣促者，均可用四逆加人參湯急救。白通湯即四逆湯去甘草，減少乾薑用量再加蔥白而成。主治陰寒盛於下焦，急需通陽破陰，以防陰盛逼陽，所以用辛溫通陽之蔥白，合薑、附以通陽復脈。因下利甚者陰液必傷，所以減乾薑之燥熱，寓有護陰之意。若利不止，厥逆無脈，乾嘔煩者，是陰寒盛於裏，陽氣欲上脫，陰氣欲下脫之危象，所以急用大辛大熱之劑通陽復脈，並加膽汁，人尿滋陰以和陽，是反佐之法。原文有："服湯，脈暴出者死，微續者生。"方後還有"若無膽，亦可用"，可知重在人尿。這些都是白通加豬膽汁湯證治精細之處，與通脈四逆湯之"無豬膽，以羊膽代之"的反佐法，皆有深意，須詳加領悟。參附湯為峻補陽氣以救暴脫之劑。除上述主治外，凡大病虛極欲脫，產後或月經暴行崩注，或癰瘍久潰，血脫亡陽等，均可用本方救治。一旦陽氣來復，病情穩定，便當辨證調治，不可多服，以防純陽之品過劑，反致助火傷陰耗血。

【方歌】

　　四逆湯中附草薑，四肢厥冷急煎嘗，

　　腹痛吐瀉脈沉細，急投此方可回陽。

回陽救急湯 《傷寒六書》

【組成】　熟附子(9g)　　茯苓(9g)　　乾薑(5g)　　陳皮(6g)　　肉桂(3g)　　甘草炙(5g)　　人參(6g)　　五味子(3g)
　　　　　白朮炒(9g)　　半夏製(9g)（原方未著劑量）

【用法】　水二盅，生薑三片，煎之。

【服法】　臨服入麝三厘(0.1g)調服。中病以手足溫和即止，不得多服。

【功用】　回陽救急，益氣生脈。

【主治】　寒邪直中三陰，真陽衰微證。症見惡寒踡臥，四肢厥冷，吐瀉腹痛，口不渴，神衰欲寐，或身寒戰慄，或指甲口唇青紫，或吐涎沫，舌淡苔白，脈沉微，甚或無脈等。

【病機】　寒邪直中三陰，陰寒內盛，陽微欲脫。素體陽虛，寒邪直中，三陰受邪，故肢厥，踡臥，神衰，脈微俱見；身寒戰慄，唇指青紫，無脈乃陰寒內盛，陽微欲脫之兆。

　　　　　(見圖6.9)

【方解】　治當回陽固脫，益氣生脈。本方以四逆湯合六君子湯，再加肉桂、五味子、麝香、

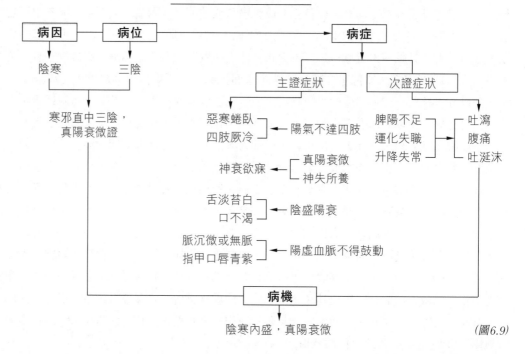

回陽救急湯病機表解

病機

陰寒內盛，真陽衰微

(圖6.9)

生薑組成。方中以**熟附子**為君，雖不及生附子回陽之峻，然配除**乾薑**外，更加**肉桂**，共為輔臣，共奏溫裏回陽，祛寒通脈之功。**六君子湯**補益脾胃，固守中州，並能除陽虛水濕不化所生的痰飲。其中人參合附子，益氣回陽以固脫；配**五味子**益氣補心以生脈。**麝香**三厘，辛香走竄，通行十二經脈，與五味子之酸收配合，則散中有收，使諸藥迅佈周身，而元虛陽散越之弊。諸藥相合，共收回陽生脈之功。*(見圖6.10)*

配伍特點： 一是辛熱祛寒，溫陽救逆與益氣固本，補脾益胃並進，扶正與驅邪同施，即在破陰回陽之際，兼顧護中焦。二是散中有收，散則陰寒速散，收則無虛陽散越之弊。

【運用】

辨證要點： 是治療寒邪直中三陰，真陽衰微證的常用方。臨床以四肢厥逆，神衰欲寐，下利腹痛，脈微或無脈為辨證要點。

臨證加減： 若嘔吐涎沫，或少腹痛者可加鹽炒吳茱萸，溫胃暖肝，下氣止嘔；瀉泄不止者可加升麻、黃耆等益氣升陽止瀉，防其陽氣下脫；嘔吐不止者，可加薑汁，溫胃止嘔；若無脈者，可加少許豬膽汁，用為反佐，以防陽微陰盛而成陽脫之變。

中方西用： 常用於急性胃腸炎吐瀉過多、多種休克、心力衰竭等屬亡陽欲脫者。

注意事項： 本方為辛熱峻劑，不宜過量，待藥後手足溫和即止。另外，方中麝香用量不宜過大。

回陽救急湯方義表解

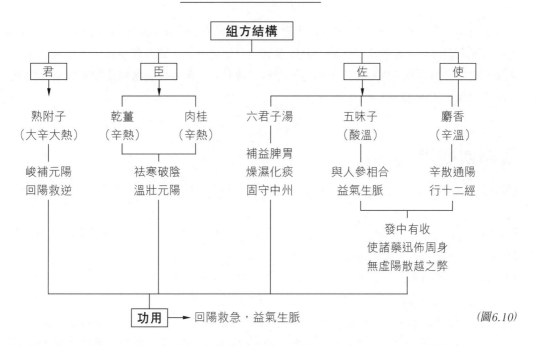

```
                        ┌──────────┐
                        │ 組方結構 │
                        └──────────┘
        ┌──────────┬──────────────┬───────────────┬──────────┐
     ┌────┐     ┌────┐                    ┌────┐        ┌────┐
     │ 君 │     │ 臣 │                    │ 佐 │        │ 使 │
     └────┘     └────┘                    └────┘        └────┘
        │      ┌────┴─────┐        ┌────────┼──────────────┐
     熟附子   乾薑      肉桂      六君子湯   五味子       麝香
   (大辛大熱) (辛熱)   (辛熱)              (酸溫)       (辛溫)

   峻補元陽   祛寒破陰            補益脾胃   與人參相合    辛散通陽
   回陽救逆   溫壯元陽            燥濕化痰   益氣生脈     行十二經
                                固守中州

                                        發中有收
                                    使諸藥迅佈周身
                                    無虛陽散越之弊
```

┌────┐
│功用│ ──→ 回陽救急，益氣生脈
└────┘

(圖6.10)

【附方】

回陽救急湯《重訂通俗傷寒論》

組成： 黑附塊三錢(9g)　紫瑤桂五分(1.5g)　別直參二錢(6g)　原麥冬三錢,辰砂染,(9g)　川薑二錢(6g)　薑半夏一錢(3g)　湖廣朮錢半(5g)　北五味三分(1g)　炒廣皮八分(3g)　清炙草八分(3g)　真麝香三厘(0.1g)

用法： 臨服入麝三厘(0.1g)調服。中病以手足溫和即止，不得多服。

功用： 回陽救逆，益氣生脈。

主治： 少陰病，陽衰陰竭證。症見下利脈微，甚則利不止，肢厥無脈，乾嘔心煩者。

【類方比較】

　　四逆湯與回陽救急湯均為回陽救逆之方，然回陽救急湯是寒邪直中三陰，真陽衰微，較四逆湯之心腎陽虛，陰寒內盛病機病勢更為危重，故治以回陽固脫，益氣生脈，方以四逆湯合六君子湯，再加肉桂、五味子、麝香、生薑組成。

【方歌】

　　回陽救急用六君，薑附肉桂回陽溫，

　　五味麝香配伍用，寒中三陰陽微因。

213

第三節　溫經散寒

　　溫經散寒劑，適用於寒凝經脈之血痹寒厥、陰疽等證。本類病證多由陽氣虛弱，營血不足，寒邪入侵經脈，血行不暢所致。臨床多表現為手足厥寒，或肢體疼痛，或發陰疽等。常用桂枝、細辛等溫經散寒藥與當歸、白芍、熟地、黃耆、甘草等補養氣血藥配伍組成。代表方如當歸四逆湯、陽和湯等。

當歸四逆湯《傷寒論》

【組成】　當歸三兩(9g)　甘草炙，二兩(6g)　桂枝去皮，三兩(9g)　通草二兩(3g)　芍藥三兩(9g)　大棗擘，二十五枚(12g)　細辛三兩(1.5g)

【用法】　上七味，以水八升，煮取三升，去渣。溫服一升，日三服。(現代用法：水煎服。)

【功用】　溫經散寒，養血通脈。

【主治】　血虛寒厥證。手足厥寒，或腰、股、腿、足、肩背疼痛，口不渴，舌淡苔白，脈沉細或細而欲絕。

【病機】　營血虛弱，寒凝經脈，血行不利。素體血虛而又經脈受寒，寒邪凝滯，血行不利，陽氣不能達於四肢末端，營血不能充盈血脈，遂呈手足厥寒，脈細欲絕。此手足厥寒只是指(趾)掌至腕(踝)不溫，與四肢厥逆有別。舌淡苔白，脈沉細或細而欲絕，均為血虛寒滯經脈之證。(見圖6.11)

【方解】　治當溫經散寒，養血通脈。本方以桂枝湯去生薑，倍大棗，加當歸、通草、細辛組成。方中**當歸**甘溫，養血和血；**桂枝**辛溫，溫經散寒，溫通血脈，使寒邪除，血脈

當歸四逆湯病機表解

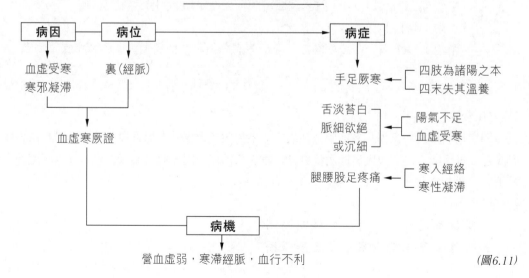

營血虛弱，寒滯經脈，血行不利

(圖6.11)

暢,共為君藥。**細辛**溫經散寒,助桂枝溫通血脈;**芍藥**養血和營,助當歸補益營血,合桂枝調和營衛,共為臣藥。**通草**為佐,通經脈,以暢血行;**大棗、炙甘草**,益氣健脾養血;重用大棗,既合歸、芍以補營血,又防桂枝、細辛燥烈太過,亦為佐藥。草、棗兼調藥性而為佐使之藥。(*見圖6.12*)

當歸四逆湯方義表解

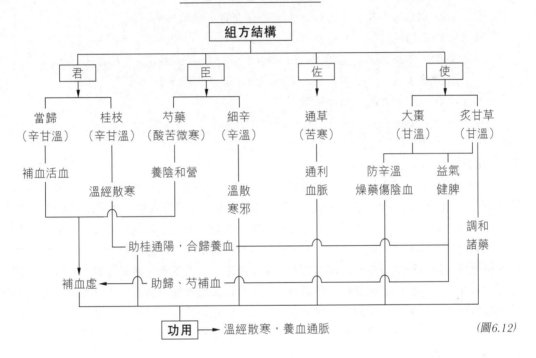

(圖6.12)

配伍特點: 溫陽與散寒並用,養血與通脈兼施,溫而不燥,補而不滯。共奏溫經散寒,養血通脈之功。

【運用】

辨證要點: 本方是養血溫經散寒的常用方,臨床以手足厥寒,舌苔淡白,脈細欲絕為辨證要點。

臨證加減: 治腰、股、腿、足疼痛屬血虛寒凝者可酌加川斷、牛膝、雞血藤、木瓜等活血袪瘀之品;若加吳茱萸、生薑,又可治本方證內有久寒,兼有水飲嘔逆者;若治婦女血虛寒凝之經期腹痛,及男子寒疝,睪丸疼痛,牽引少腹冷痛,肢冷脈弦者可酌加烏藥、茴香、良薑、香附等理氣止痛;若血虛寒凝所致的手足凍瘡,不論初期未潰或已潰者,均可加減本方使用。

中方西用: 常用於血栓閉塞性脈管炎、無脈證、雷諾氏病、小兒麻痺、凍瘡、婦女痛經、肩周炎、風濕性關節炎等屬血虛寒厥者。

【附方】

1. 當歸四逆加吳茱萸生薑湯《傷寒論》

組成：當歸四兩(12g)　芍藥三兩(9g)　甘草二兩，炙(6g)　通草二兩(6g)　桂枝三兩，去皮(9g)　細辛三兩(3g)　生薑半斤，切(12g)　吳茱萸二升(9g)　大棗二十五枚，擘(12g)

用法：上九味，以水六升，清酒六升，煮取五升，去渣，溫分五服。

功用：溫經散寒，養血通脈，和中止嘔。

主治：血虛寒凝，手足厥冷。兼寒邪在胃，嘔吐腹痛者。

2. 黃耆桂枝五物湯《金匱要略》

組成：黃耆三兩(9g)　芍藥三兩(9g)　桂枝三兩(9g)　生薑六兩(18g)　大棗十二枚(四枚)

用法：上五味，以水六升，煮取二升，溫服七合，日三服。

功用：益氣溫經，和血通痹。

主治：血痹，肌膚麻木不仁，脈微澀而緊者。

【類方比較】

　　《傷寒論》中以"四逆"命名的方劑有四逆散、四逆湯、當歸四逆湯。三方主治證中皆有"四逆"，但其病機用藥卻大不相同。四逆散證是因外邪傳經入裏，陽氣內鬱而不達四末所致，故其逆冷僅在肢端，不過肘膝，尚可見身熱，脈弦等症，治以調暢氣機；四逆湯是陽氣衰微，陰寒內盛，陽氣衰微無力到達四末而致，故其厥逆嚴重，冷過肘膝，並伴有一身虛寒，脈微欲絕等症，治當回陽救逆；當歸四逆湯之手足厥寒是血虛受寒，寒凝經脈，血行不暢所致，病在經不在臟，其肢厥的程度較四逆湯證為輕，且以肢體疼痛為特徵，並見血虛舌淡、脈細，治當溫經散寒，養血通脈，故不宜附、薑之溫燥，以免傷陰血，故三方用藥、功效之殊異。正如周揚俊在《溫熱暑疫全書》所言："四逆湯全在回陽起見，四逆散全在和解表裏起見，當歸四逆湯全在養血通脈起見。"

　　當歸四逆湯、當歸四逆加吳茱萸生薑湯、黃耆桂枝五物湯三方均是在桂枝湯基礎上演化而成。其中當歸四逆湯主治血虛受寒，寒凝經脈的手足逆冷及疼痛證。若在當歸四逆湯證的基礎上漸漸嘔吐腹痛者乃寒邪在胃，宜使用當歸四逆加吳茱萸生薑湯。黃耆桂枝五物湯主治素體虛弱，微受風邪，寒滯血脈，凝滯不通，致肌膚麻木不仁之血痹。

【方歌】

　　當歸四逆桂藥草，通草細辛與大棗，

　　溫經養血又通脈，血虛寒厥用此好。

陽和湯《外科證治全生集》

【組成】　熟地一兩(30g)　白芥子二錢(6g)　肉桂去皮研粉，一錢(3g)　薑炭五分(2g)　麻黃五分(2g)　生甘草一錢(3g)　鹿角膠三錢(9g)

【用法】　水煎服。

【功用】　溫陽補血，散寒通滯。

【主治】　陰疽。如貼骨疽、脫疽、流注、痰核、鶴膝風等屬陰寒證者。症見患處漫腫無頭，
　　　　　皮色不變，痠痛無熱，口中不渴，舌淡苔白，脈沉細或遲細。

【病機】　素體陽虛，營血虧虛，寒凝痰滯，痹阻於肌肉、筋骨、血脈。營血本虛，寒凝痰
　　　　　滯，故見局部腫勢彌漫，皮色不變，痠痛無熱，並伴有全身虛寒症。舌淡苔白，脈
　　　　　細亦為虛寒之象。*(見圖6.13)*

陽和湯病機表解

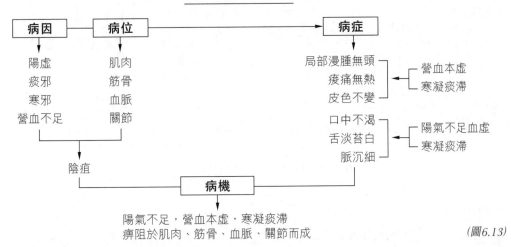

(圖6.13)

【方解】　治宜溫陽補血，散寒通滯。方中重用**熟地**，溫補營血；**鹿角膠**填精補髓，強壯筋
　　　　　骨。 二藥合用，溫陽補血，共為君藥。**肉桂、薑炭**藥性辛熱，均入血分，溫陽散
　　　　　寒，溫通血脈，二藥合用共為臣藥。**白芥子**辛溫，可達皮裏膜外，溫化寒痰，通絡
　　　　　散結；少量**麻黃**，辛溫達衛，宣通毛竅，開肌腠散寒凝，為佐藥。方中鹿膠、熟地
　　　　　得薑、桂、芥、麻之宣通，則補而不滯；麻、芥、薑、桂得熟地、鹿膠之滋補，則
　　　　　溫散而不傷正。**生甘草**為使，解毒而調諸藥。
　　　　　　本方是治療陰疽的名方，其功效猶如仲春和煦之氣，普照大地，驅散陰霾，而佈陽
　　　　　和，故以"陽和"名之。*(見圖6.14)*

配伍特點：　一者補陰藥與溫陽藥同用，溫補營血之虛；二者辛散藥與溫通藥同伍，以解陰寒之凝
　　　　　　滯，相輔相成，溫而不燥，散不傷正，補而不滯。使陰破陽振，寒消痰化，諸症自癒。

【運用】

辨證要點：　本方是治療陰疽的常用方。臨床以患處漫腫無頭，皮色不變，痠痛無熱為辨證要點。

臨證加減：　若兼氣虛不足者，可加黨參、黃耆等甘溫補氣；陰寒重者，可加附子溫陽散寒；
　　　　　　肉桂亦可改作桂枝，加強溫通血脈，和營通滯作用。

中方西用：　本方常用於治療骨結核、腹膜結核、慢性骨髓炎、骨膜炎、慢性淋巴結炎、類風
　　　　　　濕性關節炎、血栓閉塞性脈管炎、肌肉深部膿瘍等屬陰寒凝滯者。

注意事項：　陽證瘡瘍紅腫熱痛，或陰虛有熱，或疽已潰破者，不宜使用。

陽和湯方義表解

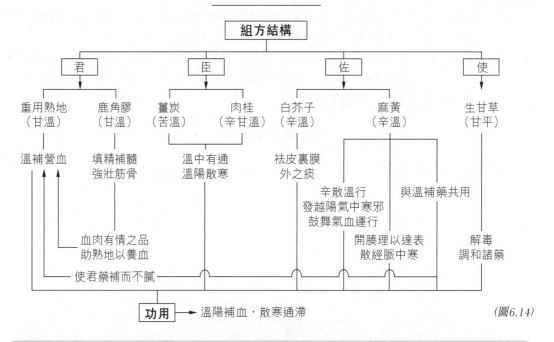

(圖6.14)

【附方】

小金丹《外科證治全生集》

組成：白膠香　草烏　五靈脂　地龍　木鱉各製末，一兩五錢(各150g)　乳香去油　沒藥去油
　　　　歸身酒炒　，各七錢五分(各75g)　麝香三錢(15g)　墨炭一錢二分(4g)

用法：以糯米粉一兩二錢，為厚糊，和入諸末，搗千捶，為丸如芡實大。此一
　　　料，約為二百五十丸，曬乾忌烘。固藏。臨用取一丸，布包放平石上，
　　　隔布敲細入杯內，取好酒幾匙浸藥。用小杯合蓋，約浸一二時，以銀物
　　　加研。熱陳酒送服。醉蓋取汗。如流注初起，及一應痰核、瘰癧、乳
　　　岩、橫痃，初起服，消乃止。幼孩不能服煎劑及丸子者，服之甚妙。如
　　　流注等證，將潰及潰者當以十丸均作五日服完，以杜流走不定，可絕增
　　　入者。但丸內有五靈脂與人參相反，不可與有參之藥同日而服。

功用：化痰除濕，化瘀通絡。

主治：寒濕痰瘀所致的流注、痰核、瘰癧、乳岩、貼骨疽、蟮癧頭等病，初起
　　　膚色不變腫硬作痛者。
　　　原書使用本方，常與陽和湯並進，或交替使用。但此方較陽和湯藥力峻
　　　猛，惟體實者相宜，正虛者不可用，孕婦忌用。

【方歌】

　　陽和湯中熟地黃，鹿膠薑炭桂麻黃，
　　白芥為佐甘草使，陰疽漫腫此幫忙。

第七章

補益劑

概　說

概念

　　凡以補益人體氣、血、陰、陽等為主要功用，用以治療各種虛證的方劑，統稱補益劑。

病機、治法與分類

　　人體虛損不足諸證，成因甚多，但總屬先天不足，或後天失調（包括飲食勞倦、情志所傷、疾病耗損、病後失調等）所致的五臟虛損，而五臟虛損又不外乎氣、血、陰、陽，故虛證有氣虛、血虛、氣血兩虛、陰虛、陽虛、陰陽兩虛等區別。氣虛表現為肢體倦怠乏力，少氣懶言，舌淡苔白，脈虛弱等。血虛表現為面色無華，頭暈眼花，心悸失眠，舌淡，脈細等。氣血兩虛者則均見氣虛與血虛的臨床表現。陰虛表現為潮熱顴紅，五心煩熱，盜汗失眠，舌紅少苔，脈細數等。陽虛表現為面色蒼白，形寒肢冷，小便不利，或小便頻數，舌淡苔白，脈沉細，尺部尤甚等。陰陽兩虛則均見陰虛與陽虛的臨床表現。所以，補益劑則相應分為補氣、補血、氣血雙補、補陰、補陽、陰陽並補六類。

　　補益氣、血、陰、陽雖各有不同，但不能截然分開。須從整體出發，既要有所側重，又要統籌兼顧。氣虛補氣，血虛補血，二者雖各有重點，但氣血相依，補氣與補血常配合使用。《脾胃論》中說：“血不自生，須得生陽氣之藥，血自旺矣。”《溫病條辨》中說：“血虛者，補其氣而血自生。”因此，血虛者補血時，宜加入補氣之品，以助生化，或着重補氣以生血；如因大失血而致血虛者，尤當補氣以固脫，使氣旺則血生。對於氣虛，一般以補氣藥為主，雖亦可少佐補血藥，但過之則陰柔礙胃。至於氣血兩虛者，則宜氣血雙補。

　　補陰補陽亦是如此。陰陽互根，孤陰不生，獨陽不長。《類經》卷十四中說：“善補陽者，必於陰中求陽，則陽得陰助而生化無窮；善補陰者，必於陽中求陰，則陰得陽升而泉源不竭。”因此，陽虛補陽，常佐以補陰之品，使陽有所附，並可藉陰藥滋潤之性以制陽藥之溫燥，使補陽而不傷津；陰虛補陰，常佐以補陽之品，使陰有所化，並可藉陽藥溫運之力以制陰藥之凝滯，使滋陰而不礙氣。若陰陽兩虛，自應陰陽並補。

　　此外，還有運用同源互生規律的配伍方式。因陰血同源，相互滋生，相互為用，故補血方常配養陰藥，滋陰劑也離不開養血之品。同理，陽氣同根，相互依存，相互影響，所以補陽方有時配伍益氣之品，補氣劑也可稍佐溫陽藥物。

　　不論何種類型的虛損，其病位都離不開五臟，因此在補虛中應注意培補五臟之法，又分直接補益法和間接補益法。《難經·十四難》說："損其肺者，益其氣；損其心者，調其營衛；損其脾者，調其飲食，適其寒溫；損其肝者，緩其中；損其腎者，益其精。"此為直接補益法，即虛在何臟就補何臟。間接補益法主要是根據臟腑相生理論使用"補母"法來治療，如肺氣虛者補其脾，即培土生金；脾陽虛者補其命門，即補火生土；肝陰虛者補其腎，即滋水涵木等。

<h2 style="text-align:center">補益劑分類簡表</h2>

補益劑			➜ 各種虛證		
分　類	補氣	補血	氣血雙補	補陰	補陽	陰陽雙補
適應證	氣虛證	血虛證	氣血兩虛證	陰虛證	陽虛證	陰陽兩虛證
症　狀	肢體倦怠乏力，少氣懶言，語音低微，動則氣促，面色㿠白或萎黃，食少便溏，舌淡苔白，脈虛弱，甚或虛熱自汗，或脫肛，或子宮脫垂等	面色無華，頭暈眼花，心悸失眠，唇甲色淡，舌淡，脈細等	面色無華，頭暈目眩，心悸怔忡，食少體倦，氣短懶言，舌淡，脈虛細無力等	形體消瘦，頭暈耳鳴，潮熱顴紅，五心煩熱，盜汗失眠，腰痠遺精，咳嗽咯血，口燥咽乾，舌紅少苔，脈細數等	面色蒼白，形寒肢冷，腰膝痠痛，下肢軟弱無力，小便不利，或小便頻數，尿後餘瀝，少腹拘急，男子陽痿早泄，女子宮寒不孕，舌淡苔白，脈沉細，尺部尤甚等	頭暈目眩，腰膝痠軟，陽痿遺精，畏寒肢冷，午後潮熱等
立　法	益氣	補血調血	益氣補血	滋補肝腎	補腎助陽	陰陽兩補
代表方	四君子湯、參苓白朮散、補中益氣湯、生脈散、玉屏風散、完帶湯	四物湯、當歸補血湯	八珍湯、歸脾湯、炙甘草湯	六味地黃丸、左歸丸、大補陰丸、一貫煎、百合固金湯	腎氣丸、右歸丸	地黃飲子、龜鹿二仙膠

注意事項

1. 注意虛實真假。在某些情況下會出現"大實之病，反有羸狀；至虛之病，反見盛勢"的假象。如真虛假實，若誤用攻伐之劑，則虛者更虛；反之真實假虛，若誤用補益之劑，則實者更實。故《內經》有"無盛盛，無虛虛，而遺人夭殃"之戒。

2. 要辨清虛證的實質和具體病位，即先分清氣血陰陽何者不足，再結合臟腑相互資生關係，予以補益。

3. 如因虛致實，或虛實夾雜者應視邪實與正虛的主次緩急，酌情採取先攻後補，或先補後攻或攻補兼施等法，務使袪邪不傷正，補虛不礙邪。

4. 要注意脾胃功能，補益藥易於壅中滯氣，如脾胃功能較差，可適當加入理氣醒脾之品，以資運化，使之補而不滯。

5. 注意煎服法，補益藥宜慢火久煎，務使藥力盡出；服藥時間以空腹或飯前為佳，惟急證則不受此限。

第一節　補氣

補氣劑，適用於氣虛證。氣虛和五臟之間關係，以肺、脾為主。臨床症見肢體倦怠乏力，少氣懶言，語音低微，動則氣促，面色㿠白或萎黃，食少便溏，舌淡苔白，脈虛弱，甚或虛熱自汗；或脫肛，或子宮脫垂等。常用補氣藥如人參、黨參、黃耆、白朮、甘草等為主組成方劑。根據兼夾證的不同，分別配伍理氣、滲濕、升陽舉陷、補血、養陰、疏風解表之品，若兼氣滯者，配伍行氣藥如木香、陳皮、砂仁等；若兼濕阻者，常配利水滲濕藥如茯苓、薏苡仁等；若氣虛下陷、內臟下垂者，佐以升提藥如升麻、柴胡等。代表方如四君子湯、參苓白朮散、補中益氣湯、生脈散、玉屏風散、完帶湯等。

四君子湯《太平惠民和劑局方》

【組成】　人參去蘆　白朮　茯苓去皮　各9g　甘草炙(6g)　各等分

【用法】　上為細末。每服二錢(6g)，水一盞，煎至七分，通口服，不拘時候；入鹽少許，白湯點亦得。（現代用法：水煎服。）

【功用】　益氣健脾。

【主治】　脾胃氣虛證。面色㿠白或萎黃，語聲低微，氣短乏力，食少便溏，舌淡苔白，脈虛弱。

【病機】　脾胃氣虛，運化乏力。脾胃為後天之本，氣血生化之源，脾胃氣虛，受納與健運乏力，則飲食減少；濕濁內生，故大便溏薄；脾主肌肉，脾胃氣虛，四肢肌肉無所稟受，故四肢乏力；氣血生化不足，血不足不榮於面，而見面色萎白；脾為肺之母，脾胃一虛，肺氣也傷，故見氣短，語聲低微；舌淡苔白，脈虛弱，皆為氣虛之象。正如吳崑《醫方考》說："夫面色萎白，則望之而知其氣虛矣；言語輕微，則聞之而知其氣虛矣；四肢無力，則問之而知其氣虛矣；脈來虛弱，則切之而知其氣虛矣。"
　　　　　　（見圖7.1）

【方解】　治宜補益脾胃之氣，以復其運化受納之功。方中**人參**為君，甘溫大補元氣，健脾養胃。臣以苦溫之**白朮**，健脾燥濕，加強益氣助運之力；佐以**茯苓**甘淡之健脾滲濕，

四君子湯病機表解

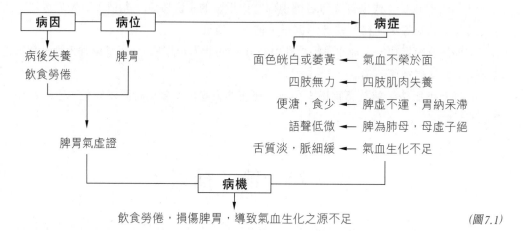

飲食勞倦，損傷脾胃，導致氣血生化之源不足　　　　　*(圖7.1)*

苓、朮相合，則健脾祛濕之功更強，促其運化。用甘溫之**炙甘草**，益氣和中，調和諸藥，兼佐使之用。四藥配伍，共奏益氣健脾之功。

因本方組成藥物甘溫平和，補而不滯，利而不峻，作用平和，猶如君子，故名"四君子湯"。*(見圖7.2)*

配伍特點： 以補氣藥為主，伍以健脾祛濕藥，補中兼行，溫而不燥，使脾胃健運，則濕濁亦除。為平補脾胃之良方。

四君子湯方義表解

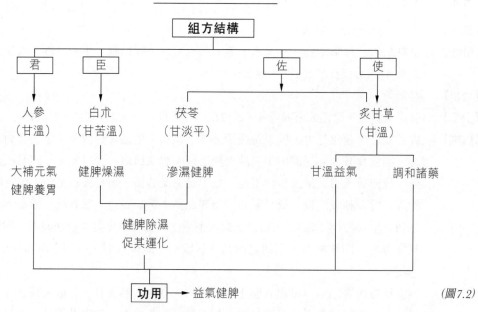

(圖7.2)

【運用】

辨證要點： 本方為治療脾胃氣虛證的基礎方，後世眾多補脾益氣方劑多據此衍化而成。臨床以面色㿠白或萎黃，食少，氣短乏力，舌淡苔白，脈虛弱為辨證要點。

臨證加減： 若嘔吐者，加半夏以降逆止嘔；胸膈痞滿者，加枳殼、陳皮以行氣寬胸；心悸失眠者，加酸棗仁以養心安神；兼畏寒肢冷脘腹疼痛者，加乾薑、附子以溫中祛寒。

中方西用： 本方常用於慢性胃炎、胃及十二指腸潰瘍等屬脾氣虛者。以及肝炎、冠心病、慢性腎炎、妊娠胎動不安、小兒低熱等辨證為脾虛的多種疾病。

【附方】

1. **異功散**《小兒藥證直訣》

    組成： 人參切，去蘆　茯苓去皮　白朮　陳皮鏵　甘草　各等分(各6g)

    用法： 上為細末，每服二錢(6g)，水一盞，加生薑五片，大棗二個，同煎至七分，食前溫服，量多少與之。

    功用： 益氣健脾，行氣化滯。

    主治： 脾胃氣虛兼氣滯證。飲食減少，大便溏薄，胸脘痞悶不舒，或嘔吐泄瀉等。

2. **六君子湯**《醫學正傳》

    組成： 即四君子湯加陳皮一錢(3g)　半夏一錢五分(4-5g)

    用法： 上為細末，作一服，加大棗二枚，生薑三片，新汲水煎服。

    功用： 益氣健脾，燥濕化痰。

    主治： 脾胃氣虛兼痰濕證。食少便溏，胸脘痞悶，嘔逆等。

3. **香砂六君子湯**《古今名醫方論》

    組成： 人參一錢(3g)　白朮二錢(6g)　茯苓二錢(6g)　甘草七分(2g)　陳皮八分(2.5g)
    半夏一錢(3g)　砂仁八分(2.5g)　木香七分(2g)

    用法： 上加生薑二錢(6g)，水煎服。

    功用： 益氣健脾，行氣化痰。

    主治： 脾胃氣虛，痰阻氣滯證。症見嘔吐痞悶，不思飲食，脘腹脹痛，消瘦倦怠，或氣虛腫滿。

4. **保元湯**《博愛心鑒》

    組成： 黃耆三錢(9g)　人參一錢(3g)　炙甘草一錢(3g)　肉桂五分(1.5g) (原書無用量，今據《景岳全書》補)

    用法： 上加生薑一片，水煎，不拘時服。

    功用： 益氣溫陽。

    主治： 虛損勞怯，元氣不足證。倦怠乏力，少氣畏寒，以及小兒痘瘡，陽虛頂陷，不能發起灌漿者。

5. 七味白朮散《小兒藥證直訣》

組成： 人參二錢五分(8g)　　茯苓　炒白朮　各五錢(各15g)　　甘草一錢(3g)　　藿香葉五錢(15g)　　木香二錢(6g)　　葛根五錢(15g)

用法： 為粗末，每服二錢(6g)，水煎服。

功用： 健脾益氣，和胃生津。

主治： 脾胃虛弱，津虛內熱證。嘔吐泄瀉，肌熱煩渴。

【類方比較】

　　四君子湯與理中丸比較，兩方均用人參、白朮、炙甘草以補益中氣，僅一藥之別，而功能相異。四君子湯配茯苓，功用以益氣健脾為主，主治脾胃氣虛證；理中丸用乾薑，功用以溫中祛寒為主，適用於中焦虛寒證。

　　異功散、六君子湯、香砂六君子湯、七味白朮散均為四君子湯加味而成，皆有益氣健脾之功。異功散中加陳皮，功兼行氣化滯，適用於脾胃氣虛兼氣滯證；六君子湯配半夏、陳皮，在和胃燥濕化痰，適用於脾胃氣虛兼有痰濕證；香砂六君子湯配半夏、陳皮、木香、砂仁，功在益氣和胃行氣虛，適用於脾胃氣，痰阻氣滯證。七味白朮散以補氣藥為主，配伍藿香葉、木香、葛根，益氣健脾，俱和胃生津的功能，適用於小兒脾胃虛弱，津虛內熱證。

【方歌】

　　四君子湯中和義，參朮茯苓甘草比，

　　益以夏陳名六君，祛痰補益氣虛餌，

　　除卻半夏名異功，或加香砂氣滯使。

參苓白朮散《太平惠民和劑局方》

【組成】　蓮子肉去皮，一斤(500g)　　薏苡仁一斤(500g)　　縮砂仁一斤(500g)　　桔梗炒令深黃色，一斤(500g)　　白扁豆薑汁浸，去皮，微炒，一斤半(750g)　　白茯苓二斤(1000g)　　人參二斤(1000g)　　甘草炒，二斤(1000g)　　白朮二斤(1000g)　　山藥二斤(1000g)

【用法】　上為細末。每服二錢(6g)，棗湯調下。小兒量歲數加減服之。（現代用法：作湯劑，水煎服，用量按原方比例酌減。）

【功用】　益氣健脾，滲濕止瀉。

【主治】　1. 脾虛夾濕證。飲食不化，胸脘痞悶，腸鳴泄瀉，四肢乏力，形體消瘦，面色萎黃，舌淡苔白膩，脈虛緩。2. 肺脾氣虛或兼夾痰濕證。咳嗽痰多色白，胸脘痞悶，神疲乏力，面色㿠白，納差便溏，舌淡苔白膩，脈細弱而滑。

【病機】　脾虛濕盛。脾胃虛弱，納運乏力，濕從中生，故飲食水穀不化；清濁不分，故見腸鳴腹瀉；濕滯中焦，氣機被阻，而見胸脘痞悶；脾失健運，則氣血生化不足；肢體

參苓白朮散病機表解

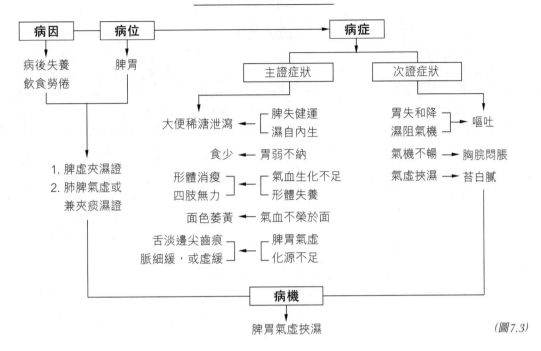

(圖7.3)

肌膚失於濡養，故四肢無力，形體消瘦，面色萎黃。*(見圖7.3)*

【方解】 治當益脾胃，兼以滲濕為法。方中**人參、白朮、茯苓**益氣健脾滲濕為君。配伍**山藥、蓮子肉**助君藥以健脾益氣，兼能止瀉；並用**白扁豆、薏苡仁**助白朮、茯苓以健脾滲濕，均為臣藥。更用**砂仁**醒脾和胃，行氣化滯止嘔，是為佐藥。**桔梗**宣肺利氣，通調水道，又載藥上行，以益肺氣兼佐使之用。**炒甘草**健脾和中，調和諸藥，均為佐藥而又當使藥用。綜觀全方，補中氣，滲濕濁，行氣滯，使脾氣健運，濕邪得去，則諸症自除。

另《古今醫鑒》也載參苓白朮散一方，較本方多陳皮一味，適用於脾胃氣虛兼有濕阻氣滯者。*(見圖7.4)*

配伍特點： 一為補氣健脾藥配伍滲濕止瀉之品，補脾與利濕並行，脾健濕去則泄瀉自止；二為補氣藥伍用桔梗上行入肺，能宣肺氣，達培土生金之功；三為甘淡和平之藥佐以砂仁行氣，則補而不滯，且氣行則濕化。綜觀全方 "補中氣、滲濕濁、行氣滯"，使脾氣健運，濕邪得祛，則諸症自除。

【運用】

辨證要點： 本方藥性平和，溫而不燥，是治療脾虛濕盛泄瀉的代表方。臨床除脾胃氣虛症狀外，以泄瀉，舌苔白膩，脈虛緩為辨證要點。

臨證加減： 若兼裏寒而腹痛者，加乾薑、肉桂以溫中祛寒止痛。

中方西用： 常用於慢性胃腸炎、貧血、慢性支氣管炎、慢性腎炎、婦女帶下病等屬脾虛濕盛者。

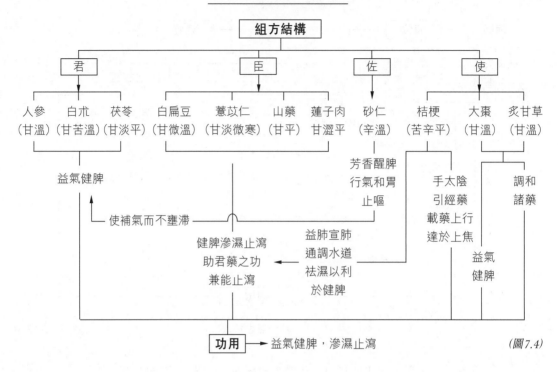

參苓白朮散方義表解

(圖7.4)

【類方比較】

　　參苓白朮散是在四君子湯基礎上加山藥、蓮子、白扁豆、薏苡仁、砂仁、桔梗而成。兩方均有益氣健脾之功，但四君子湯以補氣為主，為治脾胃氣虛的基礎方；參苓白朮散兼有滲濕行氣作用，並兼益肺之效，適用於脾胃氣虛夾濕證，也可用於治療肺損虛勞諸證。體現了「培土生金」之法。

【方歌】

　　參苓白朮用扁豆，蓮草山藥砂苡仁，

　　桔梗上浮兼保肺，棗湯調服益脾神。

補中益氣湯 《內外傷辨惑論》

【組成】　黃耆病甚、勞役熱甚者一錢 (15－20g)　甘草炙，各五分 (5g)　人參去蘆，三分 (10g)　當歸酒焙乾或曬乾，二分 (5g)
　　　　　橘皮不去白，二分或三分 (6g)　升麻二分或三分 (3g)　柴胡二分或三分 (3g)　白朮三分 (9g)

【用法】　上藥㕮咀，都作一服，水二盞，煎至一盞，去滓，食遠稍熱服。（現代用法：水煎服。或作丸劑，每服10－15g，日二至三次，溫開水或薑湯下。）

【功用】　補中益氣，升陽舉陷。

【主治】　1.脾不升清、脾虛氣陷證。頭暈目眩，視物昏花，耳鳴耳聾，體倦肢軟，少氣懶言，語聲低微，面色萎黃，納差便溏，舌淡，脈虛以及脫肛、子宮脫垂、久瀉久痢、崩漏等。2. 氣虛發熱證。身熱，自汗，渴喜熱飲，氣短乏力，舌淡，脈虛大無力。

【病機】　脾胃氣虛，清陽下陷。本證係因飲食勞倦，損傷脾胃，以致脾虛下陷。脾胃為營衛氣血生化之源。脾胃氣虛受納與運化乏力，故飲食減少，少氣懶言，大便稀薄；脾主升清，脾虛則清陽不升，中氣下陷，故見脫肛、子宮下垂等。清陽陷於下，鬱遏不達則發熱，因非實火，故其熱不甚，病程較長，時發時止，手心熱甚於手背，與外感發熱，熱甚不休，手背熱甚於手心者不同。氣虛腠理不固，陰液外泄則自汗。*(見圖7.5)*

補中益氣湯病機表解

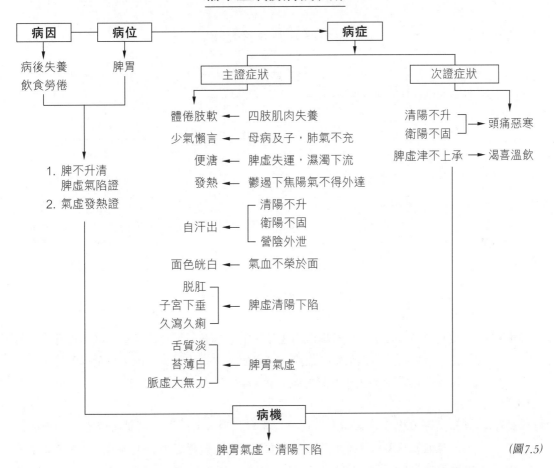

(圖7.5)

【方解】　治宜補中益氣，升陽舉陷。方中重用**黃耆**，味甘微溫，入脾肺經，補中益氣，升陽固表，為君藥。**人參、炙甘草、白朮**補氣健脾為臣，與黃耆合用，以增強其補益中氣之功。血為氣之母，氣虛時久，營血亦虧，故用**當歸**養血和營，協人參、黃耆以補氣養血；**陳皮**理氣和胃，使諸藥補而不滯，共為佐藥。並以少量**升麻、柴胡**升陽舉陷，協助君藥一以升提下陷之中氣，兼退熱。《本草綱目》謂："升麻引陽明清氣上升，柴胡引少陽清氣上行，此乃稟賦虛弱，元氣虛餒，及勞役飢飽，生冷內傷，脾胃引經最要藥也"。**炙甘草**調和諸藥。諸藥合用，使氣虛得補，氣陷得升。氣虛發熱者，亦借甘溫益氣而除之，元氣內充，則諸症自癒。

關於用本方治療氣虛發熱的理論依據，李東垣說："是熱也，非表傷寒邪皮毛間發熱也，乃腎間脾胃下流之濕氣悶塞其下，致陰火上沖，作蒸蒸燥熱"（《內外傷辨惑論》卷中）。可見這種發熱在李東垣看來，就是"陰火"，其實質主要是脾胃元氣虛弱，升降失常，清陽下陷，脾濕下流，下焦陽氣鬱而生熱上沖；加之化源不足，"中焦取汁"不足以化赤生血，則心血不足以養，致心火獨亢而出現熱象。甘溫除大熱的理論包括了病機、治則、治法、使用宜忌以及與外感發熱的鑒別，為後人臨床運用借鑒。*(見圖7.6)*

補中益氣湯方義表解

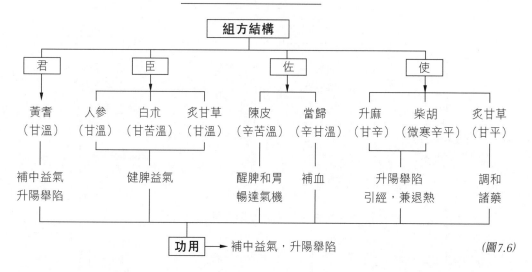

(圖7.6)

配伍特點： 一是補中益氣之中佐以升舉清陽之品，補中有升，使氣虛得補，氣陷得升。元氣內充，清陽得升，則氣虛、氣陷之證自癒；二是補氣藥中配伍少量行氣藥，既可調暢氣機之升降，又使方藥補而不滯。

【運用】

辨證要點： 方為李東垣根據《素問・至真要大論》"損者益之"、"勞者溫之"之旨而制定，為補氣升陽，甘溫除熱的代表方。臨床以體倦乏力，少氣懶言，面色萎黃，脈虛軟無力為辨證要點。

臨證加減： 若兼腹中痛者，加白芍以柔肝止痛；頭痛者，加蔓荊子、川芎；頭頂痛者，加藁本、細辛以疏風止痛；咳嗽者，加五味子、麥冬以斂肺止咳；兼氣滯者，加木香、枳殼以理氣解鬱。本方亦可用於虛人感冒，加蘇葉少許以增辛散之力。

中方西用： 本方常用於內臟下垂、久瀉久痢、脫肛、重症肌無力、乳糜尿、慢性肝炎、婦科之子宮脫垂、妊娠及癃閉、胎動不安、月經過多；眼科之眼瞼下垂、麻痺性斜視等屬脾胃氣虛或中氣下陷者。

注意事項： 陰虛火旺及實證發熱者，非本方所宜。下元虛憊者，也不宜升。

【附方】

1. 升陽益胃湯《內外傷辨惑論》

　　組成： 黃耆二兩(30g)　半夏湯洗　人參去蘆　甘草炙　各一兩(15g)　獨活　防風　白芍藥　羌活　各五錢(各9g)　橘皮四錢(6g)　茯苓　柴胡　澤瀉　白朮　各三錢(各5g)　黃連一錢(1.5g)

　　用法： 上藥㕮咀，每服三錢至五錢(15g)，加生薑五片，大棗二枚，用水三盞，煎至一盞，去滓，早飯後溫服。

　　功用： 益氣升陽，清熱除濕。

　　主治： 脾胃氣虛，濕鬱生熱證。怠惰嗜臥，四肢不收，肢體重痛，口苦舌乾，飲食無味，食不消化，大便不調。

2. 升陷湯《醫學衷中參西錄》

　　組成： 生黃耆六錢(18g)　知母三錢(9g)　柴胡一錢五分(4.5g)　桔梗一錢五分(4.5g)　升麻一錢(3g)

　　用法： 水煎服。

　　功用： 益氣升陷。

　　主治： 大氣下陷證。氣短不足以息，或努力呼吸，有似乎喘，或氣息將停，危在頃刻，脈沉遲微弱，或三伍不調。

3. 舉元煎《景岳全書》

　　組成： 人參三至五錢(10-20g)　黃耆炙，三至五錢(10-20g)　炙甘草一至二錢(3-6g)　升麻五至七分(4g)　白朮一至二錢(3-6g)

　　用法： 水一盞半，煎七、八分，溫服。如兼陽氣虛寒者，桂、附、乾薑俱宜佐用。如兼滑脫者，加烏梅一個，或文蛤七、八分。

　　功用： 益氣升提。

　　主治： 氣虛下陷，血崩血脫，亡陽垂危等證。

【類方比較】

　　升陽益胃湯，升陷湯，舉元煎與補中益氣湯立意均有相同之處。重用黃耆，意在補脾益氣。升陽益胃湯重用黃耆，並配伍人參、白朮、甘草補氣養胃；柴胡、防風、羌活、獨活升舉清陽，祛風除濕；半夏、陳皮、茯苓、澤瀉、黃連除濕清熱；白芍養血和營。適用脾胃氣虛，清陽不升，濕鬱生熱之證。升陷湯重用黃耆、升麻、柴胡以升陽舉陷；並配知母之涼潤，以制黃耆之溫；桔梗載藥上行，用為嚮導，主治胸中大氣下陷之證。對脾肺虛極者，可酌加人參以加強益氣之力，或更加山茱萸以收斂氣分之耗散。舉元煎用參耆朮草益氣補中，攝血固脫，輔以升麻升陽舉陷，適用於中氣下陷，血失統攝之血崩血脫證。

【方歌】

　　補中參草朮歸陳，著得升柴用更神，

　　勞倦內傷功獨擅，氣虛下陷亦堪珍。

生脈散 《醫學啟源》

【組成】　人參五分(9g)　麥門冬五分(9g)　五味子七粒(6g)

【用法】　長流水煎，不拘時服。（現代用法：水煎服。）

【功用】　益氣生津，斂陰止汗。

【主治】　1.暑熱，耗氣傷陰證。汗多神疲，體倦乏力，氣短懶言，咽乾口渴，舌乾紅少苔，脈虛數。2.久咳傷肺，氣陰兩虛證。乾咳少痰，短氣自汗，口乾舌燥，脈虛細。

【病機】　暑熱之邪，耗氣傷陰，或久咳傷肺，氣陰兩虛。溫暑之邪襲人，熱蒸汗泄，最易耗氣傷津，導致氣陰兩傷之證。肺主皮毛，暑傷肺氣，衛外失固，津液外泄，故汗多；肺主氣，肺氣受損，故氣短懶言，神疲乏力；陰傷而津液不足以上承，則咽乾口渴。舌乾紅少苔，脈虛數或細弱，乃氣陰兩傷之象。咳嗽日久傷肺，氣陰不足者，亦可見上述徵象 。(見圖7.7)

【方解】　治宜益氣生津，斂陰止汗。方中**人參**甘溫，益元氣，補肺氣，生津液，是為君藥。**麥門冬**甘寒，養陰清熱，潤肺生津，用以為臣。人參、麥門冬合用，則益氣養陰之

生脈散病機表解

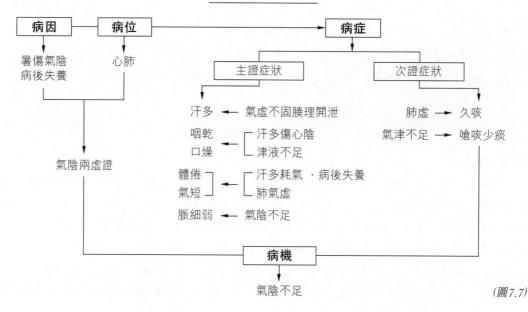

(圖7.7)

功益彰。**五味子**酸溫，斂肺止汗，生津止渴，為佐藥。生脈散使氣復津生，汗止陰存，氣充脈復，故名"生脈"。《醫方集解》説："人有將死脈絕者，服此能復生之，其功甚大"。至於久咳肺傷，氣陰兩虛證，取其益氣養陰，斂肺止咳，令氣陰兩復，肺潤津生，諸症得除。*(見圖7.8)*

生脈散方義表解

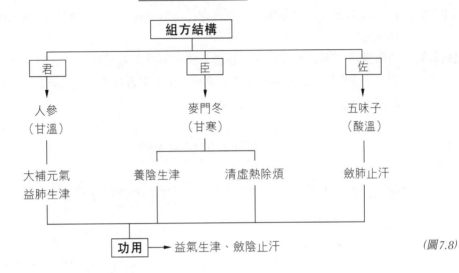

(圖7.8)

配伍特點： 一補一潤一斂，共奏益氣養陰，生津止渴，斂陰止汗之效。

【運用】

辨證要點： 本方是治療氣陰兩虛證的常用方。臨床以體倦，氣短，咽乾，舌紅，脈虛為辨證要點。

臨證加減： 方中人參性味甘溫，若屬陰虛有熱者，可用西洋參代替；病情急重者，全方用量宜加重。

中方西用： 對於肺結核、慢性支氣管炎、神經衰弱所致咳嗽和心煩失眠、內分泌失調、急性心肌梗死、心源性休克、中毒性休克、失血性休克以及多種心律不齊屬氣陰兩虛者，均可加減應用。

注意事項： 若屬外邪未解，或暑病熱盛，氣陰未傷者，均不宜使用。久咳肺虛，亦應在陰傷氣耗，純虛無邪時，方可使用。

【方歌】

生脈麥味與人參，保肺生津又提神，

氣少汗多兼口渴，病危脈絕急煎斟。

玉屏風散《醫方類聚》

【組成】　防風 一兩 (30g)　黃耆 蜜炙　白朮　各二兩 (各60g)

【用法】　上藥㕮咀，每服三錢 (9g)，用水一盞半，加大棗一枚，煎至七分，去滓，食後熱服（現代用法：研末，每日二次，每次6－9g，大棗煎服；亦可作湯劑，水煎服，用量按原方比例酌減）。

【功用】　益氣固表止汗。

【主治】　1. 表虛自汗。汗出惡風，面色㿠白，舌淡苔薄白，脈浮虛。2. 虛人腠理不固，易感風邪。

【病機】　衛氣虛弱，不能固表。衛虛腠理不密，則易為風邪所襲，故時自汗惡風而易於感冒；表虛失固，營陰不能內守，津液外泄，則常自汗；面色㿠白，舌淡苔薄白，脈浮虛，皆為氣虛之象。(見圖7.9)

玉屏風散病機表解

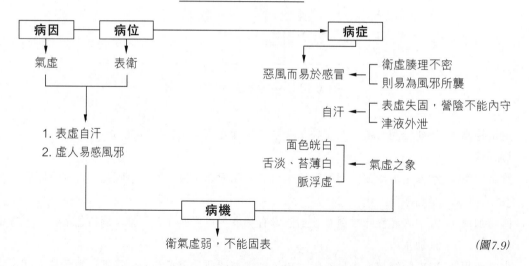

(圖7.9)

【方解】　治宜益氣實衛，固表止汗。方中黃耆甘溫，一者大補脾肺之氣於內，二者固表止汗於外，為君藥。白朮健脾益氣，助黃耆以加強益氣固表之力，為臣藥。兩藥合用，使氣旺表實，則汗不外泄，外邪亦難內侵。佐以防風走表而散風禦邪。

方名玉屏風者，言其功用似能止汗禦風如屏障，而又珍貴如玉之意。(見圖7.10)

配伍特點：　以益氣固表為主，配伍小量祛風解表之品，使補中寓散。黃耆得防風，則固表而不留邪；防風得黃耆，祛風而不傷正。對於表虛自汗，或體虛易於感冒者，用之有益氣固表，扶正祛邪之功。

【運用】

辨證要點：　本方為治療表虛自汗的常用方劑。臨床以自汗惡風，面色㿠白，舌淡，脈虛為辨

玉屏風散方義表解

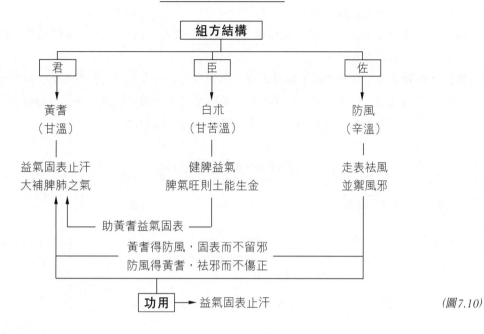

(圖7.10)

證要點。

臨證加減： 自汗較重者，可加浮小麥、煅牡蠣、麻黃根，以加強固表止汗之效。

中方西用： 本方常用於過敏性鼻炎、上呼吸道感染屬表虛不固而外感風邪者，以及腎小球腎炎易於傷風感冒而誘致病情反覆者均可加減用之。

注意事項： 若屬外感自汗或陰虛盜汗者，則不宜使用。

【類方比較】

玉屏風散與桂枝湯均可用治表虛自汗，然本方證之自汗，乃衛氣虛弱，腠理不固所致；桂枝湯證之自汗，因外感風寒，營衛不和而致。故玉屏風散功專固表止汗，兼以祛風；而桂枝湯則以解肌發表，調和營衛取效。

【方歌】

玉屏風散最有靈，著朮防風鼎足形，

表虛汗多易感冒，三藥相配效相成。

人參蛤蚧散 《衛生寶鑒》

【組成】 蛤蚧一對，全者，以河水浸五宿，逐日換水，浸洗淨，去腥氣，酥炙香熟 (現代用法：乾者一對，必須保全尾尖，酒洗淨，置微火上烘脆 ，陰乾，研為細末)　　杏仁五兩，炒，去尖(150g)　　甘草炙，五兩(150g)　　人參二兩(60g)　　茯苓二兩(60g)　　貝母二兩(60g)　　桑白皮二兩(60g)　　知母二兩(60g)

【用法】 上八味，研為細末，盛瓷器內，每日如茶點服。(現代用法：製為散劑，早晚空腹時各服一次，每次6g，開水送下。)

【功用】　補肺益腎，止咳定喘。

【主治】　肺腎氣虛喘息、咳嗽。痰稠色黃，或咳吐膿血，胸中煩熱，身體羸瘦，或遍身浮腫，脈浮虛。

【病機】　肺腎虛衰，痰熱內蘊，氣逆不降。久病不已，肺虛不降，腎虛不納，故喘咳俱甚；久病及母，脾虛生痰，痰熱阻肺，故咯痰黃稠，胸中煩熱，甚至傷絡吐血。肺氣不利，水道不暢，則顏面浮腫，氣虛則脈浮。*(見圖7.11)*

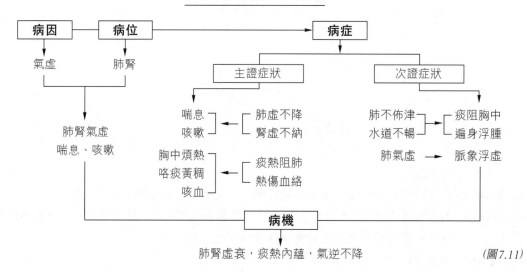

人參蛤蚧散病機表解

<!-- 病因　病位　病症　主證症狀　次證症狀 -->
<!-- 氣虛　肺腎 -->
<!-- 肺腎氣虛喘息、咳嗽 -->
<!-- 喘息咳嗽 ← 肺虛不降腎虛不納 -->
<!-- 胸中煩熱咯痰黃稠咳血 ← 痰熱阻肺熱傷血絡 -->
<!-- 肺不佈津水道不暢 → 痰阻胸中遍身浮腫 -->
<!-- 肺氣虛 → 脈象浮虛 -->
<!-- 病機 -->
<!-- 肺腎虛衰，痰熱內蘊，氣逆不降 -->

(圖7.11)

【方解】　治宜補肺益腎，以固其本；清熱化痰，止咳定喘以治其標。方中用鹹平入肺腎二經之**蛤蚧**，補肺益腎，定喘止咳；**人參**大補元氣而益脾肺，共為君藥。**茯苓**滲濕健脾，以杜生痰之源；**杏仁、桑白皮**降氣定喘共為臣藥。佐以**知母、貝母**清熱潤肺，化痰止咳，滋腎納氣。**甘草**補中益氣，調和諸藥兼佐使之用。諸藥合用，共收補肺益脾，滋腎納氣，定喘止咳之功。*(見圖7.12)*

配伍特點：　一為補益肺腎之氣配伍降氣清熱化痰，虛實並治，標本兼顧；二為潤肺與清熱同施，補益而不膩滯，利氣而不傷肺氣，但終以補氣納氣為主。

【運用】

辨證要點：　本方適用於喘咳時久，肺腎虛衰，兼有痰熱之證。臨床以喘息，咳嗽，痰稠色黃，脈浮虛為辨證要點。

臨床運用：　若無熱者，去桑白皮、知母；陰虛者，加麥冬以養陰潤肺；咳吐膿血或痰中帶血者，加白茅根、地榆炭、側柏炭以清熱涼血止血。

中方西用：　常以本方治療慢性支氣管炎、支氣管擴張症屬虛喘而兼痰熱者。

人參蛤蚧散方義表解

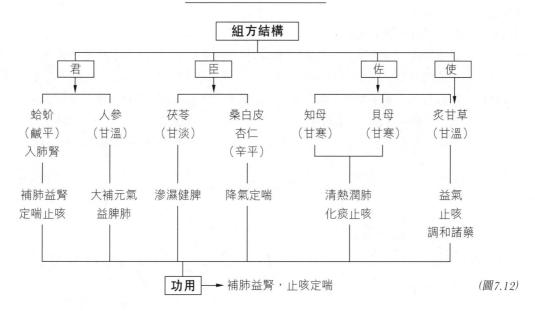

(圖7.12)

注意事項： 若新感有外邪者，則非本方所宜。對於喘咳屬肺腎兩虛偏寒者，也非本方所宜。

> 【附方】
>
> **人參胡桃湯** （原名觀音人參胡桃湯） 《夷堅己志》錄自《是齋百一選方》
>
> 　　　組成： 新羅人參一寸許(9g)　 胡桃肉一個(9g)，去殼，不剝皮
>
> 　　　用法： 水煎服。
>
> 　　　功用： 補肺腎，定喘逆。
>
> 　　　主治： 肺腎兩虛，氣促痰喘者。

【類方比較】

　　人參胡桃湯所治虛喘證，藥性偏溫，用治證偏寒之輕證；而人參蛤蚧散，其藥性偏稍寒，且藥力較強，適用於偏熱之重證。

【方歌】

　　補益人參蛤蚧散，專治痰血與咳喘，

　　桑皮二母杏苓草，若非虛熱慎毋餐。

完帶湯 《傅青主女科》

【組成】　　人參二錢(6g)　　白朮一兩(30g) 土炒　　山藥一兩(30g) 炒　　白芍五錢(15g) 酒炒　　車前子三錢(9g) 酒炒　　蒼

朮二錢(9g)　炙甘草一錢(3g)　陳皮五分(2g)　黑芥穗五分(2g)　柴胡六分(2g)

【用法】　水煎服。

【功用】　補脾疏肝，化濕止帶。

【主治】　脾虛肝鬱，濕濁帶下。帶下色白，清稀如涕，面色㿠白，倦怠便溏，舌淡苔白，脈緩或濡弱。

【病機】　脾虛肝鬱，帶脈失約，濕濁下注。脾虛生化之源不足，氣血不能上榮於面，故面色㿠白；脾失健運，水濕內停，清氣不升，故見倦怠便溏；脾虛肝鬱，濕濁下注，帶脈不固，故見帶下色白量多，清稀如涕；舌淡白，脈濡弱為脾虛濕盛之象。*(見圖7.13)*

完帶湯病機表解

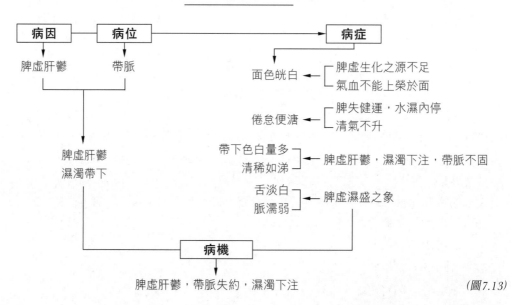

脾虛肝鬱，帶脈失約，濕濁下注　*(圖7.13)*

【方解】　治宜補脾益氣，疏肝解鬱，化濕止帶。方中重用**白朮、山藥**為君，意在補脾祛濕，使脾氣健運，濕濁得消；山藥並有固腎止帶之功。臣以**人參**補中益氣，以助君藥補脾之力；**蒼朮**燥濕潤脾，以增祛濕化濁之力；**白芍**柔肝理脾，使肝木條達而脾土自強；**車前子**利濕清熱，令濕濁從小便分利。佐以**陳皮**之理氣，既可使君藥補而不滯，又行氣以化濕；**柴胡、芥穗**之辛散，得白朮則升發脾胃清陽，配白芍則疏肝解鬱。使以**甘草**調藥和中。*(見圖7.14)*

配伍特點：　寓補於散，寄消於升，培土抑木，肝脾同治。諸藥相配，使脾氣健旺，肝氣條達，清陽得升，濕濁得化，則帶下自止。

【運用】

辨證要點：　本方為治脾虛肝鬱，濕濁下注之常用方。臨床以帶下清稀色白，舌淡苔白，脈濡緩為辨證要點。

完帶湯方義表解

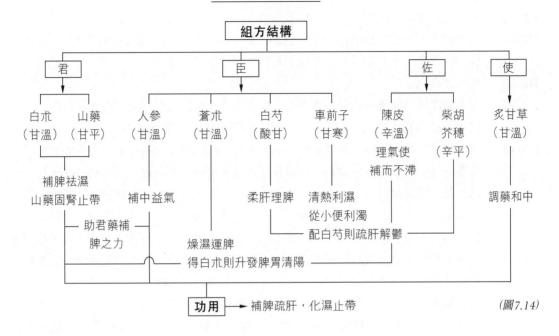

(圖7.14)

臨證加減： 若兼濕熱，帶下兼黃色者，加黃柏、龍膽草以清熱燥濕；兼有寒濕，小腹疼痛者，加炮薑、鹽茴香以溫中散寒；腰膝痠軟者，加杜仲、續斷以補益肝腎；日久病涉滑脫者，加龍骨、牡蠣以回澀止帶。

中方西用： 現代運用常用於陰道炎，宮頸糜爛，盆腔炎而屬脾虛肝鬱、濕濁下注者。

注意事項： 帶下證屬黃帶而屬肝鬱化熱，濕熱下注者，非本方所宜。

【方歌】

完帶湯中二朮陳，人參炙草車前仁，

柴芍淮山黑芥穗，化濕止帶此方能。

第二節　補血

　　補血劑，適用於血虛證。心主血，肝藏血，脾統血，所以血虛與心、肝、脾三臟關係最為密切。臨床症見面色無華，頭暈眼花，心悸失眠，唇甲色淡，舌淡，脈細，或婦女月經不調，量少色淡，或經閉不行等。常用補血藥物熟地、當歸、白芍、龍眼肉、阿膠等藥為主組成。因氣為血之帥，氣能生血，故常配補氣之人參、黃耆等，以益氣生血；血虛易致血滯，故又常與活血化瘀之川芎、紅花等相伍，以去瘀生新；補血藥多陰柔膩滯，易礙胃氣，故常配少許醒脾理氣和胃之品，以防滋膩滯氣。代表方如四物湯、當歸補血湯等。

四物湯 《仙授理傷續斷秘方》

【組成】 當歸去蘆,酒浸炒　川芎　白芍　熟乾地黃　各等分

【用法】 上為粗末。每服三錢 (9g)，水一盞半，煎至八分，去渣，空心食前熱服。(現代用法：作湯劑，水煎服。)

【功用】 補血調血。

【主治】 營血虛滯證。頭暈目眩，心悸失眠，面色無華，婦人月經不調，量少或經閉不行，臍腹作痛，甚或瘕塊硬結舌淡，口唇、爪甲色淡，脈細弦或細澀。

【病機】 營血虧虛，血行不暢，衝任虛損。本方是從《金匱要略》中的芎歸膠艾湯減去阿膠、艾葉、甘草而成。血虛與心、肝兩臟關係最為密切。肝藏血，血虛則肝失所養，無以上榮，故頭暈目眩；心主血，藏神，血虛則心神失養，故心悸失眠；營血虧虛，則面部、唇舌、爪甲等失於濡養，故色淡無華；衝為血海，任主胞胎，衝任虛損，肝血不足，加之血行不暢，則月經不調，可見月經量少，色淡，或前或後，甚或經閉不行等症；血虛則血脈無以充盈，血行不暢易致血瘀，可見臍腹疼痛，甚或瘕塊硬結；脈細澀或細弦為營血虧虛，血行不暢之象。*(見圖7.15)*

【方解】 治宜補養營血為主，輔以調暢血脈。方中**熟地**甘溫味厚質潤，入肝腎經，長於滋養陰血，補腎填精，為補血要藥，故為君藥。**當歸**甘辛溫，歸肝心脾經，為補血良藥，兼具活血作用，且為養血調經要藥，用為臣藥。佐以**白芍**養血益陰；**川芎**活血行氣。四藥配伍，共奏補血調血之功。*(見圖7.16)*

四物湯病機表解

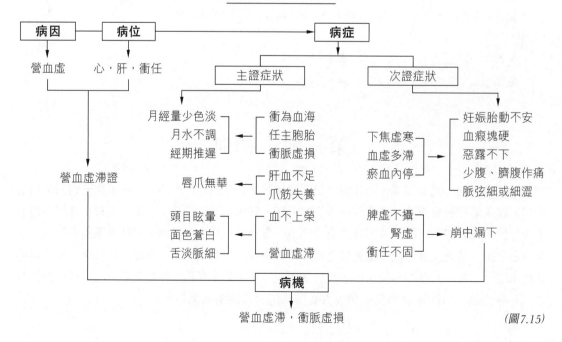

病機
營血虛滯，衝脈虛損

(圖7.15)

四物湯方義表解

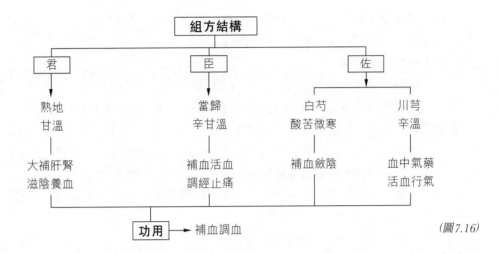

(圖7.16)

配伍特點： 一者以熟地、白芍陰柔補血之品（血中血藥）與辛溫活血之當歸、川芎（血中氣藥）
相配，動靜相宜，補血而不滯血，行血而不傷血，溫而不燥，滋而不膩；二者諸藥皆
歸肝經，重在調補肝血，血虛者可用之以補血，血瘀者用之以行血，構成既能補血，
又能活血調經之方劑。即血虛能補、血燥能潤、血溢能止、血瘀能行的調血方劑。

【運用】

辨證要點： 本方在《仙授理傷續斷秘方》中治外傷瘀血作痛，宋代《太平惠民和劑局方》用
於婦人諸疾。本方是補血調經的基礎方。臨床以面色無華，唇甲色淡，舌淡，脈
細為辨證要點。

臨證加減： 若兼氣虛者，加人參、黃耆，以補氣生血；以血滯為主者，加桃仁、紅花、赤芍
易白芍，以加強活血祛瘀之力；血虛有寒者，加肉桂、炮薑、吳茱萸，以溫通血
脈；血虛有熱者，加黃芩、丹皮，熟地易為生地，以清熱涼血：妊娠胎漏者，加
阿膠、艾葉以止血安胎。
四物湯的藥物劑量，原書為各等分，臨床運用時應隨證而製。《蒲輔周醫療經
驗》："此方為一切血病通用之方。凡血瘀者，俱改白芍為赤芍；血熱者，改熟
地為生地。川芎量宜小，大約為當歸之半，地黃為當歸的二倍。"《謙齋醫學講
稿》："一般用作養血的用量，熟地、當歸較重，白芍次之，川芎又次之；在不
用熟地時，白芍的用量又往往重於當歸。這是用四物湯平補血虛的大法。"這些
論述，臨證時可資借鑒。

中方西用： 本方常用於婦女月經失調、胎產疾病、神經性頭痛、蕁麻疹以及過敏性紫癜屬營
血虛滯者。

注意事項： 對於陰虛發熱，以及血崩氣脫之證，則非所宜。另方中熟地滋膩，故濕盛中滿，
大便溏瀉者，應慎用或忌用。

【附方】

1. **桃紅四物湯**《醫壘元戎》，錄自《玉機微義》原名 "加味四物湯"

   組成：即四物湯加桃仁(9g)　紅花(6g)

   用法：水煎服。

   功用：養血活血。

   主治：血虛兼血瘀證。婦女經期超前，血多有塊，色紫稠黏，腹痛等。

2. **膠艾湯**（又名芎歸膠艾湯）《金匱要略》

   組成：川芎二兩(6g)　阿膠二兩(6g)　甘草二兩(6g)　艾葉三兩(9g)　當歸三兩(9g)

   　　　芍藥四兩(12g)　乾地黃六兩(15g)

   用法：以水五升，清酒三升，合煮，取三升，去滓，內膠令消盡，溫服一升，

   　　　日三服。不瘥更作。

   功用：養血止血，調經安胎。

   主治：婦人衝任虛損，血虛有寒證。崩漏下血，月經過多，淋漓不止。產後或

   　　　流產損傷衝任，下血不絕；或妊娠胞阻，胎漏下血，腹中疼痛。

3. **聖愈湯**《醫宗金鑒》

   組成：熟地七錢五分(20g)　白芍酒拌，七錢五分(15g)　川芎七錢五分(8g)　人參七錢五分(一般用潞黨

   　　　參20g)　當歸酒洗，五錢(15g)　黃耆五錢，炙(18g)

   用法：水煎服。

   功用：補氣，補血，攝血。

   主治：氣血虛弱，氣不攝血證。月經先期而至，量多色淡，四肢乏力，體倦神

   　　　衰之證。

【類方比較】

　　以上三方（桃紅四物湯，膠艾湯與聖愈湯）均含有四物湯為基礎。膠艾湯多了阿膠、艾葉、甘草，側重於養血止血，兼以調經安胎，是標本兼顧之方。桃紅四物湯多了桃仁、紅花，因此偏重於活血化瘀，適用於血瘀所致的月經不調、痛經。聖愈湯則加用參、耆以補氣攝血，故適用於氣血兩虛而血失所統的月經先期量多等。

【方歌】

　　四物歸地芍與芎，營血虛滯此方宗，

　　婦女經病憑加減，血家百病此方通。

當歸補血湯 《內外傷辨惑論》

【組成】　黃耆一兩(30g)　當歸酒洗，二錢(6g)

【用法】　以水二盞，煎至一盞，去滓，空腹時溫服。

【功用】　補氣生血。

【主治】　血虛陽浮發熱證。肌熱面紅，煩渴欲飲，脈洪大而虛，重按無力，亦治婦人經期、產後血虛發熱頭痛，或瘡瘍潰後，久不癒合者。

【病機】　勞倦內傷，血虛氣弱，陽氣浮越。血虛氣弱，陰不維陽，故肌熱面赤，煩渴引飲。此種煩渴，常時煩時止，渴喜熱飲；脈洪大而虛，重按無力，是血虛氣弱，陽氣浮越之象，乃血虛發熱的辨證關鍵。*(見圖7.17)*

當歸補血湯病機表解

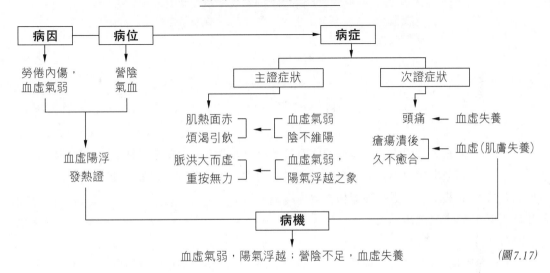

(圖7.17)

【方解】　治宜補氣生血，使氣旺血生，虛熱自止。"有形之血不能速生，無形之氣所當急固"，故方中重用**黃耆**，大補脾肺之氣，以資化源，使氣旺血生為君藥，配以少量**當歸**養血和營，則浮陽秘斂，兩藥相合，則陽生陰長，氣旺血生，諸症自除。

方中黃耆用量五倍於當歸，其義有二：其一，本方證為陰血虧虛，以致陽氣欲浮越散亡，此時，恐一時滋陰補血固裏不及，陽氣外亡，故重用黃耆補氣而專固肌表，即"有形之血不能速生，無形之氣所當急固"之理；其二，有形之血生於無形之氣，故用黃耆大補脾肺之氣，以資化源，使氣旺血生。*(見圖7.18)*

配伍特點：　重用補氣藥，配少量補血之品，以達氣旺生血以治本，益氣固表以治陽浮之標。體現氣與血的互根互依的關係，尤宜治血虛陽浮發熱之證。

【運用】

辨證要點：　本方為補氣生血之基礎方，也是體現李東垣"甘溫除熱"治法的代表方。臨床除肌熱，口渴喜熱飲、面赤外，以脈大而虛、重按無力為辨證要點。

臨證加減：　若婦女經期，或產後感冒發熱頭痛者，加葱白、豆豉、生薑、大棗以疏風解表；

當歸補血湯方義表解

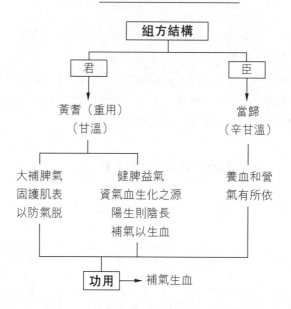

(圖7.18)

　　若瘡瘍久潰不癒，氣血兩虛而又餘毒未盡者，可加銀花、甘草以清熱解毒；若血虛氣弱出血不止者，可加煅龍骨、阿膠、山茱萸等，以固澀止血。

中方西用： 各種貧血、過敏性紫癜等屬血虛氣弱者。

注意事項： 陰虛發熱證忌用。

【類方比較】

　　《內外傷辨惑論》說：“血虛發熱，證象白虎。”故當歸補血湯應與白虎湯加以區別。白虎湯證是因於外感，熱盛於內，病情屬實；當歸補血湯證由於內傷，為血虛氣弱，病情屬虛。因此，白虎湯證大渴而喜冷飲，身大熱而大汗出，脈洪大而有力；當歸補血湯證口渴則喜溫飲，身雖熱而無汗，脈大而虛，重按無力。所以《內外傷辨惑論》強調：“惟脈不長實，有辨耳，誤服白虎湯必死。”

【方歌】

　　當歸補血重黃耆，甘溫除熱法頗奇，

　　著取十份歸二份，陽生陰長理奧秘。

第三節　氣血雙補

　　氣血雙補劑，適用於氣血兩虛證。臨床症見面色無華，頭暈目眩，心悸怔忡，食少體倦，氣短懶言，舌淡，脈虛細無力等。常用補氣藥人參、黨參、白朮、炙甘草等與補血藥熟地、當歸、白芍、阿膠等並用組成方劑。由於氣血兩虛證的氣虛和血虛程度並非相等，故組方時當據

氣血不足的偏重程度決定補氣與補血的主次，並適當配伍理氣及活血之品，使補而不滯。代表
方如八珍湯、炙甘草湯、歸脾湯等。

八珍湯（八珍散）《瑞竹堂經驗方》

【組成】　人參　白朮　白茯苓　當歸　川芎　白芍藥　熟地黃　甘草炙　各一兩(30g)

【用法】　上藥㕮咀，每服三錢(9g)，水一盞半，加生薑五片，大棗一枚，煎至七分，去滓，
　　　　　不拘時候，通口服。（現代用法：或作湯劑，加生薑三片，大棗五枚，水煎服，用量
　　　　　根據病情酌定。）

【功用】　益氣補血。

【主治】　氣血兩虛證。面色蒼白或萎黃，頭暈耳眩，四肢倦怠，氣短懶言，心悸怔仲，飲食
　　　　　減少，舌淡苔薄白，脈細弱或虛大無力。

【病機】　氣血兩虛。本方所治氣血兩虛證多由久病失治、或病後失調、或失血過多而致，病
　　　　　在心、脾、肝三臟。心主血，肝藏血，心肝血虛，故見面色蒼白或萎黃，頭暈目
　　　　　眩，心悸怔仲，舌淡脈細；脾主運化而化生氣血，脾氣虛，故面黃萎黃，四肢倦
　　　　　怠，氣短懶言，飲食減少，脈虛無力。(見圖7.19)

【方解】　治當益氣與養血並重。方中人參與熟地相配，益氣養血，共為君藥。白朮、茯苓健
　　　　　脾滲濕，助人參益氣補脾；當歸、白芍養血和營，助熟地滋養心肝，均為臣藥。川
　　　　　芎為佐，活血行氣，使地、歸、芍補而不滯。炙甘草為使，益氣和中，調和諸藥。

八珍湯病機表解

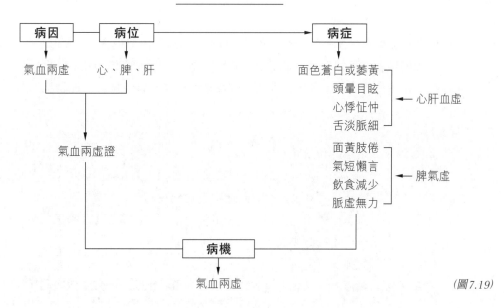

(圖7.19)

全方八藥，實為四君子湯和四物湯的複方。用法中加入薑、棗為引，調和脾胃，以資生化氣血，作用亦為佐使。*(見圖7.20)*

八珍湯方義表解

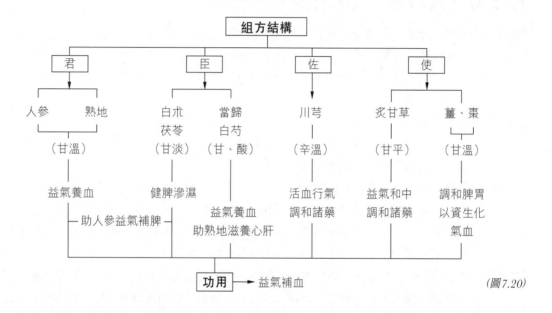

(圖7.20)

配伍特點： 補氣藥與補血藥同用，以達氣血雙補。

【運用】

辨證要點： 本方是治療氣血兩虛證的常用方。臨床以氣短乏力，心悸眩暈，舌淡，脈細無力為辨證要點。

臨證加減： 若以血虛為主，眩暈心悸明顯者，可加大熟地、白芍用量；以氣虛為主，氣短乏力明顯者，可加大參、朮用量；兼見不寐者，可加酸棗仁、五味子。

中方西用： 常用於病後虛弱、各種慢性病，以及婦女月經不調等屬氣血兩虛者。

【附方】

1. **十全大補湯**《太平惠民和劑局方》

   組成： 人參去蘆(6g)　肉桂去皮(3g)　川芎(6g)　乾熟地黃(12g)　茯苓(9g)　白朮(9g)　甘草炒(3g)　黃耆(12g)　當歸去蘆(9g)　白芍藥(9g)

   用法： 上為細末，每服二大錢(9g)，用水一盞，加生薑三片、棗子二個，同煎至七分，不拘時候溫服。

   功用： 溫補氣血。

   主治： 氣血兩虛證。面色萎黃，倦怠食少，頭暈目眩，神疲氣短，心悸怔忡，自汗盜汗，四肢不溫，舌淡，脈細弱。以及婦女崩漏，月經不調，瘡瘍不斂等。

2. **人參養榮湯**（原名養榮湯）《三因極一病證方論》

　　組成： 黃耆　當歸　桂心　甘草炙　橘皮　白朮　人參各一兩(各30g)　　白芍藥三兩(90g)

　　　　　熟地黃製七錢半(23g)　　五味子　茯苓　各七錢半(23g)　　遠志去心，炒，半兩(15g)

　　用法： 上銼為散，每服四錢(12g)，用水一盞半，加生薑三片，大棗二個，煎至七分，去滓，空腹服。

　　功用： 益氣補血，養心安神。

　　主治： 心脾氣血兩虛證。倦怠無力，食少無味，驚悸健忘，夜寐不安，虛熱自汗，咽乾唇燥，形體消瘦，皮膚乾枯，咳嗽氣短，動則喘甚，或瘡瘍潰後氣血不足，寒熱不退，瘡口久不收斂。

3. **泰山磐石散**《古今醫統大全》

　　組成： 人參一錢(3g)　　黃耆一錢(6g)　　白朮二錢(6g)　　炙甘草五分(2g)　　當歸二錢(3g)

　　　　　川芎八分(2g)　　白芍藥八分(3g)　　熟地黃八分(10g)　　川續斷一錢(3g)　　糯米一撮(6g)

　　　　　黃芩一錢(3g)　　砂仁五分(1.5g)

　　用法： 上用水一盅半，煎至七分，食遠服。但覺有孕，三五日常用一服，四月之後，方無慮也。

　　功用： 益氣健脾，養血安胎。

　　主治： 墮胎、滑胎。胎動不安，或屢有墮胎宿疾，面色淡白，倦怠乏力，不思飲食，舌淡苔薄白，脈滑無力。

【類方比較】

　　以上三方均由八珍湯加減而成，皆具益氣補血作用而主治氣血兩虛之證。八珍湯用藥中正緩和，旨在平補氣血；十全大補湯因加耆、桂，故偏於溫補；人參養榮湯較之八珍湯多志、陳、五味，並去川、芍之辛竄，又增靜養血分、寧心安神之功；泰山磐石散取十全大補湯去桂之溫、苓之利，而加續斷強肝腎、補衝任，黃芩、糯米、砂仁清熱養胃安胎，成為頤養胎元之專方。

【方歌】

　　氣血虧虛八珍湯，四君四物合成方，

　　煎加薑棗調營衛，氣血雙補是名方。

歸脾湯 《正體類要》

【組成】　白朮　當歸　茯神　黃耆炒　遠志　龍眼肉　酸棗仁炒，各一兩(30g)　　人參半兩(15g)

木香不見火半兩 (15g)　甘草炙，二錢半 (8g)

【用法】　上藥咬咀，每服四錢，水一盞半，生薑五片，棗一枚煎至七分，去滓溫服，不拘時服。（現代用法：加生薑6g、大棗三至五枚，水煎溫服。 或按上述酌其比例作蜜丸每丸約重15g，空心服，每次一丸，開水送下，日三服。）

【功用】　益氣補血，健脾養心。

【主治】　1. 心脾氣血兩虛證。心悸怔忡，健忘失眠，盜汗，體倦食少，面色萎黃，舌淡，苔薄白，脈細弱。2. 脾不統血證。便血，皮下紫癜，婦女崩漏，月經超前，量多色淡，或淋漓不止，舌淡，脈細弱。

【病機】　思慮過度，勞傷心脾，氣血虧虛。心藏神而主血，脾主思而統血。思慮過度，心脾氣血暗耗，脾氣虧虛，則體倦，食少，虛熱；心血不足，則見驚悸，怔忡，健忘，不寐，盜汗，面色萎黃，舌質淡，苔薄白，脈細緩，均屬氣血不足之象。脾氣虛則統攝無權，故便血，皮下紫癜，婦女崩漏等。以上諸證雖屬心脾兩虛，卻是以脾虛為核心，氣血虧虛為基礎。*(見圖7.21)*

【方解】　治宜益氣補血、健脾養心。脾為營衛氣血生化之源，《靈樞·決氣》曰："中焦受氣取

歸脾湯病機表解

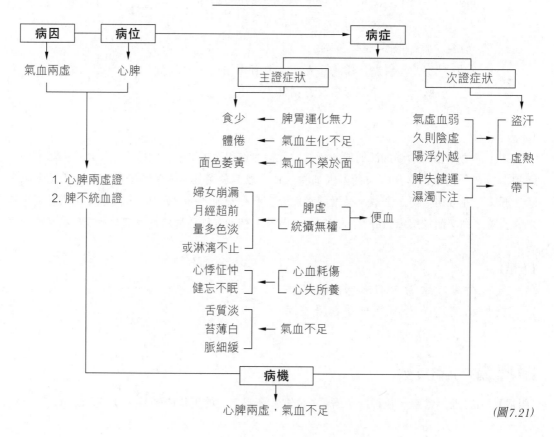

(圖7.21)

汁，變化而赤是為血"，故方中以**人參、黃耆**甘溫之品補脾益氣以生血，使氣旺而血生，共為君藥；**當歸、龍眼肉**甘溫補血養心為臣藥，君臣合用共達氣旺血生，脾健心得以養；**白朮、茯神**健脾益氣助君藥增強益氣之功，**木香**辛香而散，理氣醒脾，與大量益氣健脾藥配伍，復中焦運化之功，又能防大量益氣補血藥滋膩礙胃，使補而不滯，滋而不膩；**酸棗仁、遠志、茯神**寧心安神助臣藥養心；**薑、棗、草**健脾和胃，調和諸藥，以資化源。全方奏益氣補血，健脾養心之功，為治療思慮過度，勞傷心脾，氣血兩虛之良方。*(見圖7.22)*

歸脾湯方義表解

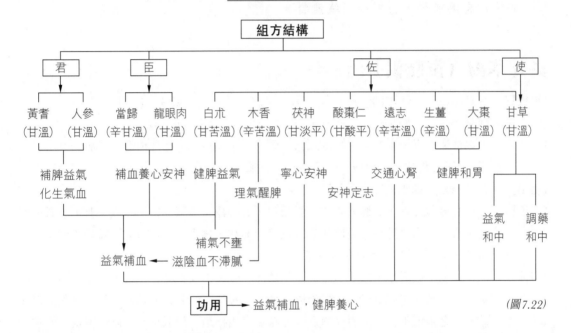

(圖7.22)

配伍特點： 一是心脾同治，重點在脾，使脾旺而氣血生化有源，方名歸脾，意在於此；二是氣血並補，但重在補氣，意為氣乃血之帥，氣旺血自生，血足則心有所養；三是補氣養血藥中佐以木香理氣醒脾，使補而不滯。

【運用】

辨證要點： 本方是治療心脾氣血兩虛的常用方。臨床以心悸失眠，體倦食少，便血及崩漏，舌淡，脈細弱為辨證要點。

臨證加減： 崩漏下血偏寒者，可加艾葉炭、薑炭，以溫經止血；偏熱者，加生地炭、阿膠珠、棕櫚炭，以清熱止血。

中方西用： 常用於胃及十二指腸潰瘍出血、功能性子宮出血、再生障礙性貧血、血小板減少性紫癜、神經衰弱、心臟病等屬心脾氣血兩虛及脾不統血者。

【類方比較】

　　歸脾湯與補中益氣湯同用參、蓍、朮、草以益氣補脾。其不同之處是功能各有側重，歸脾湯補氣藥配伍養心安神藥，意在心脾雙補，復二臟生血、統血之職。歸脾湯主治心脾氣血兩虛之心悸怔忡，健忘失眠，體倦食少，以及脾不統血之便血，崩漏等。補中益氣是補氣藥配伍升陽舉陷藥，意在補氣升提，復脾胃升清降濁之能。主治脾胃氣虛之少氣懶言、發熱以及臟腑下垂等。

【方歌】

　　歸脾湯用參朮蓍，歸草茯神遠志齊，

　　酸棗木香龍眼肉，煎加薑棗益心脾，

　　怔忡健忘俱可卻，腸風崩漏總能醫。

炙甘草湯（復脈湯）《傷寒論》

【組成】　甘草四兩，炙(12g)　　生薑三兩，切(9g)　　桂枝三兩，去皮(9g)　　人參二兩(6g)　　生地黃一斤(50g)

　　　　　　阿膠二兩(6g)　　麥門冬半升，去心(10g)　　麻仁半升(10g)　　大棗三十枚，擘(十枚)

【用法】　上以清酒七升，水八升，先煮八味，取三升，去滓，內膠烊消盡，溫服一升，日三服。（現代用法：水煎服，阿膠烊化，沖服。）

【功用】　益氣滋陰，通陽復脈。

【主治】　1.陰血陽氣虛弱，心脈失養證。脈結代，心動悸，虛羸少氣，舌光少苔，或質乾而瘦小者。2.虛勞肺痿。乾咳無痰，或咳吐涎沫，量少，形瘦短氣，虛煩不眠，自汗盜汗，咽乾 舌燥，大便乾結，脈虛數。

【病機】　氣虛血弱，陰陽亦不足。本證是由傷寒汗、吐、下或失血後，或雜病陰血不足，陽氣不振所致。本方是《傷寒論》治療心動悸、脈結代的名方。陰血不足，血脈無以充盈，加之陽氣不振，無力鼓動血脈，脈氣不相接續，故脈結代；陰血不足，心神失養，或心陽虛弱，不能溫養心脈，故心動悸。*(見圖7.23)*

【方解】　治宜滋心陰，養心血，益心氣，溫心陽，以復脈定悸。方中重用**生地黃**滋陰養血為君，《名醫別錄》謂地黃“補五臟內傷不足，通血脈，益氣力”。配伍**炙甘草、人參、大棗**益心氣，補脾氣，以資氣血生化之源；**阿膠、麥冬、麻仁**滋心陰、養心血、充血脈，共為臣藥。佐以**桂枝、生薑**辛行溫通，溫心陽，通血脈，諸厚味滋膩之品得薑、桂則滋而不膩。用法中加**清酒**煎服，以清酒辛熱，可溫通血脈，以行藥力，是為使藥。諸藥合用，滋而不膩，溫而不燥，使氣血充足，陰陽調和，則心動悸，脈結代，皆得其平。

　　炙甘草在方中的劑量超出常規劑量，意在補心氣，定驚悸，此時的甘草非一般方中的調和作用。故名“炙甘草湯”。

　　由於服用後具定悸復脈之功，故又名“復脈湯”。*(見圖7.24)*

炙甘草湯病機表解

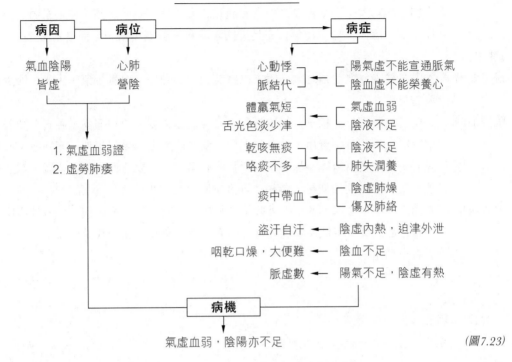

(圖7.23)

炙甘草湯方義表解

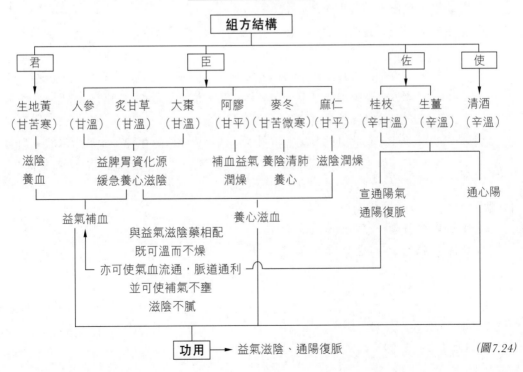

(圖7.24)

配伍特點： 一是氣血陰陽並補，尤以益氣養血之力較強；二是心脾肺腎四臟同調，尤以補益
心肺之功為大；三是補血之中寓有通脈之力。甘寒滋陰之品，加入辛溫之藥，滋
而不膩，溫而不燥，使氣血充足，陰陽調和，脈氣接續，諸症自癒。

【運用】

辨證要點： 本方為陰陽氣血並補之劑。臨床以脈結代、心動悸、虛羸少氣、舌光色淡少苔為
辨證要點。

臨證加減： 方中可加酸棗仁、柏子仁以增強養心安神定悸之力，或加龍齒、磁石重鎮安神；
偏於心氣不足者，重用炙甘草和人參；偏於陰血虛者重用生地、麥門冬；心陽偏
虛者，易桂枝為肉桂，加附子以增強溫心陽之力；陰虛而內熱較盛者，減去桂、
薑、棗、酒，酌加知母、黃柏，則滋陰降火之力更強。

中方西用： 常用於功能性心律不齊，期外收縮有較好的療效。對於冠心病、風濕性心臟病、
病毒性心肌炎、甲狀腺功能亢進等而有心悸、氣短、脈結代屬陰血不足，陽氣虛
弱者亦適用。

【附方】

加減復脈湯《溫病條辨》

組成： 炙甘草六錢(18g)　乾地黃六錢(18g)　生白芍六錢　麥冬不去心，五錢(15g)　阿膠三錢
(9g)　麻仁三錢(9g)

用法： 上以水八杯，煮取三杯，分三次服。

功用： 滋陰養血，生津潤燥。

主治： 溫熱病後期，邪熱久羈，陰液虧虛證。身熱面赤，口乾舌燥，脈虛大，
手足心熱甚於手足背者。

本方是由炙甘草湯(復脈湯)加減衍化而成。因溫病後期，熱灼陰傷，故
本方去益氣溫陽之參、棗、桂、薑，加養血斂陰之白芍，變陰氣血並補
之劑為滋陰養液之方。

此外，在此方的基礎上稍事加減則可成為滋陰生津，柔肝熄風的系列名
方，如："一甲復脈湯"、"二甲復脈湯"、"三甲復脈湯"、"大定風珠"。

【方歌】

炙甘草湯參桂薑，麥地膠棗麻仁裏，
心動悸兮脈結代，虛勞肺痿俱可嘗。

第四節　補陰

　　補陰劑，適用於陰虛證。陰虛與五臟都有關係，尤以腎陰虛為主。因為腎陰為先天之本，五臟之傷，窮必及腎。故五臟之陰虛，常與腎陰相兼而病，臨床症見形體消瘦，頭暈耳鳴，潮熱顴紅，五心煩熱，盜汗失眠，腰痠遺精，咳嗽咯血，口燥咽乾，苦紅少苔，脈細數等。常用補陰藥如生地、麥冬、阿膠、白芍、百合、石斛、玉竹等為主，常配伍清熱藥如知母、黃柏、丹皮以治水不制火而生陰虛內熱症；或補陽藥如鹿角膠、杜仲、菟絲子等以達陽生陰。代表方如六味地黃丸、左歸丸、大補陰丸、一貫煎、百合固金湯、益胃湯等。

六味地黃丸（地黃丸）《小兒藥證直訣》

【組成】　熟地黃八錢(24g)　山茰肉　乾山藥各四錢(各12g)　澤瀉　牡丹皮　茯苓去皮,各三錢(各9g)

【用法】　上為末，煉蜜為丸，如梧桐子大。空心溫水化下三丸。（現代用法：亦可水煎服。）

【功用】　滋補肝腎之陰。

【主治】　肝腎陰虛證。腰膝痠軟，頭暈目眩，耳鳴耳聾，盜汗，遺精，消渴，骨蒸潮熱，手足心熱，口燥咽乾，牙齒動搖，足跟作痛，小便淋瀝，以及小兒囟門遲閉，舌紅少苔，脈沉細數。

【病機】　肝腎陰虛，虛火上炎。腎藏精，為先天之本，肝為藏血之臟，精血互可轉化，肝腎陰血不足又常可相互影響。腰為腎之府，膝為筋之府，腎主骨生髓，齒為骨之餘，腎陰不足則骨髓不充，故腰膝痠軟無力，牙齒動搖；腦為髓海，腎陰不足，不能生髓充腦，肝血不足，不能上榮頭目，故頭暈目眩；腎開竅於耳，腎陰不足，精不上承，或虛熱上擾清竅，故耳鳴耳聾；腎藏精，又封藏之本，腎陰虛則相火內擾精室，故遺精；陰虛生內熱，甚者虛火上炎，故骨蒸潮熱，消渴，盜汗，小便淋瀝，舌紅少苔，脈沉細數。（見圖7.25）

【方解】　治當"壯水之主，以制陽光"，治宜滋補肝腎為主，適當配伍清虛熱瀉濕濁之品。方中重用熟地黃，滋陰補腎，填精益髓，為君藥。山茰肉補養肝腎，並能澀精，取"肝腎同源"之意；山藥補益脾陰，亦能固腎，共為臣藥。三藥配合，腎肝脾三陰並補，是為"三補"，但熟地黃用量是山茰肉與山藥之和，故仍以補腎為主。澤瀉利濕而泄腎濁，並能防熟地黃之滋膩戀邪；茯苓淡滲脾濕，並助山藥之健運，與澤瀉共瀉腎濁，助真陰得復其位；丹皮清虛熱，泄相火，並制山茰肉之溫澀。三藥稱為"三瀉"，均為佐藥。

　　六味地黃丸係宋・錢乙從《金匱要略》的腎氣丸減去桂枝、附子而成，原名"地黃丸"，用治腎怯諸證。《小兒藥證直訣箋正》曰："仲陽意中，謂小兒陽氣甚盛，因去桂附而創立此丸，以為幼科補腎專藥。"

　　方由六味藥物組成，以熟地為君，故名六味地黃丸。（見圖7.26）

六味地黃丸病機表解

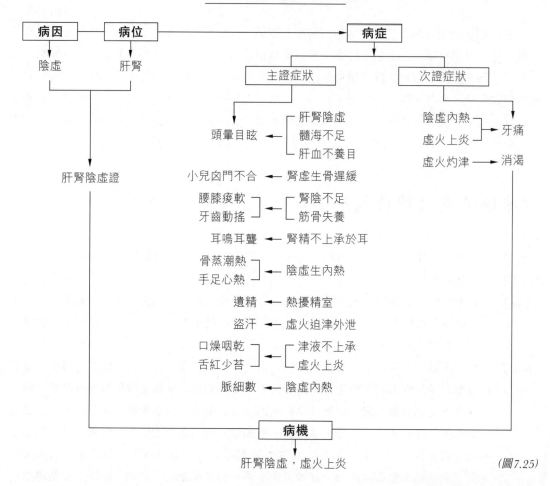

(圖7.25)

配伍特點： 六味合用，三補三瀉，其中"補藥"用量重於"瀉藥"，是以補為主；肝脾腎三陰並補，以補腎陰為主，以治其本；滲濕濁，清虛熱，平其偏勝以治其標，構成平補平瀉之方。

【運用】

辨證要點： 本方是治療肝腎陰虛證的基礎方及常用方。臨床以腰膝痠軟，頭暈目眩，口燥咽乾，舌紅少苔，脈沉細數為辨證要點。

臨證加減： 若虛火明顯者，加知母、玄參、黃柏等以加強清熱降火之功；兼脾虛氣滯者，加白朮、砂仁、陳皮等以健脾和胃；肝陰虛陽亢者，加枸杞、菊花等滋陰降火明目。

中方西用： 慢性腎炎、慢性腎衰、高血壓病、糖尿病、肺結核、腎結核、甲狀腺功能亢進、中心性視網膜炎及無排卵性功能性子宮出血、更年期綜合徵等屬腎陰虛弱為主者。

注意事項： 脾虛泄瀉者宜慎用。

六味地黃丸方義表解

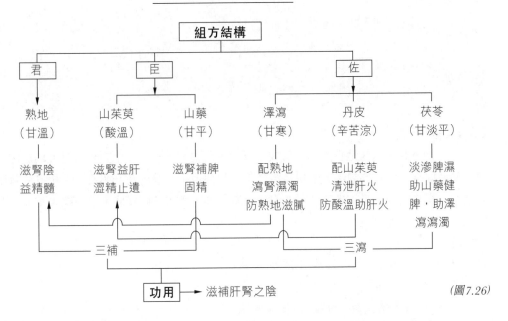

(圖7.26)

【附方】

1. **知柏地黃丸**《醫方考》又名六味地黃丸加黃柏知母方

     組成：即六味地黃丸加知母鹽,炒　黃柏鹽炒　各二錢(各6g)

     用法：上為細末，煉蜜為丸，如梧桐子大，每服二錢(6g)，溫開水送下。

     功用：滋陰降火。

     主治：肝腎陰虛，虛火上炎證。頭目昏眩，耳鳴耳聾，虛火牙痛，五心煩熱，腰膝痠痛，血淋尿痛，遺精夢泄，骨蒸潮熱盜汗，顴紅，咽乾口噪，舌質紅，脈細數。

2. **杞菊地黃丸**《麻疹全書》

     組成：即六味地黃丸加枸杞子　菊花　各三錢(各9g)

     用法：上為細末，煉蜜為丸，如梧桐子大，每服三錢(9g)，空腹服。

     功用：滋腎養肝明目。

     主治：肝腎陰虛證。兩目昏花，視物模糊，或眼睛乾澀，迎風流淚等。

3. **麥味地黃丸**（原名八味地黃丸）《醫部全錄》引《體仁彙編》

     組成：即六味地黃丸加麥冬五錢(15g)　五味子五錢(15g)

     用法：上為細末，煉蜜為丸，如梧桐子大，每服三錢(9g)，空心白湯送下。

     功用：滋補肺腎。

     主治：肺腎陰虛證。虛煩勞熱，咳嗽吐血，潮熱盜汗。

4. 都氣丸《證因脈治》

> **組成：** 即六味地黃丸加五味子二錢(6g)
>
> **用法：** 上為細末，煉蜜為丸，如梧桐子大，每服三錢(9g)，空腹服。
>
> **功用：** 滋腎納氣。
>
> **主治：** 肺腎兩虛證。咳嗽氣喘，呃逆滑精，腰痛。

【類方比較】

以上四方均由六味地黃丸加味而成，皆具滋陰補腎之功。其中知柏地黃丸偏於滋陰降火，適用於陰虛火旺，骨蒸潮熱，遺精盜汗之證；杞菊地黃丸偏於養肝明目，適用於肝腎陰虛，兩眼昏花，視物模糊之證；麥味地黃丸偏於滋腎斂肺，適用於肺腎陰虛之喘嗽；都氣丸偏於滋腎納氣，適用於腎虛喘逆。

【方歌】

> 六味地黃益腎肝，山藥丹澤萸苓摻，
> 三陰並補重滋腎，陰虛火旺加知柏，
> 養肝明目加杞菊，都氣五味納腎氣，
> 滋補肺腎麥味續，肺腎兩調金水生。

左歸丸 《景岳全書》

【組成】 大熟地八兩(240g) 　山藥炒,四兩(120g) 　枸杞四兩(120g) 　山茱萸四兩(120g) 　牛膝酒洗,蒸熟,三兩(90g) 鹿角膠敲碎,炒珠,四兩(120g) 　龜甲膠切碎,炒珠,四兩(120g) 　菟絲子製,四兩(120g)

【用法】 上先將熟地蒸爛，杵膏，煉蜜為丸，如梧桐子大。每食前用滾湯或淡鹽湯送下百餘丸(9g)。(現代用法：亦可水煎服，用量按原方比例酌減。)

【功用】 滋陰補腎，填精益髓。

【主治】 真陰不足證。頭暈目眩，腰痠腿軟，遺精滑泄，自汗盜汗，口燥舌乾，舌紅少苔，脈細。

【病機】 真陰不足，精髓虧損。腎藏精，主骨生髓，腎陰虧損，精髓不充，封藏失職，故頭暈目眩，腰痠腿軟，遺精滑泄；陰虛則陽亢，迫津外泄，故自汗盜汗，陰虛則津不上承，故口燥舌乾，舌紅少苔，脈細為真陰不足之象。(見圖7.27)

【方解】 治宜壯水之主，培補真陰。方中重用**熟地**滋腎填精，大補真陰，為君藥。**山茱萸**養肝滋腎，澀精斂汗；**山藥**補脾益陰，滋腎固精；**枸杞子**補腎益精，養肝明目；**龜、鹿二膠**，為血肉有情之品，峻補精髓，龜甲膠偏於補陰，鹿角膠偏於補陽，在補陰之中配伍補陽藥，取"陽中求陰"之義，均為臣藥。**菟絲子、牛膝**益肝腎，強腰膝，健筋骨，俱為佐藥。諸藥合用，共奏滋陰補腎，填精益髓之效。

左歸丸病機表解

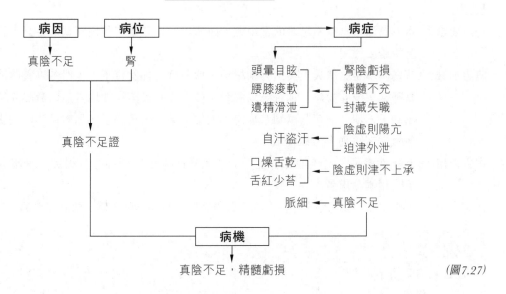

(圖7.27)

左歸丸是由六味地黃丸去"三瀉"藥(澤瀉、茯苓、丹皮),加枸杞、龜膠、牛膝加強滋補腎陰之力,又加入鹿角膠,菟絲子溫潤之品,補陽益陰,陽中求陰。故張介賓闡釋:"補陰不利水,利水不補陰,而補陰之法不宜滲";"善補陰者,必於陽中求陰,則陰得陽升而泉源不竭"(《景岳全書 · 新方八陣》)。*(見圖7.28)*

左歸丸方義表解

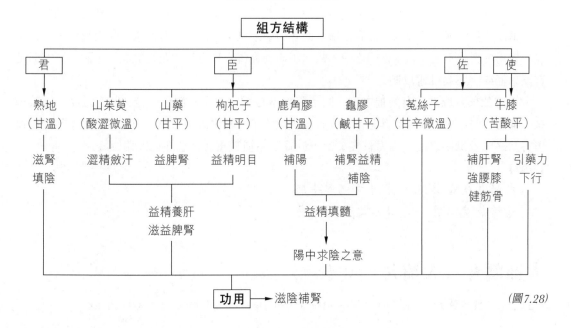

(圖7.28)

配伍特點： 本方純補無瀉，陽中求陰是其配伍特點。

【運用】

辨證要點： 本方為治療真陰不足證的常用方。臨床以頭目眩暈，腰痠腿軟，舌光少苔，脈細為辨證要點。

臨證加減： 若真陰不足，虛火上炎，去枸杞子、鹿角膠，加女貞子、麥門冬以養陰清熱；火爍肺金，乾咳少痰，加百合以潤肺止咳；夜熱骨蒸，加地骨皮以清熱除蒸；小便不利、不清，加茯苓以利水滲濕；大便燥結，去菟絲子，加肉蓯蓉以潤腸通便；兼氣虛者可加人參以補氣。

中方西用： 老年性癡呆、更年期綜合症、老年骨質疏鬆症、閉經、月經量少等屬於腎陰不足、精髓虧虛者。

注意事項： 方中組成藥物以陰柔滋潤為主，久服常服，每易滯脾礙胃，故脾虛泄瀉者宜慎用。

【附方】

左歸飲《景岳全書》

組成： 熟地二三錢，或加之一二兩(9－30g) 山藥 枸杞子 各二錢(各6g) 炙甘草一錢(3g)
茯苓一錢半(4.5g) 山茱萸一二錢(3－6g)，畏酸者少用之

用法： 以水二盅，煎至七分，食遠服。

功用： 補益腎陰。

主治： 真陰不足證。腰痠遺泄，盜汗，口燥咽乾，口渴欲飲，舌尖紅，脈細數。

【類方比較】

左歸丸與六味地黃丸均為滋陰補腎之劑，但立法和主治均有不同。六味地黃丸以補腎陰為主，寓瀉於補，補力平和適用於腎陰虛，而兼內熱之證；左歸丸純甘壯水，補而無瀉，補力較峻，適用於真陰不足，精髓虧損之證。故《王旭高醫書六種方證治彙編歌訣》中說：「左歸是育陰以涵陽，不是壯水以制火。」

左歸飲與左歸丸均為純補之劑，同治腎陰不足證。然左歸飲皆以純甘壯水之品，滋陰填精，補力較弱，故用飲以取其急治，適宜於腎陰不足較輕之證；左歸丸則在滋陰之中又配以血肉有情之味及助陽之品，補力較峻，常用於腎陰虧損較重者，意在以丸劑圖緩。

【方歌】

左歸丸內山藥地，萸肉枸杞與牛膝，
菟絲龜鹿二膠合，壯水之主第一方。

大補陰丸（大補丸）《丹溪心法》

【組成】 熟地黃酒蒸 龜甲酥炙 各六兩(各180g) 黃柏炒褐色 知母酒浸，炒 各四兩(各120g)

【用法】　上為末，豬脊髓蒸熟，煉蜜為丸。每服七十丸 (6－9g) 空心鹽白湯送下。(現代用法：上四味碾為細末，豬脊髓適量蒸熟，搗如泥狀；煉蜜，混合拌勻和藥粉為丸，每丸約重15g，每日早晚各服一丸，淡鹽水送服；或水煎服，用量按原方比例酌減。)

【功用】　滋陰降火。

【主治】　陰虛火旺證。骨蒸潮熱，盜汗遺精，咳嗽咯血，心煩易怒，足膝疼熱，舌紅少苔，尺脈數而有力。

【病機】　肝腎虧虛，真陰不足，相火亢盛。腎為水火之臟，本應既濟以並存，真陰虧虛，則相火失制，陰虛火旺，則生虛熱諸證，故骨蒸潮熱，盜汗遺精，足膝疼熱甚則虛火上炎灼傷肺金，損傷肺絡，故咳嗽咯血；虛火上擾心神，則心煩易怒。本證是陰虛為本，火旺為標，且陰愈虛，火愈熾；火愈熾，陰愈虛，互為因果。(見圖7.29)

大補陰丸病機表解

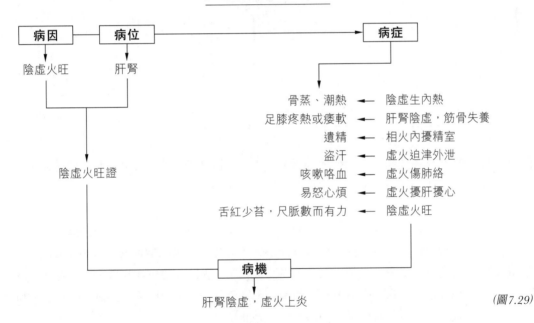

(圖7.29)

【方解】　治宜大補真陰以培其本，佐以降火，以治標，標本兼治。本方以滋陰降火為法，朱震亨認為"陰常不足，陽常有餘，宜常養其陰，陰與陽齊，則水能制火"(《醫宗金鑒·刪補名醫方論》) 以此為理論依據，方中重用**熟地、龜甲**滋陰潛陽，壯水制火，即所謂培其本，共為君藥。繼以**黃柏**苦寒瀉相火以堅陰；**知母**苦寒而潤，上能清潤肺金，下能滋清腎水，與黃柏相須為用，苦寒降火，保存陰液，平抑亢陽，均為臣藥，即所謂清其源。應用**豬脊髓、蜂蜜**為丸，此乃血肉甘潤之品，填精益髓，既能助熟地、龜甲以滋陰，又能制黃柏之苦燥，俱為佐使。諸藥合用，滋陰精而降相火，培其本而清其源。本證若僅滋陰則虛火難清，單清熱則猶恐復萌，故須培本清源，使陰復陽潛，虛火降而諸症悉除。正如《刪補名醫方論》所謂："是方能驟補真陰，以制相火，較之六味功效尤捷"。*(見圖7.30)*

大補陰丸方義表解

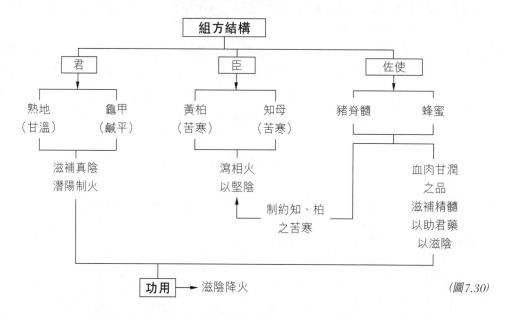

(圖7.30)

配伍特點： 滋陰藥與清熱降火藥相配，培本清源，兩相兼顧。其中龜甲、熟地用量較重，與知、柏的比例為3：2，表明是以滋陰培本為主，降火清源為輔。

【運用】

辨證要點： 大補陰丸為治療陰虛火旺證的基礎方，又是體現了朱丹溪補陰學派學術思想及滋陰降火的代表方。臨床以骨蒸潮熱，舌紅少苔，尺脈數而有力為辨證要點。

臨證加減： 若陰虛較重者，可加天門冬、麥門冬以潤燥養陰；陰虛盜汗者，可加地骨皮以退熱除蒸；咯血、吐血者，加仙鶴草、旱蓮草、白茅根以涼血止血；遺精者，加金櫻子、芡實、桑螵蛸、山茱萸以固精止遺。

中方西用： 甲狀腺功能亢進、腎結核、骨結核、糖尿病等屬陰虛火旺者。

注意事項： 若脾胃虛弱，食少便溏，以及火熱屬實證者不宜使用。

【附方】

虎潛丸《丹溪心法》

組成：黃柏半斤酒炒(240g)　龜甲四兩酒炙(120g)　知母二兩(60g)　熟地黃　陳皮

　　　白芍 各二兩(60g)　鎖陽一兩半(45g)　虎骨一兩炙(可用狗骨代)(30g)　乾薑半兩(15g)

《醫方集解》所載虎潛丸尚多當歸、牛膝、羊肉三味)

> **用法：** 上為末，酒糊丸，一方加金箔一片，一方用生地黃，懶言語者加山藥(現
> 代用法：上為細末，煉蜜為丸，每丸重9g，每次一丸，日服兩次，淡鹽
> 水或溫開水送下。亦可水煎服，用量控原方比例酌減)。
>
> **功用：** 滋陰降火，強壯筋骨。
>
> **主治：** 肝腎不足，陰虛內熱之痿證。腰膝痠軟，筋骨瘦弱，腿足消瘦，步履乏
> 力，或眩暈，耳鳴，遺精，遺尿，舌紅少苔，脈細弱。

【類方比較】

　　虎潛丸與大補陰丸均有熟地、龜甲、黃柏、知母，有滋補肝腎之陰，清降虛炎之功，用於肝腎陰虛炎旺證。然大補陰丸以豬骨髓、蜂蜜為丸，故滋補精血之功略勝；虎潛丸尚有鎖陽、虎骨、白芍、乾薑、陳皮，故補血養肝之力較佳，並有很好的強筋壯骨作用，且補而不滯，為治痿證的主方。

【方歌】

　　大補陰丸知柏黃，龜甲脊髓蜜成方，

　　咳嗽咯血骨蒸熱，陰虛火旺制亢陽。

一貫煎 《續名醫類案》

【組成】　北沙參　麥冬　當歸身各三錢(各9g)　　生地黃六錢至一兩(18－30g)　　枸杞子三至六錢(9－18g)　　川楝子一錢半(4.5g)(原書未著用量)

【用法】　水煎服。

【功用】　滋陰疏肝。

【主治】　肝腎陰虛，肝氣鬱滯證。胸脘脅痛，吞酸吐苦，咽乾口燥，舌紅少津，脈細弱或虛弦。亦治疝氣瘕聚。

【病機】　肝腎陰虛，血燥氣鬱。肝藏血，主疏泄，體陰而用陽，喜條達而惡抑鬱。肝腎陰血虧虛，肝體失養，則疏泄失常，肝氣鬱滯，進而橫逆犯胃，故胸脘脅痛，吞酸吐苦；肝氣久鬱，經氣不利則生疝氣、瘕聚等症；陰虛津液不能上承，故咽乾口燥，舌紅少津；陰血虧虛，血脈不充，故脈細弱或虛弦。*(見圖7.31)*

【方解】　治宜滋陰養血，柔肝舒鬱。方中重用**生地黃**滋陰養血，補益肝腎為君，內寓滋水涵木之意。**當歸、枸杞子**養血滋陰柔肝；**北沙參、麥冬**滋養肺胃，養陰生津，意在佐金平木，扶土制木，四藥共為臣藥。佐以少量**川楝子**，疏肝泄熱，理氣止痛，復其條達之性。該藥性雖苦寒，但與大量甘寒滋陰養血藥相配伍，則無苦燥傷陰之弊。諸藥合用，使肝體得養，肝氣得舒，則諸症可解。

　　方名"一貫"有二解，一指本方將一味理氣疏肝之品配入大隊滋陰柔肝藥中，使補中

有疏，補而不滯，引滋陰之品直達肝脈，即以疏肝之理貫穿於滋陰補肝之中；二指本方所用滋陰之品，雖並非全入肝經，但不離滋補肝陰之法，着眼於肝虛之本，以治肝之理貫穿全方，故名之。（*見圖7.32*）

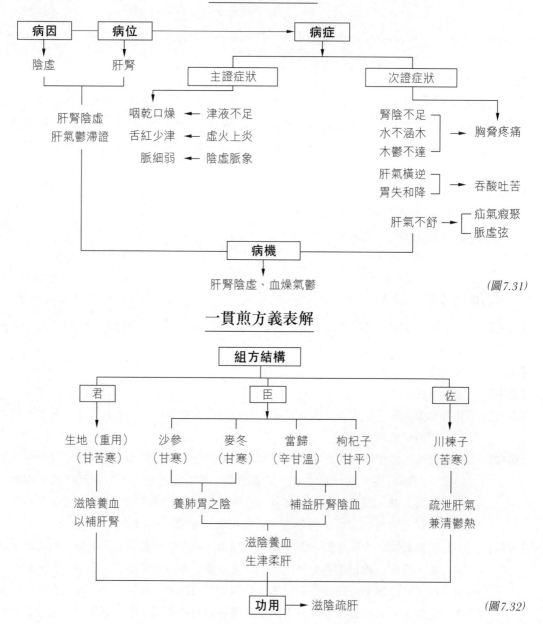

一貫煎病機表解

（*圖7.31*）

一貫煎方義表解

（*圖7.32*）

配伍特點： 本方配伍特點，是在大隊滋陰養血藥中，少佐一味川楝子疏肝理氣，補肝與疏肝相結合，以補為主，使肝體得養，而無滋膩礙胃遏滯氣機之虞，且無傷及陰血之弊。全方組方嚴謹，配伍得當，顧及"肝體陰而用陽"的生理特點，堪為滋陰疏肝之名方。

【運用】

辨證要點： 本方是治陰虛肝鬱，肝胃不和所致脘脅疼痛的常用方。臨床以脘脅疼痛，吞酸吐苦，舌紅少津；脈虛弦為辨證要點。

臨證加減： 若大便秘結，加瓜蔞仁；有虛熱或汗多，加地骨皮；痰多，加川貝母；舌紅而乾，陰虧過甚，加石斛；脅脹痛，按之硬，加鱉甲；煩熱而渴，加知母、石膏；腹痛，加芍藥、甘草；兩足痿軟，加牛膝、薏仁；不寐，加酸棗仁；口苦燥，少加黃連。

中方西用： 慢性肝炎、慢性胃炎、胃及十二指腸潰瘍、肋間神經痛、神經官能症等屬陰虛氣虛者。

注意事項： 因本方重在滋補，雖可行無形之氣，但不能祛有形之邪，且藥多甘膩，故有停痰積飲而舌苔白膩，脈沉弦者，不宜使用。

【附方】

1. **二至丸**《證治準繩》

    組成： 女貞子500g　旱蓮草500g

    用法： 將旱蓮草濃汁和女貞子藥末為丸，如梧桐子大，每服一百丸，臨臥時用酒送下。

    功用： 補益肝腎，滋陰止血。

    主治： 肝腎陰虛之眩暈耳鳴、咽乾鼻燥，腰膝痠痛，頭暈目眩，煩熱失眠，遺精盜汗，鬚髮早白，脫髮，月經量多和衄血、尿血等症。

2. **芍藥甘草湯**《傷寒論》

    組成： 芍藥四兩(12g)　甘草四兩(12g)

    用法： 食前溫服。

    功用： 調和氣血、鎮攣止痛。

    主治： 1.肝陰不足、剋犯脾土、腹拘急而痛。2.陰液不足、筋脈失養、手足攣急。

【類方比較】

　　一貫煎與逍遙散均有疏肝理氣作用，俱可治療肝鬱氣滯之脅痛。其不同點：逍遙散疏肝養血健脾的作用較強，適用於肝鬱血虛之脅痛，並伴有神疲食少等脾虛症狀；一貫煎滋陰養肝腎之陰的作用較強，適用於肝腎陰虛之脅痛，並有吞酸吐苦等肝氣犯胃症狀者。

【方歌】

　　一貫煎中生地黃，沙參歸杞麥冬藏，

　　少佐川楝泄肝氣，陰虛脅痛此方良。

百合固金湯《慎齋遺書》

【組成】　熟地　生地　當歸身 各三錢(9g)　白芍　甘草 各一錢(3g)　桔梗　玄參 各八分(6g)
　　　　　貝母　麥冬　百合 各一錢半(各4.5g)

【用法】　水煎服(原書無用法)。

【功用】　滋腎保肺,止咳化痰。

【主治】　肺腎陰虧,虛火上炎證。咳嗽氣喘,痰中帶血,咽喉燥痛,暈眩耳鳴,午後潮熱,
　　　　　舌紅少苔,脈細數。

【病機】　肺腎陰虧。肺腎陰津相互滋養,肺津敷佈下充腎水,腎陰充養肺金,即金水相生,
　　　　　肺腎為子母之臟,若其中一臟陰不足,必影響對方,最終導致兩臟陰皆虛。肺虛及
　　　　　腎,病久則肺腎陰虛,陰虛生內熱,虛火上炎,肺失肅降,則咳嗽氣喘;虛火煎灼
　　　　　津液,則咳痰量少而黏稠,甚者灼傷脈絡,以致痰中帶血;津不上潤,則咽喉燥
　　　　　痛;腎水不足,相火偏亢,則午後潮熱,盜汗,其舌紅少苔,脈細數,皆陰虛內熱
　　　　　之徵象。(見圖7.33)

【方解】　治宜滋養肺腎之陰,兼以清熱化痰止咳,標本兼顧。方中**百合**甘苦微寒,滋陰清
　　　　　熱,潤肺止咳;**生地、熟地**並用,既能滋陰養血,又能清熱涼血,三藥相伍,潤肺
　　　　　滋腎,金水並補,共為君藥。**麥冬**甘寒,協百合以滋陰清熱,潤肺止咳;**玄參**鹹
　　　　　寒,助二地滋陰壯水,以清虛火,兼利咽喉,共為臣藥。**當歸、白芍**以養血和血斂

百合固金湯病機表解

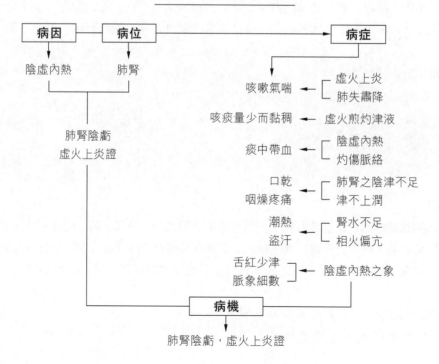

(圖7.33)

陰，當歸兼止咳逆上氣；**貝母**清熱潤肺，化痰止咳，俱為佐藥；**桔梗**宣肺利咽，化痰散結，並載藥上行；**生甘草**清熱瀉火，潤肺止咳，調和諸藥，共為佐使藥。

本方滋腎保肺，金水並調，合而用之，可使陰血漸充，虛火自清，痰化咳止，以達固護肺氣之目的，故名"百合固金湯"。*(見圖7.34)*

百合固金湯方義表解

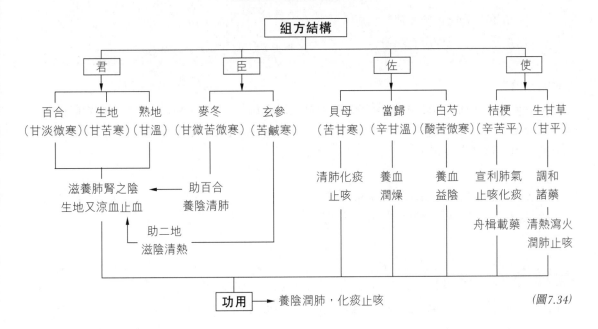

(圖7.34)

配伍特點： 一是金水並補，潤肺滋腎同用，但以潤肺止咳為主；二是標本兼顧，滋養之中兼顧清熱涼血、化痰止咳，然以治本為主。

【運用】

辨證要點： 本方為治療肺腎陰虧，虛火上炎而致咳嗽痰血證的常用方。臨床以咳嗽氣喘，咽喉燥痛，舌紅少苔，脈細數為辨證要點。

臨證加減： 若痰黃而多者，加黃芩、瓜蔞皮以清肺化痰；喘咳甚者，加杏仁、五味子；汗多、氣短、兼有氣虛者，加黨參、五味子（與生脈散合用）以益氣斂汗；食後脘脹者，加陳皮、神麴以理氣消食；咳血者，可加仙鶴草、白及、白茅根並去桔梗之升提，以增止血之功。

中方西用： 本方常用於肺結核、慢性支氣管炎、支氣管擴張咯血、慢性咽喉炎、自發性氣胸等屬肺腎陰虛，虛火上炎者。

注意事項： 方中藥味偏甘寒滋膩，脾虛便溏者，慎用；服用時忌生冷、油膩、辛燥等物。

【附方】

補肺阿膠湯《小兒藥證直訣》

組成： 阿膠炒珠一兩五錢(9g)　　馬兜鈴焙五錢(6g)　　牛蒡子炒香焙二錢五分(3g)　　杏仁去皮尖七個(6g)
糯米一兩炒(15g)　　甘草焙二錢五分(3g)

用法： 上為末，每服二錢(6g)。(現代用法：水煎，食後服，用量據原方比例酌減。)

功用： 養陰補肺，清熱止血。

主治： 小兒肺虛有熱證。

【類方比較】

　　百合固金湯與補肺阿膠湯治證均有肺虛有熱，但前者主治之咳嗽痰血證，偏於肺腎陰虧、虛火上炎證，治以滋腎養陰潤肺，並能清熱化痰；後者主治小兒肺陰虛有熱之咳嗽證，偏於補益肺陰，兼以清肺化痰寧嗽。

【方歌】

　　百合固金二地黃，玄參貝母桔草藏，
　　麥冬芍藥當歸配，咳嗽痰血肺家傷。

益胃湯 《溫病條辨》

【組成】　沙參三錢(9g)　　麥冬五錢(15g)　　冰糖一錢(3g)　　細生地五錢(15g)　　玉竹炒香，一錢五分(4.5g)

【用法】　水五杯，煮取二杯，分二次服，渣再煮一杯服(現代用法：水煎兩次分服)。

【功用】　養陰益胃。

【主治】　胃陰損傷證。胃脘灼熱隱痛，飢不欲食，口乾咽燥，大便乾結，或乾嘔、呃逆，舌紅少津，脈細數者。

【病機】　胃陰耗損，虛熱內生。胃為陽土，喜潤惡燥，主受納，其氣以降為順。若熱病消灼陰津，或過用吐、下之劑，或胃病遷延不癒，每致胃陰耗損，虛熱內生。胃陰不足，絡脈失養，則見胃脘隱痛；若陰虛有熱，可見胃脘隱隱灼痛；胃陰虧虛則受納失司，故飢而不欲食。胃之陰津不足，上不能滋潤口咽則口乾咽燥，下不能濡潤大腸則便結。胃失濡潤，氣機上逆，則見乾嘔、呃逆。舌紅少津，脈象細數為陰虛內熱之象。*(見圖7.35)*

【方解】　治宜甘涼生津，養陰益胃。方中重用**生地、麥冬**，味甘性寒，功能養陰清熱，生津潤燥，為甘涼益胃之上品，共為君藥。配伍**北沙參、玉竹**為臣，養陰生津，以加強生地、麥冬益胃養陰之力。胃為水穀之海，十二經皆稟氣於胃，胃陰復則氣降能食。**冰糖**濡養肺胃，調和諸藥，為佐使。全方甘涼清潤，清而不寒，潤而不膩，藥簡力專，共奏養陰益胃之效。*(見圖7.36)*

益胃湯病機表解

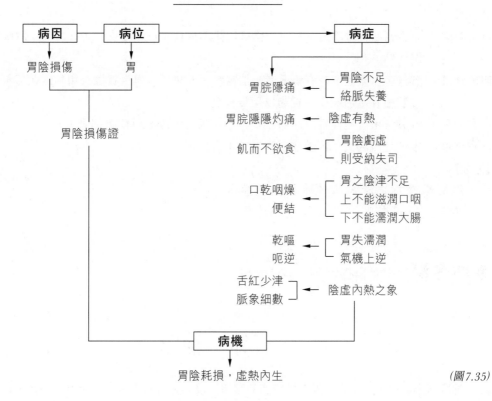

病因 ── 病位 ──────────────→ 病症

胃陰損傷　　胃

胃脘隱痛 ──┐ 胃陰不足
　　　　　　└ 絡脈失養

胃脘隱隱灼痛 ── 陰虛有熱

飢而不欲食 ──┐ 胃陰虧虛
　　　　　　　└ 則受納失司

口乾咽燥 ──┐ 胃之陰津不足
　便結　　　├ 上不能滋潤口咽
　　　　　　└ 下不能濡潤大腸

乾嘔 ──┐ 胃失濡潤
　呃逆　└ 氣機上逆

舌紅少津 ──┐
脈象細數 ──┘ ── 陰虛內熱之象

胃陰損傷證

病機

胃陰耗損，虛熱內生

(圖7.35)

益胃湯方義表解

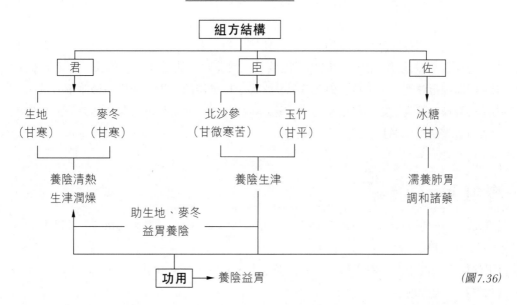

組方結構

君　　　　　　臣　　　　　　佐

生地　　麥冬　　北沙參　　玉竹　　　冰糖
（甘寒）（甘寒）（甘微寒苦）（甘平）　（甘）

養陰清熱　　　　養陰生津　　　　　濡養肺胃
生津潤燥　　　　　　　　　　　　　調和諸藥

助生地、麥冬
益胃養陰

功用 ──→ 養陰益胃

(圖7.36)

配伍特點： 全方甘涼清潤，清而不寒，潤而不膩，藥簡力專，共奏養陰益胃之效。

【運用】

辨證要點： 本方為滋養胃陰的常用方。臨床以飢不欲食，口乾咽燥，舌紅少津，脈細數為辨證要點。

臨證加減： 若汗多、氣短，兼有氣虛者，加黨參、五味子（與生脈散合用）以益氣斂汗；食後脘脹者，加陳皮、神麴以理氣消食。

中方西用： 本方常用於慢性胃炎、糖尿病、小兒厭食等證屬胃陰虧損者。

注意事項： 本方甘涼滋潤，若脘痞苔膩者，不宜使用。

【方歌】

溫病條辨益胃湯，玉竹冰糖合沙參，

麥冬生地同煎服，溫病須慮把津傷。

麥門冬湯 （參見治燥劑——滋陰潤燥）

第五節　補陽

補陽劑，適用於陽虛證。陽虛與臟腑的關係，以心脾腎為主，但腎陽為一身陽氣的根本，且治療心脾陽虛之方，已在溫裏劑中介紹，故本節主要論述腎陽虛的方劑，強調腎陽對人體的重要，誠如張景岳所言："天之大寶，只此一丸紅日；人之大寶，之此一息真陽"，腎陽為一身陽氣的根本，腎陽虛臨床每見面色蒼白，形寒肢冷，腰膝痠痛，下肢軟弱無力，小便不利，或小便頻數，尿後餘瀝，少腹拘急，男子陽痿早泄，女子宮寒不孕，舌淡苔白，脈沉細，尺部尤甚等。常用補陽藥如附子、肉桂、巴戟天、肉蓯蓉、仙靈脾、鹿角膠、仙茅等為主組成方劑。同時配伍熟地、山茱萸、山藥等滋陰之品，以助陽的生化，並可藉補陰藥的滋潤，以制補陽藥的溫燥；腎陽虧虛不能化氣行水，易致水濕停留，故常佐以茯苓、澤瀉等淡滲利水之品。代表方如腎氣丸、右歸丸等。

腎氣丸 《金匱要略》

【組成】　乾地黃八兩(240g)　薯蕷(即山藥)　山茱萸各四兩(各120g)　澤瀉　茯苓　牡丹皮　各三兩(各90g)　桂枝　附子炮　各一兩(各30g)

【用法】　上為細末，煉蜜和丸，如梧桐子大，酒下十五丸 (6g)，日再服。

【功用】　補腎助陽。

【主治】　腎陽不足證。腰痛腳軟，身半以下常有冷感，少腹拘急，小便不利，或小便反多，入夜尤甚，陽痿早泄，舌淡而胖，脈虛弱，尺部沉細，以及痰飲，水腫，消渴，腰痛，腳氣，轉胞等。

【病機】　腎陽虛，命門之火不足。腰為腎府，腎為先天之本，內寄真陰真陽，內寓命門真火，為人體陰氣之根。命門火衰，多因真陰不足，無以化陽氣，溫化失常，百病叢生。腎陽不足，不能溫養下焦，故腰痛腳軟，身半以下常有冷感，少腹拘急；腎陽虛弱，不能化氣利水，水停於內，則小便不利，少腹拘急，甚或轉胞；腎陽虧虛，不能蒸化水液，水液直趨下焦，津不上承，故消渴，小便反多；腎主水，腎陽虛弱，氣化失常，水液失調，留滯為患，可發為水腫、痰飲、腳氣等。*(見圖7.37)*

腎氣丸病機表解

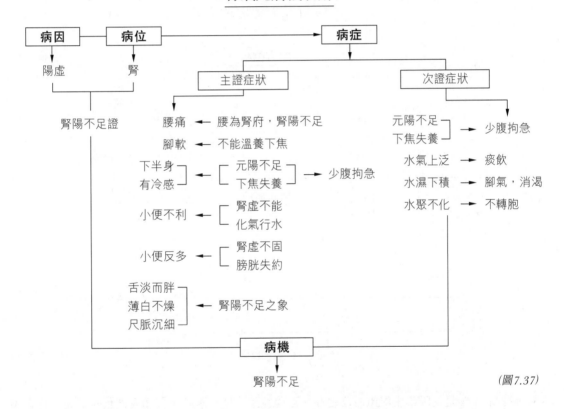

(圖7.37)

【方解】　宜以補腎助陽為法，即王冰所謂"益火之源，以消陰翳"之理。方中**附子**大辛大熱，為溫陽諸藥之首；**桂枝**辛甘而溫，乃溫通陽氣要藥，二藥相合，補腎陽之虛，助氣化之復，共為君藥。然腎為水火之臟，內寓元陰元陽，陰陽一方的偏衰必將導致陰損及陽或陽損及陰，而且腎陽虛一般病程較久，多可由腎陰虛發展而來，若單補陽而不顧陰，則陽無以附，無從發揮溫升之能，正如張介賓說："善補陽者，必於陰中求陽，則陽得陰助，而生化無窮"(《類經》卷十四)，故重用**乾地黃**滋陰補腎；配伍山茱萸、山藥補肝脾而益精血，共為臣藥。君臣相伍，補腎填精，溫腎助陽，不僅可藉陰中求陽而增補陽之力，而且陽藥得陰藥之柔潤則溫而不燥，陰藥得陽藥之溫通則滋而不膩，二者相得益彰。從用量分析，方中補陽之品藥味少、用量輕，而滋陰之藥味多、用量重，可見其立方之旨，並非峻補元陽，乃在微微生火，鼓舞腎氣，即取"少火生氣"之義。正如柯琴在《醫宗金鑒・刪補名醫方論》卷二十七所云："此腎氣丸納桂、附於滋陰劑中十倍之一，意不在補火，而在微微生火，即生腎氣也"。再以澤瀉、茯苓利水滲濕，配桂枝又善溫化痰飲；**丹皮**苦辛而寒，擅入血分，合桂枝則可調血分之滯。諸藥合用，溫而不燥，滋而不膩，助陽之弱以化水，滋陰之虛以生氣，使腎陽振奮，氣化復常，則諸證自除。*(見圖7.38)*

腎氣丸方義表解

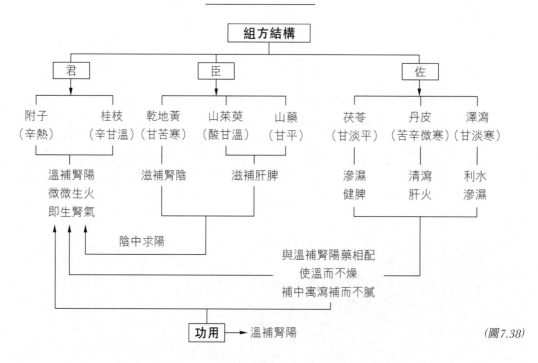

(圖7.38)

配伍特點： 一是補陽藥中配伍滋陰之品，陰陽並補，陰中求陽，使陽有所化；二是少量補陽藥與大隊滋陰藥為伍，旨在微微生火，少火生氣。由於本方功用主要在於溫補腎氣，且作丸內服，故名之"腎氣丸"；三是補瀉同施，三藥寓瀉於補，使邪去則補乃得力，並防滋陰藥助濕礙邪之虞。

【運用】

辨證要點： 本方為補腎助陽的常用方。臨床以腰痛腳軟，小便不利或反多，舌淡而胖、脈虛弱而尺部沉細為辨證要點。

臨證加減： 方中乾地黃，現多用熟地；畏寒肢冷者，可將桂枝改用肉桂，並加重桂附之量，
以增強溫補腎陽之功；若夜尿多者，腎氣丸加五味子；小便數多，色白體羸，為
真陽虧虛，宜加補骨脂、鹿茸等，加強溫陽之；若用於陽萎，證屬命門火衰者，
酌加淫羊藿、補骨脂、巴戟天等以助壯陽起痿之力。

中方西用： 慢性腎炎、糖尿病、醛固酮增多症、甲狀腺功能低下、神經衰弱、腎上皮質功能
減退、慢性支氣管哮喘、更年期綜合症等屬腎陽不足者。

注意事項： 若咽乾口燥，舌紅少苔，屬腎陰不足，虛火上炎者，不宜應用。此外，腎陽虛而
小便正常者，為純虛無邪、氣化不滯，不宜用本方。吳儀洛稱："此亦虛中挾邪
滯而設爾，若純虛之證，而兼以滲利，未免減去藥力，當用右歸丸或右歸飲"
（《成方切用》）。

【附方】

1. 加味腎氣丸《濟生方》

組成： 附子炮，二個(15g)　白茯苓去皮　澤瀉　山茱萸取肉　山藥炒　車前子酒蒸　牡丹
皮去木 各一兩(各30g)　官桂不見火　川牛膝去蘆，酒浸　熟地黃 各半兩(各15g)

用法： 上為細末，煉蜜為丸，如梧桐子大，每服七十丸(9g)，空心米飲送下。

功用： 溫腎化氣，利水消腫。

主治： 腎(陽)虛水腫。腰重腳腫，小便不利。

2. 十補丸《濟生方》

組成： 附子炮，去皮、臍　五味子各二兩(各60g)　山茱萸取肉　山藥銼，炒　牡丹皮去木(各60g)
鹿茸去毛，酒蒸一錢(3g)　熟地黃洗，酒蒸二兩(60g)　肉桂去皮，不見火一錢(3g)　白茯苓去皮
澤瀉 各一兩(30g)

用法： 上為細末，煉蜜為丸，如梧桐子大，每服七十丸(9g)，空心鹽酒、鹽湯
任下。

功用： 補腎陽，益精血。

主治： 腎陽虛損，精血不足證。面色黧黑，足冷足腫，耳鳴耳聾，肢體羸瘦，
足膝軟弱，小便不利，腰脊疼痛。

【類方比較】

　　以上二方，均由腎氣丸加味而成，皆具溫補腎陽之功。加味腎氣丸加牛膝、車前子，溫腎
利水以消腫，常用於腎陽虛損的水腫，小便不利；十補丸則加鹿茸、五味子，溫腎壯陽，補養
精血，適用於腎陽虛損，精血不足之證。

【方歌】

　　腎氣丸補腎陽虛，地黃山藥及茱萸，

　　苓澤丹皮合桂附，水中生火在溫煦。

右歸丸 《景岳全書》

【組成】 熟地黃 八兩 (240g)　山藥 炒，四兩 (120g)　山茱萸 微炒，三兩 (90g)　枸杞子 微炒，三兩 (90g)　菟絲子

製，四兩 (120g)　鹿角膠 炒珠，四兩 (120g)　杜仲 薑汁炒，四兩 (120g)　肉桂 二兩 (60g)　當歸 三兩 (90g)

製附子 二兩，漸可加至五六兩 (60－180g)

【用法】 上先將熟地蒸爛杵膏，加煉蜜為丸，如梧桐子大。每服百餘丸 (6－9g)，食前用滾湯
或淡鹽湯送下；或丸如彈子大，每嚼服二三丸 (6－9g)，以滾白湯送下。（現代用
法：亦可水煎服，用量按原方比例酌減。）

【功用】 溫補腎陽，填精益髓。

【主治】 腎陽不足，命門火衰證。年老或久病氣衰神疲，畏寒肢冷，腰膝軟弱，陽痿遺精，
或陽衰無子，或飲食減少，大便不實，或小便自遺，舌淡苔白，脈沉而遲。

【病機】 腎陽虛弱，命門火衰。腎為水火之臟，內寄命門之火，為元陽之根本。腎陽不足，
命門火衰，失於溫煦，甚則火不生土，影響脾胃納運，故見氣衰神疲，畏寒肢冷，
腰膝軟弱，或飲食減少，大便不實；腎主天癸而藏精，腎陽虛則天癸衰少，封藏失
職，精關不固，宗筋失養，故見陽痿、遺精、不育或小便自遺。*(見圖7.39)*

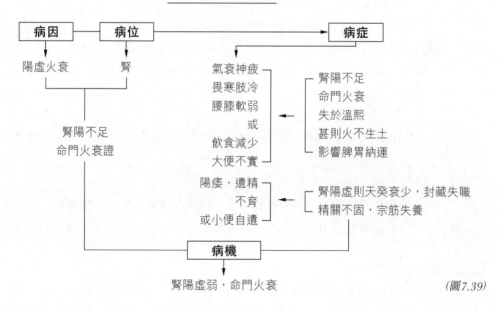

(圖7.39)

【方解】 本方旨在"益火之源，以培腎之元陽"。方中**附子**、**肉桂**、**鹿角膠**培補腎中元陽，溫
裏祛寒，為君藥。**熟地黃**、**山茱萸**、**枸杞子**、**山藥**滋陰益腎，養肝補脾，填精補
髓，取"陰中求陽"之義，為臣藥。再用**菟絲子**、**杜仲**補肝腎、強腰膝，配以**當歸**養
血和血，共補肝腎精血，為佐藥。

本方係由《金匱要略》腎氣丸減去"三瀉"(澤瀉、丹皮、茯苓),加鹿角膠、菟絲子、杜仲、枸杞子、當歸而成,增強補陽作用,不用瀉法,保全補益之力,使藥效專於溫補。

諸藥合用,以溫腎陽為主而陰陽兼顧,肝脾腎並補,妙在陰中求陽,使元陽得以歸原,故名"右歸丸"。*(見圖7.40)*

右歸丸方義表解

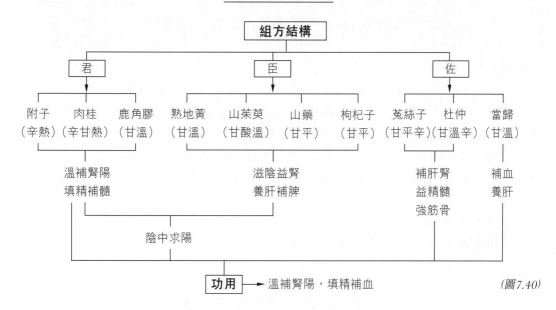

(圖7.40)

配伍特點: 一是補陽藥與補陰藥相配,則"陽得陰助,生化無窮",體現了"陰中求陽"的治療法則;二是本方純補無瀉,集溫補藥與滋補藥於一方,以達益火之源之效。

【運用】

辨證要點: 本方為治腎陽不足,命門火衰的常用方。臨床以神疲乏力,畏寒肢冷,腰膝痠軟,脈沉遲為辨證要點。

臨證加減: 若陽衰氣虛,加人參以補之;陽虛精滑或帶濁、便溏,加補骨脂以補腎固精止瀉;腎泄不止,加五味子、肉豆蔻以澀腸止瀉;飲食減少或不易消化,或嘔噁吞酸,加乾薑以溫中散寒;腹痛不止,加吳茱萸 (炒) 以散寒止痛;腰膝痠痛者,加胡桃肉以補腎助陽,益髓強腰;陽痿者,加巴戟天、肉蓯蓉或黃狗腎以補腎壯陽。

中方西用: 腎病綜合症、老年骨質疏鬆症、精少不育症,以及貧血、白細胞減少症等屬腎陽不足者。

注意事項: 本方純補無瀉,故對腎虛兼有濕濁者,不宜使用。

【附方】

右歸飲《景岳全書》

組成： 熟地二三錢或加至一二兩(9-30g)　　山藥炒，二錢(6g)　　枸杞子二錢(6g)　　山茱萸一錢(3g)

甘草炙，一二錢(3-6g)　　肉桂一二錢(3-6g)　　杜仲薑製，二錢(6g)　　製附子一二三錢(6-9g)

用法： 上以水二盅，煎至七分，食遠溫服。

功用： 溫補腎陽，填精補血。

主治： 腎陽不足證。氣怯神疲，腹痛腰痠，手足不溫，及陽痿遺精，大便溏薄，小便頻多，舌淡苔薄，脈來虛細者，或陰盛格陽，真寒假熱之證。

【類方比較】

1. 本方與右歸丸均為張介賓所製的溫補腎陽名方。但右歸丸較右歸飲多出鹿角膠、菟絲子、當歸，而不用甘草，故其溫補腎陽、填精補血之力更強，常用於腎陽損傷較重者；而右歸丸，製劑為丸意在以丸劑緩圖之。2. 右歸丸與腎氣丸均為溫腎補陽之劑，但立法和主治均有不同。腎氣丸以補腎助陽之劑，寓瀉於補，適用於腎陽虛，而兼水濁之證；右歸丸純為補陽之劑，補而無瀉，補力較峻，適用於真陽不足，精髓虧損，而無濕濁之證，專於溫補。

【方歌】

右歸丸中地附桂，山藥茱萸菟絲歸，

杜仲鹿膠枸杞子，益火之源此方魁。

第六節　陰陽雙補

陰陽雙補劑，適用於陰陽兩虛證。臨床症見頭暈目眩，腰膝痠軟，陽痿遺精，畏寒肢冷，午後潮熱等。常用補陰藥如熟地、山茱萸、龜甲、何首烏、枸杞子和補陽藥如肉蓯蓉、巴戟天、附子、肉桂、鹿角膠等共同組成方劑，並根據陰陽虛損的情況，分別主次輕重。代表方如地黃飲子、龜鹿二仙膠等。

地黃飲子（地黃飲）《聖濟總錄》

【組成】　 熟乾地黃焙(12g)　　巴戟天去心　　山茱萸炒　　石斛去根　　肉蓯蓉酒浸，切焙　　附子炮裂，去皮臍

五味子炒　　官桂去粗皮　　白茯苓去黑皮　　麥門冬去心，焙　　菖蒲　　遠志去心　　各半兩(各15g)　　或

加薄荷數葉《宣明論方》

【用法】　 上銼，如麻豆大，每服三錢匕(9-15g)，水一盞，加生薑三片，大棗一枚，擘破，薄荷五七葉，同煎至八分，去滓，食前溫服。

【功用】　滋腎陰，補腎陽，開竅化痰。

【主治】　下元虛衰，痰濁上泛之瘖痱證。舌強不能言，足廢不能用，口乾不欲飲，足冷面赤，脈沉細弱。

【病機】　下元虛衰，虛陽上浮，痰濁上泛，堵塞竅道。“瘖痱”是由於下元虛衰，陰陽兩虧，虛陽上浮，痰濁隨之上泛，堵塞竅道所致。“瘖”是指舌強不能語，“痱”是指足廢不能行。腎藏精主骨，下元虛衰，包括腎之陰陽兩虛，致使筋骨失養，故見筋骨痿軟無力，甚致足廢不能用；足少陰腎脈挾舌本，腎虛則精氣不能上承，痰濁隨虛陽上泛堵塞竅道，故舌強而不能言；陰虛內熱，故口乾不欲飲，虛陽上浮，故面赤；腎陽虧虛，不能溫煦於下，故足冷；脈沉細數是陰陽兩虛之象。(*見圖7.41*)

地黃飲子病機表解

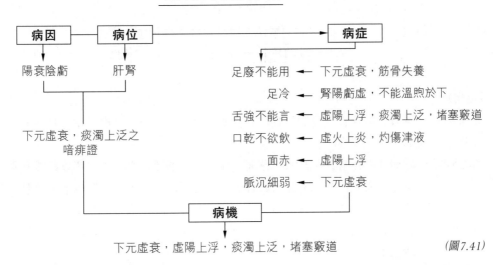

(*圖7.41*)

【方解】　治宜補養下元為主，攝納浮陽，佐以開竅化痰，宣通心氣。方用**熟地黃、山茱萸**滋補腎陰；**肉蓯蓉、巴戟天**溫壯腎陽。以上四味，共為君藥，配伍**附子、肉桂**之辛熱，以助溫養下元，攝納浮陽，引火歸源；**石斛、麥冬、五味子**滋養肺腎，金水相生，壯水以濟火，均為臣藥。**石菖蒲**與**遠志、茯苓**合用，是開竅化痰，交通心腎的常用組合。是為佐藥。**薑、棗**和中調藥，**薄荷**疏鬱利咽，並增本方輕清上行，宣竅之功，為佐使藥。諸藥合用，使下元得以補養，浮陽得以攝納，水火既濟，痰化竅開則“瘖痱”可癒。

　　　　本方以熟地滋腎填精，益髓壯骨，作為湯劑君藥，故名“地黃飲子”。(*見圖7.42*)

配伍特點：　一為陰陽同補，上下、標本兼治，以滋陰治下治本為主；二是補中有斂，澀中有通；三是潤而不膩，溫而不燥，滋陰藥與溫陽藥的藥味及用量相當，為平補腎陰腎陽之方。

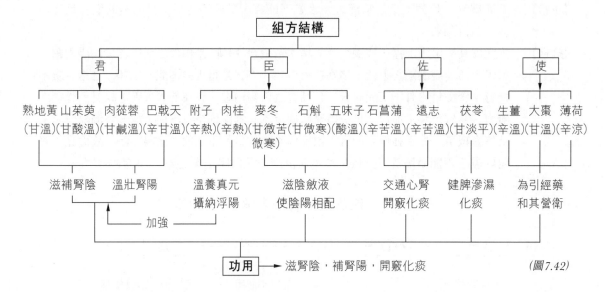

地黃飲子方義表解

（圖7.42）

【運用】

辨證要點： 本方為治療腎虛瘖痱的常用方。臨床以舌瘖不語，足廢不用，足冷面赤，脈沉細弱為辨證要點。

臨證加減： 若屬痱而無瘖者，減去石菖蒲、遠志等宣通開竅之品；瘖痱以陰虛為主，痰火偏盛者，去附、桂，酌加川貝母、竹瀝、膽南星、天竺黃等以清化痰熱；兼有氣虛者，酌加黃耆、人參以益氣。

中方西用： 常用於晚期高血壓病、腦動脈硬化、中風後遺症、脊髓炎等慢性疾病過程中出現陰陽兩虛者。

注意事項： 該方偏於溫補，故對氣火上升、肝陽偏亢而陽熱之象明顯者，宜慎用。

【方歌】

　　地黃飲子山茱斛，麥味菖蒲遠志茯，

　　蓯蓉桂附巴戟天，少入薄荷薑棗服。

龜鹿二仙膠《醫便》

【組成】 鹿角 用新鮮麋鹿殺，角解的不用，馬鹿角不用，去角腦梢骨二寸絕斷，劈開淨用，十斤 (5000g)　龜甲 去弦，洗淨，五斤，捶碎 (2500g)　人參 十五兩 (470g)　枸杞子 三十兩 (940g)

【用法】 上前二味袋盛，放長流水內浸三日，用鉛罈一隻，如無鉛罈，底下放鉛一大片亦可。將角並甲放入罈內，用水浸，高三五寸，黃蠟三兩封口，放大鍋內，桑柴火煮七晝夜。煮時罈內一日添熱水一次，勿令沸起，鍋內一日夜添水五次，候角酥取

出，洗，濾淨去滓。其滓即鹿角霜、龜甲霜也。將清汁另放。另將人參、枸杞子用
銅鍋以水三十六碗，熬至藥面無水，以新布絞取清汁，將滓置石臼水捶搗細，用水
二十四碗又熬如前；又濾又搗又熬，如此三次，以滓無味為度。將前龜、鹿汁並
參、杞汁和入鍋內，文火熬至滴水成珠不散，乃成膠也。每服初起一錢五分（4.
5g），十日加五分（1.5g），加至三錢（9g）止，空心酒化下，常服乃可。（現代用法：
上用鉛罈熬膠，初服酒服4.5g，漸加至9g，空心時服用。）

【功用】　滋陰填精，益氣壯陽。

【主治】　真元虛損，精血不足證。全身瘦削，陽痿遺精，兩目昏花，腰膝痠軟，久不孕育。

【病機】　腎之陰精，元陽虧虛。氣血化生於脾胃，精血化生於腎肝，故無論先天稟賦不足，
或真元虛勞損傷，或後天脾胃失養及病後失調，致腎精不足，真元虛損，陰陽精血
俱虧。由於病本在腎，虛及陰陽精血，故見身體消瘦，腰膝痠軟，兩目昏花，陽萎
遺精，久不孕育。（見圖7.43）

龜鹿二仙膠病機表解

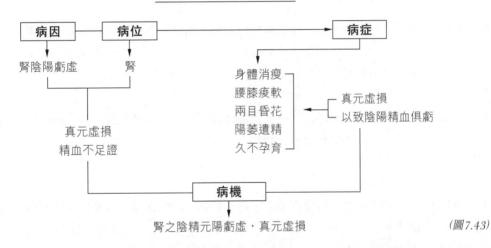

（圖7.43）

【方解】　治宜填精補髓，益氣養血，陰陽並補。方中**鹿角膠**甘鹹而溫，善於溫腎壯陽，益精
補血；**龜甲膠**甘鹹而寒，長於填補精髓，滋養陰血，二味為血肉有情之品，最能峻
補陰陽而化生精血，共為君藥。配伍**枸杞子**益肝腎，補精血，以輔助龜、鹿二藥之
功；更用**人參**補後天，益中氣，以增強氣血生化之源，均為臣藥。四味合用，陰陽
並補，氣血兼顧，故又能益壽延年，養精種子。

本方重用鹿角、龜甲製膠內服，精氣陰陽並補，精生氣旺，氣旺而神昌，而龜鹿之
效如仙，故有龜鹿二仙膠之名。正如駱龍吉《增補內經拾遺方論》云：“龜也、鹿也，
皆世間有壽之物，故稱之曰二仙。龜、鹿稟陰之氣最完者，龜取版，鹿取角，其精
銳之力，盡在於是矣。膠，黏膏也。”（見圖7.44）

龜鹿二仙膠方義表解

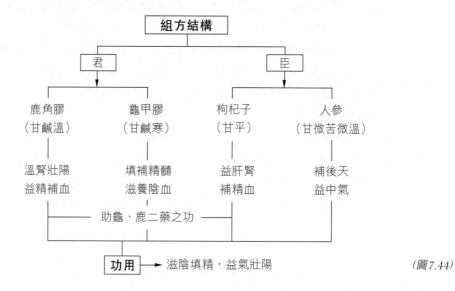

(圖7.44)

配伍特點： 一用血肉有情之品陰陽並補，以益氣養精血之藥肝腎共滋，共達益壽延年，養精
種子之功。二為補先天藥與補後天之藥同施，補後天以養先天，則精血之生化有
源，合為陰陽氣血並補之劑。

【運用】

辨證要點： 本方為陰陽氣血同補之劑，既能滋補肝腎，又可補益脾胃。臨床以腰膝痠軟，兩
目昏花，陽痿遺精為辨證要點。

臨證加減： 若兼有眩暈者，加杭菊花、明天麻以熄風止暈；遺精頻作者，加金櫻子、山茱萸
以補腎固精。

中方西用： 內分泌障礙引起的發育不良、重症貧血、神經衰弱，以及性功能減退等屬陰陽兩
虛者。

注意事項： 本方純補，不免滋膩，故脾胃虛弱而食少便溏者慎用。

【附方】

七寶美髯丹 《本草綱目》引《積善堂方》

> **組成：** 赤、白何首烏各一斤(各500g)，米泔水浸三四日，瓷片刮去皮，用淘淨黑豆二升，以砂鍋木甑，鋪豆及首
> 烏，重重鋪蓋，蒸之。豆熟取出，去豆曬乾，換豆再蒸，如此九次，曬乾，為末　赤、白茯苓各一斤(各
> 500g)，去皮，研末，以水淘去筋膜及浮者，取沉者搦塊，以人乳十碗浸勻，曬乾，研末　牛膝八兩，去苗，
> 同何首烏第七次蒸之，至第九次止，曬乾　當歸八兩，酒浸，曬　枸杞子八兩，酒浸，曬
> 菟絲子八兩，酒浸生芽，研爛，曬(各250g)　補骨脂四兩，以黑脂麻炒香(120g)

用法：上為末，煉蜜為丸，如彈子大，共一百五十丸，清晨溫酒送下，午時薑
湯送下，臥時鹽湯送下（現代用法：碾細，煉蜜丸，每丸重10g，早、晚
各服一丸，淡鹽開水送服）。

功用：補益肝腎，烏髮壯骨。

主治：肝腎不足證。鬚髮早白，脫髮，齒牙動搖，腰膝痠軟，夢遺滑精，腎虛
不育等。

【方歌】

龜鹿二仙最守真，補人三寶精氣神，

人參枸杞和龜鹿，益壽延年並種子。

第八章

固澀劑

概　說

概念

　　凡以收斂固澀為主要功用，用以治療氣、血、精、津滑脫散失之證的方劑，統稱固澀劑。

病機、治法與分類

　　氣、血、精、津是營養人體的重要物質，既不斷地被機體所消耗，又不斷地由臟腑所化生，如此盈虧消長，周而復始，維持着人體正常的生命活動。一旦臟腑失調，正氣虧虛，消耗過度，則每致滑脫不禁、散失不收，輕則有礙健康，重者危及生命。

　　此類方劑係根據《素問·至真要大論》"散者收之"的理論立法，屬於"十劑"中的澀劑。由於引起滑脫散失的病因及發病部位不同，散失的物質亦有氣、血、精、津之殊，因此臨床表現亦各不相同，常見有自汗、盜汗、久咳不止、久瀉不止、遺精滑泄、小便失禁、崩漏、帶下等。

　　故本章方劑根據所治病證的不同，相應分為固表止汗、斂肺止咳、澀腸固脫、澀精止遺、固崩止帶五類。

注意事項

　　1. 固澀劑所治的滑脫散失之證，皆由正氣虧虛而致，故應根據氣血、陰陽、精氣、津液耗傷程度的不同，配伍相應的補益藥，標本兼顧。

　　2. 若是元氣大虛，亡陽欲脫所致的大汗淋漓、小便失禁或崩中不止，則須急用大劑參附之類回陽固脫，已非單純固澀藥所能治療。

　　3. 固澀劑為正虛無邪者設，故凡外邪未去，誤用固澀，則有"閉門留寇"之弊。

　　4. 對於熱病多汗、痰飲咳嗽、火擾遺泄、瀉痢初起、傷食泄瀉、實熱崩帶等，均非本類方劑所宜。

固澀劑分類簡表

固澀劑 ——→ 氣、血、精、津滑脱散失之證					
分類	固表止汗	斂肺止咳	澀腸固脱	澀精止遺	固崩止帶
適應證	體虛衛外不固，陰液不能內守而致的自汗、盜汗	久咳肺虛、氣陰耗傷證	脾腎虛寒所致之瀉痢日久、滑脱不禁之病證	腎虛封藏失職，精關不固所致的遺精滑泄；或腎氣不足，膀胱失約所致的尿頻、遺尿等症	婦女血崩暴注或漏血不止，以及帶下淋漓等症
症狀	自汗、盜汗	咳嗽，氣喘，自汗，脈虛數等	瀉痢日久、滑脱不禁	遺精、滑泄，尿頻、遺尿	血崩暴注或漏血不止，以及帶下淋漓
立法	固表止汗	斂肺止咳	澀腸固脱	澀精止遺	固崩止帶
代表方	牡蠣散	九仙散	真人養臟湯、四神丸	金鎖固精丸、桑螵蛸散、縮泉丸	固衝湯、固經丸、易黃湯

第一節　固表止汗

固表止汗劑，適用於體虛衛外不固，陰液不能內守而致的自汗、盜汗。臨證組方常用麻黃根、浮小麥、牡蠣等收斂止汗藥以治標，配伍益氣、甘涼入心之品，如黃耆、白朮、小麥等益氣實衛養心止汗之品以治本。代表方如牡蠣散等。

牡蠣散《太平惠民和劑局方》

【組成】　黃耆去苗　麻黃根洗　牡蠣米泔浸，刷去土，火燒通赤　各一兩(各30g)

【用法】　上三味為粗散。每服三錢(9g)，水一盞半，小麥百餘粒(30g)，同煎至八分，去渣熱服，日二服，不拘時候(現代用法：為粗散，每服9g，加小麥30g，水煎溫服；亦作湯劑，水煎溫服，用量按原方比例酌減)。

【功用】　益氣固表，斂陰止汗。

【主治】　衛外不固，陰液外泄之自汗、盜汗。常自汗出，夜臥更甚，心悸驚惕。短氣煩倦，舌淡紅，脈細弱。

【病機】　衛氣不固，陰液外泄，心陰不足，陽不潛藏，心氣耗傷。《素問·陰陽應象大論》曰："陰在內，陽之守也；陽在外，陰之使也"。衛氣不固，則表虛而陰液外泄，故常自汗出。夜屬陰，睡時衛陽入裏，肌表不固，加之汗出過多，心陰不足而陽不潛藏，故汗出夜臥更甚。汗出過多，不但心陰受損，亦使心氣耗傷，故心悸驚惕，短氣煩倦。*(見圖8.1)*

【方解】　治宜益氣固表，斂陰止汗。方中**煅牡蠣**鹹澀微寒，斂陰潛陽，固澀止汗，為君藥。**生黃耆**味甘微溫，益氣實衛，固表止汗，為臣藥。君臣相配，是為益氣固表、斂陰潛陽的常用組合。**麻黃根**甘平，功專收斂止汗，為佐藥。**小麥**甘涼，專入心經，養氣陰，退虛熱，為佐使藥。合而成方，補斂並用，兼潛心陽，共奏益氣固表，斂陰止汗之功。可使氣陰得復，汗出自止。*(見圖8.2)*

配伍特點：　集止汗藥於一方，兼顧益氣固表，斂陰潛陽，收澀止汗多個環節，澀補共用，而以固澀為主。

牡蠣散病機表解

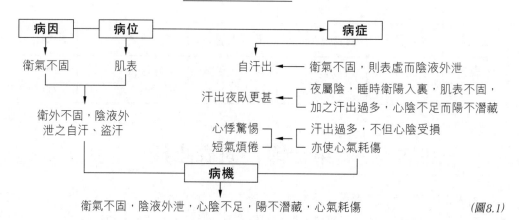

(圖8.1)

牡蠣散方義表解

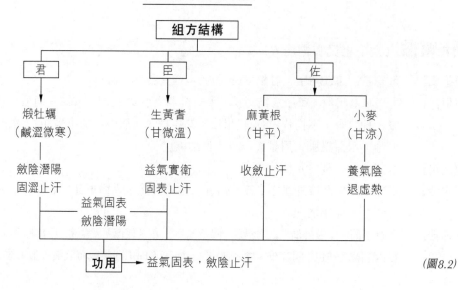

(圖8.2)

【運用】

辨證要點： 本方為衛氣不固，陰液外泄所致自汗、盜汗的常用方。臨床以汗出，心悸，短
氣，舌淡，脈細弱為辨證要點。

臨證加減： 汗出甚者，可用浮小麥易小麥，以加強止汗之功。若氣虛明顯者，可加人參、白
朮以益氣；偏於陰虛者，可加生地、白芍以養陰。自汗應重用黃耆以固表，盜汗
可再加稽豆衣、糯稻根以止汗，療效更佳。

中方西用： 本方常用於病後、手術後及產後自汗、盜汗屬衛外不固，又心陽不潛者。

【類方比較】

牡蠣散與玉屏風散均可用治衛氣虛弱，腠理不固之自汗。但牡蠣散補斂並用而以固澀為主，
為收斂止汗的代表方。善治體虛衛外不固，又復心陽不潛之自汗、盜汗。玉屏風散則以補氣為主，
以補為固，屬於補益劑，且黃耆、防風相配，補中寓散，故宜於表虛自汗或虛人易感風邪者。

【方歌】

牡蠣散內用黃耆，小麥麻根合用宜，

衛虛自汗或盜汗，固表收斂見效奇。

第二節　斂肺止咳

斂肺止咳劑，適用於久咳肺虛、氣陰耗傷證。症見咳嗽，氣喘，自汗，脈虛數等。臨證常
用斂肺止咳藥，如五味子、烏梅、罌粟殼等；或與益氣養陰藥，如人參、阿膠，又或止咳化痰
宣降肺氣之品，如貝母、桔梗等，配伍組成方劑。代表方如九仙散等。

九仙散　王子昭方，錄自《衛生寶鑒》

【組成】 人參　款冬花　桑白皮　桔梗　五味子　阿膠　烏梅 各一兩(各30g)　貝母半兩(15g)

罌粟殼去頂，蜜炒黃，八兩(240g)

【用法】 上為細末，每服三錢(9g)，白湯點服，嗽停止後服。(現代用法：為末，每服9g，溫
開水送下。亦可作湯劑，水煎服，用量按原方比例酌定。)

【功用】 斂肺止咳，益氣養陰。

【主治】 久咳肺虛證。久咳不已，咳甚則氣喘自汗，痰少而黏，脈虛數。

【病機】 久咳傷肺，氣陰兩傷。久咳傷肺，肺氣虛損，必致咳嗽不已，甚則氣喘；肺主氣屬
衛，肺氣虛損，則衛外不固，而致自汗；久咳既傷肺氣，亦耗肺陰，肺陰虧損，虛
熱內生，煉液成痰，故痰少而黏，脈虛而數。(見圖8.3)

【方解】 治宜斂肺止咳，益氣養陰，佐以降氣化痰之法。方中重用罌粟殼，其味酸澀，善於
斂肺止咳，是為君藥。臣以酸澀之五味子、烏梅收斂肺氣，助君藥斂肺止咳以治

九仙散病機表解

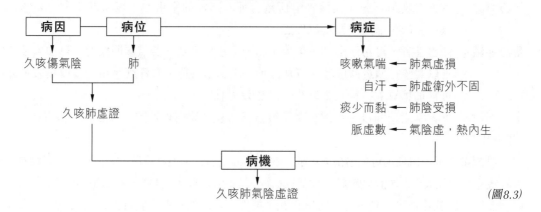

(圖8.3)

九仙散方義表解

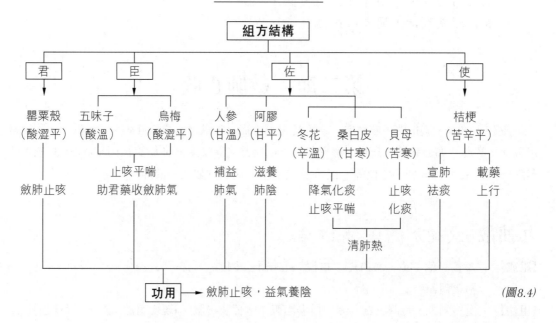

功用 ──→ 斂肺止咳，益氣養陰   *(圖8.4)*

標；**人參**補益肺氣，**阿膠**滋養肺陰，可復耗傷之氣陰以治本。又佐以**冬花、桑白皮**降氣化痰，止咳平喘；**貝母**止咳化痰，合桑白皮清肺熱；**桔梗**宣肺祛痰，載藥上行。以上諸藥配伍，斂中有宣，降中寓升，但全方總以斂肺止咳為主，兼顧氣陰，是為治療久咳肺虛之良方。*(見圖8.4)*

配伍特點： 一為收斂藥與益氣養陰藥共投，而以收斂為主；二為大量的收斂藥中少佐升散之品，使全方斂中有散，降中有升，而以降、收為主。

【運用】

辨證要點： 本方為治療久咳肺虛，氣陰耗傷的常用方。臨床以久咳不止，氣喘自汗，脈虛數為辨證要點。

臨證加減： 若虛熱明顯，可加地骨皮、麥冬、玄參以加強潤肺清熱之功；加黃耆以補肺益氣；喘甚者，加蘇子、杏仁以平喘。

中方西用： 本方常用於慢性氣管炎、支氣管哮喘、肺氣腫、百日咳等屬久咳肺虛，氣陰兩虧者。

注意事項： 凡外感咳嗽、痰涎壅肺咳嗽皆忌用，以免留邪為患。本方不可久服，應中病即止。須防罌粟殼性澀有毒，久服成癮，或收斂太過。

【方歌】

九仙散用烏梅參，桔梗桑皮貝母承，

粟殼阿膠冬花味，斂肺止咳氣自生。

第三節　澀腸固脫

澀腸固脫劑，適用於脾腎虛寒所致之瀉痢日久、滑脫不禁之病證。常以澀腸止瀉藥物如罌粟殼、肉豆蔻、赤石脂、禹餘糧、訶子、烏梅、五味子等，配以溫補脾腎之品如補骨脂、肉桂、乾薑；健脾益氣之品如人參、白朮等；或理氣辛散化濕之品，如陳皮、木香、丁香等類藥品，組配成方。代表方如真人養臟湯，四神丸等。

真人養臟湯（純陽真人養臟湯）《太平惠民和劑局方》

【組成】 人參　當歸去蘆　白朮焙　各六錢(各18g)　肉豆蔻面裹，煨，半兩(15g)　肉桂去粗皮　甘草炙　各八錢(各24g)　白芍藥一兩六錢(48g)　木香不見火，一兩四錢(42g)　訶子去核，一兩二錢(36g)　罌粟殼去蒂萼，蜜炙，三兩六錢(108g)

【用法】 上銼為粗末。每服二大錢(6g)，水一盞半，煎至八分，去渣，食前溫服。忌酒、麵、生、冷、魚腥、油膩。(現代用法：共為粗末，每服6g，水煎去渣，飯前溫服；亦作湯劑，水煎去渣，飯前溫服，用量按原方比例酌減。)

【功用】 澀腸止瀉，溫中補虛

【主治】 久瀉久痢，脾腎虛寒證。瀉利無度，滑脫不禁，甚至脫肛墜下，臍腹疼痛，喜溫喜按，倦怠食少，舌淡苔白，脈遲細。

【病機】 脾腎虛寒，腸失固攝。久瀉久痢，積滯雖去，但脾腎虛寒，腸失固攝，以致大便滑脫不禁，甚至中氣下陷，脫肛墜下；脾腎虛寒，氣血不和，故腹痛喜溫喜按；脾虛氣弱，運化失司，則倦怠食少。*(見圖8.5)*

【方解】 治當澀腸固脫治標為主，溫補脾腎治本為輔。方中重用**罌粟殼**澀腸止瀉，是為君藥。臣以**肉豆蔻**溫中澀腸，**訶子**苦酸溫澀，功專澀腸止瀉。君臣相須為用，體現"急則治標"、"滑者澀之"之法。然固澀之品僅能治標塞流，不能治本，故佐以

真人養臟湯病機表解

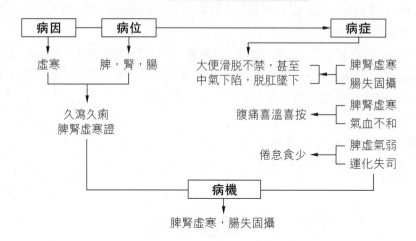

(圖8.5)

真人養臟湯方義表解

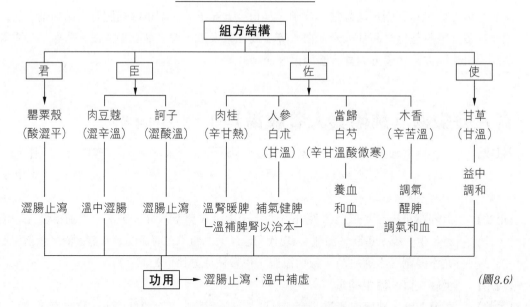

(圖8.6)

肉桂溫腎暖脾；**人參、白朮**補氣健脾，合**肉桂**溫補脾腎以治本。瀉痢日久，每傷陰血，甘溫固澀之品，易壅滯氣機，故又佐以**當歸、白芍**養血和血；**木香**調氣醒脾，合歸、芍調氣和血，既治下痢腹痛後重，又使全方澀補不滯。**甘草**益氣和中，調和諸藥，且合參、朮補中益氣，合芍藥緩急止痛，為佐使藥。

本方原名純陽真人養臟湯。純陽真人呂純陽係古代傳說八仙之一。由於本方服後有神效，故冠仙人之名。*(見圖8.6)*

配伍特點： 標本兼治，重在治標；脾腎兼顧，補脾為主；澀中寓通，補而不滯。

【運用】

辨證要點： 本方為治瀉痢日久，脾腎虛寒的常用方。臨床以大便滑脫不禁，腹痛喜溫喜按，食少神疲，舌淡苔白，脈遲細為辨證要點。

臨證加減： 脾腎虛寒，手足不溫者，可加附子以溫腎暖脾；脫肛墜下者、加升麻、黃耆以益氣升陷。

中方西用： 慢性腸炎、慢性結腸炎、慢性潰瘍性結腸炎、慢性痢疾等，日久不癒屬脾腎虛寒者。

注意事項： 若瀉痢初起或日久，但濕熱積滯未去者，忌用本方。

【附方】

桃花湯《傷寒論》

組成： 赤石脂一斤(30g)，一半全用，一半篩末　乾薑一兩(3g)　粳米一斤(30g)

用法： 上三味，以水七升。煮米令熟、去滓，溫服七合，內赤石脂末方寸匕(6g)，日三服。若一服癒，餘勿服。

功用： 溫中澀腸止痢。

主治： 虛寒血痢證。下痢日久不癒，便膿血，色黯不鮮、腹痛喜溫喜按，小便不利，舌淡苔白，脈遲弱或微細。

【方歌】

真人養臟木香訶，當歸肉蔻與粟殼，

朮芍參桂甘草共，脫肛久痢服之瘳。

四神丸《內科摘要》

【組成】　肉豆蔻二兩(60g)　補骨脂四兩(120g)　五味子二兩(60g)　吳茱萸浸，炒一兩(30g)

【用法】　上為末，用水一碗，煮生薑四兩(120g)，紅棗五十枚，水乾，取棗肉為丸，如桐子大。每服五、七十丸(6-9g)，空心食前服。(現代用法：以上五味，粉碎成細粉，過篩，混勻。另取生薑200g，搗碎，加水適量壓榨取汁，與上述粉末泛丸，乾燥，即得。每服9g，一日一至二次，臨睡用淡鹽湯或溫開水送服；亦作湯劑，加薑、棗水煎，臨睡溫服，用量按原方比例酌減。)

【功用】　溫腎暖脾，固腸止瀉。

【主治】　脾腎陽虛之腎泄證。五更泄瀉，不思飲食，食不消化，或久瀉不癒，腹痛喜溫，肢冷，神疲乏力，舌淡，苔薄白，脈沉遲無力。

【病機】　命門火衰，火不暖土，脾失健運之腎泄。腎泄，又稱五更泄、雞鳴瀉，五更正是陰氣極盛，陽氣萌發之際，命門火衰者應於此時，《素問・金匱真言論》說："雞鳴至平旦，天之陰，陰中之陽也，故人亦應之"。因陽氣當至而不至，命門之火不能上溫脾土，脾陽不升而水穀下趨，故令五更泄瀉。正如《醫方集解》所云：“久瀉皆由腎命火衰，不能專責脾胃”；脾失健運，故不思飲食，食不消化；脾腎陽虛，陰寒凝聚，則腹痛，腰痠，肢冷。《素問·生氣通天論》曰：“陽氣者，精則養神”，脾腎陽虛，陽氣不能化精微以養神，以致神疲乏力。(見圖8.7)

四神丸病機表解

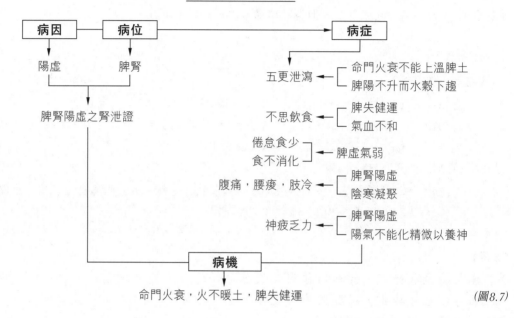

命門火衰，火不暖土，脾失健運 *(圖8.7)*

【方解】 治宜溫腎暖脾，澀腸止瀉。方中重用**補骨脂**辛苦大溫，補命門之火以溫養脾土，《本草綱目》謂其“治腎泄”，故為君藥。臣以**肉豆蔻**溫中澀腸，**吳茱萸**溫脾暖腎，配合補骨脂是為溫腎暖脾，固澀止瀉的常用組合。**五味子**酸溫，固腎澀腸，以助君、臣藥溫澀止瀉之力，為佐藥。用法中**薑、棗**同煮，棗肉為丸，意在溫補脾胃，鼓舞運化。諸藥合用，使火旺土強，腎泄自癒。

本方由《普濟本事方》的二神丸（肉豆蔻、補骨脂）與五味子散（五味子、吳茱萸）兩方組合而成。二神丸主治“脾腎虛弱，全不進食”；五味子散專治“腎泄”。兩方相合，則溫補脾腎，固澀止瀉之功益佳。原方肉豆蔻、補骨脂、五味子、吳茱萸均未標劑量，後世方書此四藥劑量多參照《證治準繩》卷六之四神丸而定。

本方服法宜在臨睡時以淡鹽湯或白開水送下，頗為有理。蓋平旦服之，至夜藥力已盡，不能敵一夜之陰寒故也。

方名“四神”，言方中四藥功效神速之意也。正如《絳雪園古方選注》所說：“四神者，四種神之藥，治腎泄有神功也。”(見圖8.8)

配伍特點： 溫熱與酸澀並用，而以溫補治本為主，兼顧脾腎，重在補命門以暖脾土。

四神丸方義表解

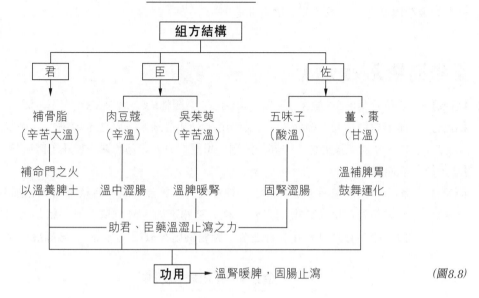

組方結構

| 君 | 臣 | 佐 |

補骨脂
（辛苦大溫）

肉豆蔻
（辛溫）

吳茱萸
（辛苦溫）

五味子
（酸溫）

薑、棗
（甘溫）

補命門之火
以溫養脾土

溫中澀腸

溫脾暖腎

固腎澀腸

溫補脾胃
鼓舞運化

──助君、臣藥溫澀止瀉之力──

功用 ──→ 溫腎暖脾，固腸止瀉

(圖8.8)

【運用】

辨證要點： 本方為治命門火衰，火不暖土所致五更泄瀉或久瀉的常用方。臨床以五更泄瀉，
不思飲食，舌淡苔白，脈沉遲無力為辨證要點。

臨證加減： 本方合理中丸，可增強溫中止瀉之力。若腰痠肢冷較甚者，加附子、肉桂以增強
溫陽補腎之功。

中方西用： 本方常用於慢性結腸炎、腸結核、腸道易激綜綜徵、痢疾等屬脾腎虛寒者。

【類方比較】

　　四神丸與真人養臟湯同為固澀止瀉之劑，但所治不盡相同。本方重用補骨脂為君藥，以溫
腎為主，兼以暖脾澀腸，主治命門火衰，火不暖土所致的腎泄。真人養臟湯重用罌粟殼為君
藥，以固澀為主，兼以溫補脾腎，主治瀉痢日久，脾腎虛寒所致的大便失禁為主者。

【方歌】

　　四神骨脂與吳萸，肉蔻五味四般齊，

　　大棗生薑同煎合，五更腎瀉最相宜。

第四節　澀精止遺

　　澀精止遺劑，適用於腎虛封藏失職，精關不固所致的遺精滑泄；或腎氣不足，膀胱失約所
致的尿頻、遺尿等症。常以補腎澀精藥物如沙苑蒺藜、桑螵蛸、芡實、龍骨、牡蠣、蓮子肉等
為主，配以安神定志之品，如茯神、菖蒲、人參等，以交通心腎；或加補益脾腎之藥，如山

藥、山萸，以固澀精氣；又或伍以溫腎散寒之品，如肉桂、桂枝、烏藥等，以助膀胱氣化。代表方如金鎖固精丸、桑螵蛸散、縮泉丸等。

金鎖固精丸《醫方案解》

【組成】　沙苑蒺藜炒　芡實蒸　蓮鬚　各二兩(60g)　龍骨酥炙　牡蠣鹽水煮一日一夜，煅粉　各一兩(30g)

【用法】　蓮子粉糊為丸，鹽湯下。(現代用法：共為細末，以蓮子粉糊丸，每服9g，每日三次，空腹淡鹽湯送下；亦作湯劑，用量按原方比例酌減，加蓮子肉適量，水煎服。)

【功用】　澀精補腎。

【主治】　腎虛不固之遺精。遺精滑泄，神疲乏力，腰痛耳鳴，舌淡苔白，脈細弱。

【病機】　腎虛精關不固。腎虛則封藏失職，精關不固，故遺精滑泄；精虧氣弱，故神疲乏力；腰為腎之府，耳為腎之竅，腎精虧虛，故腰痛耳鳴。*(見圖8.9)*

金鎖固精丸病機表解

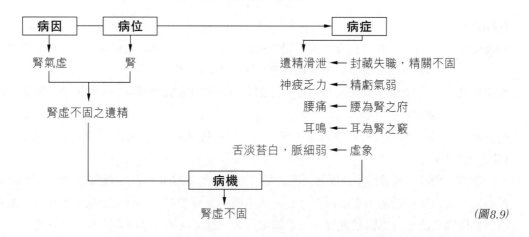

(圖8.9)

【方解】　治宜補腎澀精。方中**沙苑蒺藜**甘溫，補腎固精，《本經逢原》謂其"為泄精虛勞要藥，最能固精"，故為君藥。臣以**芡實**益腎固精，且補脾氣。君臣相須為用，是為補腎固精的常用組合。佐以**龍骨、牡蠣、蓮鬚**澀精止遺。用蓮子粉糊丸，既能助諸藥補腎固精，又能養心清心，合而能交通心腎。

　　因其能秘腎氣，固精關，專為腎虛滑精者設，故名曰"金鎖固精"。*(見圖8.10)*

配伍特點：　重在固精，兼以補腎，標本兼顧，而以固澀滑脫治標為主。

【運用】

辨證要點：　本方為治腎虛精關不固的常用方。臨床以遺精滑泄，腰痛耳鳴，舌淡苔白，脈細弱為辨證要點。亦可用治女子帶下屬腎虛滑脫者。

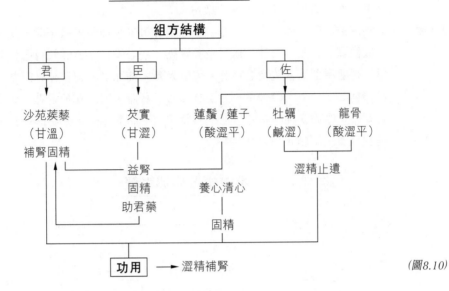

金鎖固精丸方義表解

(圖8.10)

臨證加減： 若大便乾結者，可加熟地、肉蓯蓉以補精血而通大便；大便溏泄者，加補骨脂、
菟絲子、五味子以補腎固澀；腰膝痠痛者，加杜仲、續斷以補腎而壯腰膝；兼見
陽痿者，加鎖陽、淫羊藿以補腎壯陽。

中方西用： 本方常用於慢性神經功能紊亂、慢性前列腺炎、乳糜尿、精囊炎以及帶下、崩漏
屬腎虛精氣不足，下元不固者。

注意事項： 因本方偏於固澀，故相火內熾或下焦濕熱所致遺精、帶下者禁用。

【方歌】

　　金鎖固精芡蓮鬚，龍骨牡蠣沙蒺藜，

　　蓮粉糊丸鹽湯下，能止無夢夜滑遺。

桑螵蛸散 《本草衍義》

【組成】　桑螵蛸　遠志　菖蒲　龍骨　人參　茯神　當歸　龜甲酥炙　各一兩(各30g)

【用法】　上為末，夜臥人參湯調下二錢(6g)。(現代用法：除人參外，共研細末，每服6g，睡
前以人參湯調下；亦作湯劑，水煎，睡前服，用量按原方比例酌定。)

【功用】　調補心腎，澀精止遺。

【主治】　心腎兩虛證。小便頻數，或尿如米泔色，或遺尿，或遺精，心神恍惚，健忘，舌淡
苔白，脈細弱。

【病機】　心腎兩虛，水火不交。腎與膀胱相表裏，腎氣不攝則膀胱失約，以致小便頻數，或
尿如米泔色，甚或遺尿；腎藏精，主封藏，腎虛精關不固，而致遺精。心藏神，腎

之精氣不足，不能上通於心，心氣不足，神失所養，故心神恍惚，健忘。證屬心腎兩虛，而以腎虛不攝為主。*(見圖8.11)*

【方解】　治宜調補心腎，澀精止遺。方中**桑螵蛸**甘鹹平，補腎固精止遺，為君藥。臣以**龍骨**收斂固澀，且鎮心安神；**龜甲**滋養腎陰，補心安神。桑螵蛸得龍骨則固澀止遺之力增，得龜甲則補腎益精之功著。佐以**人參**大補元氣，配**茯神**合而益心氣，寧心神；**當歸**補心血，與人參合用，能補益氣血；**菖蒲、遠志**安神定志，交通心腎，意在補腎澀精，寧心安神的同時，促進心腎相交。諸藥相合，共奏調補心腎，交通上下，補養氣血，澀精止遺之功。

桑螵蛸散病機表解

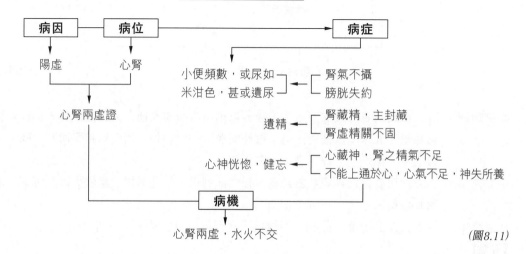

(圖8.11)

桑螵蛸散方義表解

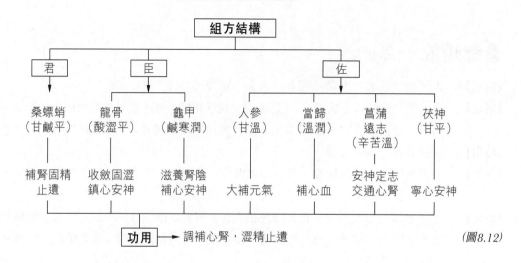

(圖8.12)

原方作散劑，各藥用量相等，而在服用時，又以人參湯調服，說明人參用量獨大，此於方中寓意有二，一為益心氣安心神，一為補元氣以攝精。*(見圖8.12)*

配伍特點： 固精補腎與安神補心並用，交通心腎。

【運用】

辨證要點： 本方為治心腎兩虛，水火不交證的常用方。臨床以尿頻或遺尿，心神恍惚，舌淡苔白，脈細弱為辨證要點。

臨證加減： 方中加入益智仁、覆盆子等，可增強澀精縮尿止遺之力。若健忘心悸者，可加酸棗仁、五味子以養心安神；兼有遺精者，可加沙苑子、山藥、山萸肉以固腎澀精。

中方西用： 本方常用於小兒尿頻、遺尿以及糖尿病、神經衰弱等屬心腎兩虛，水火不交者。

注意事項： 下焦濕熱或相火妄動所致之尿頻、遺尿或遺精滑泄者非本方所宜。

【附方】

縮泉丸 《校注婦人良方》

組成： 天臺烏藥細銼 益智仁大者，去皮，炒 各等分

用法： 上為末，另用山藥炒黃研末，打糊為丸，如梧桐子大，曝乾；每服五十丸 (6g)，嚼茴香數十粒，鹽湯或鹽酒下。(現代用法：每日一至二次，每次6g，開水送下。)

功用： 溫腎祛寒，縮尿止遺。

主治： 膀胱虛寒證。小便頻數，或遺尿，小腹怕冷，舌淡，脈沉弱。

【類方比較】

　　桑螵蛸散與金鎖固精丸均澀精止遺之方，但金鎖固精丸純用補腎澀精之品組成，專治腎虛精關不固之遺精滑泄。桑螵蛸散則在澀精止遺的基礎上配伍交通心腎之品，使心腎相交，神安志寧而腎自固，主治心腎兩虛所致的尿頻、遺尿、遺精。

　　縮泉丸與桑螵蛸散均能治療小便頻數或遺尿，皆有固澀止遺作用，但縮泉丸以益智仁配伍烏藥，重在溫腎祛寒，宜於下元虛冷而致者；桑螵蛸散則以桑螵蛸配伍龜甲、龍骨、茯神、遠志等，偏於調補心腎，適用於心腎兩虛所致者。

【方歌】

桑螵散治小便數，參苓龍骨同龜殼，

菖蒲遠志加當歸，補腎寧心健忘卻。

第五節　固崩止帶

固崩止帶劑，適用於婦女血崩暴注或漏血不止，以及帶下淋漓等證。崩漏因脾氣虛弱、衝脈不固所致者，常用固崩止帶藥物如煅龍骨、煅牡蠣、椿根皮、芡實、白果等藥為主，根據崩、帶的病因不同常配以下藥類：氣虛失固者用甘溫益氣健脾之品，如黃耆、人參、白朮；脾虛濕盛者用健脾燥濕之品，如山藥、蒼朮、陳皮；因陰虛血熱，損傷衝脈者，常用滋補肝腎、清熱泄火之龜甲、白芍、黃芩、黃柏及止血之椿根皮等組成方劑。代表方如固衝湯、固經丸、易黃湯等。

固衝湯 《醫學衷中參西錄》

【組成】　白朮一兩，炒(30g)　生黃耆六錢(18g)　龍骨八錢，煅，搗細(24g)　牡蠣八錢(24g)，煅，搗細　萸肉八錢，去淨核(24g)　生杭芍四錢(12g)　海螵蛸四錢，搗細(12g)　茜草三錢(9g)　棕邊炭二錢(6g)　五倍子五分(1.5g)，軋細，藥汁送服

【用法】　水煎服。

【功用】　固衝攝血，益氣健脾。

【主治】　脾胃虛虛，衝脈不固證。猝然血崩或月經過多，或漏下不止，色淡質稀，頭暈，肢冷，心悸氣短，神疲乏力，腰膝痠軟，舌淡，脈微弱。

【病機】　衝為血海，脾為氣血生化之源，主統血攝血。若脾氣虛弱，統攝無權，衝脈不固，而致血崩或月經過多。當血大下之後，氣隨血脫，故有頭暈、肢冷、氣短；氣血兩虛則現心悸氣短，神疲乏力之象。*(見圖8.13)*

固衝湯病機表解

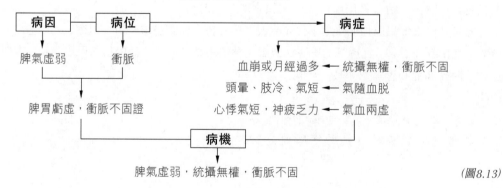

(圖8.13)

【方解】　治宜固衝攝血，益氣健脾為治。方中重用**白朮、黃耆**補氣健脾，俟脾氣健旺則統攝有權，故為君藥。肝司血海，腎主衝任，故以**山萸肉、生白芍**補益肝腎，養血斂陰，共為臣藥。**煅龍骨、煅牡蠣、棕櫚炭、五倍子**收澀止血；在大隊固澀藥中，又

固衝湯方義表解

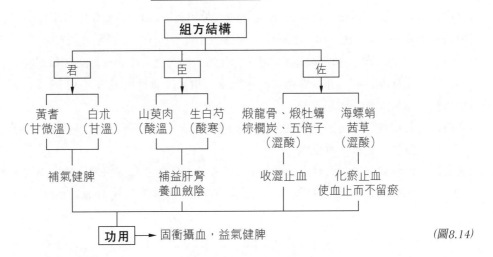

(圖8.14)

配**海螵蛸、茜草**化瘀止血，使血止而無留瘀之弊，以上共為佐藥。該方有益氣健脾，固衝攝血之功，故方以"固衝"名之。*(見圖8.14)*

配伍特點： 一是以眾多收斂固澀之品，兼用補氣固攝之品，補澀並用，標本兼顧，意在急則治標，即補氣固衝以治其本，收澀止血以治其標；二是在收澀止血藥中配小量化瘀止血之品，寓"止血防瘀"之意。

【運用】

辨證要點： 本方為治脾氣虛弱，衝脈不固之血崩、月經過多的常用方。臨床以出血量多，色淡質稀，腰膝痠軟，舌淡，脈微弱為辨證要點。

臨證加減： 若兼肢冷汗出，脈微欲絕者，為陽脫之象，需加重黃耆用量，併合參附湯以益氣回陽。

中方西用： 常用於功能性子宮出血、產後出血過多、更年期綜合症等屬脾氣虛弱、衝任不固者。

【類方比較】

　　固衝湯與歸脾湯均可益氣健脾而攝血，治療脾氣虛弱，脾不統血的崩漏，月經量多，但病情、病勢有輕重緩急之分，因而立法、選藥亦隨之而異。固衝湯所治血崩、月經過多，病勢較急，病情較重，故重用黃耆、白朮，配伍大隊收澀止血之品，以標本兼顧，同時合用補益肝腎之山萸肉、白芍，以求肝腎脾同治。歸脾湯所治崩漏，病勢較緩，病情相對較輕，故以黃耆、白朮配伍人參、甘草益氣治本為主，以補為固，且配伍龍眼肉、當歸、酸棗仁、遠志等補心血、安心神之品，氣血並補，心脾同治。

【方歌】

　　固衝湯中用朮耆，龍牡芍萸茜草施，

　　倍子海蛸棕櫚炭，崩中漏下總能醫。

293

固經丸 《丹溪心法》

【組成】 黃芩炒　白芍炒　龜甲炙 各一兩(各30g)　黃柏炒，二錢(9g)　椿樹根皮七錢半(22.5g)　香附二錢半(7.5g)

【用法】 為末，酒糊丸，如梧桐子大，每服五十丸(6g)，空心溫酒或白湯送下。(現代用法：以上六味，粉碎成細粉，過篩，混勻，用水泛丸乾燥，即得。每服6g，一日兩次，溫開水送服，亦可作湯劑，水煎服，用量按原書比例酌定。)

【功用】 滋陰清熱，固經止血。

【主治】 陰虛血熱之崩漏。月經過多，或崩中漏下，血色深紅或紫黑稠黏，手足心熱，腰膝痠軟，舌紅，脈弦數。

【病機】 肝腎陰虛，相火熾盛，損傷衝任，迫血妄行。正如《素問・陰陽別論》所說"陰虛陽搏謂之崩。"陰虛火旺，故手足心熱，腰膝痠軟。(見圖8.15)

固經丸病機表解

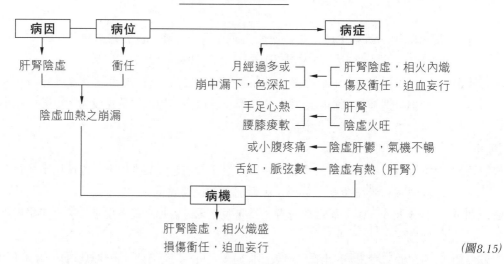

(圖8.15)

【方解】 治宜滋陰清熱，固經止血。方中重用**龜甲**鹹甘性平，益腎滋陰而降火；**白芍**苦酸微寒，斂陰益血以養肝；**黃芩**苦寒，清熱止血；以上三藥用量偏大，是為滋陰清熱止血的常用組合，共為君藥。臣以**黃柏**苦寒瀉火堅陰，既助黃芩以清熱，又助龜甲以降火，**椿樹根皮**苦澀而涼，固經止血，為佐藥。又恐寒涼太過止血留瘀，故用少量**香附**辛苦微溫，調氣活血，以為佐藥。諸藥合用，使陰血得養，火熱得清，氣血調暢，諸症自癒。

本方用於崩漏有固經止血之功，以丸為用，故名"固經丸"。(見圖8.16)

配伍特點： 一是甘寒滋養輔以苦寒清泄，意為壯水制火；二是苦澀寒涼佐辛溫散行，功在澀而不滯。

固經丸方義表解

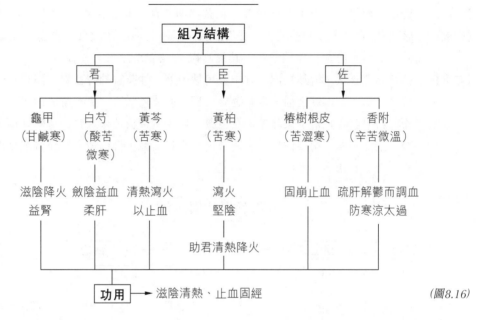

《圖8.16》

【運用】

辨證要點： 本方為治陰虛血熱之月經過多及崩漏的常用方。臨床以血色深紅或紫黑稠黏，舌紅，脈弦數為辨證要點。

臨證加減： 陰虛甚者，可酌加女貞子、墨旱蓮以養陰涼血止血；出血日久者，再加龍骨、牡蠣、烏賊骨、茜草炭以固澀止血。

中方西用： 本方常用於功能性子宮出血或慢性附件炎而致經行量多，淋漓不止，屬陰虛血熱者。

【類方比較】

　　固經丸與固衝湯均為治療衝脈不固所致崩漏及月經過多之常用方。固經丸證乃陰虛血熱所致，用藥補瀉並用，又以滋陰清熱為主；固衝湯證則由脾虛衝任不固所致，用藥以補氣固衝為主，治法純用補腎澀精，交通心腎。

【方歌】

　　固經丸內龜甲君，黃柏椿皮香附芩，

　　更加白芍糊丸服，漏下崩中均可寧。

易黃湯《傅青主女科》

【組成】　山藥炒，一兩(30g)　　芡實炒，一兩(30g)　　黃柏鹽水炒，二錢(6g)　　車前子酒炒，一錢(3g)　　白果十枚，碎(12g)

【用法】　水煎服。

【功用】　固腎止帶，清熱祛濕。

【主治】　腎虛濕熱帶下。帶下黏稠量多，色黃如濃茶汁，其氣腥穢，舌紅，苔黃膩者。

【病機】　腎與任脈相通，腎虛有熱，損及任脈，氣不化津，津液反化為濕，循經下注於前陰，故帶下色黃，黏稠量多，其氣腥穢。*(見圖8.17)*

【方解】　治宜固腎止帶，清熱祛濕。方中重用**炒山藥、炒芡實**補脾益腎，固澀止帶，《本草求真》曰：“山藥之補，本有過於芡實，而芡實之澀，更有勝於山藥”，故共為君藥。**白果**收澀止帶，兼除濕，為臣藥。用少量**黃柏**苦寒入腎，清熱燥濕，**車前子**甘寒，清熱利濕，均為佐藥。諸藥合用，重在補澀，輔以清利，使腎虛得復，熱清濕祛，帶下自癒。

易黃湯病機表解

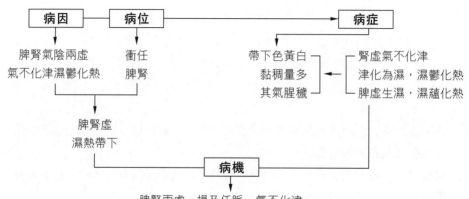

(圖8.17)

易黃湯方義表解

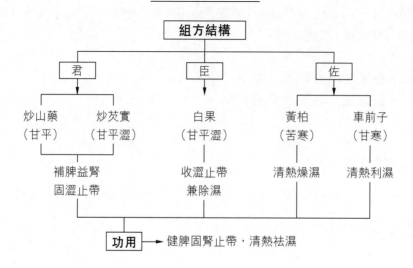

(圖8.18)

本方為治療黃帶而設，故名"易黃湯"。*(見圖8.18)*

配伍特點： 補虛與清利並用，重在補澀、輔以清利，標本兼顧。

【運用】

辨證要點： 本方為治腎虛濕熱帶下的常用方。臨床以帶下色黃，其氣腥穢，舌苔黃膩為辨證要點。

臨證加減： 濕甚者，加土茯苓、薏苡仁以祛濕；熱甚者，可加苦參、敗醬草、蒲公英以清熱解毒；帶下不止，再加雞冠花、墓頭回以止帶。

中方西用： 本方常用於宮頸炎、陰道炎等屬腎虛濕熱下注者。

注意事項： 本方收斂之性較強，月經將至當慎用。

類方比較： 易黃湯與完帶湯皆為傅山所創，用治帶下證，兩方均用重用補脾腎之山藥。完帶湯為脾虛肝鬱之帶下而設，方中以白朮，淮山為君，且重用，稍佐柴胡等疏肝之品，補散並用，重在補中健脾以止帶，適用於帶下清稀，色折無臭，舌淡苔白，脈濡緩者；易黃湯為腎虛下焦濕熱之黃帶而設，方中重用淮山、芡實為君，補澀與清利並用，以補腎祛濕，清熱止帶，適用於帶下稠粘，色黃腥穢，舌紅，苔黃膩者。

【附方】

清帶湯《醫學衷中參西錄》

　　組成： 山藥一兩(30g)　生龍骨　生牡蠣　各六錢(18g)搗細　海螵蛸四錢(12g)　茜草三錢(9g)

　　用法： 水煎服。

　　功用： 滋陰收斂，化瘀止帶。

　　主治： 婦女赤白帶下，綿綿不絕者。

【方歌】

　　易黃白果與芡實，車前黃柏加薯蕷，

　　能消帶下黏稠穢，補腎清熱又祛濕。

第九章

安神劑

概 說

概念

凡以安神定志為主要功用，用以治療神志不安病證的方劑，統稱安神劑。

病機、治法與分類

神志不安的疾患，常表現為心悸怔忡、失眠健忘、煩躁驚狂等。心藏神、肝藏魂、腎藏志，故神志不安的疾患主要責之於心、肝、腎三臟之陰陽偏盛偏衰，或其相互間功能失調。《靈樞・本神》篇："肝藏血，血舍魂"，"心藏脈，脈舍神"，"腎藏精，精舍志"。

其病或由外受驚恐，神魂不安；或鬱怒所傷，肝鬱化火，內擾心神；或思慮太過，暗耗陰血，心失所養等。但就其證候而言，則有虛實之分。表現為驚狂易怒、煩躁不安者，多為實證，治宜重鎮安神；表現為心悸健忘、虛煩失眠者，多屬虛證，治宜滋養安神。故本章方劑分為重鎮安神和滋養安神兩類。

安神劑雖有重鎮安神與滋養安神之分，但火熱每多傷陰，陰虛易致陽亢，病機又多虛實夾雜，且互為因果，故組方配伍時，重鎮安神與滋養安神又往往配合運用，以兼顧虛實。

注意事項

1. 導致神志不安之因諸多，病機亦較複雜。安神劑主要適用於因情志內傷致臟腑偏盛偏衰，以神志不安為主要表現者。至於其他原因，如因火熱而狂躁譫語者，治當清熱瀉火；因痰而癲狂者，則宜祛痰；因瘀而發狂者，又宜活血祛瘀；因陽明腑實而狂亂者，則應攻下；以虛損為主要表現而兼見神志不安者，又重在補益。諸如此類，應與有關章節互參，以求全面掌握，使方證相宜，不至以偏概全。

2. 重鎮安神劑多由金石、貝殼類藥物組成，易傷胃氣，不宜久服。而脾胃虛弱者，宜配伍健脾和胃之品。

3. 一些安神藥含有重金屬，不可久服，以免中毒，如朱砂等有一定的毒性，久服能引起慢性中毒，應加注意。

安神劑分類簡表

	安神藥 ──────────▶ 神志不安病證	
分　類	**重鎮安神**	**滋養安神**
適應證	心肝陽亢，熱擾心神證	陰血不足，心神失養證
症　狀	心煩神亂，失眠多夢，驚悸怔忡，癲癇等	虛煩不眠，心悸怔忡，健忘多夢，舌紅少苔
立　法	重鎮安神	滋養安神
代表方	朱砂安神丸	天王補心丹、酸棗仁湯

第一節　重鎮安神

　　重鎮安神劑，適用於心肝陽亢，熱擾心神證。臨床症見心煩神亂，失眠多夢，驚悸怔忡，癲癇等。常用重鎮安神藥，如朱砂、磁石、珍珠母、龍齒等。因火熱內擾心神，常配黃連、山梔等清熱瀉火；因痰熱擾心，常配理氣化痰藥，如橘皮、貝母；火熱之邪每多耗傷陰血，又常配生地黃、熟地黃、當歸等滋陰養血。代表方如朱砂安神丸等。

朱砂安神丸 《內外傷辨惑論》

【組成】　朱砂五錢(15g) 另研，水飛為衣　　黃連去鬚，淨，酒洗 六錢(18g)　　炙甘草五錢半(16.5g)　　生地黃一錢半(4.5g)
　　　　　當歸二錢半(7.5g)

【用法】　上藥除朱砂外，四味共為細末，湯浸蒸餅為丸，如黍米大。以朱砂為衣，每服十五丸或二十丸（3—4g），津唾咽之，食後。（現代用法：上藥研末煉蜜為丸，每次6—9g，臨睡前溫開水送服；亦可作湯劑，用量按原方比例酌減，朱砂研細末水飛，以藥湯送服。）

【功用】　鎮心安神，清熱養血。

【主治】　心火亢盛，陰血不足證。失眠多夢，驚悸怔忡，心煩神亂，或胸中懊憹，舌尖紅，脈細數。

【病機】　心火亢盛，灼傷陰血。心火亢盛，則心神被擾，陰血不足，則心神失養，故見失眠多夢，驚悸怔忡，心煩等症；舌紅，脈細數，是心火盛而陰血虛之徵。*(見圖9.1)*

【方解】　治當瀉其亢盛之火，補其陰血之虛而安神。方中**朱砂**甘寒質重，專入心經，寒能清熱，重可鎮怯，既能重鎮安神，又可清心火，治標之中兼能治本，是為君藥。**黃連**

朱砂安神丸病機表解

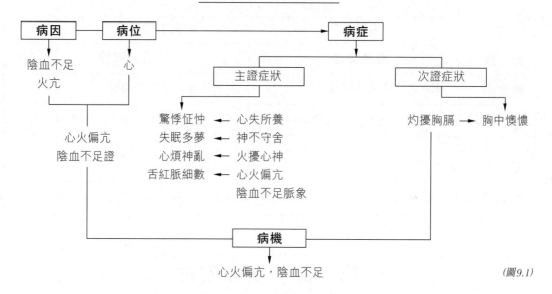

(圖9.1)

苦寒，入心經，清心瀉火，以除煩熱，為臣。君、臣相伍，重鎮以安神，清心以除煩，以收瀉火安神之功。佐以生地黃之甘苦寒，以滋陰清熱；**當歸**之辛甘溫潤，以補血，合**生地黃**滋補陰血以養心。使以**炙甘草**調藥既可補心氣；保胃氣以防黃連之苦寒，飛朱砂之質重礙胃氣，並調和諸藥，功兼佐使。合而用之，標本兼治，清中有養，使心火得清，陰血得充，心神得養，則神志安定，是以 "安神" 名之。 *(見圖9.2)*

朱砂安神丸方義表解

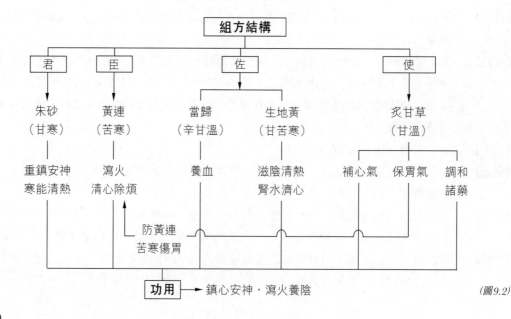

(圖9.2)

配伍特點： 重鎮瀉火而寧心神，滋養心陰且補陰血，標本兼治，使心火下降，陰血上承，則
　　　　　心煩、失眠、驚悸、怔忡等症得解。

【運用】

辨證要點： 本方是治療心火亢盛，陰血不足而致神志不安的常用方。臨床以驚悸，失眠，舌
　　　　　尖紅，脈細數為辨證要點。

臨證加減： 若胸中煩熱較甚，加山梔仁、蓮子心以增強清心除煩之力；兼驚恐，宜加生龍
　　　　　骨、生牡蠣以鎮驚安神；失眠多夢者，可加酸棗仁、柏子仁以養心安神。

中方西用： 本方常用於神經衰弱所致的失眠、心悸、健忘，精神憂鬱症引起的神志恍惚，以
　　　　　及心臟早搏所致的心悸、怔忡等屬於心火亢盛，陰血不足者。

注意事項： 方中朱砂含硫化汞，不宜多服、久服，以防中毒。

【附方】

1. 磁朱丸（原名神麴丸）《備急千金要方》

　　組成： 神麴四兩(120g)　磁石二兩(60g)　光明砂一兩 (30g)

　　用法： 右三味末之，煉蜜為丸，如梧子，飲服三丸，日三服。

　　功用： 益陰明目，重鎮安神。

　　主治： 心腎不交，耳鳴耳聾，心悸失眠，視物昏花，亦治癲癇 。

2. 交泰丸《韓氏醫通》

　　組成： 黃連五錢(15g)　肉桂五分(1.5g)

　　用法： 蜜丸，每服1.5—2.5g，空腹時淡鹽湯下。

　　功用： 交通心腎。

　　主治： 心腎不交之失眠等症。如耳鳴耳聾，心悸失眠，視物昏花。

【類方比較】

　　磁朱丸與朱砂安神丸均用朱砂重鎮安神，以治失眠、心悸、多夢等症。朱砂安神丸配黃連
瀉火，生地、當歸補陰血，長於清心瀉火、滋陰養血，主治心火亢盛、陰血不足之失眠、心
悸；磁朱丸中配磁石益陰潛陽，長於潛陽明目，交通心腎，主治腎陰不足、心陽偏亢、心腎不
交之失眠、心悸、耳鳴耳聾、視物昏花等。

【方歌】

　　朱砂安神東垣方，歸連甘草合地黃，

　　怔忡不寐心煩亂，鎮心安神可復康。

第二節　滋養安神

　　滋養安神劑，適用於陰血不足，心神失養證。臨床症見虛煩不眠，心悸怔忡，健忘多夢，舌紅少苔等。常以滋養安神藥如酸棗仁、柏子仁、五味子、茯神、遠志、小麥等為主，配伍滋陰養血藥如生地、當歸、麥冬、玄參；或益氣藥如人參；或清熱藥如知母、黃連等組配成方。代表方有天王補心丹、酸棗仁湯等。

天王補心丹《校注婦人良方》

【組成】　人參去蘆　茯苓　玄參　丹參　桔梗　遠志　各五錢(各15g)　　當歸酒浸　五味子
　　　　　麥門冬去心　天門冬　柏子仁　酸棗仁炒　各一兩(各30g)　生地黃四兩(120g)

【用法】　上為末，煉蜜為丸，如梧桐子大，用朱砂為衣，每服二、三十丸(6—9g)，臨臥，竹葉煎湯送下。(現代用法：上藥共為細末，煉蜜為小丸，用朱砂水飛9—15g為衣，每服6—9g，溫開水送下，或用桂圓肉煎湯送服。亦可改為湯劑，用量按原方比例酌減。)

【功用】　滋陰清熱，養血安神。

【主治】　陰虛血少，神志不安證。心悸怔忡，虛煩失眠，神疲健忘，或夢遺，手足心熱，口舌生瘡，大便乾結，舌紅少苔，脈細數。

【病機】　心腎兩虧，陰虛血少，虛火內擾。本證多由憂愁思慮太過所致，從而暗耗陰血。陰虛血少，心失所養，故心悸失眠，神疲健忘；陰虛生內熱，虛火內擾，則手足心熱，虛煩，遺精，口舌生瘡；舌紅少苔，脈細數，是陰虛內熱之徵。(見圖9.3)

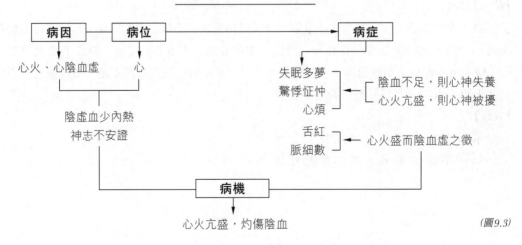

天王補心丹病機表解

(圖9.3)

【方解】 治當瀉其亢盛之火，補其陰血之虛而安神。方中重用甘寒之**生地黃**，入心能養血，入腎能滋陰，以之滋陰養血，為君藥。**天冬、麥冬、玄參**滋陰清熱，**當歸**補血潤燥，**丹參**清心養血活血，使補而不滯，共助君藥滋陰補血，並養心安神，俱為臣藥；**酸棗仁、柏子仁**養心安神；**茯苓、遠志**養心安神；**人參**補氣以生血，並能安神；**五味子**之酸以斂心氣之耗散，以安心神；**朱砂**鎮心安神，以治其標，以上共為佐藥。**桔梗**載藥上行為使，使藥力緩留於胸膈。*(見圖9.4)*

天王補心丹方義表解

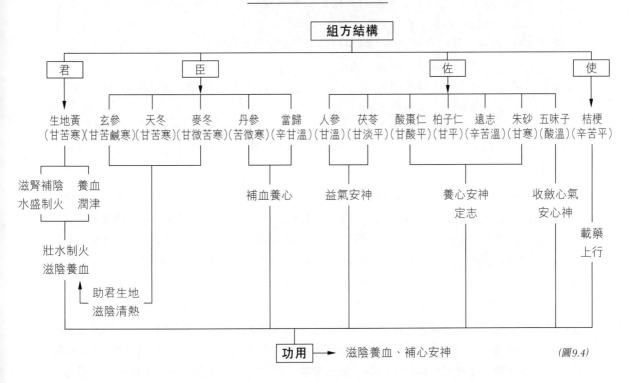

組方結構

| 君 | 臣 | 佐 | 使 |

生地黃　玄參　天冬　麥冬　丹參　當歸　人參　茯苓　酸棗仁　柏子仁　遠志　朱砂　五味子　桔梗
(甘苦寒)(甘苦鹹寒)(甘苦寒)(甘微苦寒)(苦微寒)(辛甘溫)(甘溫)(甘淡平)(甘酸平)(甘平)(辛苦溫)(甘寒)(酸溫)(辛苦平)

滋腎補陰　養血　　　　　　　補血養心　　益氣安神　　養心安神　　收斂心氣
水盛制火　潤津　　　　　　　　　　　　　　　　　　　定志　　　　安心神

壯水制火　　　　　　　　　　　　　　　　　　　　　　　　　　　　載藥
滋陰養血　　　　　　　　　　　　　　　　　　　　　　　　　　　　上行
　　助君生地
　　滋陰清熱

功用 ➔ 滋陰養血、補心安神　　　　　*(圖9.4)*

配伍特點： 滋陰補血以治本，養心安神以治標，標本兼治。本方心腎兩顧，但以補心治本為主，共奏滋陰養血、補心安神之功。

【運用】

辨證要點： 本方為治療心腎陰血虧虛所致神志不安的常用方。臨床以心悸失眠，手足心熱，舌紅少苔，脈細數為辨證要點。

臨證加減： 失眠重者，可酌加龍骨、磁石以重鎮安神；心悸怔忡甚者，可酌加龍眼肉、夜交藤以增強養心安神之功；遺精者，可酌加金櫻子、煅牡蠣以固腎澀精。

中方西用： 本方常用於神經衰弱、冠心病、精神分裂症、甲狀腺機能亢進等所致的失眠、心悸，以及復發性口瘡等屬於心腎陰虛血少者。

注意事項： 本方滋陰之品較多，凡脾胃虛弱，納食欠佳，大便不實者，不宜長期服用。

【附方】

1. **柏子養心丸**《體仁彙編》

    組成： 柏子仁 四兩(120g)　枸杞子 三兩(90g)　麥門冬　當歸　石菖蒲　茯神　各一兩(30g)

    　　　　玄參　熟地黃 各二兩(各60g)　甘草 五錢(15g)

    用法： 蜜丸，梧桐子大。每服四、五十丸 (9g)。

    功用： 養心安神，滋陰補腎。

    主治： 陰血虧虛，心腎失調所致之精神恍惚，驚悸怔忡，夜寐多夢，健忘盜汗，舌紅少苔，脈細而數。

2. **孔聖枕中丹**（原名孔子大聖知枕中方）《備急千金要方》

    組成： 龜甲　龍骨　遠志　菖蒲 各等分

    用法： 上為末，食後服方寸匕 (3g)，一日三次，黃酒送服，常服令人大聰。

    功用： 補腎寧心，益智安神。

    主治： 心腎陰虧而致健忘失眠，心神不安，或頭目眩暈，舌紅苔薄白，脈細弦。

【類方比較】

　　天王補心丹、柏子養心丸、孔聖枕中丹同治陰血虧虛之虛煩不眠。其不同點在於：天王補心丹以滋陰養血藥與補心安神藥相配，其中生地用量獨重，且與二冬、玄參為伍，滋陰清熱力較強，故主治陰虛內熱為主的心神不安；柏子養心丸以補腎滋陰藥與養心安神藥相伍，其中重用柏子仁與枸杞子，滋陰清熱力較遜，故主治心腎兩虛而內熱較輕者；孔聖枕中丹則以滋陰潛陽，寧神益智之龜甲、龍骨與交通心腎之遠志、石菖蒲相伍，故主治心腎陰虛，心陽不潛之健忘、失眠等。

　　酸棗仁湯與歸脾湯均有養血安神的作用，均可治療心血不足之失眠、心悸等證，但本方徵用性酸味平之酸棗仁養血安神，配伍芳香辛溫之川芎調氣疏肝，酸收與辛散並用，具養血調肝之妙，主治肝血不足，虛火內擾心神所致心煩失眠，頭暈目眩，脈弦細等證；歸脾湯則是心脾同治，重點在脾，使脾旺氣血化生有源，氣血並補，重在補氣，意在生血，血足則心有所養。主治心脾兩虛，氣血不足心失所養之心悸失眠、神疲食少等證。

【方歌】

　　天王補心柏棗仁，二冬生地與歸身，

　　三參桔梗朱砂味，遠志茯苓共養神。

　　或加菖蒲去五味，心氣開通腎氣升。

酸棗仁湯《金匱要略》

【組成】　酸棗仁 炒二升(15g)　川芎 二兩(6g)　甘草 一兩(3g)　知母 二兩(6g)　茯苓 二兩(6g)

【用法】　上五味，以水八升，煮酸棗仁得六升，內諸藥，煮取三升，分溫三服（現代用法：

水煎，分三次溫服）。

【功用】 養血安神，清熱除煩。

【主治】 肝血不足，虛熱內擾證(虛勞，虛煩不得眠證)。虛煩失眠，心悸不安，盜汗，頭目眩暈，咽乾口燥，舌紅，脈弦細。

【病機】 肝血不足，心失所養，陰虛內熱。肝藏血，血舍魂；心主神，肝藏魂。肝血不足，則魂不守舍；心失所養，加之陰虛生內熱，虛熱內擾，故虛煩失眠，盜汗，心悸不安。血虛無以榮潤於上，每多伴見頭目眩暈，咽乾口燥。舌紅，脈弦細，乃血虛肝旺之徵。(見圖9.5)

酸棗仁湯病機表解

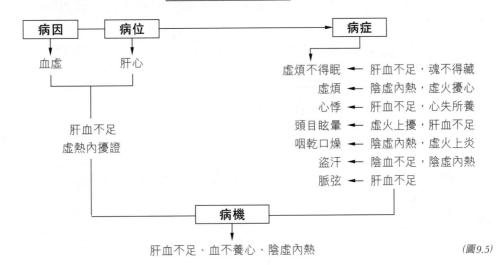

病機

肝血不足、血不養心、陰虛內熱

(圖9.5)

【方解】 治宜養血安神、清熱除煩。方中重用**酸棗仁**為君，以其甘酸質潤，入心、肝之經，養血補肝，寧心安神。臣以**川芎**之辛散，調肝血而疏肝氣，與大量之酸棗仁相伍，辛散與酸收並用，補血與行血結合，具有養血調肝之妙。**茯苓**寧心安神，**知母**苦寒質潤，滋陰潤燥，清熱除煩，共為佐藥，以助安神除煩之功。並制約川芎辛燥，以防傷陰血。**甘草**和中緩急，調和諸藥為使。諸藥相伍，標本兼治，養中兼清，補中有行，共奏養血安神，清熱除煩之效。(見圖9.6)

配伍特點： 其一，標本兼治，養中兼清，補中有行，共奏養血安神，清熱除煩之效；其二，治肝以酸泄、辛散、甘緩之品。

【運用】

辨證要點： 本方是治心肝血虛而致虛煩失眠之常用方。臨床以虛煩失眠，咽乾口燥，舌紅，脈弦細為辨證要點。

臨證加減： 血虛甚而頭目眩暈重者，加當歸、白芍、枸杞子增強養血補肝之功；虛火重而咽乾口燥甚者，加麥冬、生地黃以養陰清熱；若寐而易驚，加龍齒、珍珠母鎮驚安

酸棗仁湯方義表解

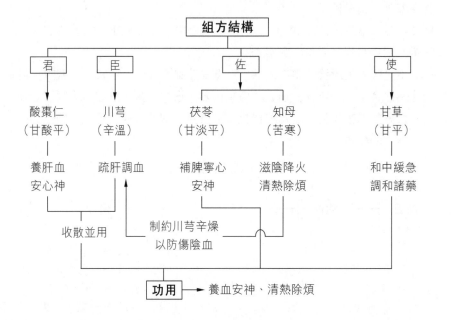

(圖9.6)

神；兼見盜汗，加五味子、牡蠣安神斂汗。

中方西用： 本方常用於神經衰弱、心臟神經官能症、更年期綜合症等屬於心肝血虛，虛熱內
擾者。

【類方比較】

　　酸棗仁湯與天王補心丹均以滋陰補血，養心安神藥物為主，配伍清虛熱之品組方，以治陰
血不足，虛熱內擾之虛煩失眠。然前者重用酸棗仁養血安神，配伍調氣行血之川芎，有養血調
肝之妙，主治肝血不足之虛煩失眠，伴頭目眩暈，脈弦細等；後者重用生地黃，並與二冬、玄
參等滋陰清熱為伍，更與大隊養血安神之品相配，主治心腎陰虧血少，虛火內擾之虛煩失眠，
伴見手足心熱，舌紅少苔，脈細數者。

【方歌】

　　酸棗仁湯治失眠，川芎知草茯苓煎，

　　養血除煩清虛熱，安然入睡夢鄉甜。

甘麥大棗湯 《金匱要略》

【組成】　　甘草三兩 (9g)　小麥一升 (15g)　大棗十枚 (10枚)

【用法】　　上三味，以水六升，煮取三升，溫分三服。

【功用】　　養心安神，和中緩急。

【主治】　臟躁。精神恍惚，常悲傷欲哭，不能自主，心中煩亂，睡眠不安，甚則言行失常，
　　　　　呵欠頻作，舌淡紅苔少，脈細略數。

【病機】　思慮悲哀過度，耗傷陰血，心肝失養，神魂不安。心肝失養，魂不得藏，故見精神
　　　　　恍惚，時常悲傷欲哭，不能自主，心中煩亂，睡眠不安，甚則言行失常。由於心肝
　　　　　陰陽血不足，陰不配陽，陽欲入陰，上下相引，故呵欠頻作。舌紅少苔，脈象細數
　　　　　均為心肝陰血不足之徵。*(見圖9.7)*

甘麥大棗湯病機表解

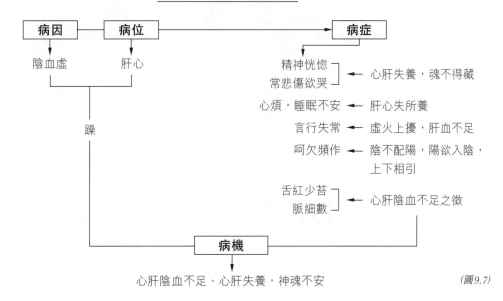

心肝陰血不足、心肝失養，神魂不安

(圖9.7)

【方解】　治宜甘潤平補，調其肝，養其心。方中**小麥**，味甘性涼，歸心肝經，養心、補肝，
　　　　　安神除煩，為君藥；**甘草**甘平性緩，補益五臟，資助化源，和中緩急；**大棗**甘平質
　　　　　潤，性緩，補脾益氣，補血調營，養心安神，既可助甘草柔緩急，調和陰陽，又助
　　　　　甘草補中益氣，共為臣藥。*(見圖9.8)*

配伍特點：　甘潤平補，養心緩肝，和中安神。

【運用】

辨證要點：　本方是治療臟躁的常用方劑，臨床以精神恍惚，常悲傷欲哭，不能自主，心中煩
　　　　　　亂，舌淡紅苔少，脈細略數為辨證要點。

臨證加減：　若心煩失眠，舌紅少苔，心陰虛明顯者，可加地黃、百合、柏子仁以養心安神；
　　　　　　頭目眩暈，脈弦細，肝陰不足明顯者，加酸棗仁、當歸以補肝養血安神；大便乾
　　　　　　燥，血少津虧者，加當歸、首烏、生地等養血潤燥通便。

中方西用：　本方可用於癔病、癲癇、神經衰弱、更年期綜合徵及神經精神性疾病辨證屬臟陰
　　　　　　不足，心肝失養者。

甘麥大棗湯方義表解

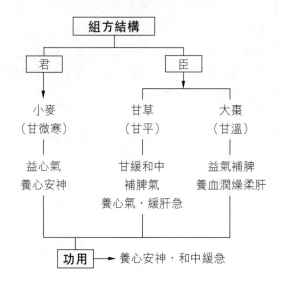

(圖9.8)

【類方比較】

　　甘麥大棗湯與酸棗仁湯均屬滋養安神劑，均可用於治療陰血不足之失眠不安。然酸棗仁湯重用酸棗仁養血安神，配知母、茯苓滋陰清熱，除煩安神，故重在養血清熱，除煩安神，適用於心肝血虛，虛熱內擾之虛煩失眠，心悸，伴咽乾口燥等。甘麥大棗湯重用小麥補心養肝，除煩安神，配甘草、大棗益氣和中，潤燥緩急，偏於甘潤平補，養心調肝，主治心陰不足，肝氣失和之臟躁，精神恍惚，喜悲傷欲哭之證。

【方歌】

　　甘草小麥大棗湯，婦人臟躁性反常，

　　精神恍惚悲欲哭，和肝滋脾自然康。

第十章

開竅劑

概 説

概念

　　凡以開竅醒神為主要功用，用以治療竅閉神昏證的方劑，統稱開竅劑。

病機、治法與分類

　　竅閉神昏證多由邪氣壅盛，蒙蔽心竅所致。根據閉證的病因、病機及臨床表現的不同，可分為熱閉和寒閉兩種。熱閉多由溫熱邪毒內陷心包，痰熱蒙蔽心竅所致，表現為高熱，神昏，譫語，甚或痙厥等，治宜清熱開竅，簡稱涼開；寒閉多因寒濕痰濁之邪或穢濁之氣蒙蔽心竅引起，表現為突然昏倒，牙關緊閉，不省人事，苔白脈遲等，治宜溫通開竅，簡稱溫開。故開竅劑相應分為涼開和溫開兩類。

注意事項

　　1. 運用開竅劑首先應辨別閉證和脫證。凡邪盛氣實而見神志昏迷，口噤不開，兩手握固，二便不通，脈實有力者為閉證；而汗出肢冷，呼吸氣微，手撒遺尿，口開目合，脈象虛弱無力或脈微欲絕者為脫證。臨床須確認為閉證，方可使用本類方劑。對於脫證，即使神志昏迷，也不宜使用。

　　2. 如屬閉證，尚需辨清閉證之屬熱屬寒，從而正確地選用涼開或溫開。

　　3. 對於陽明腑實證而見神昏譫語者，只宜寒下，不宜用開竅劑。至於陽明腑實而兼有邪陷心包之證，則應根據病情緩急或先予開竅，或先投寒下，或開竅與寒下並用，以能切合病情。

　　4. 開竅劑大多為芳香藥物，善於辛散走竄，只宜暫用，不宜久服。久服易傷元氣，故臨床多用於急救，中病即止，待患者神志清醒後，應根據不同表現，辨證施治。

　　5. 芳香等藥，有礙胎元，孕婦慎用。

　　6. 本類方劑多製成丸散劑或注射劑，丸散劑在使用時宜溫開水化服或鼻飼，不宜煎煮，以免藥性揮發，影響療效。

開竅劑分類簡表

分　類	開竅劑 ─────────▶ 竅閉神昏證	
	涼開	溫開
適應證	溫熱邪毒內陷心包的熱閉證	中風、中寒、氣鬱、痰厥等屬於寒邪痰濁內閉之證
症　狀	高熱，神昏，譫語，甚或痙厥等。其他如中風、驚厥及感觸穢濁之氣而致突然昏倒、不省人事等屬熱閉者	突然昏倒，牙關緊閉，不省人事，苔白脈遲等
立　法	涼開	溫開
代表方	安宮牛黃丸、紫雪、至寶丹	蘇合香丸

第一節　涼開

　　涼開劑，適用於溫熱邪毒內陷心包的熱閉證。臨床症見高熱，神昏，譫語，甚或痙厥等。其他如中風、驚厥及感觸穢濁之氣而致突然昏倒、不省人事等屬熱閉者，亦可選用此類方劑。臨證常用芳香開竅藥如麝香、冰片、安息香、鬱金等，其意為邪火隨諸香齊散，較常配伍以下四類：一為清熱藥，如苦寒清熱解毒之品水牛角、黃連、黃芩；或甘寒鹹寒之品石膏、寒水石、滑石；或為清熱瀉下之品如大黃、芒硝等組成方劑。二為重鎮安神藥，由於熱入心包，擾亂神明，引起神志不安，故常配鎮心安神藥如朱砂、磁石、琥珀、珍珠等。三為清熱化痰之品，因邪熱內陷，灼津為痰，痰濁上蒙，勢必加重神昏，故宜配伍清化熱痰的膽南星、浙貝母、天竹黃、雄黃等。四為平肝熄風藥，因為熱盛動風，出現痙厥抽搐，故須配伍羚羊角、玳瑁之類以涼肝熄風。代表方如安宮牛黃丸、紫雪、至寶丹等。

安宮牛黃丸（牛黃丸）《溫病條辨》

【組成】　牛黃一兩(30g)　　鬱金一兩(30g)　　犀牛角一兩(30g)　　黃連一兩(30g)　　朱砂一兩(30g)　　冰片二錢五分(7.5g)

　　　　　麝香二錢五分(7.5g)　　珍珠五錢　　山梔子一兩(30g)　　雄黃一兩(30g)　　黃芩一兩(30g)

【用法】　上為極細末，煉老蜜為丸，每丸一錢(3g)，金箔為衣，蠟護。脈虛者人參湯下，脈實者銀花、薄荷湯下，每服一丸。大人病重體實者，日再服，甚至日三服；小兒服半丸，不知，再服半丸。(現代用法：以水牛角濃縮粉50g替代犀角。以上十一味，珍珠水飛或粉碎成極細粉，朱砂、雄黃分別水飛成極細粉；黃連、黃芩、梔子、鬱金粉碎成細粉；將牛黃、水牛角濃縮粉、麝香、冰片研細，與上述粉末配研，過篩，混勻，加適量煉蜜製成大蜜丸。每服一丸，一日一次；小兒三歲以內一次1/4丸，四至六歲一次1/2丸，一日一次；或遵醫囑。亦作散劑：按上法製得，每瓶裝1.6g。每服1.6g，一日一次；小兒三歲以內一次0.4g，四至六歲一次0.8g，一日一次；或遵醫囑。)

【功用】　清熱解毒，開竅醒神。

【主治】　邪熱內陷心包證。高熱煩躁，神昏譫語，舌謇肢厥，舌紅或絳，脈數有力。亦治中風昏迷，小兒驚厥屬邪熱內閉者。

【病機】　溫熱邪毒內閉心包。熱閉心包，必擾神明，故高熱煩躁，神昏譫語；邪熱挾穢濁蒙蔽清竅，勢必加重神昏。舌為心竅，熱閉機竅，則舌謇不語；熱閉心包，熱深厥亦深，故伴見手足厥冷，是為熱厥。所治中風昏迷，小兒高熱驚厥，當屬熱閉心包之證。（見圖10.1）

安宮牛黃丸病機表解

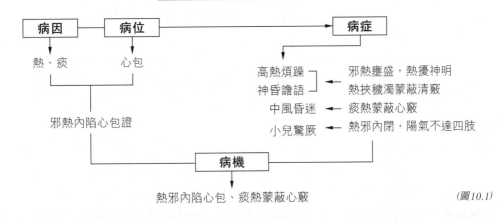

（圖10.1）

【方解】　治宜清熱解毒，開竅醒神，並配辟穢、安神之品。方中牛黃苦涼，清心解毒，辟穢開竅；犀角鹹寒，清心涼血解毒；麝香芳香開竅醒神，三藥相配，是為清心開竅、涼血解毒的常用組合，共為君藥。臣以大苦大寒之黃連、黃芩、山梔清熱瀉火解毒，合牛黃、犀角則清解心包熱毒之力頗強；冰片、鬱金芳香辟穢，化濁通竅，以增其芳香開竅醒神之功。佐以雄黃助牛黃辟穢解毒；朱砂、珍珠鎮心安神，以除煩躁不安。用煉蜜為丸，和胃調中，為使藥。原方以金箔為衣，取其重鎮安神之效。

本方以牛黃等藥為君，善清心包邪熱，使心主安居心之宮城，故名安宮牛黃丸。（見圖10.2）

配伍特點：　本方清熱瀉火、涼血解毒與芳香開竅並用，但以清熱解毒為主，使熱毒解，則神自清，意"使邪火隨諸香一齊俱散也"（《溫病條辨》）。

安宮牛黃丸方義表解

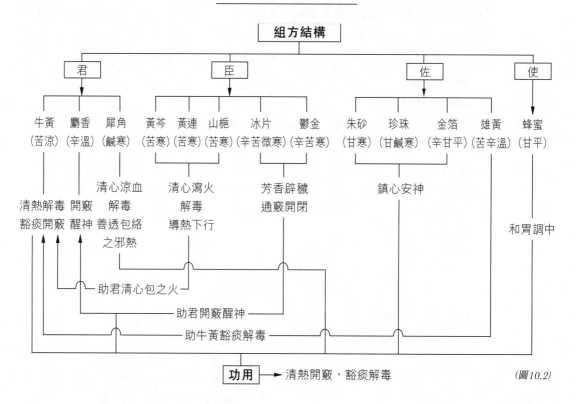

(圖10.2)

【運用】

辨證要點： 本方為治療熱陷心包證的常用方，亦是涼開法的代表方。凡神昏譫語屬邪熱內閉心包者，均可應用。臨床以高熱煩躁，神昏譫語，舌紅或絳，苔黃燥，脈數有力為辨證要點。

臨證加減： 用《溫病條辨》清宮湯煎湯送服本方，可加強清心解毒之力；若溫病初起，邪在肺衛，迅即逆傳心包者，可用銀花、薄荷或銀翹散加減煎湯送服本方，以增強清熱透解作用；若邪陷心包，兼有腑實，症見神昏舌短，大便秘結，飲不解渴者，宜開竅與攻下並用，以安宮牛黃丸二粒化開，調生大黃末9g內服，先服一半，無效再服；熱閉證見脈虛，有內閉外脫之勢者，急宜人參煎湯送服本方。

中方西用： 本方常用於流行性乙型腦炎、流行性腦脊髓膜炎、中毒性病疾、尿毒癥、 肝昏迷、急性腦血管病、肺性腦病、顱腦外傷、小兒高熱驚厥以及感染或中毒引起的高熱神昏等病證屬熱閉心包者。

注意事項： 孕婦慎用。如陽明腑實之神昏譫語者應用清瀉之劑，不是本方所宜。

【附方】

牛黃清心丸 《痘疹世醫心法》

　　組成：黃連_{生五錢}(15g)　黃芩　梔子仁　_{各三錢}(各9g)　鬱金_{二錢}(6g)　辰砂_{一錢半}(4.5g)
牛黃_{二分半}(0.65g)

　　用法：上為細末，臘雪調麵糊為丸，如黍米大。每服七八丸，燈心湯送下。(現
代用法：以上六味，將牛黃研細，朱砂水飛或粉碎成極細粉，其餘黃連
等四味粉碎成細粉，與上述粉末配研，過篩，混勻，加煉蜜適量，製成
大蜜丸，每丸重1.5g 或 3g。口服，小丸一次二丸，大丸一次一丸，一日
二至三次；小兒酌減。)

　　功用：清熱解毒，開竅安神。

　　主治：溫熱病熱閉心包證。身熱煩躁，神昏譫語，以及小兒高熱驚厥，中風昏
迷等屬熱閉心包證者。

【類方比較】

　　牛黃清心丸出自明代萬全《痘疹世醫心法》，又稱萬氏牛黃清心丸、萬氏牛黃丸。安宮牛
黃丸是在牛黃清心丸基礎上加味而成，即加犀角清心涼血解毒，麝香、冰片芳香開竅，珍珠、
金箔鎮心安神，雄黃助牛黃辟穢解毒。兩方功用、主治基本相同，安宮牛黃丸較牛黃清心丸藥
重而力宏，而牛黃清心丸清熱開竅、辟穢安神之力稍遜，適用於熱閉之輕證。

【方歌】

　　安宮牛黃開竅方，芩連梔郁朱雄黃，

　　犀角珍珠冰麝箔，熱閉心包功效良。

紫雪 蘇恭方，錄自《外台秘要》

【組成】　黃金_{百兩}(3kg)　寒水石　石膏　磁石　滑石　_{各三斤}(各1.5kg)　玄參_{一斤}(500g)
羚羊角_{五兩，屑}(150g)　犀角_{五兩，屑}(150g)　升麻_{一斤}(500g)　沉香_{五兩}(150g)　丁香_{一兩}(30g)
青木香_{五兩}(150g)　甘草_{八兩，炙}(240g)

【用法】　上十三味，以水一斛，先煮五種金石藥，得四斗，去滓後內八物，煮取一斗五升，
去渣。取硝石四升 (2kg)，芒硝亦可，用樸硝精者十斤 (5kg) 投汁中，微火上煮，柳
木篦攪，勿住手，有七升，投入木盆中，半日欲凝，內成研朱砂三兩(90g)，細研磨
香五分(1.5g)，內中攪調，寒之二日成霜雪紫色。病人強壯者，一服二分 (0.6g)，
當利熱毒；老弱人或熱毒微者，一服一分 (0.3g)，以意節之。(現代用法：以上十六
味，石膏、寒水石、滑石、磁石砸成小塊，加水煎煮三次。玄參、木香、沉香、升
麻、甘草、丁香用石膏等煎液煎煮三次，合併煎液，濾過，濾液濃縮成膏，芒硝、

硝石粉碎，兌入膏中，混勻，乾燥，粉碎成中粉或細粉；羚羊角銼研成細粉；朱砂水飛成極細粉；將水牛角濃縮粉(代犀角)、麝香研細，與上述粉末配研，過篩，混勻即得。每瓶裝1.5g。口服，一次1.5－3g，一日二次；周歲小兒一次0.3g，五歲以內小兒每增一歲，遞增 0.3g，一日一次；五歲以上小兒酌情服用。)

【功用】　清熱開竅，熄風鎮痙。

【主治】　溫熱病，熱閉心包及熱盛動風證。高熱煩躁，神昏譫語，痙厥，口渴唇焦，尿赤便閉，舌質紅絳，苔黃燥，脈數有力或弦，以及小兒熱盛驚厥。

【病機】　溫病邪熱熾盛，內閉心包，引動肝風。邪熱熾盛，心神被擾，故神昏譫語，高熱煩躁；熱極動風，故痙厥抽搐；熱盛傷津，故口渴唇焦，尿赤、便閉。小兒熱盛驚厥亦屬邪熱內閉，肝風內動之侯。(見圖10.3)

紫雪病機表解

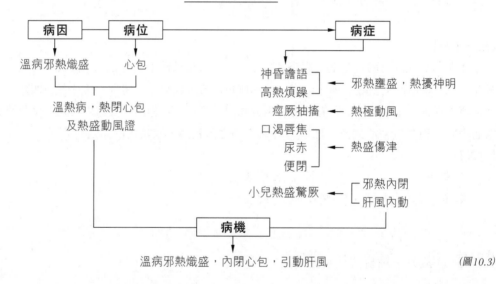

(圖10.3)

【方解】　治宜寒涼清熱、芳香開竅為主，配合熄風安神。方中**犀角**(水牛角代)功專清心涼血解毒，**羚羊角**長於涼肝熄風止痙，**麝香**芳香開竅醒神，三藥合用，是為清心涼肝，開竅熄風的常用組合，針對高熱、神昏、痙厥等主證而設，共為君藥。**生石膏、寒水石、滑石**清熱瀉火，滑石且可導熱從小便而出；**玄參**養陰生津，清熱解毒，俱為臣藥。方中清熱藥選用甘寒、鹹寒之品，而不用苦寒直折，不僅避免苦燥傷陰，而且兼具生津護液之用，對熱盛津傷之證，寓有深意。佐以**升麻**既能清熱解毒又可清熱透邪，**青木香、丁香、沉香**行氣通竅，與麝香配伍，增強開竅、醒神、透達之功；**朱砂、磁石**重鎮安神，朱砂並能清心解毒，磁石又能潛鎮肝陽，與君藥配合以加強除煩止痙之效；更用**樸硝、硝石**泄熱散結以"釜底抽薪"，可使邪熱從腸腑下泄，原書指出服後"當利熱毒"。與升麻等藥共達升清降濁之效。**炙甘草**益氣安中，調和諸藥，並防寒涼傷胃之弊，為佐使藥。原方應用**黃金**，乃取鎮心安神之功。
本藥其色如紫色，其藥性大寒如雪，故名紫雪或紫雪丹。*(見圖10.4)*

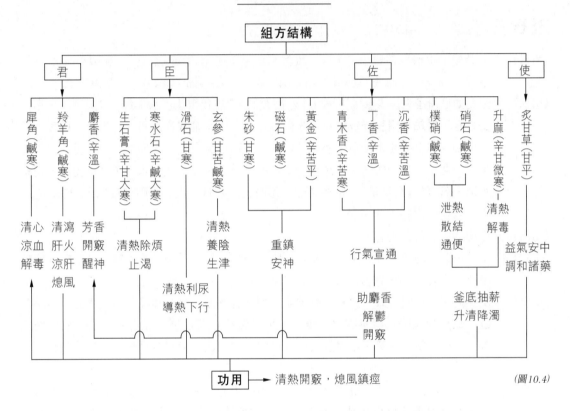

紫雪方義表解

(圖10.4)

配伍特點： 金石重鎮安神藥、甘鹹寒藥與芳香之品配伍，於清熱開竅之中兼具熄風鎮痙之
效，既開上竅，又通下竅，升清降濁，兼顧陰液為本方配伍特點。

【運用】

辨證要點： 本方為治療熱閉心包，熱盛動風證的常用方。臨床以高熱煩躁，神昏譫語，痙
厥，舌紅絳，脈數實為辨證要點。

臨證加減： 若本方證伴見氣陰兩傷者，宜以生脈散煎湯送服本方，或本方與生脈注射液同
用，以防其內閉外脫。

中方西用： 常用於治療各種發熱性感染性疾病，如流行性腦脊髓膜炎、乙型腦炎的極期、重
症肺炎、猩紅熱、化膿性感染等疾患的敗血症期，肝昏迷以及小兒高熱驚厥、小
兒麻疹熱毒熾盛所致的高熱神昏抽搐。

注意事項： 本方服用過量有損傷元氣之弊，甚者可出現大汗，肢冷，心悸，氣促等症，故應
中病即止。孕婦禁用，氣虛者慎用。

【方歌】

　　紫雪犀羚朱樸硝，硝石金寒滑磁膏，

　　丁沉木麝升玄草，熱陷痙厥服之消。

至寶丹 《靈苑方》引鄭感方，錄自《蘇沈良方》

【組成】　生烏犀　生玳瑁　琥珀　朱砂　雄黃 各一兩(各30g)　牛黃一分(0.3g)　龍腦一分(0.3g)

　　　　麝香一分(0.3g)　安息香一兩半(45g)，酒浸，重湯煮令化，濾過滓，約取一兩淨(30g)　金銀箔各五十片

【用法】　上丸如皂角子大，人參湯下一丸，小兒量減。(現代用法：水牛角(代犀角)、玳瑁、
　　　　安息香、琥珀分別粉碎成細粉；朱砂、雄黃分別水飛成極細粉；將牛黃、麝香、冰
　　　　片研細，與上述粉末配研，過篩，混勻。加適量煉蜜製成大蜜丸，每丸重3g口服，
　　　　每次一丸，一日一次。小兒減量。本方改為散劑，犀角改為水牛角濃縮粉，不用金
　　　　銀箔，名"局方至寶散"。每瓶裝2g，每服2g，一日一次；小兒三歲以內一次0.5g，
　　　　四至六歲一次1g；或遵醫囑。)

【功用】　化濁開竅，清熱解毒。

【主治】　痰熱內閉心胞證。神昏譫語，身熱煩躁，痰盛氣粗，舌絳苔黃垢膩，脈滑數。亦治
　　　　中風、中暑、小兒驚厥屬於痰熱內閉者。

【病機】　痰熱內閉，瘀阻心竅。痰熱擾亂神明，則神昏譫語，身熱煩躁；痰涎壅盛，阻塞氣
　　　　道，故喉中痰鳴，轆轆有聲，氣息粗大；舌絳苔黃垢膩，脈滑數，為痰熱內閉之
　　　　象。至於中風、中暑、小兒驚厥，皆可因痰熱內閉，而見身熱煩燥，痰盛氣粗，甚
　　　　至時作驚搐等證。(見圖10.5)

【方解】　治當以化濁開竅，清熱解毒為法。方中用**麝香**芳香開竅醒神；**安息香**、**冰片**辟穢化
　　　　濁，共為君藥。臣以**牛黃**豁痰開竅，合**犀角**清心涼血解毒，芳香開竅，與麝香同
　　　　用，為治竅閉神昏之要品；**玳瑁**清熱解毒，鎮驚安神，可增強牛黃、麝香清熱解毒
　　　　之力。由於痰熱瘀結，痰瘀不去則熱邪難清，心神不安，故佐以**雄黃**助牛黃豁痰解
　　　　毒；**琥珀**助麝香通絡散瘀，而通心竅之瘀阻，併合**朱砂**鎮心安神。　原方用**金銀**二
　　　　箔，意在加強琥珀、朱砂重鎮安神之力。

　　　　原書用人參湯送服，意在借人參益氣養心之功，以助諸藥卻邪開竅，適用於病情較
　　　　重，正氣虛弱者。另有"血病，生薑、小便化下"一法，意取童便滋陰降火行瘀，生
　　　　薑辛散祛痰止嘔之功，二者為引，既可加強全方清熱開竅之功，又可行瘀散結，通
　　　　行血脈，適用於熱閉而脈實者。

　　　　方藥貴重，可拯逆濟危，立展神效堪稱方中至寶，故名至寶丹。(見圖10.6)

配伍特點：　一是以化濁開竅為主，清熱解毒為輔；二是於化濁開竅，清熱解毒之中，兼能通
　　　　　　絡散瘀，鎮心安神。

至寶丹病機表解

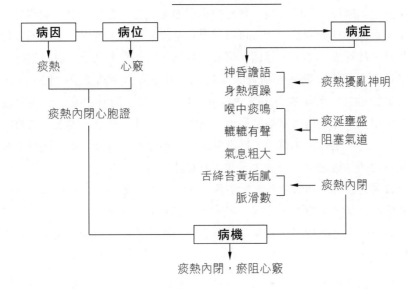

(圖10.5)

至寶丹方義表解

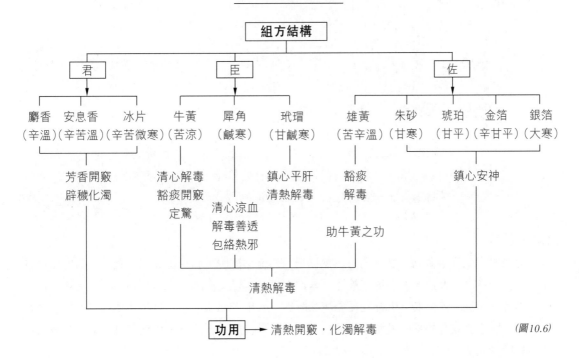

(圖10.6)

【運用】

辨證要點： 本方是治療痰熱內閉心包證的的常用方。臨床以神昏譫語，身熱煩燥，痰盛氣粗，舌絳苔黃垢膩，脈滑數為辨證要點。

臨證加減： 本方清熱之力相對不足，可用《溫病條辨》清宮湯送服本方，以加強清心解毒之功；若濕熱釀痰，蒙蔽心包，熱邪與痰濁並重，症見身熱不退，朝輕暮重，神識昏蒙，舌絳上有黃濁苔垢者，可用《溫病全書》菖蒲鬱金湯（石菖蒲、炒梔子、鮮竹葉、牡丹皮、鬱金、連翹、燈心、木通、淡竹茹、紫金片）煎湯送服本方，以清熱利濕，化痰開竅；如營分受熱，瘀阻血絡，瘀熱交阻心包，症見身熱夜甚，譫語昏狂，舌絳無苔或紫暗而潤，脈沉澀者，則當通瘀泄熱與開竅透絡並進，可用《重訂通俗傷寒論》犀地清絡飲（犀角汁、丹皮、連翹、淡竹瀝、鮮生地、生赤芍、桃仁、生薑汁、鮮石菖蒲汁、鮮茅根、燈心）煎湯送服本方；如本方證有內閉外脫之勢，急宜人參煎湯送服本方。

中方西用： 本方常用於急性腦血管意外、腦震盪、流行性乙型腦炎、流行性腦炎、肝昏迷、冠心病心絞痛、尿毒癥、中暑、癲癇等證屬痰熱內閉者。

注意事項： 本方芳香辛燥之品較多，有耗陰劫液之弊，故神昏譫語由陽盛陰虛所致者慎用。孕婦慎用。

【附方】

行軍散 《霍亂論》

組成： 西牛黃　當門子　真珠　冰片　硼砂　各一錢(各3g)　　明雄黃飛淨，八錢(24g)　　火硝三分(0.9g)　　飛金二十頁

用法： 八味各研極細如粉，再合研勻，瓷瓶密收，以蠟封之。每服三五分（0.3－0.9g，一日二至三次），涼開水調下。

功用： 辟穢解毒，清熱開竅。

主治： 暑穢，吐瀉腹痛，煩悶欲絕，頭目昏暈，不省人事；以及口瘡咽痛；風熱障翳。(現代主要用於夏季中暑、食物中毒、急性胃腸炎等屬暑熱穢濁者。外用可治口腔黏膜潰瘍、急性扁桃體炎、咽炎等熱毒病證。夏季以本品適量塗抹於鼻腔內，有預防瘟疫之效。)

【類方比較】

　　至寶丹與安宮牛黃丸、紫雪均可清熱開竅，治療熱閉證，合稱涼開“三寶”。就寒涼之性而言，吳瑭指出“大抵安宮牛黃丸最涼，紫雪次之，至寶又次之”。但從功用、主治兩方面分析，則各有所長，其中安宮牛黃丸長於清熱解毒，適用於邪熱偏盛而身熱較重者；紫雪長於熄風止痙，適用於兼有熱動肝風而痙厥抽搐者；至寶丹長於芳香開竅，化濁辟穢，適用於痰濁偏盛而昏迷較重者。

【方歌】

　　至寶朱珀麝息香，雄玳犀角與牛黃，

　　金銀兩箔兼龍腦，開竅清熱解毒良。

第二節　溫開

　　溫開劑，適用於中風、中寒、氣鬱、痰厥等屬於寒邪痰濁內閉之證。臨床症見突然昏倒，牙關緊閉，不省人事，苔白脈遲等。臨證常用芳香開竅藥如蘇合香、安息香、冰片、麝香等為主，配伍溫裏、行氣、化痰之品如沉香、丁香、檀香、細辛、蓽茇、雄黃、白朮，等組方。代表方如蘇合香丸等。

蘇合香丸（乞力伽丸）《廣濟方》，錄自《外台秘要》

【組成】　乞力伽(即白朮)　光明砂研　麝香　訶梨勒皮　香附子中白　沉香重者　青木香　丁香　安息香　白檀香　蓽茇上者　犀角 (水牛角代)　各一兩 (各30g)　薰陸香　蘇合香　龍腦香　各半兩 (各15g)

【用法】　上為極細末，煉蜜為丸，如梧桐子大。臘月合之。藏於密器中，勿令泄氣。每朝用四丸，取井花水於淨器中研破服。老小每碎一丸服之，另取一丸如彈丸，蠟紙裹，緋袋盛，當心帶之。冷水暖水，臨時斟量。(現代用法：以上十五味，除蘇合香、麝香、冰片、水牛角濃縮粉外，朱砂水飛成極細粉；其餘安息香等十味粉碎成細粉；將麝香、冰片、水牛角濃縮粉研細，與上述粉末配研，過篩，混勻。再將蘇合香燉化，加適量煉蜜與水製成蜜丸，低溫乾燥；或加適量煉蜜製成大蜜丸。口服，一次一丸，小兒酌減，一日一至二次，溫開水送服。昏迷不能口服者，可鼻飼給藥。)

【功用】　芳香開竅，行氣止痛。

【主治】　寒閉證。突然昏倒，牙關緊閉，不省人事，苔白，脈遲。亦治心腹猝痛，甚則昏厥，屬寒凝氣滯者。亦治中風、中氣及感受時行瘴癘之氣，屬寒閉證者。

【病機】　寒邪穢濁，閉阻機竅。寒痰穢濁，阻滯氣機，蒙蔽清竅，故突然昏倒，牙關緊閉，不省人事；陰寒內盛，故苔白脈遲。若寒凝胸中，氣血瘀滯，則心胸疼痛；邪壅中焦，氣滯不通，故脘腹脹痛難忍。(見圖10.7)

【方解】　寒閉者宜溫開，故治宜芳香開竅為主，對於寒邪、氣鬱及穢濁所致者，又須配合溫裏散寒、行氣活血、辟穢化濁之法。方中蘇合香、麝香、冰片、安息香芳香開竅，辟穢化濁，共為君藥。臣以青木香、香附、丁香、沉香、白檀香、乳香以行氣解鬱，散寒止痛，理氣活血。佐以辛熱之蓽茇，溫中散寒，助諸香藥以增強驅寒止痛開鬱之力；犀角清心解毒，朱砂重鎮安神，二者藥性雖寒，但與大隊溫熱之品相伍，則不悖溫通開竅之旨；白朮益氣健脾，燥濕化濁，訶子收澀斂氣，二藥一補一斂，以防諸香辛散藥走竄太過，耗散真氣。

　　本方在《外台秘要》卷十三引唐玄宗《廣濟方》名乞加伽丸(乞力伽即白朮)，《蘇沈良方》更名為蘇合香丸。原方以白朮命名，提示開竅行氣之方，不忘補氣扶正之意。

(見圖10.8)

蘇合香丸病機表解

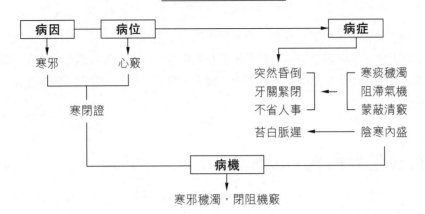

```
病因 ─── 病位 ──────────────────────────────→ 病症
 │        │                                     │
 ↓        ↓                                      │
寒邪      心竅            突然昏倒 ←─── 寒痰穢濁
 │        │              牙關緊閉 ←─── 阻滯氣機
 │        │              不省人事 ←─── 蒙蔽清竅
 └───┬────┘
     │                  苔白脈遲 ←─── 陰寒內盛
   寒閉證
     │                         病機
     └──────────────────────────┘
                 ↓
          寒邪穢濁,閉阻機竅
```

(圖10.7)

蘇合香丸方義表解

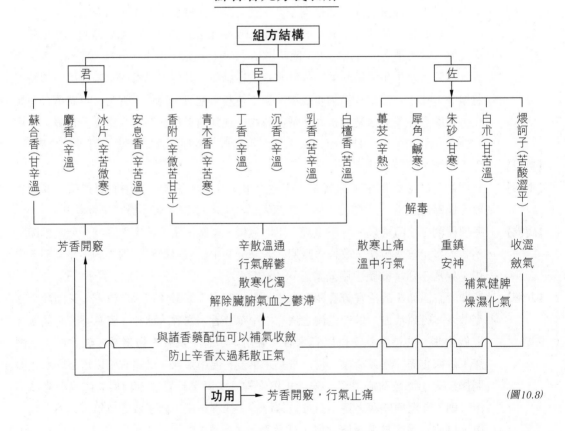

```
                        組方結構
       ┌──────────────┼──────────────┐
       君              臣              佐
```

君	臣	佐
蘇合香(甘辛溫) 麝香(辛溫) 冰片(辛苦微寒) 安息香(辛苦溫)	香附(辛微苦甘平) 青木香(辛苦寒) 丁香(辛溫) 沉香(辛溫) 乳香(苦辛溫) 白檀香(苦溫)	蓽茇(辛熱) 犀角(鹹寒) 朱砂(甘寒) 白朮(甘苦溫) 煨訶子(苦酸澀平)

芳香開竅

辛散溫通
行氣解鬱
散寒化濁
解除臟腑氣血之鬱滯

散寒止痛
溫中行氣

重鎮
安神

收澀
斂氣

犀角 → 解毒

白朮 → 補氣健脾 燥濕化氣

與諸香藥配伍可以補氣收斂
防止辛香太過耗散正氣

功用 → 芳香開竅,行氣止痛

(圖10.8)

配伍特點: 集諸芳香藥於一方,既長於辟穢開竅,又可行氣溫中止痛,且散收兼顧,補斂並施,無香散耗氣之弊,配伍精當。

【運用】

辨證要點： 本方為溫開法的代表方，又是治療寒閉證以及心腹疼痛屬於寒凝氣滯證的常用方。臨床以突然昏倒，不省人事，牙關緊閉，苔白，脈遲為辨證要點。

臨證加減： 根據病證不同，可以不同的湯藥送服此丸藥。體虛者，可用人參湯送服；中風痰涎壅盛者，可用薑汁、竹瀝水送服；痰迷心竅者，可用菖蒲、遠志、鬱金煎湯送服。

中方西用： 本方常用於急性腦血管病、冠心病心絞痛、癔病性昏厥、癲癇、有毒氣體中毒、老年癡呆症、流行性乙型腦炎、肝昏迷、心肌梗塞等證屬寒閉或寒凝氣滯者。

注意事項： 本方藥物辛香走竄，有損胎氣，孕婦慎用。又脫證禁用。

【附方】

1. 冠心蘇合丸 《中華人民共和國藥典2000版》

組成： 蘇合香(50g) 冰片(105g) 乳香製(105g) 檀香(210g) 青木香(210g)

用法： 以上五味，除蘇合香、冰片外，其餘乳香等三味粉碎成細粉，過篩；冰片研細，與上述粉末配研，過篩，混勻。另取煉蜜適量微溫後加入蘇合香，攪勻，再與上述粉末混勻，製成一千丸即得。嚼碎服，一次一丸，一日一至三次；或遵醫囑。

功用： 理氣活血，寬胸止痛。

主治： 心絞痛。胸悶，憋氣，屬於痰濁氣滯血瘀者。

2. 紫金錠 （又名玉樞丹） 《丹溪心法附餘》

組成： 雄黃一兩(30g) 文蛤(五倍子)，捶碎，洗淨，焙三兩(90g) 山慈菇去皮，洗淨，焙二兩(60g) 紅芽大戟去皮，洗淨，焙乾燥一兩半(45g) 千金子一名續隨子，去殼，研，去油取霜一兩(30g) 朱砂五錢(15g) 麝香三錢(9g)

用法： 上除雄黃、朱砂、千金子、麝香另研外，其餘三味為細末，卻入前四味再研勻，以糯米糊和劑，杵千餘下，作餅子四十個，如錢大，陰乾。體實者一餅作二服，體虛者一餅作三服，凡服此丹但得通利一二行，其效尤速；如不要行，以米粥補之。若用塗瘡，立消。孕婦不可服。（現代用法：上為細末，糯米糊作錠。外用，磨水外搽，塗於患處，一日三至四次。內服，一至三歲，每次0.3－0.5g；四至七歲，每次0.7－0.9g；八至十歲，每次1.0－1.2g；十一至十四歲，每次1.3－1.5g；十五歲以上，每次1.5g 一日二至三次，溫開水送服。）

功用： 辟穢解毒，化痰開竅，消腫止痛。

主治： 暑令時疫。脘腹脹悶疼痛，噁心嘔吐，泄瀉，痢疾，舌潤，苔厚膩或濁膩，以及痰厥。外敷治療疔瘡腫毒，蟲咬損傷，無名腫毒，以及痄腮、丹毒、喉風等。

【方歌】

蘇合香丸麝息香，木丁熏陸蓽檀裏，

犀冰朮沉訶香附，再加龍腦溫開方。

第十一章

理氣劑

概　說

概念

凡以行氣或降氣為主要功用，用以治療氣滯或氣逆證的方劑，統稱理氣劑。

病機，治法與分類

氣為一身之主，升降出入，內而臟腑，外而肌腠，周行全身，以維持人體正常的生理活動。當情志失調，或勞倦過度，或飲食失節，或寒溫不適時，均可引起臟腑功能失調，氣機升降失常，而產生多種疾病。正如《素問·六微旨大論》謂："出入廢則神機化滅，升降息則氣立孤危。故非出入，則無以生長壯老已；非升降，則無以生長化收藏。是以升降出入，無器不有。"

氣病概括起來有氣虛、氣陷、氣滯、氣逆四類，氣虛證和氣陷證的治法與方劑已在補益劑中介紹，本章主要論述氣滯證和氣逆證的治法與方劑。脾胃氣滯表現為脘腹脹痛，噯氣吞酸等症；肝鬱氣滯常見胸脅脹痛，或疝氣痛等症。氣逆證如咳喘、嘔吐、噯氣、呃逆等症。氣滯以肝氣鬱滯與脾胃氣滯為主，須行氣以為治；氣逆以肺氣上逆與胃氣上逆為主，須降氣以為治。故本章方劑分為行氣和降氣兩類。屬"八法"中的"消法"。

注意事項

1. 使用理氣劑時，首先應辨清氣病之虛實，勿犯虛虛實實之戒。若氣滯實證，當須行氣，誤用補氣，則使氣滯愈甚；若氣虛之證，當補其虛，誤用行氣，則使其氣更虛。

2. 辨有無兼夾證，若氣機鬱滯與氣逆不降相兼為病，應分清主次，行氣與降氣配合使用；若兼氣虛者，則需配伍適量補氣之品。

3. 理氣藥多屬芳香辛燥之品，容易傷津耗氣，應適可而止，勿使過劑，尤其是年老體弱、陰虛火旺、孕婦或素有崩漏吐衄者，更應慎之。

理氣劑分類簡表

分　類	理氣劑 ——————→ 氣滯或氣逆證	
	行氣劑	降氣劑
適應證	氣機鬱滯證	肺胃氣逆不降之證
症　狀	脾胃氣滯——常見脘腹脹痛，噯氣吞酸，嘔噁食少，大便失常等症 肝鬱氣滯——常見胸脅脹痛，或疝氣痛，或月經不調，或痛經等症	肺氣上逆——症見咳喘、上氣等 胃氣上逆——症見上氣嘔吐、噯氣、呃逆等症
立　法	行氣	降氣
代表方	越鞠丸、枳實薤白桂枝湯、半夏厚樸湯、金鈴子散、厚樸溫中湯、天臺烏藥散、暖肝煎	蘇子降氣湯、定喘湯、小半夏湯、旋覆代赭湯、橘皮竹茹湯

第一節　行氣

　　行氣劑，適用於氣機鬱滯證。氣滯一般以脾胃氣滯和肝氣鬱滯為多見。脾胃氣滯臨床症見脘腹脹痛，噯氣吞酸，嘔噁食少，大便失常等症；治療常以陳皮、厚樸、枳殼、木香、砂仁等為主組配成方。肝鬱氣滯常見胸脅脹痛，或疝氣痛，或月經不調，或痛經等症；治療常以香附、青皮、鬱金、川楝子、烏藥、小茴香等為主配成方。代表方如越鞠丸、枳實薤白桂枝湯、半夏厚樸湯、金鈴子散、厚樸溫中湯、天臺烏藥散、暖肝煎等。

越鞠丸（芎朮丸）《丹溪心法》

【組成】　香附　川芎　蒼朮　梔子　神麴　各等分(各6-10g)

【用法】　上為末，水丸如綠豆大(原書未著用法用量)。(現代用法：水丸，每服6-9g，溫開水送服。亦可參原用量比例，作湯劑煎服。)

【功用】　行氣解鬱。

【主治】　鬱證。胸膈痞悶，脘腹脹痛，噯腐吞酸，噁心嘔吐，飲食不消。

【病機】　本方治證乃因喜怒無常，憂思過度，或飲食失節，寒溫不適所致的氣、血、痰、火、濕、食六鬱之證。六鬱之中以氣鬱為主，氣鬱而肝失條達，則見胸膈痞悶；氣鬱又可使血行不暢而成血鬱，故見胸脅脹痛；氣血鬱久化火，症見噯腐吞酸吐苦之火鬱；氣鬱即肝氣不舒，肝病及脾，脾胃氣滯，運化失司，升降失常，則聚濕生痰，或食滯不化而見噁心嘔吐，飲食不消之濕、痰、食鬱。反之，氣鬱又可因血、痰、火、濕、食諸鬱導致。氣、血、火之鬱多責之肝膽；濕、痰、食之鬱多責之脾胃，故又有人稱鬱證以肝脾為中心，蓋因中焦乃氣機之樞也。*(見圖11.1)*

越鞠丸病機表解

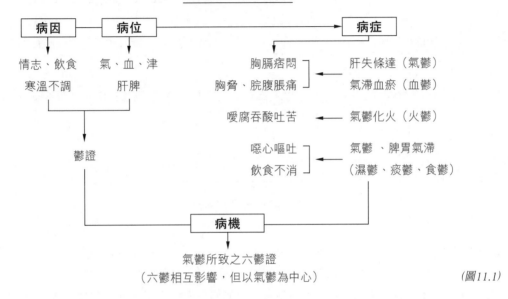

(圖11.1)

氣鬱所致之六鬱證
（六鬱相互影響，但以氣鬱為中心）

【方解】 治鬱證宜行氣解鬱為主，使氣行則血行，氣行則痰、火、濕、食諸鬱自解。故方中**香附**辛香入肝，行氣解鬱為君藥，以治氣鬱；**川芎**辛溫入肝膽，為血中氣藥，既可活血行氣治血鬱，又可助香附行氣解鬱；**梔子**苦寒清熱瀉火，以治火鬱；**蒼朮**辛苦性溫，燥濕運脾，以治濕鬱；**神麴**味甘性溫入脾胃，消食導滯，以治食鬱，四藥共為臣佐。至於痰鬱，或因氣滯濕聚而成，或因飲食積滯而致，或因火邪爍津而成，今五鬱得解，則痰鬱隨之而解，故方中不另用治痰鬱之品，此亦治病求本之意。

丹溪立方原義："凡鬱旨在中焦"，其治重在調理中焦而升降氣機。然臨證難得六鬱並見，宜"得古人之意，而不泥古人之方"，應視何鬱為主而調整其君藥並加味運用，使方證相符，切中病機。

關於方名，多數學者認為：越為發越；鞠，鬱也、彎曲也。取其具發越鬱結之氣之功，而以該方功效立義，命為越鞠。*(見圖11.2)*

配伍特點： 以五藥治六鬱，貴在治病求本；諸法並舉，重在調理氣機。

【運用】

辨證要點： 本方是主治氣血痰火濕食"六鬱"的代表方。臨床以胸膈痞悶，脘腹脹痛，飲食不消等為辨證要點。

越鞠丸方義表解

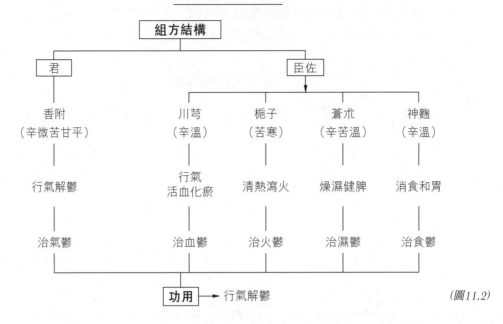

(圖11.2)

臨證加減： 若氣鬱偏重者，可重用香附，酌加木香、枳殼、厚樸等以助行氣解鬱；血鬱偏重
者，重用川芎，酌加桃仁、赤芍、紅花等以助活血祛瘀；濕鬱偏重者，重用蒼
朮，酌加茯苓、澤瀉以助利濕；食鬱偏重者，重用神麴，酌加山楂、麥芽以助消
食；火鬱偏重者，重用山梔，酌加黃芩、黃連以助清熱瀉火；痰鬱偏重者，酌加
半夏、瓜蔞以助祛痰。

中方西用： 本方常用於胃神經官能症、胃及十二指腸潰瘍、慢性胃炎、膽石症、膽囊炎、肝
炎、肋間神經痛、婦女痛經、月經不調等辨證屬“六鬱”者。

【方歌】

越鞠丸治六鬱侵，氣血痰火濕食因，

芎蒼香附加梔曲，氣暢鬱舒痛悶平。

柴胡疏肝散 《證治準繩》引《醫學統旨》方

【組成】 柴胡　陳皮醋炒　各二錢(各6g)　川芎　香附　枳殼麩炒　芍藥　各一錢半(各4.5g)　甘草炙，五分(1.5g)

【用法】 水二盅，煎八分，食前服。(現代用法：水煎服)

【功用】 疏肝解鬱，行氣止痛。

【主治】 肝氣鬱滯證。脅肋疼痛，胸悶喜太息，情志抑鬱易怒，或噯氣，脘腹脹滿，脈弦。

【病機】 肝失疏泄，肝氣鬱結，氣血運行不暢。肝喜條達，主疏泄而藏血，其經脈布脅肋，
循少腹。 因情志不遂，木失條達，肝失疏泄，而致肝鬱結，氣為血帥，氣行則血

行，氣鬱則血行不暢，故見脅肋疼痛，胸悶喜太息，情志抑鬱易怒；肝脾不和則見噯氣，脘腹脹滿；脈弦乃肝病之癥。*(見圖11.3)*

柴胡疏肝散病機表解

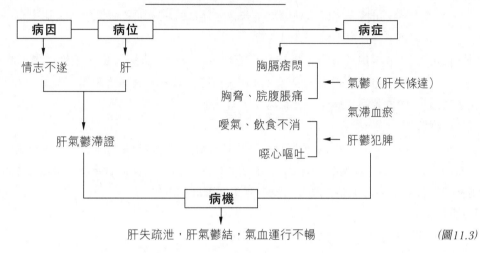

(圖11.3)

【方解】 治宜疏肝理氣。方中用**柴胡**疏肝解鬱為君藥。**香附**助君藥以理氣疏肝以解肝；**川芎**辛溫入肝膽，為血中氣藥，行氣活血止痛，助柴胡君藥以解肝經之鬱滯，二藥合用增強行氣活血之功，共為臣藥。**陳皮、枳殼**理氣行滯；**芍藥、甘草**養血柔肝，緩急止痛為佐藥。甘草兼調和諸藥，亦為使藥。諸藥合用，共奏疏肝行氣，活血止痛之功。本方由四逆散加減變化而來，用枳殼易枳實，加香附、陳皮、川芎而成，且各藥的用量也有變化。*(見圖11.4)*

柴胡疏肝散方義表解

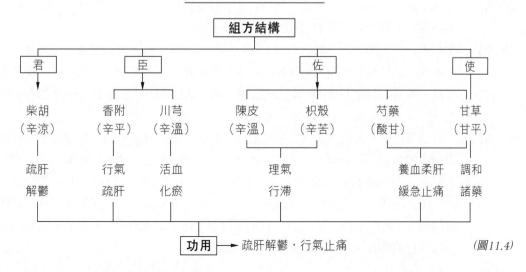

(圖11.4)

配伍特點： 重在調理氣機，以疏肝解鬱；貴在氣血並調，以防氣滯血瘀。

【運用】

辨證要點： 治療肝鬱的常用方劑，臨床以胸脅脹痛，脈弦等為辨證要點。

臨證加減： 若痛盛者，可酌加當歸、鬱金、烏藥等以增強行氣活血之功；肝鬱化火可酌加山梔、川楝子等以清熱瀉火；若脅痛伴口乾、舌紅苔少傷陰者，加枸杞、地黃、川楝子等養血滋陰，疏肝之藥。

中方西用： 本方常用於肝炎、胃神經官能症、胃及十二指腸潰瘍、慢性胃炎、膽囊炎、肝炎、肋間神經痛、中耳炎、婦女痛經、月經不調等辨證屬 "肝鬱" 者。

注意事項： 本方芳香辛燥，易耗氣陰，不宜久服。

【類方比較】

柴胡疏肝散與四逆散同為疏肝行氣的功效。柴胡疏肝散證是肝氣鬱結，不得疏泄，氣鬱導致血滯，故見脅肋疼痛諸症。柴胡疏肝散為四逆散枳殼易枳實，加陳皮、川芎、香附而成，故增強疏肝行氣，活血止痛之效。四逆散側重調理肝脾氣機。

【方歌】

柴胡疏肝芍川芎，枳殼陳皮草香附，

疏肝行氣兼活血，脅肋疼痛氣滯疏。

枳實薤白桂枝湯 《金匱要略》

【組成】 枳實四枚(12g)　厚樸四兩(12g)　薤白半升(9g)　桂枝一兩(6g)　瓜蔞一枚，搗(12g)

【用法】 以水五升，先煮枳實、厚樸，取二升，去滓，內諸藥，煮數沸，分三次溫服。(現代用法：水煎服。)

【功用】 通陽散結，祛痰下氣。

【主治】 胸陽不振，痰氣互結之胸痹。胸滿而痛，甚或胸痛徹背，喘息咳唾，短氣，氣從脅下沖逆，上攻心胸，舌苔白膩，脈沉弦或緊。

【病機】 胸陽不振，痰濁中阻，氣結於胸。胸陽不振，津液不佈，聚而成痰，痰為陰邪，易阻氣機，結於胸中，則胸滿而痛，甚或胸痛徹背；痰濁阻滯，肺失宣降，故見咳唾喘息、短氣；胸陽不振則陰寒之氣上逆，故有氣從脅下沖逆，上攻心胸之候。*(見圖 11.5)*

【方解】 治宜通陽散結，祛痰下氣。方中**瓜蔞**味甘性寒入肺，滌痰散結，開胸通痹；**薤白**辛溫，通陽散結，化痰散寒，能散胸中凝滯之陰寒、化上焦結聚之痰濁、宣胸中陽氣以寬胸，乃治療胸痹之要藥，共為君藥。**枳實**下氣破結，消痞除滿；**厚樸**燥濕化痰，下氣除滿，二者同用，共助君藥寬胸散結、下氣除滿、通陽化痰之效，以**桂枝**通陽散寒，降逆平沖，共為臣、佐藥。諸藥配伍，使胸陽振，痰濁降，陰寒消，氣機暢，則胸痹而氣逆上沖諸證可除。*(見圖11.6)*

枳實薤白桂枝湯病機表解

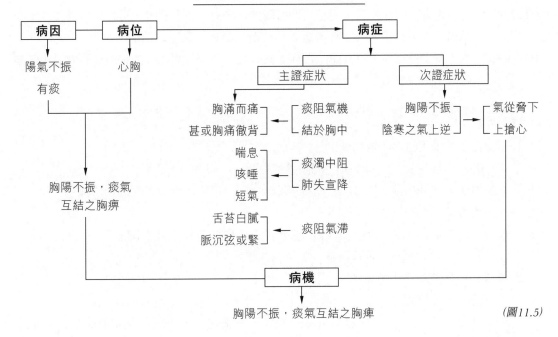

(圖11.5)

病機：胸陽不振，痰氣互結之胸痹

枳實薤白桂枝湯方義表解

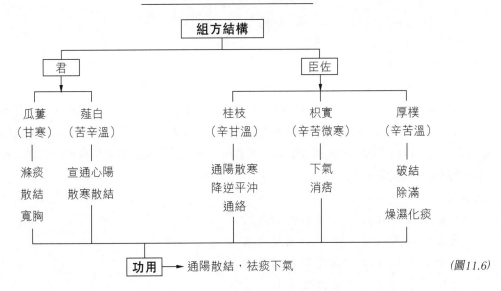

(圖11.6)

配伍特點： 一者寓平沖降逆於行氣之中，以復氣機升降；二者寓散寒化痰於理氣之內，以豁
痰散寒宣痹。

【運用】

辨證要點： 本方是主治胸陽不振，痰濁中阻，氣結於胸所致胸痹之常用方。臨床以胸中痞

滿，氣從脅下沖逆，上攻心胸，舌苔白膩，脈沉弦或緊為辨證要點。

臨證加減： 若寒重者，酌加乾薑、附子以助通陽散寒之力；氣滯重者，可加重厚樸、枳實用
量以助理氣行滯之力；痰濁重者，可酌加半夏、茯苓以助消痰之力。

中方西用： 本方常用於冠心病心絞痛、慢性支氣管炎、肋間神經痛、非化膿性肋軟骨炎等屬
胸陽不振，痰氣互結者。

【附方】

1. 瓜蔞薤白白酒湯《金匱要略》

    組成： 瓜蔞實一枚(12g)　　薤白半升(12g)　　白酒七升(適量)

    用法： 三味同煮，取二升，分溫再服。（現代用法：用適量黃酒加水煎服。）

    功用： 通陽散結，行氣祛痰。

    主治： 胸陽不振，痰氣互結之胸痺輕證。胸部滿痛，甚至胸痛徹背，喘息咳
唾，短氣，舌苔白膩，脈沉弦或緊。

2. 瓜蔞薤白半夏湯《金匱要略》

    組成： 瓜蔞實一枚,搗(12g)　　薤白三兩(9g)　　半夏半升(12g)　　白酒一斗(適量)

    用法： 四味同煮，取四升，溫服一升，日三服。（現代用法：用黃酒適量，加水
煎服。）

    功用： 通陽散結，祛痰寬胸。

    主治： 胸痺而痰濁較甚，胸痛徹背，不能安臥者。

【類方比較】

以上三方均含瓜蔞、薤白，同治胸痺，都有通陽散結，行氣祛痰的作用。枳實薤白桂枝湯
中配伍枳實、桂枝、厚樸三藥，通陽散結之力尤大，並能下氣祛痰，消痞除滿，用以治療胸痺
而痰氣互結較甚，胸中痞滿，並有逆氣從脅下上沖心胸者；瓜蔞薤白白酒湯以通陽散結，行氣
祛痰為主，用以治療胸痺而痰濁較輕者；瓜蔞薤白半夏湯中配有半夏，祛痰散結之力較大，用
以治療胸痺而痰濁較盛者。

【方歌】

枳實薤白桂枝湯，厚樸瓜蔞合成方，

通陽理氣又散結，胸痺心痛皆可嘗。

瓜蔞薤白加白酒，胸痛徹背厥疾瘳，

再加半夏化痰結，功力又更勝一籌。

半夏厚樸湯《金匱要略》

【組成】　　半夏一升(12g)　　厚樸三兩(9g)　　茯苓四兩(12g)　　生薑五兩(15g)　　蘇葉二兩(6g)

【用法】　以水七升，煮取四升，分四服， 日三夜一服。(現代用法：水煎服。)

【功用】　行氣散結，降逆化痰。

【主治】　梅核氣。咽中如有物阻，咯吐不出，吞咽不下，胸膈滿悶，或咳或嘔，舌苔白潤或白滑，脈弦緩或弦滑。

【病機】　氣鬱結於咽喉。情志不遂，肝氣鬱結，肺胃宣降失司，津液不佈，聚而為痰，痰氣相搏，結於咽喉，故見咽中如有物阻、咯吐不出、吞咽不下；還可致胸中氣機不暢，而見胸脅滿悶、或咳嗽喘急、或噁心嘔吐等。*(見圖11.7)*

半夏厚樸湯病機表解

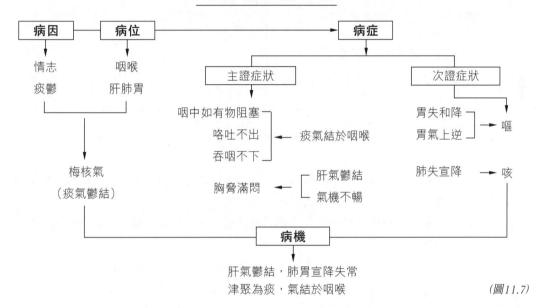

(圖11.7)

【方解】　治宜行氣散結、化痰降逆。方中**半夏**辛溫入肺胃，化痰散結，降逆和胃；**厚樸**苦辛性溫，下氣除滿，與半夏相須為用，一行氣滯，一化痰結，以達行氣散結、降逆化痰之功，共為君藥。**茯苓**甘淡滲濕健脾，以助半夏化痰；**生薑**辛溫散結，和胃止嘔，且制半夏之毒，為臣藥。**蘇葉**芳香行氣，理肺舒肝，助厚樸行氣寬胸、宣通鬱結之氣，為佐藥。全方辛苦合用，辛以行氣散結，苦以燥濕降逆，使鬱氣得疏，痰涎得化，則痰氣鬱結之梅核氣自除。*(見圖11.8)*

配伍特點：　理氣與化痰並施，辛苦合用，辛以行氣散結，苦以燥濕降逆，全方行中有降。

【運用】

辨證要點：　本方為治情志不暢，痰氣互結所致的梅核氣之常用方。臨床以咽中如有物阻，吞吐不得，胸膈滿悶，苔白膩，脈弦滑為辨證要點。

臨證加減：　若氣鬱較甚者，可酌加香附、鬱金助行氣解鬱之功；脅肋疼痛者，酌加川楝子、玄胡索以疏肝理氣止痛；咽痛者，酌加玄參、桔梗以解毒散結，宣肺利咽；痰氣

半夏厚樸湯方義表解

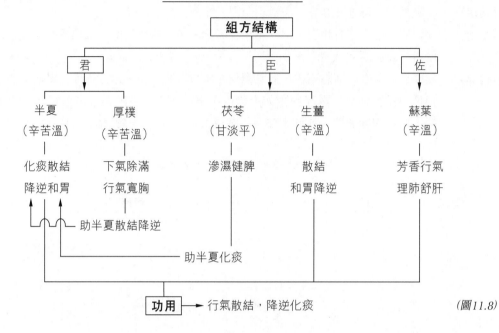

(圖11.8)

鬱結化熱，心煩失音，酌加梔子、黃芩、連翹等清熱除煩。此方在後世的加減變
化頗多，如四七湯，大七湯等。

中方西用： 本方常用於癭病、胃神經官能症、慢性咽炎、慢性支氣管炎、食道痙攣等屬氣滯
痰阻者。

注意事項： 方中多辛溫苦燥之品，僅適於痰氣互結而無熱者，若見顴紅口苦，舌紅少苔，屬
氣鬱化火，陰傷津少者，雖具梅核氣之特徵，亦不宜單用本方。

【方歌】

半夏厚樸與紫蘇，茯苓生薑共煎服，

痰凝氣聚成梅核，降逆開鬱氣自舒。

金鈴子散 《太平聖惠方》，錄自《袖珍方》

【組成】 金鈴子　玄胡　各一兩(各30g)

【用法】 為細末，每服三錢，酒調下。(現代用法：為末，每服6－9g，酒或開水送下。亦可
作湯劑，水煎服，用量按原方比例酌定。)

【功用】 疏肝泄熱，活血止痛。

【主治】 肝鬱化火證。胸腹脅肋諸痛，時發時止，口苦，或痛經，或疝氣痛，舌紅苔黃，脈
弦數。

【病機】　肝鬱氣滯，氣鬱化火。肝藏血而喜條達，主疏泄，其經脈佈兩脅，抵少腹，絡陰
　　　　器。肝鬱氣滯則疏泄失常，血行不暢，故見胸腹脅肋諸痛，或因情志變化而疼痛加
　　　　劇，時發時止；氣鬱化火，故見口苦，舌紅苔黃，脈弦數。*(見圖11.9)*

【方解】　治宜疏肝氣，泄肝火，暢血行，止疼痛。方中**金鈴子**苦寒入肝，疏肝氣，泄肝火，
　　　　以治胸腹脅肋疼痛而為君藥；**玄胡**辛苦性溫入肝經，能行血中氣滯以達行氣活血止
　　　　痛之功，為臣佐之藥。二藥相配，氣行血暢，疼痛自止。*(見圖11.10)*

金鈴子散病機表解

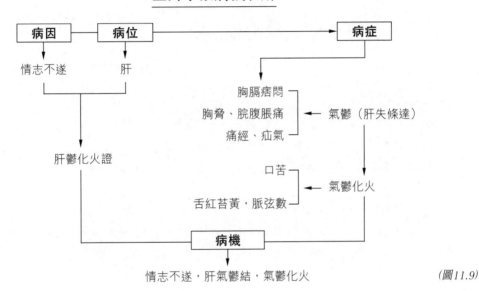

(圖11.9)

金鈴子散方義表解

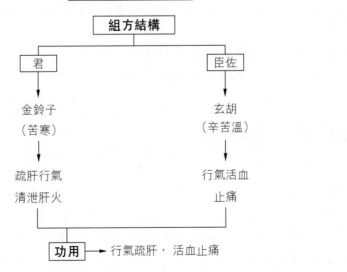

(圖11.10)

配伍特點： 藥味精簡，配伍精煉。

【運用】

辨證要點： 本方為治療肝鬱化火之胸腹脅肋疼痛的常用方，亦是治療氣鬱血滯而致諸痛的基礎方。臨床以胸腹脅肋諸痛，口苦，苔黃，脈弦數為辨證要點。

臨證加減： 本方所治疼痛範圍甚廣，可根據具體病位適當加味，如用於治療胸脅疼痛，可酌加鬱金、柴胡、香附等；脘腹疼痛，可酌加木香、陳皮、砂仁等；婦女痛經，可酌加當歸、益母草、香附等；少腹疝氣痛，可酌加烏藥、橘核、荔枝核等。

中方西用： 本方常用於慢性肝炎、胃炎、膽囊炎、胃腸痙攣、肋間神經痛、肋軟骨炎等屬肝鬱化火者。

注意事項： 若肝氣鬱滯屬寒者，則不宜單獨使用。

【附方】

延胡索湯《濟生方》

組成： 當歸去蘆，浸酒，銼炒　延胡索炒，去皮　蒲黃炒　赤芍藥　官桂不見火，各半兩(各15g)　片子薑黃洗　乳香　沒藥　木香不見火　各三兩(各90g)　甘草炙，二錢半(7.5g)

用法： 上藥吹咀，每服四錢(12g)，水一盞半，生薑七片，煎至七分去滓，食前溫服。

功用： 行氣活血，調經止痛。

主治： 婦人室女，七情傷感，遂使氣與血並，心腹作痛，或連腰脅，或連背膂，上下攻刺，經候不調，一切血氣疼痛，並可服之。

【類方比較】

　　金鈴子散與延胡索湯均能行氣活血止痛，但延胡索湯行氣活血之力較強，其性偏溫，主要用於氣滯血瘀作痛屬寒者；而金鈴子散則藥少力薄，性偏寒，用治氣鬱血滯諸痛屬熱者為宜。

【方歌】

　　金鈴延胡等分研，黃酒調服或水煎，

　　心腹諸痛由熱鬱，降熱開鬱痛自蠲。

厚樸溫中湯《內外傷辨惑論》

【組成】　厚樸薑製　陳皮去白，各一兩(各30g)　甘草炙　茯苓去皮　草豆蔻仁　木香　各五錢(各15g)　乾薑七分(2g)

【用法】　合為粗散，每服五錢匕(15g)，水二盞，生薑三片，煎至一盞，去滓溫服，食前。忌一切冷物。(現代用法：按原方比例酌定用量，加薑三片，水煎服。)

【功用】　行氣除滿，溫中燥濕。

【主治】　脾胃寒濕氣滯證。脘腹脹滿，或疼痛，不思飲食，四肢倦怠，舌苔白膩，脈沉弦。

【病機】　寒濕困於脾胃。脾喜燥惡濕，寒性凝滯，濕性黏膩，易阻氣機，若寒濕著而不行，困於脾胃，則致脾胃氣機阻滯，升降失常，遂成脘腹脹滿或疼痛、不思飲食、四肢倦怠等症。*(見圖11.11)*

厚樸溫中湯病機表解

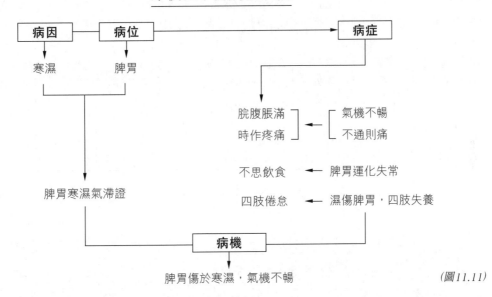

(圖11.11)

【方解】　治當行其氣、溫其中、祛其寒、燥其濕。方中**厚樸**辛苦溫燥，行氣消脹，燥濕除滿；**草豆蔻**辛溫芳香，溫中散寒，燥濕運脾為君藥。**陳皮、木香**行氣寬中，助厚樸消脹除滿；**乾薑、生薑**溫脾暖胃，助草豆蔻散寒止痛，共為臣藥。**茯苓**滲濕健脾，生薑溫胃散寒，降逆和胃，**炙甘草**益氣和中，均為佐藥。同時甘草又能調和諸藥，功兼佐使。諸藥合用，共成行氣除滿，溫中燥濕之功，使寒濕得除，氣機調暢，脾胃復健，則痛脹自解。*(見圖11.12)*

配伍特點：　重用其性溫燥的行氣藥，以達氣行兼散寒燥濕之功，再佐溫中淡滲之品，使在中焦之寒濕有出路。其功重在行氣故歸屬行氣劑。

【運用】

辨證要點：　本方為治療脾胃寒濕氣滯的常用方。臨床以脘腹脹痛，舌苔白膩為辨證要點。本方重點在溫中，對於客寒犯胃致脘痛嘔吐者，亦可用之。

臨證加減：　若痛甚者，可加肉桂、良薑以溫中散寒止痛；兼身重肢腫者，可加大腹皮以下氣利水消腫。

中方西用：　本方常用於慢性腸炎、慢性胃炎、胃潰瘍、婦女白帶等屬寒濕氣滯者。

注意事項：　若肝氣鬱滯屬寒者，則不宜單獨使用。

厚樸溫中湯方義表解

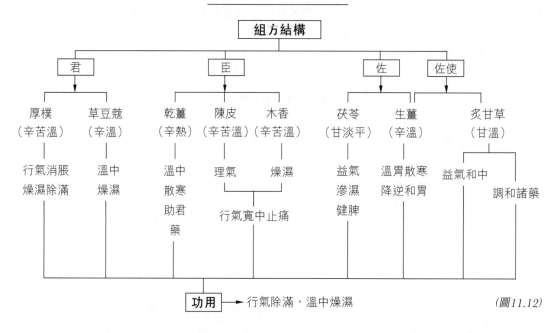

功用 ──→ 行氣除滿，溫中燥濕

(圖11.12)

【附方】

良附丸《良方集腋》

　　組成： 高良薑酒洗七次，焙，研　香附子醋洗七次，焙，研各等分(各9g)

　　用法： 藥各焙、各研、各貯，用時以米飲加生薑汁一匙，鹽一撮為丸，服之立
　　　　　止。(現代用法：上二味為細末，作散劑或水丸，每日一至二次，每次6g，
　　　　　開水送下。)

　　功用： 行氣疏肝，袪寒止痛。

　　主治： 肝胃氣滯寒凝證。胃脘疼痛，胸脅脹悶，畏寒喜溫，苔白脈弦。

【類方比較】

　　良附丸與厚樸溫中湯均能溫中行氣止痛，但厚樸溫中湯溫中燥濕，脾胃並治；良附丸則功
專治胃，兼能疏肝，是二方同中之異。

【方歌】

　　厚樸溫中薑陳草，苓蔻木香一齊熬，

　　溫中行氣兼燥濕，脘腹脹痛服之消。

天臺烏藥散（烏藥散）《聖濟總錄》

【組成】　天臺烏藥　木香　小茴香微炒　青皮湯浸，去白，焙　高良薑炒　各半兩(各15g)　檳榔銼，兩個 (9g)　川楝子十個(12g)　巴豆七十粒(12g) 先將巴豆微打破，同川楝子用麩炒黑，去巴豆及麩皮不用

【用法】　上八味，合餘藥共研為末，和勻，每服一錢(3g)，溫酒送下。(現代用法：巴豆與川楝子同炒黑，去巴豆。水煎取汁，沖入適量黃酒服。)

【功用】　行氣疏肝，散寒止痛。

【主治】　肝經氣滯寒凝證。小腸疝氣，少腹引控睾丸而痛，偏墜腫脹，或少腹疼痛，苔白，脈弦。

【病機】　寒凝肝脈，氣機阻滯。足厥陰肝經抵於少腹，絡於陰器。若寒客肝脈，氣機阻滯，不通則痛，則可見少腹疼痛，痛引睾丸，偏墜腫脹。舌淡苔白，脈沉遲或弦為寒凝氣滯之象。張子和在《儒門事親》說：「諸疝皆歸肝經。」*(見圖11.13)*

天臺烏藥散病機表解

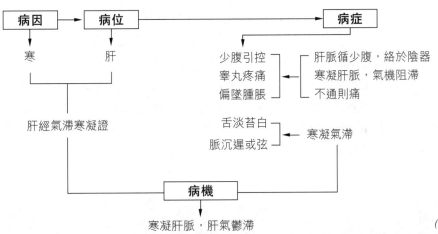

(圖11.13)

【方解】　治宜行氣疏肝，散寒止痛。方中**烏藥**辛溫，行氣疏肝，散寒止痛，為君藥。配以**青皮**疏肝理氣、**小茴香**暖肝散寒、**高良薑**散寒止痛、**木香**行氣止痛等一派辛溫芳香之品，助行氣散結、袪寒止痛之力，共為臣藥。又以**檳榔**直達下焦，行氣化滯而破堅；取苦寒之**川楝子**與辛熱之**巴豆**同炒，去巴豆而用川楝子，既可減川楝子之寒，又能增強其行氣散結之效，共為佐使藥。諸藥合用，使寒凝得散，氣滯得疏，肝絡得調，則疝痛、腹痛可癒。*(見圖11.14)*

配伍特點：　方中藥物的炮製甚妙，全方以行氣疏肝為主，配伍散寒藥，以達其功。

【運用】

辨證要點：　本方為治寒滯肝脈所致疝痛之常用方。臨床以少腹痛引睾丸，舌淡苔白，脈沉弦為辨證要點。

天臺烏藥散方義表解

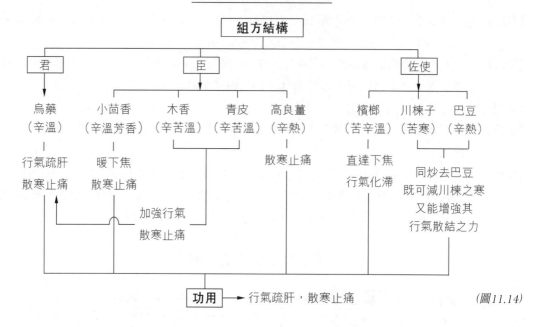

(圖11.14)

臨證加減： 用於偏墜腫脹，可加荔枝核、橘核以增強行氣止痛之功；寒甚者，可加肉桂、吳
茱萸以加強散寒止痛之力；厥陰氣滯寒凝之痛經可加當歸、川芎、香附等和血調
經；瘕聚者，可酌加枳實、厚朴、莪朮等破氣散瘕。

中方西用： 本方常用於腹股溝疝、睪丸炎、附睪炎、痛經、胃及十二指腸潰瘍、慢性胃炎、
腸痙攣等屬寒凝氣滯者。

注意事項： 濕熱下注之疝痛不宜使用，劑偏辛燥，不可久用。

【附方】

1. 四磨湯《濟生方》

    組成： 人參(6g)　檳榔(9g)　沉香(6g)　天臺烏藥(6g)

    用法： 上四味各濃磨水，和作七分盞，煎三、五沸，放溫服。（現代用法：作湯
        劑，水煎服。）

    功用： 行氣降逆，寬胸散結。

    主治： 七情所傷，肝氣鬱結證。胸膈煩悶，上氣喘急，心下痞滿，不思飲食，
        苔白脈弦。

2. 橘核丸《濟生方》

    組成： 橘核炒　海藻洗　昆布洗　海帶洗　川楝子去肉,炒　桃仁麩炒　各一兩(各30g)

        厚朴去皮,薑汁炒　木通　枳實麩炒　延胡索炒,去皮　桂心不見火　木香不見火　各

        半兩(各15g)

> 用法： 為細末，酒糊為丸，如桐子大，每服七十丸，空心溫酒鹽湯送下。(現代
> 用法：為細末，酒糊為小丸，每日服一至二次，每次9g，空腹溫酒或淡
> 鹽湯送下。亦可按原方比例酌定用量，水煎服。)
>
> 功用： 行氣止痛，軟堅散結。
>
> 主治： 寒濕疝氣。睾丸腫脹偏墜，或堅硬如石，或痛引臍腹，甚則陰囊腫大，
> 輕者時出黃水，重者成膿潰爛。

【方歌】

　　天臺烏藥楝茴香，良薑巴豆與檳榔，

　　青皮木香共研末，寒滯疝痛酒調嘗。

暖肝煎 《景岳全書》

【組成】 當歸二錢(6g)　枸杞子三錢(9g)　小茴香二錢(6g)　肉桂一錢(3g)　烏藥二錢(6g)

沉香一錢(木香亦可)(3g)　茯苓二錢(6g)

【用法】 水一盅半，加生薑三、五片，煎七分，食遠溫服。(現代用法：水煎服。)

【功用】 溫補肝腎，行氣止痛。

【主治】 肝腎不足，寒滯肝脈證。睾丸冷痛，或小腹疼痛，疝氣痛，畏寒喜暖，舌淡苔白，
脈沉遲。

【病機】 肝腎不足，寒客肝脈，氣機鬱滯。寒為陰邪，其性收引凝滯，若肝腎不足，則寒易
客之，使肝脈失和，氣機不暢，故見睾丸冷痛、或少腹疼痛、或疝氣痛諸症。*(見
圖11.15)*

暖肝煎病機表解

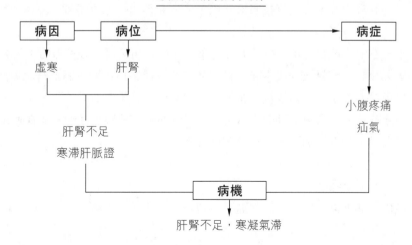

(圖11.15)

【方解】　治宜補肝腎，散寒凝，行氣滯。方中**肉桂**辛甘大熱，溫腎暖肝，袪寒止痛；**小茴香**味辛性溫，暖肝散寒，理氣止痛，二藥合用，溫腎暖肝散寒，共為君藥。**當歸**辛甘性溫，養血補肝；**枸杞子**味甘性平，補肝益腎，二藥均補肝腎不足之本；**烏藥、沉香**辛溫散寒，行氣止痛，以去陰寒冷痛之標，同為臣藥。**茯苓**甘淡，滲濕健脾；**生薑**辛溫，散寒和胃，皆為佐藥。綜觀全方，以溫補肝腎治其本，行氣逐寒治其標，使下元虛寒得溫，寒凝氣滯得散，則睪丸冷痛、少腹疼痛、疝氣痛諸症可癒。

本方補養、散寒、行氣並重，運用時應視其虛、寒、氣滯三者孰輕孰重，相應調整君臣藥的配伍關係，使之更能切中病情。　*(見圖11.16)*

暖肝煎病方義表解

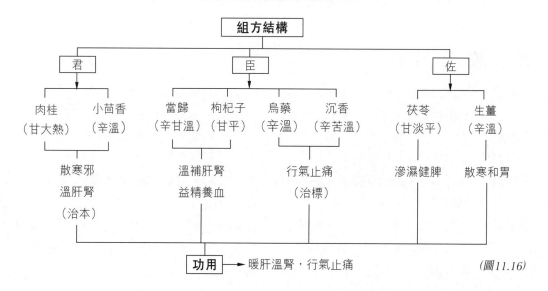

(圖11.16)

配伍特點：　溫補肝腎治其本，行氣袪寒治其標，俾下元得溫，寒凝得散，氣機通暢。

【運用】

辨證要點：　本方為治療肝腎不足，寒凝氣滯之睪丸冷痛、疝氣或少腹疼痛的常用方。臨床以睪丸冷痛、疝氣或少腹疼痛，畏寒喜溫，舌淡苔白，脈沉遲為辨證要點。

臨證加減：　原書於方後說："如寒甚者加吳茱萸、乾薑，再甚者加附子"。說明寒有輕重，用藥亦當相應增減，否則藥不及病，療效必差。若腹痛甚者，加香附行氣止痛；睪丸冷痛甚者，加青皮、橘核疏肝理氣。

中方西用：　本方常用於精索靜脈曲張、睪丸炎、附睪炎、鞘膜積液、腹股溝疝等屬肝腎不足，寒凝氣滯者。

注意事項：　若因濕熱下注，陰囊紅腫熱痛者，切不可誤用。

【類方比較】

　　天臺烏藥散、橘核丸、暖肝煎三方同治疝痛。但天臺烏藥散、與橘核丸所治之疝屬實證，故以祛邪為主，以行氣散寒見長；暖肝煎則行氣散寒的同時，兼以溫補肝腎，故適宜於寒凝氣滯，肝腎虛寒之證。是祛邪扶正，標本兼顧之方。

【方歌】

　　暖肝煎中用當歸，杞苓烏藥與小茴，

　　行氣逐寒桂沉配，小腹疝痛一併摧。

第二節　降氣

　　降氣劑，適用於肺胃氣逆不降，以致咳喘、嘔吐、噯氣、呃逆等症。若屬肺氣上逆而咳喘者，常用降氣祛痰，止咳平喘藥如蘇子、杏仁、沉香、款冬花等為主組成；若屬胃氣上逆而嘔吐、噯氣、呃逆者，常用降逆和胃止嘔藥如旋覆花、代赭石、半夏、生薑、竹茹、丁香、柿蒂等為主。在配伍方面當根據病位及兼挾病機，常配以下幾類：補益藥，如人參、當歸、甘草、大棗等；溫腎納氣藥，如肉桂、沉香之類；及斂氣藥，如白果、五味子等組合成方，代表方如蘇子降氣湯、定喘湯、小半夏湯、旋覆代赭湯、橘皮竹茹湯等。

蘇子降氣湯 《太平惠民和劑局方》

【組成】　　紫蘇子　半夏湯洗七次，各二兩半(各75g)　　川當歸去蘆，一兩半(45g)　　甘草炙，二兩(60g)　　前胡去蘆
　　　　　　厚樸去粗皮，薑汁拌炒，各一兩(各30g)　　肉桂去皮，一兩半(45g) (一方有陳皮去白一兩半(45g))

【用法】　　上為細末，每服二大錢(6g)，水一盞半，入生薑二片，棗子一個，蘇葉五片，同煎至八分，去滓熱服，不拘時候。(現代用法：加生薑二片，棗子一個，蘇葉2g，水煎服，用量按原方比例酌定。)

【功用】　　降氣平喘，祛痰止咳。

【主治】　　上實下虛喘咳證。痰涎壅盛，喘咳短氣，胸膈滿悶，呼多吸少，或腰疼腳弱，肢體倦怠；或肢體浮腫，舌苔白滑或白膩，脈弦滑。

【病機】　　痰涎壅肺，腎陽不足。其病機特點是“上實下虛”。“上實”，一是指痰涎上壅於肺，二是痰涎壅肺，使肺氣不得宣暢，而見胸膈滿悶、喘咳痰多；“下虛”，是指腎陽虛衰於下，一為腰疼腳弱，二為腎不納氣、呼多吸少、喘逆短氣，三為水不氣化而致水泛為痰、外溢為腫等。本方證雖屬上實下虛，但以上實為主。(見圖11.17)

【方解】　　治當以降氣平喘，祛痰止咳為重，兼顧下元。方中紫蘇子降氣平喘，祛痰止咳，為君藥。半夏燥濕化痰降逆，厚樸下氣寬胸除滿，前胡下氣祛痰止咳，三藥助紫蘇子降氣祛痰平喘之功，共為臣藥。君臣相配，以治上實。肉桂溫補下元，納氣平喘，

341

蘇子降氣湯病機表解

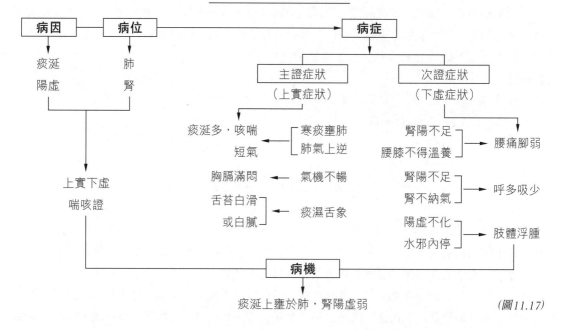

痰涎上壅於肺，腎陽虛弱　　　　　　　　　　　　　　*(圖11.17)*

以治下虛；**當歸**既治咳逆上氣，又養血補肝潤燥，同肉桂以增溫補下虛之效；略加**生薑、蘇葉**以散寒宣肺，共為佐藥。**炙甘草、大棗**和中調藥，是為使藥。諸藥合用，標本兼顧，上下並治，而以治上為主，使氣降痰消，則喘咳自平。

本方原書註 "一方有陳皮去白一兩半"，則理氣燥濕祛痰之力增強。《醫方集解》載： "一方無桂，有沉香"，則溫腎之力減，納氣平喘之效增。

本方始載於唐《備急千金要方》卷七，原名為 "紫蘇子湯"。宋代寶慶年間此方加蘇葉，更名為 "蘇子降氣湯" 而輯入《太平惠民和劑局方》。*(見圖11.18)*

配伍特點： 一是以降氣祛痰藥配伍溫腎補虛藥，虛實並治，標本兼顧，而以瀉實治標為主；二是大隊降逆藥中參以宣散之品，於苦溫之味中酌用涼潤之品，使降中寓升，溫而不燥。

【運用】

辨證要點： 本方為治療痰涎壅盛，上實下虛之喘咳的常用方。臨床以胸膈滿悶，痰多稀白，苔白滑或白膩為辨證要點。

臨證加減： 痰涎壅盛，喘咳氣逆難臥者，可酌加沉香以加強其降氣平喘之功；兼表證者，可酌加麻黃、杏仁以宣肺平喘，疏散外邪；兼氣虛者，可酌加黃耆、人參等以益氣補虛；腎虛較盛者，可加附子、補骨脂以助溫腎納氣之功。

中方西用： 本方常用於慢性支氣管炎、肺氣腫、支氣管哮喘等屬上實下虛者。

注意事項： 本方藥性偏溫燥，以降氣祛痰為主，凡肺腎陰虛的喘咳，以及肺熱痰喘之證，均不宜使用。

蘇子降氣湯方義表解

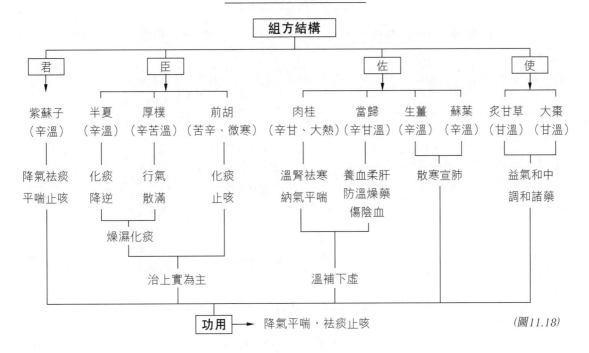

組方結構

| 君 | 臣 | 佐 | 使 |

紫蘇子 (辛溫)　半夏 (辛溫)　厚樸 (辛苦溫)　前胡 (苦辛、微寒)　肉桂 (辛甘、大熱)　當歸 (辛甘溫)　生薑 (辛溫)　蘇葉 (辛溫)　炙甘草 (甘溫)　大棗 (甘溫)

降氣祛痰 平喘止咳　化痰 降逆　行氣 散滿　化痰 止咳　溫腎祛寒 納氣平喘　養血柔肝 防溫燥藥 傷陰血　散寒宣肺　益氣和中 調和諸藥

燥濕化痰

治上實為主　　溫補下虛

功用 → 降氣平喘，祛痰止咳

(圖11.18)

【方歌】

　　蘇子降氣橘半宜，前歸桂樸草薑依，

　　或加沉香去肉桂，化痰平喘此方推。

定喘湯 《攝生眾妙方》

【組成】　白果去殼，砸碎炒黃，二十一枚(9g)　麻黃三錢(9g)　蘇子二錢(6g)　甘草一錢(3g)　款冬花三錢(9g)　杏仁去皮尖，一錢五分(4.5g)　桑白皮蜜炙，三錢(9g)　黃芩微炒，一錢五分(5g)　法半夏三錢(9g) 如無，用甘草湯泡七次，去臍用

【用法】　水三盅，煎二盅，作二服，每服一盅，不用薑，不拘時，徐徐服。(現代用法：水煎服。)

【功用】　宣降肺氣，清熱化痰。

【主治】　風寒外束，痰熱內蘊證。咳喘痰多氣急，質稠色黃，或微惡風寒，舌苔黃膩，脈滑數者。

【病機】　風寒外束，痰熱內蘊。本方證因素體多痰或痰熱內蘊，又外感風寒，使肺氣壅閉，不得宣降，鬱而化熱，故見哮喘，咳嗽氣急，胸膈脹悶，痰多色黃，質稠不易咯出等。衛陽被遏，可見惡風寒等。舌苔黃膩，脈滑數均為痰熱內蘊之徵。*(見圖11.19)*

定喘湯病機表解

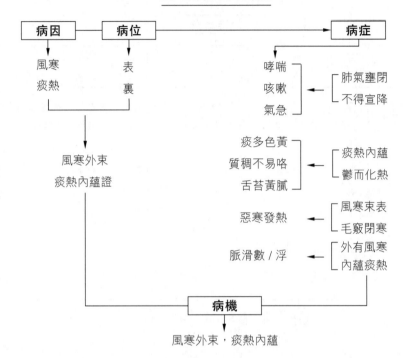

(圖11.19)

【方解】　治宜宣肺降氣，止咳平喘，清熱祛痰。方用**麻黃**宣肺散邪以平喘，**白果**斂肺定喘而祛痰，共為君藥，一散一收，既可加強平喘之功，又可防麻黃耗散肺氣。**蘇子、杏仁、半夏、款冬花**降氣平喘，止咳祛痰，共為臣藥。**桑白皮、黃芩**清泄肺熱，止咳平喘，共為佐藥。**甘草**止咳化痰，調和諸藥為佐使之藥。諸藥合用，使肺氣宣降，痰熱得清，風寒得解，則喘咳痰多諸症自除。*(見圖11.20)*

配伍特點：　開宣與清降並用，發散與收斂兼施，融宣、降、清、收於一體，故定喘之力頗強。

【運用】

辨證要點：　本方亦為降氣平喘之常用方，用於素體痰多，復感風寒，致肺氣壅閉之喘咳證。臨床以哮喘咳嗽，痰多色黃，微惡風寒，苔黃膩，脈滑數為辨證要點。

臨證加減：　若無表證者，以宣肺定喘為主，故麻黃可減量應用；痰多難咯者，可酌加瓜蔞、膽南星等以助清熱化痰之功；肺熱偏重，酌加石膏、魚腥草以清泄肺熱。

中方西用：　本方常用於慢性支氣管炎、肺氣腫、支氣管哮喘等屬痰熱蘊肺者。

注意事項：　若新感風寒，雖惡寒發熱，無汗而喘，但內無痰熱者；或哮喘日久，肺腎陰虛者，皆不宜使用。

【類方比較】

　　定喘湯與蘇子降氣湯均為降氣平喘之常用方。定喘湯以麻黃、白果與黃芩、蘇子配伍，組成宣肺散寒，清熱化痰，降氣平喘之劑；蘇子降氣湯以蘇子降氣平喘為君藥，配以下氣祛痰之

定喘湯方義表解

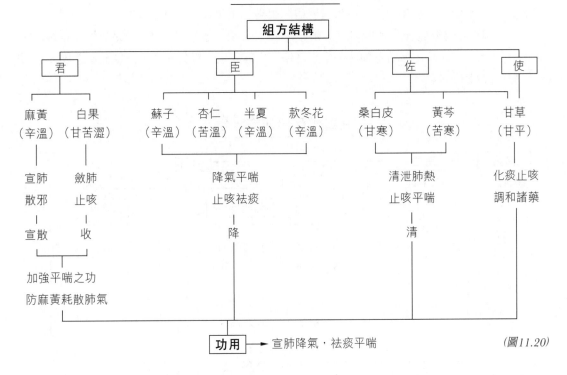

組方結構

| 君 | 臣 | 佐 | 使 |

麻黃
(辛溫)　白果
(甘苦澀)　　蘇子
(辛溫)　杏仁
(苦溫)　半夏
(辛溫)　款冬花
(辛溫)　　桑白皮
(甘寒)　黃芩
(苦寒)　　甘草
(甘平)

宣肺　斂肺　　　降氣平喘　　　清泄肺熱　　化痰止咳
散邪　止咳　　　止咳祛痰　　　止咳平喘　　調和諸藥

宣散　收　　　　　降　　　　　　清

加強平喘之功
防麻黃耗散肺氣

功用 → 宣肺降氣，祛痰平喘　　　　　　(圖11.20)

品，更用肉桂溫腎納氣，當歸養血柔肝，用以治"上實下虛"之喘咳，但以上實為主。

定喘湯與小青龍湯均是治風寒外束，內有痰濁之喘咳證，均有宣肺解表，祛痰平喘之功，但小青龍湯是用麻黃、桂枝配乾薑、半夏、細辛，一以解散風寒，一以溫肺化飲，適宜於內有寒飲，外感風寒之喘咳；而本方是以麻黃、白果與黃芩、桑白皮配伍，一以宣肺降逆兼解表，一以清泄肺熱而平喘，適宜於外感風寒，痰熱內蘊之喘咳。

【方歌】

定喘白果與麻黃，款冬半夏白皮桑，

蘇子黃芩甘草杏，宣肺平喘效力彰。

旋覆代赭湯 《傷寒論》

【組成】　旋覆花 三兩 (9g)　人參 二兩 (6g)　生薑 五兩 (15g)　甘草 炙，三兩 (9g)　半夏 洗，半升 (9g)
　　　　　大棗 十二枚，擘 (4枚)　代赭石 一兩 (6g)

【用法】　以水一斗，煮取六升，去滓再煎，取三升，溫服一升，日三服。(現代用法：水煎
　　　　　服。)

【功用】　降逆化痰，益氣和胃。

【主治】　胃虛痰阻氣逆證。胃脘痞悶或脹滿，按之不痛，頻頻噯氣；或見納差，呃逆，噁

心,甚或嘔吐,舌苔白膩,脈緩或滑。

【病機】 胃氣虛弱,痰濁內阻,故致胃脘痞悶脹滿,頻頻噯氣,甚或嘔吐、呃逆等證。原書用於"傷寒發汗,若吐若下,解後,心下痞硬,噫氣不除者。"此乃外邪雖經汗、吐、下而解,但治不如法,中氣已傷,痰涎內生,胃失和降,痰氣上逆之故。*(見圖 11.21)*

旋覆代赭湯病機表解

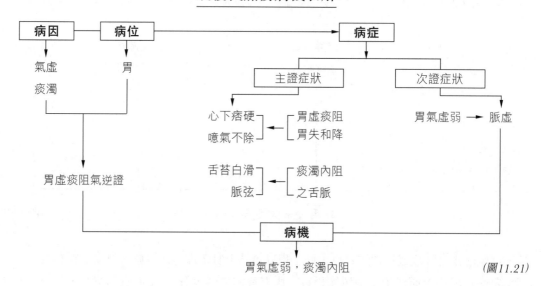

(圖11.21)

【方解】 胃虛宜補,痰濁宜化,氣逆宜降,故治當化痰降逆,益氣補虛之法。方中**旋覆花**性溫而能下氣消痰,降逆止噫,為君藥。**代赭石**質重而沉降,善鎮沖逆,助君藥降逆化痰而止噫,但味苦氣寒,故用量稍小為臣藥。**半夏**辛溫,祛痰散結,溫化痰濕,降逆和胃,**生薑**在本方用量獨重,寓意有三:一為和胃降逆止嘔,二為宣散水氣以助祛痰散結,三為制約代赭石的寒涼之性,使鎮降氣逆而不伐胃;兩藥亦為臣藥,助君、臣藥以增強其降逆止嘔之功。且兩藥本為一首著名方劑,即小半夏湯,功具化痰散結,和胃降逆之功。**人參、炙甘草、大棗**益脾胃,補氣虛,扶助已傷之中氣,且可防金石藥傷脾胃,為佐使之用。諸藥同用,標本兼顧,共奏降逆化痰,益氣和胃之功。使痰涎得消,逆氣得平,中虛得復,則痞滿、噫氣、嘔可止。後世用治胃氣虛寒之反胃,嘔吐涎沫,以及中焦虛痞而善噯氣者,亦取本方益氣和胃,降逆化痰之功。*(見圖11.22)*

配伍特點: 降逆與重鎮相伍,其止噫止嘔之力強;降氣與益氣合用,虛實兼顧,而降不傷正。

【運用】

辨證要點: 本方為治療胃虛痰阻氣逆證之常用方。臨床以心下痞,噫氣頻作,或嘔吐,呃逆,苔白膩,脈緩或滑為證治要點。

旋覆代赭湯方義表解

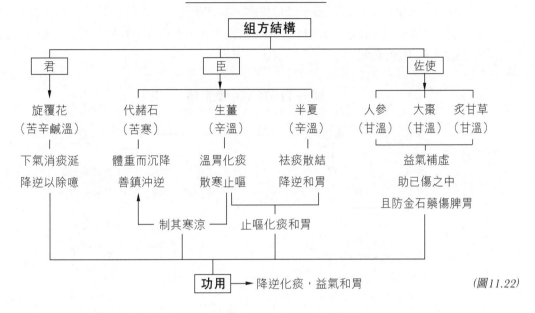

(圖11.22)

加減運用： 若胃氣不虛者可去人參、大棗，加重代赭石用量，以增重鎮降逆之效；痰多者，
可加茯苓、陳皮助化痰和胃之力。

中方西用： 本方常用於胃神經官能症、胃擴張、慢性胃炎、幽門不完全性梗阻、神經性呃逆
等屬胃虛痰阻者。

【方歌】

　　仲景旋覆代赭湯，半夏參草大棗薑，
　　噫氣不降心下痞，健脾祛痰治相當，
　　乾薑人參加半夏，妊娠惡阻服之康。

橘皮竹茹湯 《金匱要略》

【組成】　　橘皮二斤(15g)　竹茹二升(15g)　大棗三十枚(5枚)　生薑半斤(9g)　甘草五兩(6g)　人參一兩(3g)

【用法】　　上六味，以水一斗，煮取三升，溫服一升，日三服。

【功用】　　降逆止呃，益氣清熱。

【主治】　　胃虛有熱之呃逆。呃逆或乾嘔，虛煩少氣，口乾，舌紅嫩，脈虛數。

【病機】　　胃虛有熱，胃失和降，氣逆不降，故見呃逆、乾嘔；胃虛有熱，故虛煩少氣、口
乾；舌紅嫩，脈虛數，皆邪熱氣虛之象。*(見圖11.23)*

【方解】　　胃虛宜補，有熱宜清，氣逆宜降，故治當立清補降逆之法。方中**橘皮**辛溫，行氣和
胃以止呃；**竹茹**甘寒，清熱安胃以止嘔，皆重用為君藥。**人參**甘溫，益氣補虛，與

橘皮合用，行中有補；**生薑**辛溫，和胃止嘔，與竹茹合用，清中有溫，共為臣藥。**甘草**、**大棗**助人參益氣補中以治胃虛，並調藥性，是為佐使藥。諸藥合用，補胃虛，清胃熱，降胃逆，且補而不滯，清而不寒，對於胃虛有熱之呃逆、乾噦，最為適宜。*(見圖11.24)*

橘皮竹茹湯病機表解

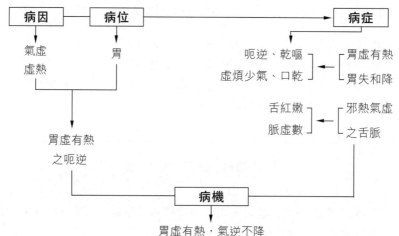

(圖11. 23)

橘皮竹茹湯方義表解

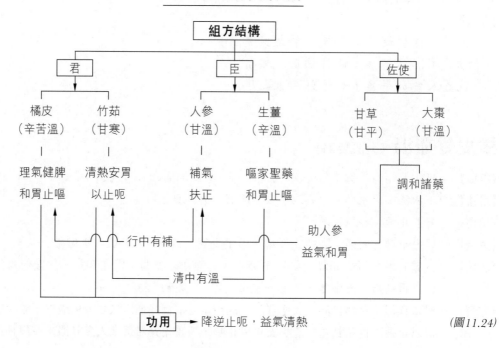

(圖11.24)

配伍特點： 清中有溫，清而不寒；補中有行，補而不滯，為清補降之良劑。

【運用】

辨證要點： 本方為治療胃虛有熱嘔逆之常用方。臨床以呃逆或嘔吐，舌紅嫩，脈虛數為辨證要點。

臨證加減： 若胃熱嘔逆兼氣陰兩傷者，可加麥冬、茯苓、半夏、枇杷葉以養陰和胃；兼胃陰不足者，可加麥冬、石斛等以養胃陰；胃熱呃逆，氣不虛者，可去人參、甘草、大棗，加柿蒂降逆止呃。

中方西用： 本方常用於妊娠嘔吐，幽門不完全性梗阻，膈肌痙攣及術後呃逆不止等屬胃虛有熱者。

注意事項： 若因實熱或虛寒而致者，則非所宜。

【附方】

1. **丁香柿蒂湯**《症因脈治》

    組成： 丁香(6g)　柿蒂(9g)　人參(3g)　生薑(6g)　（原書未著用量）

    用法： 水煎服。

    功用： 溫中益氣，降逆止呃。

    主治： 胃氣虛寒，呃逆不已，胸痞脈遲者。

2. **小半夏湯**《金匱要略》(參見祛痰劑——燥濕化痰)

【類方比較】

　　橘皮竹茹湯與旋覆代赭石湯均為降逆止嘔的常用方，橘皮竹茹湯以橘皮、竹茹為君藥，配以益氣和胃之參、薑、棗、草之類，組成降逆止呃，益氣清熱之劑；旋覆代赭石湯以下氣消痰，降逆以除噫之旋覆花為君藥，配以半夏、生薑、代赭石助君藥鎮降，溫中；再佐益氣和胃之參、薑、棗、草之類，組成降逆化痰，益氣和胃之劑，治療胃氣虛弱，痰濁內阻之痞滿，噫氣不出等症。

【方歌】

　　橘皮竹茹治嘔逆，人參甘草薑棗隨，

　　胃虛有熱失和降，久病嘔逆也相宜。

第十二章

理血劑

概　說

概念

　　凡以活血祛瘀或止血為主要功用，用以治療血瘀或出血病證的方劑，統稱理血劑。

病機，治法與分類

　　血是營養人體的重要物質，在正常情況下，周流不息地循行於脈中，灌溉五臟六腑，濡養四肢百骸，故《靈樞・營衛生會第十八》說：“以奉生身，莫貴於此”；《難經・二十二難》說：“血主濡之。”一旦某種原因致使血行不暢；或血不循經，離經妄行；或虧損不足，均可造成血瘀或出血或血虛之證。根据血瘀者不同之病機，可見瘀熱互結下焦之蓄血證；瘀血內停胸腹之諸痛；瘀阻經脈之半身不遂；婦女經閉、痛經或產後惡露不行，以及瘀積包塊、外傷瘀腫、癰腫初起等。根据出血者不同之病機，可見多種出血證，如吐血、衄血、咳血、便血、尿血、崩漏等。

　　血瘀治宜活血祛瘀，出血宜以止血為主，血虛應當補血，而補血劑已在補益劑中論述。因此，本章方劑根據治法不同，僅分為活血祛瘀與止血兩類。

適應範圍

　　活血祛瘀劑：蓄血及各種瘀血阻滯病證，如經閉、痛經、乾血癆、癥瘕、半身不遂、外傷瘀痛等。止血劑：血溢脈外而出現的吐血、衄血、咳血、便血、尿血、崩漏等各種出血證。

注意事項

　　1. 使用理血劑時，首先必須辨清造成瘀血或出血的原因，分清標本緩急，做到急則治標，緩則治本，或標本兼顧。

　　2. 逐瘀過猛或是久用逐瘀，均易耗血傷正，在使用活血法瘀劑時，常輔以養血益氣之品，使祛瘀而不傷正；峻猛逐瘀之品，只能暫用，不可久服，中病即止，勿使過之。

　　3. 劑型選擇上應注意：新證瘀血，宜用湯劑，取其力大而滌瘀；久瘀證緩，宜用丸劑，使瘀消而不傷正。

　　4. 由於活血祛瘀劑性多破泄，易於動血、傷胎，故凡婦女經期、月經過多及孕婦均當慎用或忌用。

　　5. 止血之劑又有滯血留瘀之弊，必要時，可在止血劑中輔以適當的活血祛瘀之品，或選用兼有活血祛瘀作用的止血藥，使血止而不留瘀。

　　6. 對於瘀血內阻，血不循經所致的出血者，法當祛瘀為先，因瘀血不去則出血不止。

7. 止血藥使用應注意：上部出血忌升提；下部出血忌沉降；大出血時，宜用補氣固脫之法，以達益氣固脫。

8. 止血方中一些藥物宜炒炭存性，以增強藥力。

理血劑分類簡表

理血劑 ——————➤ 血瘀或出血病證		
分　類	**活血祛瘀**	**止血**
適應證	各種血瘀證	血溢脈外，離經妄行的各種之出血證
症　狀	瘀熱互結下焦之蓄血證；瘀血內停胸腹之諸痛；瘀阻經脈之半身不遂；婦女經閉、痛經或產後惡露不行，以及瘀積包塊、外傷瘀腫、癥腫初起等	多種出血證，如吐血、衄血、咳血、便血、尿血、崩漏
立　法	活血祛瘀	止血
代表方	桃核承氣湯、血府逐瘀湯、復元活血湯、補陽還五湯、溫經湯、生化湯、桂枝茯苓丸	十灰散、咳血方、槐花散、小薊飲子、黃土湯

第一節　活血祛瘀

活血祛瘀劑，適用於各種血瘀證。如瘀熱互結下焦之蓄血證；瘀血內停胸腹之諸痛；瘀阻經脈之半身不遂；婦女經閉、痛經或產後惡露不行，以及瘀積包塊、外傷瘀腫、癥腫初起等，其臨床特徵有以下四個方面：一為疼痛，尤以刺痛，拒按，固定不移多見；二為腫塊固定不移，顏色青紫；三為出血血色紫黯而挾瘀塊；四為紫紺或失榮，如唇舌黯紅，或有瘀斑或瘀點。常以活血祛瘀藥如川芎、桃仁、紅花、赤芍、丹參、全蠍、水蛭等為主組成，常配以下幾組藥物，一是配理氣，如枳實、香附等；二是配伍養血補血藥，如地黃、芍藥；三是根據病性的寒、熱、虛、實而酌配相應的藥物；血瘀偏寒者，配以溫經散寒之品，以血得溫則行，如桂枝、吳茱萸；瘀血化熱，病位在下者，配伍蕩滌瘀熱之藥，使瘀血下行，邪有出路，如黃芩、大黃；正虛有瘀者，又當與益氣養血藥同用，黃耆、白朮等，則祛邪而不傷正；孕婦而有瘀血癥塊者，當小量緩圖，使瘀去而胎不傷。代表方如桃核承氣湯、血府逐瘀湯、復元活血湯、補陽還五湯、溫經湯、生化湯、桂枝茯苓丸等。

桃核承氣湯 《傷寒論》

【組成】　桃仁去皮尖，五十個(12g)　　大黃四兩(12g)　　桂枝去皮一兩(6g)　　甘草炙，一兩(6g)　　芒硝二兩(6g)

【用法】　上四味，以水七升，煮取二升半，去滓，內芒硝，更上火，微沸，下火，先食，溫
　　　　　服五合，日三服，當微利。(現代用法：作湯劑，水煎前四味，沖芒硝服。)

【功用】　破血下瘀。

【主治】　下焦蓄血證。少腹急結，小便自利，甚則譫語煩躁，神志如狂，至夜發熱；及血瘀
　　　　　經閉，痛經，脈沉實而澀者。

【病機】　本方主治《傷寒論》原治邪在太陽不解，隨經入腑化熱，與血相搏結於下焦之蓄血
　　　　　證。瘀熱互結於下焦少腹部位，故少腹急結；病在血分，與氣分無涉，膀胱氣化未
　　　　　受影響，故小便自利，至夜發熱；心主血脈而藏神，瘀熱上擾，煩躁，心神不寧，
　　　　　甚至譫語，如狂。血瘀經閉，痛經為瘀血閉陰所致。脈沉實而澀為瘀血阻塞脈道所
　　　　　致。(見圖12.1)

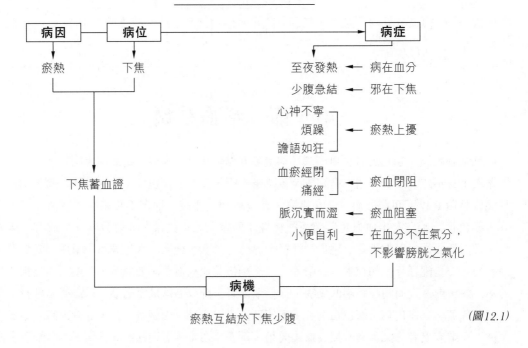

桃核承氣湯病機表解

(圖12.1)

【方解】　治當破血下瘀，以祛除下焦之蓄血。方中**桃仁**苦甘平，活血破瘀；**大黃**苦寒，下瘀
　　　　　瀉熱。二者合用，瘀熱並治，共為君藥。**芒硝**鹹苦寒，瀉熱軟堅，助大黃下瘀瀉
　　　　　熱；**桂枝**辛甘溫，通行血脈，既助桃仁活血祛瘀，又防硝、黃寒涼凝血之弊，共為
　　　　　臣藥。桂枝與硝、黃同用，相反相成，桂枝得硝、黃則溫通而不助熱；硝、黃得桂
　　　　　枝則寒下又不涼遏。**炙甘草**護胃和中，並緩諸藥之峻烈，調和諸藥，為佐使藥。諸

藥合用，共奏破血下瘀瀉熱之功。服後"微利"，使蓄血除，瘀熱清，而邪有出路，諸症自平。

本方又名桃仁承氣湯，由調胃承氣湯減芒硝之量，再加桃仁，桂枝而成。*(見圖12.2)*

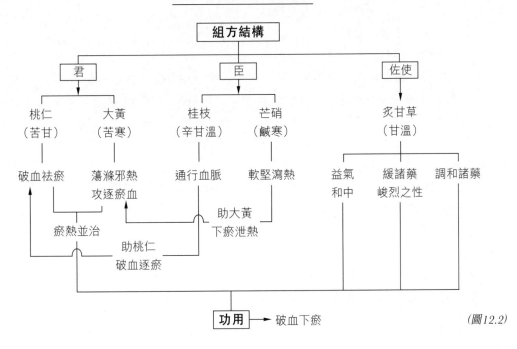

桃核承氣湯方義表解

(圖12.2)

配伍特點： 一者在大隊寒涼藥中配以少量溫經活血之桂枝，既助桃仁等活血之力，又使全方涼而不遏；二者瀉熱攻下與活血化瘀藥並用，清中寓化，瀉中寓破，瘀熱並除；三者通過瀉利，使邪氣有出路。

【運用】

辨證要點： 本方為治療瘀熱互結，下焦蓄血證的常用方。臨床以少腹急結，小便自利，脈沉實或澀為辨證要點。

臨證加減： 後世對本方的運用有所發展，不論何處的瘀血證，只要具備瘀熱互結這一基本病機，均可加減使用。對於婦人血瘀經閉、痛經以及惡露不下等，常配合四物湯同用；如兼氣滯者，酌加香附、烏藥、枳實、青皮、木香等以理氣止痛。對跌打損傷，瘀血停留，疼痛不已者，加赤芍、當歸尾、紅花、蘇木、三七等以活血祛瘀止痛。對於火旺而血鬱於上之吐血、衄血，可以本方釜底抽薪，引血下行，並可酌加生地、丹皮、梔子等以清熱涼血。

中方西用： 本方常用於急性盆腔炎、胎盤滯留、附件炎、腸梗阻、子宮內膜異位症、急性腦出血等屬瘀熱互結下焦者。

注意事項： 表證未解者，當先解表，而後再用本方。且因本方破血下瘀，故孕婦禁用。

【附方】

下瘀血湯《金匱要略》

組成： 大黃二兩(6g)　桃仁二十枚(12g)　蟅蟲熬，去足，二十枚(9g)

用法： 右三味，末之，煉蜜和為四丸，以酒一升，煎一丸，取八合，頓服之，新血下如豚肝。

功用： 瀉熱逐瘀。

主治： 瘀血化熱，瘀熱內結證。產後少腹刺痛拒按，按之有硬塊，或見惡露不下，口燥舌乾，大便結燥，甚則可見肌膚甲錯，舌質紫紅而有瘀斑瘀點，苔黃燥，脈沉澀有力。亦治血瘀而致經水不利之證。

【類方比較】

下瘀血湯與桃核承氣湯均有破血下瘀作用，但下瘀血湯是主治產婦腹痛，因"乾血著於臍下"，有硬塊而腹痛者；桃核承氣湯是主治下焦蓄血的少腹急結，以及瘀熱互結，上擾心神之發熱，如狂等證。

【方歌】

桃核承氣用硝黃，桂枝甘草合成方，

下焦蓄血急煎服，瘀熱煩狂功最奇。

血府逐瘀湯《醫林改錯》

【組成】 桃仁四錢(12g)　紅花三錢(9g)　當歸三錢(9g)　生地黃三錢(9g)　川芎一錢半(4.5g)　赤芍二錢(6g)
牛膝三錢(9g)　桔梗一錢半(4.5g)　柴胡一錢(3g)　枳殼二錢(6g)　甘草二錢(6g)

【用法】 水煎服。

【功用】 活血化瘀，行氣止痛。

【主治】 胸中血瘀證。胸痛，頭痛，日久不癒，痛如針刺而有定處或呃逆日久不止，或飲水即嗆，乾嘔，或內熱煩悶，或心悸怔忡失眠多夢，急躁易怒，入暮潮熱，唇暗或兩目黯黑，舌質紅或瘀斑、或瘀點，脈澀或弦緊。

【病機】 瘀血內阻胸部，氣機鬱滯。即王清任所稱"胸中血府血瘀"之證。胸中為氣之所宗，血之所聚，肝經循行之分野。血瘀胸中，氣機阻滯，清陽鬱遏不升，故胸痛、頭痛日久不愈，痛如針刺，且有定處；胸中血瘀，影響及胃，胃氣上逆，故呃逆乾嘔，甚則水入即嗆；瘀久化熱，則內熱憋悶，入暮潮熱；瘀熱擾心，則心悸怔忡，失眠多夢；鬱滯日久，肝失條達，故急躁易怒；至於唇、目、舌、脈所見，皆為瘀血徵象。*(見圖12.3)*

血府逐瘀湯病機表解

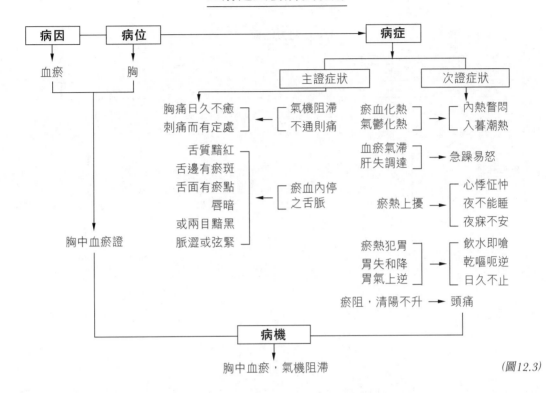

胸中血瘀，氣機阻滯　　　　　　　　　　　　　　　　　　　(圖12.3)

【方解】　治宜活血化瘀，兼以行氣止痛。方中**桃仁**破血行滯而潤燥，**紅花**活血祛瘀以止痛，
　　　　共為君藥。**赤芍、川芎**助君藥活血祛瘀；**當歸**養血活血共為臣藥。**生地**養血益陰，
　　　　清熱活血；**桔梗、枳殼**，一升一降，寬胸行氣；**柴胡**疏肝解鬱，升達清陽，與桔
　　　　梗、枳殼同用，尤善理氣行滯，便氣行則血行，**牛膝**活血通經，祛瘀止痛，引血下
　　　　行，與柴胡一升一降調暢氣血以上均為佐藥。桔梗並能載藥上行，兼有使藥之用；
　　　　甘草調和諸藥，亦為使藥。諸藥相合，共收活血化瘀，兼以行氣止痛之功。
　　　　本方由桃紅四物湯合四逆散加桔梗、牛膝而成。王氏認為機體膈膜之底處如池，池
　　　　中存血，故云血腑，並創此方命之曰血府逐瘀湯，並根據瘀血所在之部位分而治
　　　　之，形成系列姊妹方。　*(見圖12.4)*

配伍特點：　一為氣血同治。活血與行氣相伍，以化瘀為主，既行血分瘀滯，又解氣分鬱結；
　　　　二為活中寓養。祛瘀與養血同施，則活血而無耗血之慮，行氣又無傷陰之弊；三
　　　　為升降同用。既能升達清陽，又可降泄下行，使氣血和調。合而用之，使血活瘀
　　　　化氣行，則諸症可愈，為治胸中血瘀證之良方。

【運用】

辨證要點：　本方廣泛用於因胸中瘀血而引起的多種病證。臨床以胸痛，頭痛，痛有定處，舌
　　　　黯紅或有瘀斑，脈澀或弦緊為辨證要點。

血府逐瘀湯方義表解

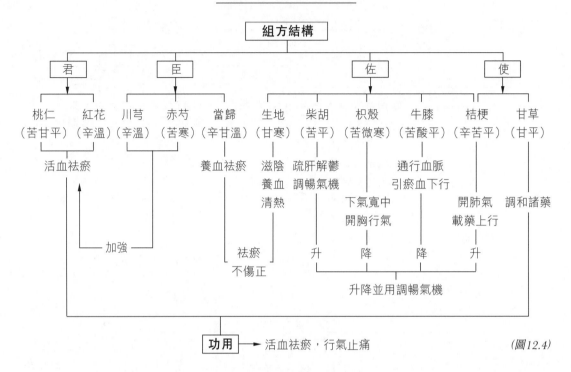

(圖12.4)

功用 → 活血祛瘀，行氣止痛

臨證加減： 若瘀痛入絡，可加全蠍、穿山甲、地龍、三棱、莪朮等以破血通絡止痛；氣機鬱滯較重，加川楝子、香附、青皮等以疏肝理氣止痛；血瘀經閉、痛經者，可用本方去桔梗，加香附、益母草、澤蘭等以活血調經止痛；脅下有痞塊，屬血瘀者，可酌加丹參、鬱金、水蛭等以活血破瘀，消癥化滯。此方可用於多部位的瘀血證，在胸部上焦者宜重用赤芍、川芎佐以柴胡、陳皮；在中焦脘腹者，重用桃仁、紅花、乳香、沒藥；在脅肋者，加鬱金、香附、丹參、三棱、莪朮；在下焦者可重用牛膝、大黃、水蛭之活血逐瘀之品而減桔梗等藥。

中方西用： 本方常用於冠心病心絞痛、風濕性心臟病、胸部挫傷及肋軟骨炎之胸痛，以及腦血栓形成、高血壓病、高脂血症、血栓閉塞性脈管炎、神經官能症、腦震盪後遺症之頭痛、頭暈，肝硬化，前列腺增生及多種腫瘤等屬瘀阻氣滯者。

注意事項： 由於活血祛瘀藥較多，故孕婦忌用。

【附方】

1. 通竅活血湯《醫林改錯》

組成： 赤芍　川芎 各一錢(各3g)　桃仁研泥　紅花 各三錢(各9g)　老葱切碎，三根　鮮薑三錢，切碎(9g)　紅棗去核，七個　麝香絹包，五厘(0.16g)　黃酒半斤(250g)

用法：將前七味煎一盅，去滓，將麝香入酒內再煎二沸，臨臥服。

功用：活血通竅。

主治：瘀阻頭面證。頭痛昏暈，或耳聾，脫髮，面色青紫，或酒渣鼻，或白癜風，以及婦女乾血癆，小兒疳積見肌肉消瘦，腹大青筋，潮熱等。

2. **膈下逐瘀湯**《醫林改錯》

組成：五靈脂炒，二錢(6g)　當歸三錢(9g)　川芎二錢(6g)　桃仁研泥三錢(9g)　丹皮　赤芍　烏藥　各二錢(各6g)　延胡索一錢(3g)　甘草三錢(9g)　香附一錢半(4.5g)　紅花三錢(9g)　枳殼一錢半(4.5g)

用法：水煎服。

功用：活血祛瘀，行氣止痛。

主治：瘀血阻滯膈下證。膈下瘀血蓄積，或腹中脅下有痞塊；或肚腹疼痛，痛處不移；或臥則腹墜似有物者。

3. **少腹逐瘀湯**《醫林改錯》

組成：小茴香炒，七粒(1.5g)　乾薑炒仁分(3g)　延胡索一錢(3g)　沒藥二錢(6g)　當歸三錢(9g)　川芎二錢(6g)　官桂一錢(3g)　赤芍二錢(6g)　蒲黃三錢(9g)　五靈脂炒二錢(6g)

用法：水煎服。

功用：活血祛瘀，溫經止痛。

主治：少腹寒凝血瘀證。少腹瘀血積塊疼痛或不痛，或痛而無積塊，或少腹脹滿，或經期腰痠，少腹作脹，或月經一月見三五次，接連不斷，斷而又來，其色或紫或黑，或有瘀塊，或崩漏兼少腹疼痛等症。

4. **身痛逐瘀湯**《醫林改錯》

組成：秦艽一錢(3g)　川芎二錢(6g)　桃仁　紅花　各三錢(各9g)　甘草三錢(6g)　羌活一錢(3g)　沒藥二錢(6g)　當歸三錢(9g)　五靈脂炒，二錢(6g)　香附一錢(3g)　牛膝三錢(9g)　地龍二錢，去土(6g)

用法：水煎服。

功用：活血行氣，祛風除濕，通痺止痛。

主治：瘀血痺阻經絡證。肩痛、臂痛、腰痛、腿痛，或周身疼痛，經久不癒。

【類方比較】

血府逐瘀湯、通竅活血、膈下逐瘀湯、少腹逐瘀湯、身痛逐瘀湯，常稱五逐瘀湯。各方多以川芎、當歸、桃仁、紅花、赤芍為基礎藥物，均有活血祛瘀止痛作用，主治瘀血證。其中血府逐瘀湯配有行氣開胸的枳殼、桔梗、柴胡以及引血下行的牛膝，故宣通胸脅氣滯，引血下行較好，主治瘀阻胸膈之證；通竅活血湯配有通陽開竅的麝香、老蔥、生薑等，故辛香通竅作用較強，主治顛腦瘀阻之證；膈下逐瘀湯配有香附、延胡、烏藥、枳殼等疏肝行氣止痛藥，故行氣止痛作用較大，主治瘀阻膈下，肝鬱氣滯之兩脅及腹中脹痛者；少腹逐瘀湯配有溫裏袪寒之小茴香、官桂、炮薑，故溫經止痛作用較強，主治血瘀少腹之積塊、月經不調、痛經等；身痛逐瘀配有通絡宣痹止痛之秦艽、羌活、地龍等，故多用於瘀血痹阻經絡所致的肢體痹痛或周身疼痛等證。

【方歌】

血府當歸生地桃，紅花赤芍枳殼草，
柴胡芎桔牛膝等，多種血瘀皆可嘗。

通竅全憑好麝香，桃仁大棗與葱薑，
川芎黃酒赤芍藥，表裏通經第一方。

膈下逐瘀桃牡丹，赤芍烏藥玄胡甘，
川芎靈脂紅花殼，香附開鬱血亦安。

少腹逐瘀小茴香，玄胡沒藥芎歸薑，
官桂赤芍蒲黃脂，經黯腹痛快煎嘗。

身痛逐瘀膝地龍，香附羌秦草歸芎，
黃耆蒼柏量加減，要緊紅五靈桃沒。

補陽還五湯 《醫林改錯》

【組成】　黃耆生，四兩(120g)　當歸尾二錢(6g)　赤芍一錢半(5g)　地龍去土，一錢(3g)　川芎一錢(3g)　紅花一錢(3g)　桃仁一錢(3g)

【用法】　水煎服。

【功用】　補氣，活血，通絡。

【主治】　中風，氣虛血瘀證。半身不遂，口眼喎斜，語言謇澀，口角流涎，小便頻數或遺尿失禁，舌黯淡，苔白，脈緩無力。

【病機】　中風之後，正氣虧虛，氣虛血滯，脈絡瘀阻。正氣虧虛，不能行血，以致脈絡瘀阻，筋脈肌肉失去濡養，故見半身不遂、口眼喎斜；氣虛血瘀，舌體失養，故語言謇澀；氣虛失於固攝，故口角流涎、小便頻數、遺尿失禁；舌黯淡，苔白，脈緩無力為氣虛血瘀之象。本方證以氣虛為本，血瘀為標，即王清任所謂"因虛致瘀"。(見圖12.5)

【方解】　治宜補氣為主，活血通絡為輔。方中重用生黃耆，補益元氣，意在氣旺則血行，瘀去絡通，為君藥。當歸尾活血通絡而不傷血，用為臣藥。赤芍、川芎、桃仁、紅花協同當歸尾以活血祛瘀；**地龍**通經活絡，力專善走，周行全身，以行藥力，亦為佐藥。

王氏認為人體有十成陽氣，且分佈周身，左右各得其半，若各種原因導致陽氣五成虧損，則十去其五而致半身無氣，最終因氣虛血瘀而致半身不遂；故創用補氣活血之劑，使虧損的五成元氣得以恢復，故將此方命為"還五"湯。（*見圖12.6*）

補陽還五湯病機表解

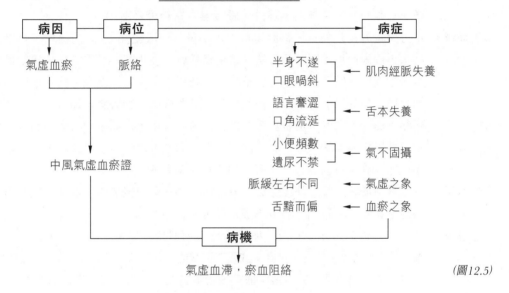

(圖12.5)

補陽還五湯方義表解

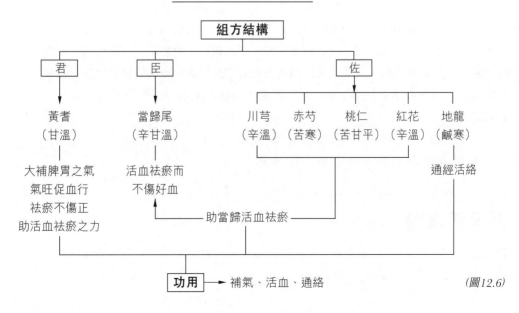

(圖12.6)

配伍特點： 一者，重用黃耆，量專力大，既資化源，又顧護經絡之氣，鼓動血行，使化瘀而不傷正。二者，活血通絡之藥用量少，六味藥相加僅為黃耆用量的五分一，使氣旺血行以治本，祛瘀通絡以治標，標本兼顧；補氣而不壅滯。合而用之，則氣旺、瘀消、絡通諸症向癒。三者，黃耆在臨床運用時不僅重用，且漸增，提出癒後繼服、久服，以補陽還五。

【運用】

辨證要點： 本方既是益氣活血法的代表方，又是治療中風後遺症的常用方。臨床以半身不遂，口眼喎斜，舌黯淡，苔白，脈緩無力為辨證要點。

臨證加減： 本方生黃耆用量獨重，但開始可先用小量（一般從30－60g開始），效果不明顯時，再逐漸增加；原方活血祛瘀藥用量較輕，使用時，可根據病情適當加大。若半身不遂以上肢為主者，可加桑枝、桂枝以引藥上行，溫經通絡；下肢為主者，加牛膝、杜仲以引藥下行，補益肝腎；日久效果不顯著者，加水蛭、虻蟲以破瘀通絡；語言不利者，加石菖蒲、鬱金、遠志等以化痰開竅；口眼喎斜者，可合併牽正散以化痰通絡；痰多者，加制半夏、天竺黃以化痰；偏寒者，加熟附子以溫陽散寒；脾胃虛弱者，加黨參、白朮以補氣健脾。

中方西用： 本方常用於腦血管意外後遺症、冠心病、小兒麻痺後遺症，以及其他原因引起的偏癱、截癱，或單側上肢或下肢痿軟屬氣虛血瘀者。

注意事項： 使用本方需久服才能有效，癒後還應繼續服用，以鞏固療效，防止復發，王氏謂："服此方癒後，藥不可斷，或隔三五日吃一付，或七八日吃一付。"但中風後，半身不遂，屬陰虛陽亢，痰阻血瘀，舌紅苔黃，脈洪大有力者，則非本方所宜。

【類方比較】

補陽還五湯與血府逐瘀湯均為理血劑中的名方，同為王清任所創，二方所用活血化瘀藥類同，不同點在病機不同，血府逐瘀湯為瘀血內阻胸中，氣機鬱滯，瘀熱上擾，以瘀為主，氣滯為次，不兼氣虛；而補陽還五湯是氣虛血滯，因虛致瘀，瘀阻腦絡，氣虛為本，血瘀為標乃本虛標實。由於病機不同，故其治療原則及治療的重點不同，血府逐瘀湯以活血化瘀為主，兼以行氣解鬱，重點在活血化瘀；補陽還五湯則以益氣固攝為主，化瘀通絡為輔。

【方歌】

補陽還五赤芍芎，歸尾通經佐地龍，

重用黃耆為主藥，血中瘀滯用桃紅。

復元活血湯 《醫學發明》

【組成】 柴胡 半兩(15g)　瓜蔞根　當歸 各三錢(各9g)　紅花　甘草　穿山甲 炮 各二錢(各6g)

大黃 酒浸，一兩(30g)　桃仁 酒浸，去皮尖，研如泥，五十個(15g)

【用法】　除桃仁外，銼如麻豆大，每服一兩，水一盞半，酒半盞，同煎至七分，去滓，大溫
　　　　　服之，食前。以利為度，得利痛減，不盡服。（現代用法：共為粗末，每服30g，加
　　　　　黃酒30ml，水煎服。）

【功用】　活血祛瘀，疏肝通絡。

【主治】　跌打損傷，瘀血阻滯證。瘀阻脅下，痛不可忍。

【病機】　因跌打損傷，瘀血滯留於脅下，氣機阻滯。脅下為肝經循行之處，跌打損傷，瘀血
　　　　　停留，氣機阻滯，故脅下疼痛，甚至痛不可忍。*(見圖12.7)*

復元活血湯病機表解

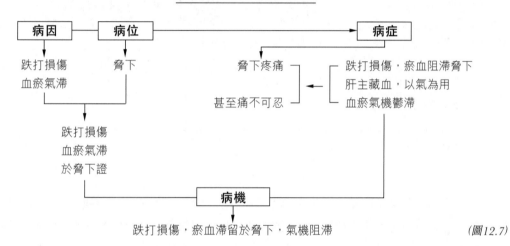

跌打損傷，瘀血滯留於脅下，氣機阻滯　　　　　　　　　　　　　　　　*(圖12.7)*

【方解】　治宜活血祛瘀，兼之疏肝行氣通絡。方中重用酒制**大黃**，蕩滌凝瘀敗血，導瘀下
　　　　　行，推陳致新；**柴胡**疏肝行氣，並可引諸藥入肝經，直達病所。兩藥合用，一升一
　　　　　降，以攻散脅下之瘀滯，共為君藥。**桃仁、紅花**活血祛瘀，消腫止痛；**穿山甲**破瘀
　　　　　通絡，消腫散結，共為臣藥。**當歸**補血活血；**瓜蔞根**既能入血分助諸藥而消瘀散結
　　　　　而續絕傷，又可清熱潤燥，共為佐藥。**甘草**緩急止痛，調和諸藥，是為使藥。大
　　　　　黃、桃仁酒製，且原方加酒煎服其酒、水比例為1：3，乃增強活血通絡之意。
　　　　　張秉成在《成方便讀》說：“去者去，生者生，痛自舒而元自復矣”，故名“復元
　　　　　活血湯”。　*(見圖12.8)*

配伍特點：　一為升降同施，以調暢氣血；二是大劑逐瘀藥，配以行氣藥，活中寓養，則活血
　　　　　破瘀而不耗傷陰血。祛瘀生新，氣行絡通，脅痛自平。

【運用】

辨證要點：　本方為治療跌打損傷，瘀血阻滯證的常用方。臨床以脅肋瘀腫疼痛為辨證要點。
　　　　　若化裁得當，亦可廣泛用於一切跌打損傷。

臨證加減：　瘀重而痛甚者，加三七或酌加乳香、沒藥、元胡等增強活血祛瘀，消腫止痛之

復元活血湯方義表解

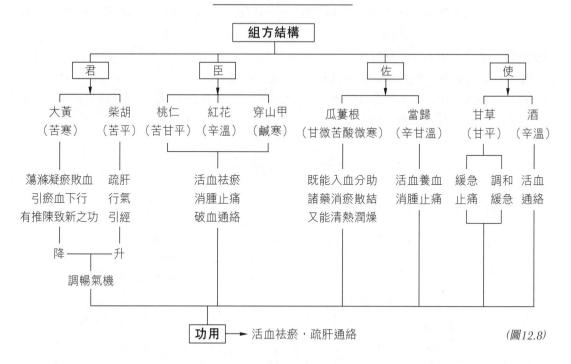

(圖12.8)

功；氣滯重而痛甚者，可加川芎、香附、鬱金、青皮等以增強行氣止痛之力。

中方西用： 本方常用於肋間神經痛、肋軟骨炎、胸脅部挫傷、乳腺增生症等屬瘀血停滯者。

注意事項： 若化裁得當，亦可廣泛用於一切跌打損傷，服藥後應 "以利為度"，若雖 "得利痛減"，而病未痊癒，需繼續服藥者，必須更換方劑或調整原方劑量。但孕婦忌服。

【附方】

七厘散《同壽錄》

組成： 上朱砂水飛淨，一錢二分(3.6g)　　真麝香一分二厘(0.36g)　　梅花冰片一分二厘(0.36g)　　淨乳香一錢五分(4.5g)　　紅花一錢五分(4.5g)　　明沒藥一錢五分(4.5g)　　瓜兒血竭一兩(30g)　　粉口兒茶二錢四分(7.2g)

用法： 上為極細末，瓷瓶收貯，黃蠟封口，貯久更妙。治外傷，先以藥七厘(0.5－1g)燒酒沖服，複用藥以燒酒調敷傷處。如金刃傷重，急用此藥乾滲。

功用： 散瘀消腫，定痛止血。

主治： 跌打損傷，筋斷骨折，瘀血腫痛，或刀傷出血。並治無名腫毒，燒傷燙傷等。傷輕者不必服，只用敷。

【方歌】

　　復元活血歸桃紅，花粉山甲老將隨，

　　柴胡疏肝治脅痛，損傷瘀血服之宜。

溫經湯《金匱要略》

【組成】　吳茱萸 三兩(9g)　　當歸 二兩(6g)　　芍藥 二兩(6g)　　川芎 二兩(6g)　　人參 二兩(6g)　　桂枝 二兩(6g)　　阿膠 二兩(6g)　　牡丹皮 去心，二兩(6g)　　生薑 二兩(6g)　　甘草 二兩(6g)　　半夏 半升(6g)　　麥冬 去心，一升(9g)

【用法】　上十二味，以水一斗，煮取三升，分溫三服。(現代用法：水煎服，阿膠烊沖服。)

【功用】　溫經散寒，祛瘀養血。

【主治】　衝任虛寒，瘀血阻滯證。漏下不止，或血色黯而有塊，淋漓不暢，月經不調，超前延後，或逾期不止，或一月再行，或經停不至，而見傍晚發熱，手心煩熱，唇口乾燥，少腹裏急，腹滿。舌質黯紅，脈細而澀。亦治婦人宮冷，久不受孕。

【病機】　衝任虛寒，瘀血阻滯。衝為血海，任主胞胎，二脈皆起於胞宮，循行於少腹，與經、產關係密切。衝任虛寒，血凝氣滯，故少腹裏急、腹滿、月經不調、甚或久不受孕；若瘀血阻滯，血不循經，加之衝任不固，則月經先期、或一月再行，甚或崩

溫經湯病機表解

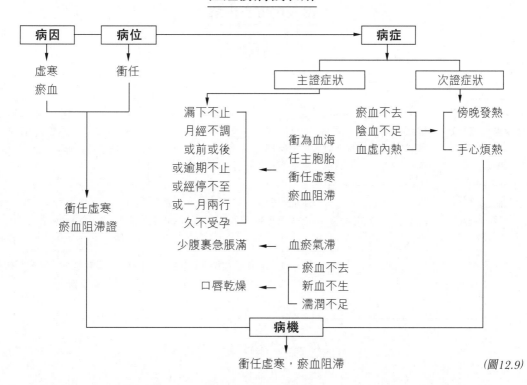

(圖12.9)

中漏下;若寒凝血瘀,經脈不暢,則致痛經;瘀血不去,新血不生,不能濡潤,故唇口乾燥;至於傍晚發熱、手心煩熱為陰血耗損,虛熱內生之象。其病機可用虛、寒、瘀、熱四字蓋之,但以虛寒為主。*(見圖12.9)*

【方解】 本方證雖屬瘀、寒、虛、熱錯雜,然以衝任虛寒,瘀血阻滯為主,治當溫經散寒,祛瘀養血,兼清虛熱之法。方中**吳茱萸、桂枝**溫經散寒,通利血脈,其中吳茱萸功擅散寒止痛,桂枝長於溫通血脈,共為君藥。**當歸、川芎**活血祛瘀,養血調經;**芍藥**酸苦微寒,養血活血斂陰,柔肝止痛,三藥合活血止痛,養血調經,共為臣藥。**阿膠**甘平,養血止血,滋陰潤燥;**麥冬**甘苦微寒,養陰清熱。二藥合用,養血調肝,滋陰潤燥,且清虛熱,並制吳茱萸、桂枝之溫燥。**丹皮**味苦辛,性微寒,入心肝腎經,既助諸藥活血散瘀,又能清血分虛熱,**人參、甘草**益氣健脾,以資生化之源,陽生陰長,氣旺血充;**半夏、生薑**辛開散結,通降胃氣,以助祛瘀調經;其中生薑又溫胃氣以助生化,且助吳茱萸、桂枝以溫經散寒,以上均為佐藥。甘草尚能調和諸藥,兼為使藥。諸藥合用,共奏溫經散寒,養血祛瘀之功。*(見圖12.10)*

配伍特點: 一是方中溫清補消並用,但以溫經化瘀為主;二是大隊溫補藥與少量寒涼藥配伍,能使全方溫而不燥,剛柔相濟,以成溫通、溫養之劑。

【運用】

辨證要點: 本方為婦科調經常用方劑,主要用於衝任虛而有瘀的月經不調、痛經、崩漏等。

溫經湯方義表解

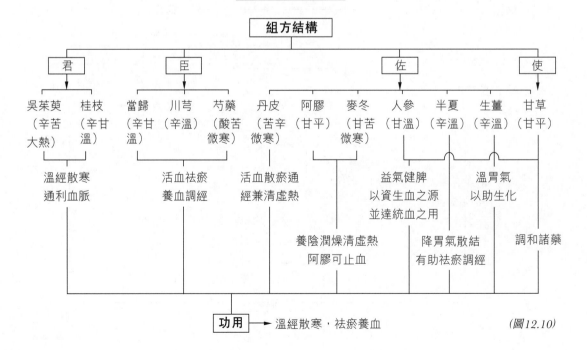

(圖12.10)

臨床以月經不調，小腹冷痛，經血夾有瘀塊，時有煩熱，舌質黯紅，脈細澀為辨證要點。

臨證加減： 若小腹冷痛甚者，去丹皮、麥冬，加艾葉、小茴香，或桂枝易肉桂，以增強散寒止痛之力；寒凝而氣滯者，加香附、烏藥以理氣止痛；漏下色淡不止者，去丹皮，加炮薑、艾葉以溫經止血；氣虛甚者，加黃耆、白朮以益氣健脾；傍晚發熱甚者，加銀柴胡、地骨皮以清虛熱；陰虛內熱盛者，可去吳萸、生薑、半夏，加生地、女貞子、旱蓮草以補益肝腎之陰。

中方西用： 本方常用於功能性子宮出血、先兆性流產、產後腹痛、慢性盆腔炎、痛經、不孕症、子宮內膜移位證、崩漏等屬衝任虛寒，瘀血阻滯者。

注意事項： 月經不調屬實熱或無瘀血內阻者忌用，瘀熱虛熱明顯者慎用，服藥期間忌食生冷之品。

【附方】

溫經湯《婦人大全良方》

　　組成： 當歸　川芎　肉桂　莪朮醋炒　牡丹皮　各五分(各6g)　　人參　牛膝　甘草 各七分(各9g)

　　用法： 水煎服。

　　功用： 溫經補虛，化瘀止痛。

　　主治： 血海虛寒，血氣凝滯證。月經不調，臍腹作痛，其脈沉緊。

【類方比較】

　　《金匱要略》溫經湯與《婦人大全良方》溫經湯組成中均有當歸、川芎、丹皮、人參、甘草等，皆有溫經散寒，祛瘀養血之功，均可用於治療血海虛寒，瘀血阻滯，月經不調之症。然《金匱要略》溫經湯的組成中還用了吳茱萸、生薑、阿膠、麥冬、白芍等，故以溫經散寒，養血之功見長，而《婦人大全良方》溫經湯，則配以莪朮、牛膝，故以活血祛瘀止痛之效為強。

【方歌】

　　溫經湯用萸桂芎，歸芍丹皮薑夏冬，

　　參草益脾膠養血，調經重在暖胞宮。

生化湯 《傅青主女科》

【組成】 全當歸八錢(24g)　　川芎三錢(9g)　　桃仁去皮尖，十四枚(6g)　　乾薑炮黑，五分(2g)　　甘草炙，五分(2g)

【用法】 黃酒、童便各半煎服。（現代用法：水煎服，或酌加黃酒同煎。）

【功用】 養血祛瘀，溫經止痛。

【主治】 血虛寒凝，瘀血阻滯證。產後惡露不行，小腹冷痛。

【病機】 產後血虛寒凝，瘀血內阻。婦人產後，血虧氣弱，寒邪極易乘虛而入，寒凝血瘀，故惡露不行；瘀阻胞宮，不通則痛，故小腹冷痛。*(見圖12.11)*

【方解】 治宜化瘀生新，溫經止痛。方中重用**全當歸**補血活血，化瘀生新，行滯止痛，為君藥。**川芎**活血行氣，**桃仁**活血祛瘀，均為臣藥。**炮薑**入血散寒，溫經止痛；**黃酒**溫通血脈以助藥力，共為佐藥。**炙甘草**和中緩急，調和諸藥，兼佐使之用。原方另用**童便**同煎(現已少用)者，乃取其益陰化瘀，引敗血下行之意。

全方配伍得當，寓生新於化瘀之內，使瘀血化，新血生。正如唐宗海《血證論》所云："血瘀可化之，則所以生之，產後多用"，故名"生化"。*(見圖12.12)*

生化湯病機表解

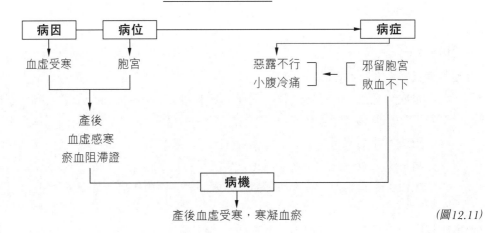

(圖12.11)

生化湯方義表解

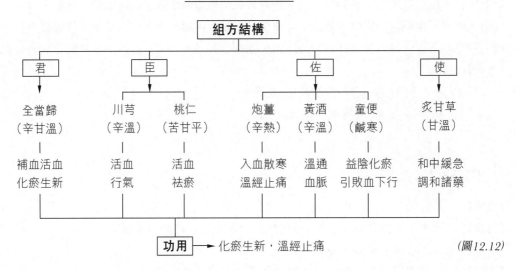

(圖12.12)

配伍特點： 一是補血與活血藥相配，消補兼施，寓補於消；二是溫裏藥與活血藥相配，溫通
並用，寓溫於通。

【運用】

辨證要點： 本方為婦女產後常用方，甚至有些地區民間習慣作為產後必服之劑，雖多屬有
益，但應以產後血虛瘀滯偏寒者為宜。臨床以產後惡露不行，小腹冷痛為辨證要
點。

臨證加減： 若惡露已行而腹微痛者，可減去破瘀的桃仁；若瘀滯較甚，腹痛較劇者，可加蒲
黃、五靈脂、延胡索、益母草等以祛瘀止痛；若小腹冷痛甚者，可加肉桂以溫經
散寒；若氣滯明顯者，加木香、香附、烏藥等以理氣止痛；若瘀久化熱，惡露臭
穢者，加蒲公英、敗醬草以清解鬱熱。

中方西用： 本方常用於產後諸疾，如產後子宮復舊不良、產後宮縮疼痛、胎盤殘留、流產後
出血不止、子宮肌瘤等屬產後血虛寒凝，瘀血內阻者。

注意事項： 雖多屬有益，但本方終以化瘀為主，且藥性偏溫，應以產後受寒致瘀者為宜，如
產後血熱有瘀者，則非所宜。若惡露過多，出血不止，甚則汗出氣短神疲者，當
屬禁用。

【類方比較】

　　溫經湯與生化湯均為治療婦產科疾病的常用方劑，二方都具養血溫經祛瘀之功，均可用於
血虛寒凝血滯證。但溫經湯重在溫養而不在攻瘀，並有益氣之功，主治衝任虛寒，瘀血阻滯所
致的月經不調，是調經常用方。生化湯重在溫通，以生新化瘀為特點，多用於產後惡露不行，
腹痛屬虛寒兼瘀者，是產後的常用方劑。

【方歌】

　　生化湯宜產後嘗，歸芎桃草加炮薑，

　　惡露不行少腹痛，溫經活血最見長。

失笑散 《太平惠民和劑局方》

【組成】　五靈脂酒研，淘去沙土　蒲黃炒香　各二錢(各6g)

【用法】　先用釅醋調二錢，熬成膏，入水一盞，煎七分，食前熱服。(現代用法：共為細末，
每服6g，用黃酒或醋沖服，亦可每日取8－12g，用紗布包煎，作湯劑服。)

【功用】　活血祛瘀，散結止痛。

【主治】　瘀血停滯證。心腹刺痛，或產後惡露不行，或月經不調，少腹急痛等。

【病機】　瘀血內停，脈道阻滯。瘀血內停，脈絡阻滯，血行不暢，不通則痛，故見心腹刺
痛，或少腹急痛；瘀阻胞宮，則月經不調，或產後惡露不行。(見圖12.13)

【方解】　治宜活血祛瘀止痛。方中**五靈脂**苦鹹甘溫，入肝經血分，功擅通利血脈，散瘀止
痛；**蒲黃**甘平，行血消瘀，炒用並能止血，二者相須為用，為化瘀散結止痛的常用

組合。調以米醋，或用**黃酒**沖服，乃取其活血脈、行藥力、化瘀血，以加強五靈脂、蒲黃活血止痛之功，且制五靈脂氣味之腥躁。

本方化瘀止痛效果理想，後世對此方運用亦有發展。如李時珍曰：“失笑散，不獨治婦人心痛腹痛，凡男女老幼，一切心腹、脅肋、少腹痛、疝氣並治。胎前產後，血氣作痛，及血崩經溢，百藥不效者，俱能奏功，屢用屢驗，真近世神方也。”

前人運用本方，患者每於不覺中諸症悉除，直可以一笑而置之矣，甚或不禁欣然而笑，故名“失笑”。（*見圖12.14*）

失笑散病機表解

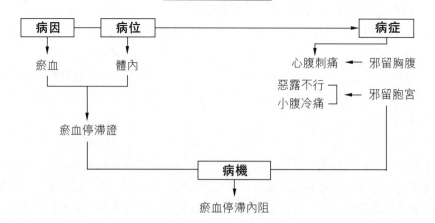

（圖12.13）

失笑散方義表解

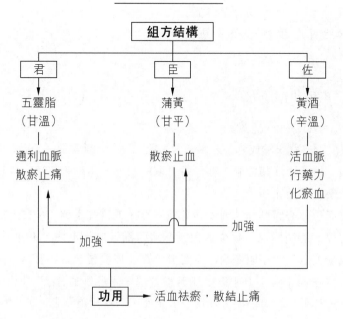

（圖12.14）

配伍特點： 二藥合用，藥簡力專，共奏祛瘀止痛，推陳致新之功，使瘀血得去，脈道通暢，則諸症自解。

【運用】

辨證要點： 本方是治療瘀血所致多種疼痛的基礎方、常用方，尤以肝經血瘀者為宜。臨床以心腹刺痛，或婦人月經不調，少腹急痛等為辨證要點。

臨證加減： 若瘀血甚者，可酌加當歸、赤芍、川芎、桃仁、紅花、丹參等以加強活血祛瘀之力；若兼見血虛者，可合四物湯同用，以增強養血調經之功；若疼痛較劇者，可加乳香、沒藥、元胡等以化瘀止痛；兼氣滯者，可加香附、川楝子，或配合金鈴子散以行氣止痛；兼寒者，加炮薑、艾葉、小茴香等以溫經散寒。

中方西用： 本方常用於痛經、冠心病、心絞痛、高血脂症、宮外孕、慢性胃炎等屬瘀血停滯者。

注意事項： 孕婦禁用，脾胃虛弱及婦女月經期慎用。

【附方】

1. **活絡效靈丹**《醫學衷中參西錄》

　　組成： 當歸　丹參　生乳香　生沒藥　各五錢(各15g)

　　用法： 上藥四味作湯服。若為散，一劑分作四次服，溫酒送下。

　　功用： 活血祛瘀，通絡止痛。

　　主治： 氣血凝滯證。心腹疼痛，腿痛臂痛，跌打瘀腫，內外瘡瘍以及癥瘕積聚等。

2. **丹參飲**《時【方歌】括》

　　組成： 丹參一兩(30g)　檀香　砂仁　各一錢半(各4.5g)

　　用法： 以水一杯，煎七分服。

　　功用： 活血祛瘀，行氣止痛。

　　主治： 血瘀氣滯，心胃諸痛。

【方歌】

　　失笑靈脂共蒲黃，等分作散醋煎嘗，

　　血瘀少腹時作痛，祛瘀止痛效非常。

桂枝茯苓丸《金匱要略》

【組成】　桂枝　茯苓　丹皮去心　桃仁去皮尖,熬　芍藥　各等分(9g)

【用法】　上五味，末之，煉蜜和丸，如兔屎大，每日食前服一丸(3g)，不知，加至三丸。(現代用法：共為末，煉蜜和丸，每日服3－5g；或作湯劑，水煎服，用量按原方比例酌定。)

【功用】　活血化瘀，緩消癥塊。

【主治】　瘀阻胞宮證。婦人素有癥塊，妊娠漏下不止，或胎動不安，血色紫黑晦暗，腹痛拒按，或經閉腹痛，或產後惡露不盡而腹痛拒按者，舌質紫黯或有瘀點，脈沉澀。

【病機】　原治婦人素有癥塊，致妊娠胎動不安或漏下不止之證。證由瘀阻胞宮所致。瘀血癥塊，停留於胞宮，衝任失調，胎元不固，則胎動不安；瘀阻胞宮，阻遏經脈，以致血溢脈外，故見漏下不止，血色紫黑晦暗；瘀血內阻胞宮，血行不暢，不通則痛，故腹痛拒按等。*(見圖12.15)*

桂枝茯苓丸病機表解

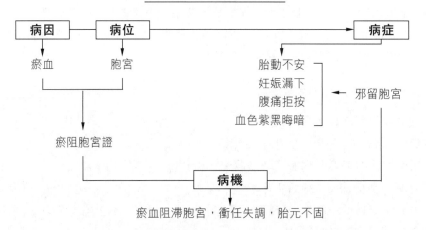

(圖12.15)

【方解】　由於本證瘀濕交阻成癥，病程較長，多屬虛實夾雜，尤其尚有身妊，不可猛攻，否則耗傷正氣及損傷胎元，故治宜活血化瘀，緩消癥塊。方中**桂枝**辛甘而溫，溫通血脈，以行瘀滯，利小便，為君藥。**桃仁**味苦甘平，活血祛瘀，助君藥以化瘀消癥，**茯苓**甘淡平，滲濕祛痰，以助消瘀之功，健脾益胃，扶助正氣，以利胎元，二藥合用，活血祛瘀，利水滲濕，分別從瘀血與痰濕方面助君藥消癥，共為臣。**丹皮、赤芍**味苦而微寒，既可活血以散瘀，又能涼血養血，以清退瘀久所化之熱，芍藥並能緩急止痛；均為佐藥。丸以**白蜜**，甘緩而潤，以緩諸藥破泄之力，是以為使。諸藥合用，共奏活血化痰，緩消瘦塊之功，使瘀化癥消，諸症皆癒。

以桂枝茯苓丸為名，意指本方所治之癥，乃瘀血與痰濕為患，丸者為緩治之，兼顧其本，不傷胎元。

《婦人大全良方》以本方更名為奪命丸，用治婦人小產，子死腹中而見"胎上搶心，悶絕致死，冷汗自出，氣促喘滿者。"《濟陰綱目》將本方改為湯劑，易名為催生湯，用於婦人臨產見腹痛、腰痛而胞漿已下時，有催生之功。*(見圖12.16)*

配伍特點：　一為活血藥與祛濕藥同用，但以活血為主；二為活血中寓養血益氣之功消補並行，寓補於消；三為寒熱並用，無耗傷陰血之弊；四為用量極輕，以蜜為丸漸消緩收；五為通因通用，使瘀塊得消，血行常道，則出血得止。

桂枝茯苓丸方義表解

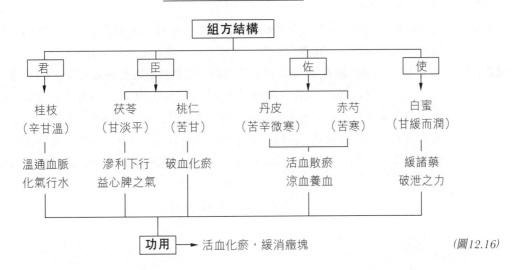

(圖12.16)

【運用】

辨證要點： 本方為治療瘀血留滯胞宮，妊娠胎動不安，漏下不止的常用方。臨床應用以少腹有癥塊，血色紫黑晦暗，腹痛拒按為辨證要點。

臨證加減： 婦女經行不暢、閉經、痛經，以及產後惡露不盡等屬瘀阻胞宮者，亦可以本方加減治之。若瘀血阻滯較甚，可加丹參、川芎等以活血祛瘀；若疼痛劇烈者，宜加玄胡、沒藥、乳香等以活血止痛；出血多者，可加茜草、蒲黃等以活血止血；氣滯者加香附、陳皮等以理氣行滯。

中方西用： 本方常用於子宮肌瘤、子宮內膜異位症、卵巢囊腫、附件炎，慢性盆腔炎等屬瘀血留滯者。

注意事項： 對婦女妊娠而有瘀血；包塊者，只能漸消緩散，不可峻猛攻破。原方對其用量、用法規定甚嚴，臨床使用切當注意。

【方歌】

金匱桂枝茯苓丸，芍藥桃仁同牡丹，

等分為末蜜丸服，活血化瘀癥塊散。

大黃䗪蟲丸 《金匱要略》

【組成】　大黃蒸十分(100g)　黃芩二兩(60g)　甘草三兩(90g)　桃仁一升(60g)　杏仁一升(60g)　芍藥四兩(120g)
乾地黃十兩(300g)　乾漆一兩(30g)　虻蟲一升(60g)　水蛭百枚(60g)　蠐螬一升(60g)　䗪蟲半升(30g)

【用法】　上十二味，末之，煉蜜為丸如小豆大，酒飲服五丸，日三服。（現代用法：將蠐螬另串；桃仁、杏仁另研成泥。其餘九味共研為細粉，過羅，與桃仁等同混合均勻，共

371

為細粉。煉蜜為丸，每粒 3g，蠟皮封固。每服一丸，溫開水或酒送服。）

【功用】 活血消癥，祛瘀生新。

【主治】 五勞虛極，內有乾血證。形體羸瘦，腹滿不能飲食，肌膚甲錯，兩目黯黑，舌紫或有瘀點，脈沉澀。亦治婦女經閉，腹中有塊，或脅下癥瘕刺痛。

【病機】 本方原治"五勞虛極羸瘦"。乃由五勞虛極，經絡營衛氣傷，血脈凝澀，日久結成"乾血"(久瘀)所致。乾血內阻，影響新血的生成；瘀鬱化熱，亦能灼傷陰血。陰血內傷，時久肌膚失養而成甲錯如鱗，陰血不能上榮於目，以致兩目黯黑。陰血不能滋養四肢百骸，故形體為之消瘦。肝主疏泄而藏血調血，瘀血內積，血不養肝，肝失疏泄之常，不能疏土，故腹滿而不能食。舌紫或有瘀點，脈沉澀是瘀血之佐證。*(見圖12.17)*

<h3 style="text-align:center">大黃蟅蟲丸病機表解</h3>

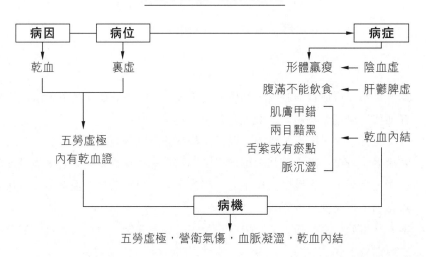

五勞虛極，營衛氣傷，血脈凝澀，乾血內結　　　*(圖12.17)*

【方解】 本方治證乃虛實夾雜之證，瘀雖由虛而起，但瘀積已甚，瘀血不去，則新血不生，正氣無由恢復，故本方以祛瘀為主，輔以扶正之品，使瘀去新生，則病自痊癒。亦即《金匱要略》所謂"緩中補虛"。因五勞虛極，不宜猛攻，故用丸劑，以漸消緩散為妥。方中**大黃**"主下瘀血"而"破癥瘕積聚……推陳致新"(《神農本草經》卷三)，**蟅蟲**善"破堅癥，磨血積"(《珍珠囊 · 補遺藥性賦》)，力專而緩，合大黃以攻下瘀血，共為君藥。**桃仁、水蛭、虻蟲、蠐螬、乾漆**活血通絡，破血逐瘀，假蟲以動其瘀，通以去其閉，與君藥合用，則祛瘀血，通血閉之功尤彰，為臣藥。**黃芩**清解瘀熱，**杏仁**宣利肺氣，加之大黃開瘀血下行之路，亦可助消瘀化積。重用**生地黃**、合杏仁、桃仁滋陰血，潤燥結，既使血得濡以成就諸活血之品的逐瘀之功，更藉其滋補之效以兼顧已虛之軀，四藥共為佐藥。**甘草**和中補虛，調和諸藥，以緩和諸破血藥過於峻猛傷正，是為佐使。**酒服**以行藥勢。諸藥合用，祛瘀血，清瘀熱，滋陰血，潤燥結。

大黃蟅蟲丸方義表解

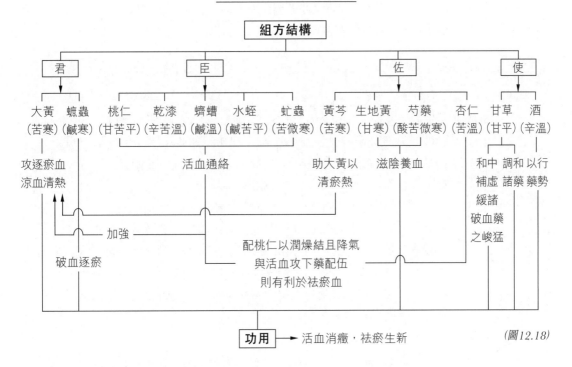

組方結構

| 君 | 臣 | 佐 | 使 |

大黃　蟅蟲　桃仁　乾漆　蠐螬　水蛭　虻蟲　黃芩　生地黃　芍藥　杏仁　甘草　酒
(苦寒)(鹹寒)(甘苦平)(辛苦溫)(鹹溫)(鹹苦平)(苦微寒)(苦寒)(甘寒)(酸苦微寒)(苦溫)(甘平)(辛溫)

攻逐瘀血　　　活血通絡　　　助大黃以　滋陰養血　　和中　調和　以行
涼血清熱　　　　　　　　　清瘀熱　　　　　　　　補虛　諸藥　藥勢
　　　　　　　　　　　　　　　　　　　　　　　　　緩諸
　　加強　　　　　　　　　　　　　　　　　　　　破血藥
破血逐瘀　　　　　　　　　　　　　　　　　　　之峻猛
　　　　　　　　　配桃仁以潤燥結且降氣
　　　　　　　　　與活血攻下藥配伍
　　　　　　　　　則有利於祛瘀血

功用 → 活血消癥，祛瘀生新

(圖12.18)

本方異名婦科大黃蟅蟲丸（《飼鶴亭集方》）。*(見圖12.18)*

配伍特點： 一為寓補血於祛瘀之中，則養血而不留瘀，祛瘀而不傷正；二為藥物取其猛，劑
型用其丸，劑量服其微，則猛而不峻，漸消緩散。方聚眾多破血攻瘀藥物，尤其
是蟲類蠕動之品，棄湯用丸，小量長服，為峻藥緩圖的典範。

【運用】

辨證要點： 本方專治虛勞而有瘀血乾結之證。臨床以形體消瘦，肌膚甲錯，兩目黯黑，舌質
紫暗，脈沉澀為辨證要點。

臨證加減： 本方多用丸劑，臨證運用，為兼顧病情，可配合湯劑。如兼見食少，便溏，乏力
等脾虛證，可選用香砂六君子湯以健脾除濕；兼見面色萎黃，食少，神疲，頭
暈，心悸等氣血兩虛證，宜用歸脾湯、八珍湯、十全大補湯之類並服本方。婦女
之子宮肌瘤伴見小腹冷痛，手足煩熱，經血挾塊者，宜輔以溫經湯、少腹逐瘀湯
之類溫經逐瘀。治脅下痞塊伴見胸脅脹痛，食少神疲者，宜配合逍遙丸以調和肝
脾。用於肝硬化，若有腹水，可兼服己椒藶黃丸合五皮飲。

中方西用： 本方常用於良性腫瘤、婦女瘀血經閉、腹部手術後之黏連性疼痛、肝脾腫大、脂
肪肝、慢性活動性肝炎、肝硬化、子宮肌瘤、結核性腹膜炎、食管靜脈曲張等而
見本方證者。治療上述諸疾，久服方可取效。

注意事項： 1. 方中破血祛瘀之品較多，補虛扶正則不足，雖有"去病即所以補虛"之意，但

在乾血去後，還應施以補益之劑以收全功。2. 有關用量，取其量小，攻瘀而不傷正。小豆大五丸，約今1g重，叫若屬瘀血而熱盛者，每次可用到3－6g。若屬婦女子宮肌瘤，在出血時，暫停使用。3. 孕婦忌服。

【附方】

鱉甲煎丸《金匱要略》

組成： 鱉甲十二分(90g)，炙　烏扇燒　黃芩　鼠婦熬　乾薑　大黃　桂枝　石韋去毛　厚樸　紫葳　阿膠　各三分(各22.5g)　柴胡　蜣蜋熬　各六分(各45g)　芍藥　牡丹去心　蟅蟲熬　各五分(各37g)　蜂窠炙，四分(30g)　赤硝十二分(90g)　桃仁　瞿麥　各二分(15g)　人參　半夏　葶藶　各一分(各7.5g)

用法： 上二十三味，取煆灶下灰一斗，清酒一斛五斗，浸灰，候酒盡一半，著鱉甲於中，煮令泛爛如膠漆，絞取汁，內諸藥，煎為丸，如梧桐子大。空心服七丸，日三服。(現代用法：除硝石、鱉甲膠、阿膠外，二十味烘乾碎斷，加黃酒600g拌勻，加蓋封閉，隔水燉至酒盡藥熟，乾燥，與硝石等三味混合粉碎成細粉，煉蜜為丸，每丸重3g每次服一至二丸日二至三次，溫開水送下。)

功用： 行氣活血，祛濕化痰，軟堅消癥。

主治： 瘧母、癥瘕。瘧疾日久不愈，脅下痞(或硬)成塊，結成瘧母；以及癥瘕結於脅下，推之不移，腹中疼痛，肌肉消瘦，飲食減少，時有寒熱，女子月經閉止等。

【類方比較】

　　大黃蟅蟲丸和鱉甲煎丸都有活血化瘀作用，但前方重在祛瘀血，清瘀熱兼有滋陰血、潤燥結之功，主治五勞虛極，瘀血內留之乾血勞。後方重在活血行氣，軟堅消癥，兼有祛濕化痰功效，主治瘧疾日久不愈形成之瘧母，以及寒熱痰濕之邪與氣血相搏形成的癥瘕。

　　大黃蟅蟲丸與桃核承氣湯、抵當湯皆以活血藥與瀉下之大黃配伍，體現了攻下逐瘀之法，用治瘀血證。然從瘀血而論，大黃蟅蟲丸證之內有乾血，與桃核承湯及抵當湯之蓄血證不同。蓄血是實證，屬卒病，因瘀熱互結而成，證候以少腹急結或硬滿，大便硬而色黑易解，入暮發熱，譫語、發狂為特點，治當破血逐瘀，兼以清熱，用桃仁等破血逐瘀藥合大黃煎湯以蕩滌之。而大黃蟅蟲丸證之乾血，屬實中夾虛，且因虛所致，屬久病，證候以形體消瘦，肌膚甲錯，兩目黯黑為特點，治雖亦祛瘀為主，但寓補於消，故祛瘀之中佐用地黃、芍藥養血扶正，並用丸而不作湯，以緩消瘀血，即"緩中補虛"之意。

【方歌】

　　大黃蟅蟲芩芍桃，地黃杏草漆蠐螬，

　　虻蟲水蛭和丸服，祛瘀生新功甚超。

第二節　止血

　　止血劑，適用於血溢脈外，離經妄行而出現的吐血、衄血、咳血、便血、尿血、崩漏等各種出血證。但出血證頗為複雜，病因有寒熱虛實之分，部位有上下內外之別，病勢有輕重緩急之異，所以止血劑的配伍組方，應隨具體證情而異。一般來說，如因血熱妄行者，治宜涼血止血，用藥如小薊、側柏葉、白茅根、槐花等為主，配以清熱瀉火藥組成方劑；因於陽虛不能攝血者，治宜溫陽止血，用藥如灶心黃土、炮薑、艾葉、棕櫚炭等為主，配以溫陽益氣藥組合成方劑；若因於衝任虛損者，治宜養血止血，用藥如阿膠等為主，配以補益衝任之品組成方劑。上部出血可酌配少量引血下行藥，如牛膝、代赭石、龍骨之類以降逆；下部出血則輔以少量升提藥，如焦芥穗、黑升麻、防風、黃耆之類兼以升舉。若突然大出血者，剛採用急則治標之法，着重止血；如氣隨血脫，則又急需大補元氣，以挽救氣脫危證為先；慢性出血，應着重治本，或標本兼顧。至於出血兼有瘀滯者，止血又應適當配以活血祛瘀之品，以防血止留瘀；同時，止血應治本，切勿一味止血，在止血的基礎上，根據出血的病因加以治療。唐容川《血證論》提出止血、消瘀、寧血、補血，為出血病證的治療提供了原則與方法，可資借鑒。代表方如十灰散、咳血方、槐花散、小薊飲子、黃土湯等。

十灰散 《十藥神書》

【組成】　大薊　小薊　荷葉　側柏葉　茅根　茜根　山梔　大黃　牡丹皮　棕櫚皮　各等分(各9g)

【用法】　上藥各燒灰存性，研極細末，用紙包，碗蓋於地上一夕，出火毒，用時先將白藕搗汁或蘿蔔汁磨京墨半碗，調服五錢，食後服下。(現代用法：各藥燒炭存性，為末，藕汁或蘿蔔汁磨京墨適量，調服9－15g；亦可作湯劑，水煎服，用量按原方比例酌定。)

【功用】　涼血止血。

【主治】　血熱妄行證。嘔血、吐血、咯血、嗽血、衄血，血色鮮紅，來勢急暴，舌紅，脈數。

【病機】　火熱熾盛，氣火上沖，損傷血絡，離經妄行。故此證見血色鮮紅，舌紅、脈數。就臟腑而言，當責之於肝。肝主藏血疏泄有節，運行有度，若肝火熾盛，火性上炎，火盛氣逆，氣逆則血升，損傷血絡，迫血妄行，離經處溢，木火刑金，肝胃不和，則多發為上部出血諸證。(見圖12.19)

【方解】　治宜涼血止血。方中**大薊、小薊**性味甘涼，長於涼血止血，且能祛瘀，是為君藥。**荷葉、側柏葉、白茅根、茜根**皆能涼血止血；**棕櫚皮**收澀止血，與君藥相配，既能增強澄本清源之力，又有塞流止血之功，皆為臣藥。血之所以上溢，是由於氣盛火旺，故用**梔子、大黃**清熱瀉火，挫其鴟張之勢，可使邪熱從大小便而去，使氣火降而助血止，是為佐藥；重用涼降澀止之品，恐致留瘀，故以**丹皮**配大黃涼血祛瘀，使止血而不留瘀，亦為佐藥。用法中用**藕汁**和**蘿蔔汁**磨京墨調服，藕汁能清熱

十灰散病機表解

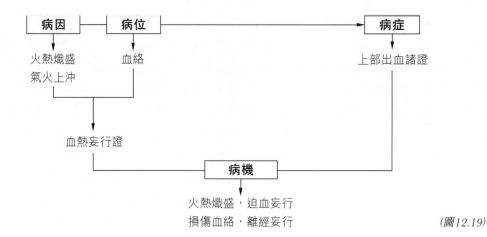

(圖12.19)

涼血散瘀、蘿蔔汁降氣清熱以助止血、京墨有收澀止血之功,皆屬佐藥之用。諸藥炒炭存性,亦可加強收斂止血之力。全方集涼血、止血、清降、祛瘀諸法於一方,但以涼血止血為主,使血熱清,氣火降,則出血自止。

本方用炭藥的意義:一者用炭藥止血,取血見黑則止,黑為水之色,紅為火之色,用水以制火,以助止血;二者炭藥有吸着、收斂的作用,也能止血。

關於方中諸藥燒炭存性:各藥的功效不同,如藥物燒之成死灰,則僅成吸附、收斂之物,而全無其性味、功效。惟有掌握一定的火候,使其即有各藥原有的性味、功效,又增強其收斂、吸附止血之功。

方中十味藥物均燒"灰"存性,研成極細末,為散備用,故名"十灰散"。(*見圖12.20*)

配伍特點: 方中寓清降、化瘀、收斂作用,但以涼血止血為主,標本兼顧,相輔相成,相得益彰。

【運用】

辨證要點: 本方為主治血熱妄行所致的各種上部出血證的常用方。臨床應用以血色鮮紅,舌紅苔黃,脈數為辨證要點。

臨證加減: 若氣火上逆,血熱較盛者,可用本方改作湯劑使用,此時可加重大黃、梔子的用量,作為君藥,並可配入牛膝、代赭石等鎮降之品,以引血下行。

中方西用: 本方常用於上消化道出血、支氣管擴張及肺結核咯血等屬血熱妄行者。

注意事項: 本方為急則治標之劑,血止之後,還當審因圖本,方能鞏固療效。對虛寒性出血則不宜使用。本方為散劑,既可內服,也能外用,但應預先製備,使火氣消退,方可使用。方中藥物皆燒炭,但應注意"存性",否則藥效不確。

十灰散方義表解

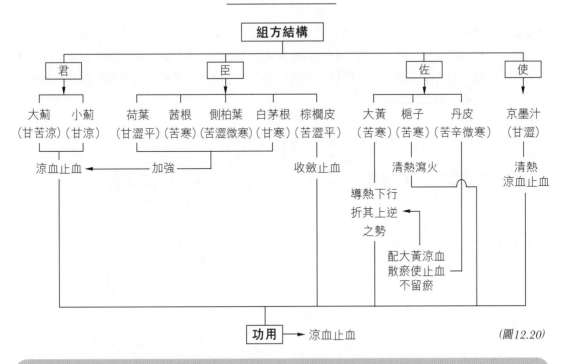

(圖12.20)

【附方】

四生丸《婦人大全良方》

  組成：生荷葉　生艾葉　生柏葉　生地黃　各等分

  用法：共研，丸如雞子大，每服一丸。亦可作湯劑水煎服，用量按原方比例酌定。

  功用：涼血止血。

  主治：血熱妄行所致之吐血、衄血、血色鮮紅，口乾咽燥，舌紅或絳，脈弦數。

【方歌】

　十灰散用十般灰，柏茜茅荷丹櫚隨，

　二薊梔黃皆炒黑，涼降止血此方推。

咳血方《丹溪心法》

【組成】　青黛水飛(6g)　瓜蔞仁去油(9g)　海粉(9g)　山梔子炒黑(9g)　訶子(6g) (原書未著劑量)

【用法】　上為末，以蜜同薑汁為丸，嚼化。(現代用法：共研末為丸，每服9g亦可作湯劑，水煎服，用量按原方比例酌定。)

【功用】　清肝寧肺，涼血止血。

【主治】　肝火犯肺之咳血證。咳嗽痰稠帶血，咯吐不爽，心煩易怒，胸脇作痛，咽乾口苦，
　　　　　顴赤便秘，舌紅苔黃，脈弦數。

【病機】　肝火犯肺，灼傷肺絡。肺為清虛之臟，木火刑金，肺津受灼為痰，清肅之令失司，
　　　　　則咳嗽痰稠、咯吐不爽；肝火灼肺，損傷肺絡，血滲上溢，故見痰中帶血；肝火內
　　　　　熾，故心煩易怒、胸脇作痛、咽乾口苦、顴赤便秘；舌紅苔黃，脈弦數為火熱熾盛
　　　　　之徵。(見圖12.21)

咳血方病機表解

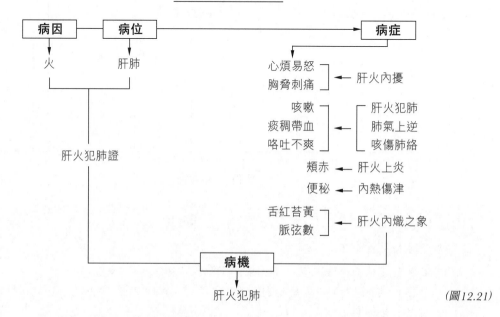

(圖12.21)

【方解】　是證病位雖在肺，但病本則在肝。按治病求本的原則，治當清肝瀉火，使火清氣
　　　　　降，肺金自寧。方中**青黛**鹹寒，入肝、肺二經，清肝瀉火，涼血止血；**山梔子**苦
　　　　　寒，入心、肝、肺經，清熱涼血，瀉火除煩，炒黑可入血分而止血，兩藥合用，澄
　　　　　本清源，共為君藥。火熱灼津成痰，痰不清則咳不止，咳不止則血難寧，故用**瓜蔞
　　　　　仁**甘寒入肺、清熱化痰、潤肺止咳；**海粉**(現多用海浮石)清肺降火，軟堅化痰，共
　　　　　為臣藥。**訶子**苦澀性平入肺與大腸經，清降斂肺，化痰止咳，用以為佐。諸藥合
　　　　　用，共奏清肝寧肺之功，使木不刑金，肺復宣降，痰化咳平，其血自止。(見圖12.22)

配伍特點：　本方寓止血於清熱瀉火之中，使火熱得清，不致灼傷肺絡，雖不專用止血藥，火
　　　　　　熱得清則血不妄行，咳血自止，為圖本之法。

【運用】

辨證要點：　本方為治療肝火犯肺之咳血證的常用方。臨床以咳痰帶血，胸脇作痛，舌紅苔
　　　　　　黃，脈弦數為辨證要點。

咳血方方義表解

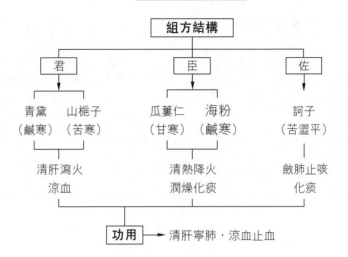

組方結構

君	臣	佐

青黛 　山梔子
（鹹寒） （苦寒）

瓜蔞仁 　海粉
（甘寒） （鹹寒）

訶子
（苦澀平）

清肝瀉火
涼血

清熱降火
潤燥化痰

斂肺止咳
化痰

功用 → 清肝寧肺，涼血止血

(圖12.22)

臨證加減： 火熱傷陰者，可酌加沙參、麥冬等以清肺養陰；若咳甚痰多者，可加川貝、天竺黃、枇杷葉等以清肺化痰止咳。本方去訶子、海浮石，加青蒿、丹皮，治療鼻衄亦效。

中方西用： 本方常用於支氣管擴張、肺結核等咳血屬肝火犯肺者。

注意事項： 因本方屬寒涼降泄之劑，故肺腎陰虛及脾虛便溏者，不宜使用。

【方歌】

　　咳血方中訶子收，海石梔子共瓜蔞，

　　青黛瀉肝又涼血，咳嗽瘀血服之瘳。

小薊飲子 《濟生方》，錄自《玉機微義》

【組成】 生地黃　小薊　滑石　木通　蒲黃　藕節　淡竹葉　當歸　山梔仁　甘草　各等分(各9g)

【用法】 上㕮咀，每服半兩(15g)，水煎，空心服。(現代用法：作湯劑，水煎服，用量據病證酌情增減。)

【功用】 涼血止血，利水通淋。

【主治】 熱結下焦之血淋、尿血。尿中帶血，小便頻數，赤澀熱痛，舌紅，脈數。

【病機】 下焦瘀熱，損傷膀胱血絡，氣化失司。熱聚膀胱，損傷血絡，血隨尿出，故尿中帶血，其痛者為血淋，若不痛者為尿血；由於瘀熱蘊結下焦，膀胱氣化失司，故見小便頻數、赤澀熱痛；舌紅脈數，亦為熱結之徵。*(見圖12.23)*

【方解】 治宜涼血止血，利水通淋。方中**小薊**甘涼入血分，功擅清熱涼血止血，尤長於尿血、血淋之症，又有良好的利尿通淋作用，是為君藥。**生地黃**甘苦性寒，涼血止

小薊飲子病機表解

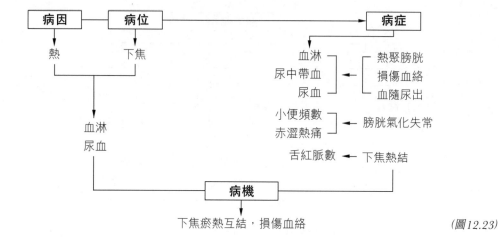

(圖12.23)

血，養陰清熱；**蒲黃、藕節**助君藥涼血止血，並能消瘀，共為臣藥。君臣相配，使血止而不留瘀。熱在下焦，宜因勢利導，故以**滑石、竹葉、木通**清熱利水通淋；**梔子**清泄三焦之火，導熱從下而出；**當歸**養血和血，引血歸經，尚有防諸藥寒涼滯血之功，合而為佐。使以**甘草**緩急止痛，和中調藥。諸藥合用，共成涼血止血為主，利水通淋為輔之方。

本方是由導赤散加小薊、藕節、蒲黃、滑石、梔子、當歸而成，由清心養陰，利水通淋之方變為涼血止血，利水通淋之劑。

本方異名為小薊湯、小薊飲（《醫學正傳》、《明醫指掌》（*見圖12.24*）

配伍特點： 以涼血止血為主，瀉火利水通淋為輔。於涼血止血之中寓以化瘀，使血止而不留瘀；清利之中寓以養陰，利水而不傷正。是治療下焦瘀熱所致血淋、尿血的有效方劑。

【運用】

辨證要點： 本方為治療血淋、尿血屬實熱證的常用方。臨床以尿中帶血，小便赤澀熱痛，舌紅，脈數為辨證要點。

臨證加減： 方中甘草應以生甘草或甘草梢為宜，以增強清熱瀉火之力；若尿道刺痛者，可加琥珀末1.5g、海金沙等吞服，以通淋化瘀止痛；若瘀熱盛，小便赤澀疼痛甚者，可選加石韋、蒲公英、黃柏之屬以清熱利濕若血淋、尿血日久氣陰兩傷者，可減木通、滑石等寒滑滲利之品，酌加入太子參、黃耆、阿膠等以補氣養陰，標本兼顧。

中方西用： 本方常用於急性泌尿系感染、泌尿系結石、腎結核等屬下焦瘀熱蓄聚膀胱者。

注意事項： 本方藥物性多寒涼通利，只宜於實熱證，且不宜久服，血淋日久正虛或陰虛火動或氣虛不攝者，非本方所宜；孕婦慎用或忌用。

小薊飲子方義表解

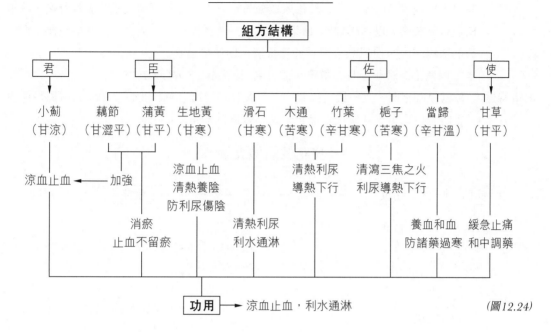

組方結構

君　　　臣　　　　　　　　　佐　　　　　　　　使

小薊　　藕節　　蒲黃　生地黃　　滑石　木通　竹葉　　栀子　　當歸　　甘草
(甘涼)　(甘澀平)(甘平)(甘寒)　　(甘寒)(苦寒)(辛甘寒)　(苦寒)　(辛甘溫)　(甘平)

涼血止血 ← 加強　　　涼血止血　　　　清熱利尿　　清瀉三焦之火
　　　　　　　　　　清熱養陰　　　　導熱下行　　利尿導熱下行
　　　　　　　　　　防利尿傷陰

　　　　　　消瘀　　　　　清熱利尿　　　　　　　　養血和血　緩急止痛
　　　　　止血不留瘀　　　利水通淋　　　　　　　　防諸藥過寒　和中調藥

功用 → 涼血止血，利水通淋　　　　　　　　　　　　　　　　　(圖12.24)

【方歌】

　　小薊飲子藕蒲黃，木通滑石生地裏，

　　歸草黑栀淡竹葉，血淋熱結服之康。

槐花散 《普濟本事方》

【組成】　　槐花炒(12g)　側柏葉杵，焙(12g)　荊芥穗(6g)　枳殼麩炒(6g)　各等分　(原書未著劑量)

【用法】　　上為細末，用清米飲調下二錢，空心食前服。(現代用法：為細末，每服6g，開水或
　　　　　　米湯調下；亦可作湯劑，水煎服，用量按原方比例酌定。)

【功用】　　清腸止血，疏風行氣。

【主治】　　風熱濕毒，壅遏腸道，損傷血絡證。便前出血，或便後出血，或糞中帶血，以及痔
　　　　　　瘡出血，血色鮮紅或晦暗，舌紅苔黃脈數。

【病機】　　因風熱或濕熱邪毒，壅遏腸道血分，損傷脈絡，血滲外溢。"腸風者，下血新鮮，直
　　　　　　出四射，皆由便前而來……臟毒者，下血瘀晦，無論便前便後皆然"(《成方便讀》)。
　　　　　　風熱為邪，壅遏腸道，損傷血絡，血逼腸中而疾出，故先血後便，血色鮮紅，來勢
　　　　　　急迫；若濕熱蘊結，傷及腸道血絡，因濕為陰邪穢濁，易阻滯氣機，腸道氣血瘀
　　　　　　滯，則多便後血或糞中帶血，血色晦暗。(見圖12.25)

【方解】　　治宜清腸涼血止血為主，兼以疏風行氣。方中**槐花**苦微寒，善清大腸濕熱，涼血止

血,為君藥。**側柏葉**味苦微寒,清熱止血,可增強君藥涼血止血之力,為臣藥。**荊芥穗**辛散疏風,微溫不燥,炒用入血分而止血;蓋大腸氣機被風熱濕毒所遏,故用**枳殼**行氣寬腸,以達"氣調則血調"之目的,共為佐藥。諸藥合用,既能涼血止血,又能清腸疏風,使風熱、濕熱邪毒得清,則便血自止。

本方以槐花為君藥,且為散劑,故方名"槐花散"。(*見圖12.26*)

配伍特點: 是以涼血止血、收斂與清疏收、行氣藥合用,寓行氣於止血之中,寄疏風於清腸之內,相反相成既使便血能止,又不致濕熱滯留腸間。

槐花散病機表解

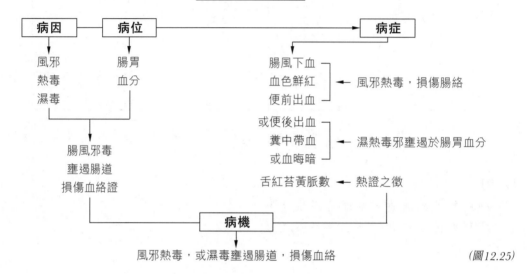

(*圖12.25*)

槐花散方義表解

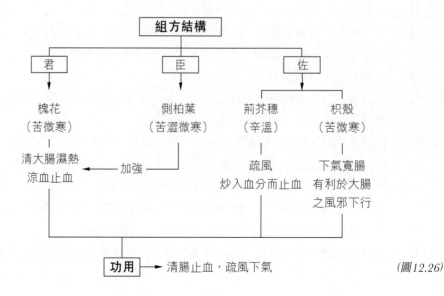

(*圖12.26*)

【運用】

辨證要點：　本方是治療腸風、臟毒便血的常用方。臨床以便血，血色鮮紅，舌紅，脈數為辨
　　　　　　證要點。

臨證加減：　若便血較多，荊芥可改用荊芥炭，並加入黃芩炭、地榆炭、棕櫚炭等，以加強止
　　　　　　血之功；若大腸熱甚，可加入黃連、黃柏等以清腸泄熱；若臟毒下血紫暗，可加
　　　　　　入蒼朮、茯苓等以祛濕毒；便血日久血虛、氣虛者，可加入熟地、當歸和人參、
　　　　　　黃耆等以養血和血補氣升舉。

中方西用：　本方常用於治療痔瘡、結腸炎或其他大便下血屬風熱或濕熱邪毒，壅遏腸道，損
　　　　　　傷脈絡者。腸癌便血亦可參照應用。

注意事項：　本方藥性寒涼，只可暫用，不宜久服。便血日久屬氣虛或陰虛者，以及脾胃素虛
　　　　　　者均不宜使用。

【方歌】

　　槐花散治腸風血，芥穗枳殼側柏葉，
　　等分為末米湯下，涼血疏風又清熱。

黃土湯《金匱要略》

【組成】　甘草　乾地黃　白朮　附子炮　阿膠　黃芩 各三兩(各9g)　灶心黃土半斤(24g)

【用法】　上七味，以水八升，煮取三升，分溫二服。(現代用法：先將灶心土水煎過濾取湯，
　　　　　再煎餘藥。阿膠烊化沖服。)

【功用】　溫陽健脾，養血止血。

【主治】　脾陽不足，脾不統血證。大便下血，先便後血，以及吐血、衄血、婦人崩漏，血色
　　　　　暗淡，四肢不溫，面色萎黃，舌淡苔白，脈沉細無力。

【病機】　脾陽不足，統攝無權。脾主統血，脾陽不足失去統攝之權，則血從上溢而為吐血、
　　　　　衄血；血從下走則為便血、崩漏。血色暗淡、四肢不溫、面色萎黃、舌淡苔白、脈
　　　　　沉細無力等皆為中焦虛寒，陰血不足之象。

　　　　　該證可進一步演變，形成第二病機：脾土一虛，統攝無權，失血即久，肝木失養，肝
　　　　　不藏血而生熱，疏泄失常，又加重其出血，出現本虛標實之出血之象。*(見圖12.27)*

【方解】　本證病標便血，病本虛寒，故應以標本兼顧為治療原則，治宜溫陽止血為主，兼以
　　　　　健脾養血。方中**灶心黃土**(即伏龍肝)，辛溫而澀，溫中止血，用以為君。**白朮、附
　　　　　子**溫陽健脾，助君藥以復脾土統血之權，共為臣藥。然朮、附辛溫，易耗血動血，
　　　　　且出血者，陰血每亦虧耗，故以生地、阿膠滋陰養血止血；與苦寒之**黃芩**合用，又
　　　　　能制白朮、附子過於溫燥之性；而**生地、阿膠**得朮、附則滋而不膩，避免了呆滯礙
　　　　　脾之弊，均為佐藥。肝不藏血也是其中的次要原因，本證脾土一虛，統攝無權，失
　　　　　血即久，肝木失養，肝不藏血而生熱，疏泄失常，又加重其出血，故用芩、地以清

肝熱涼血止血。**甘草**調藥和中為使。*(見圖12.28)*

配伍特點： 一為寒熱並用，剛柔相濟，以剛藥溫陽而寓健脾；以柔藥補血寓止血清肝，溫陽
而不傷陰，滋陰而不礙陽。二為溫中健脾與養血止血藥同施，標本兼顧，溫陽健

黃土湯病機表解

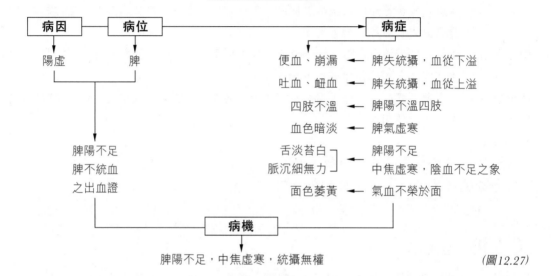

(圖12.27)

黃土湯方義表解

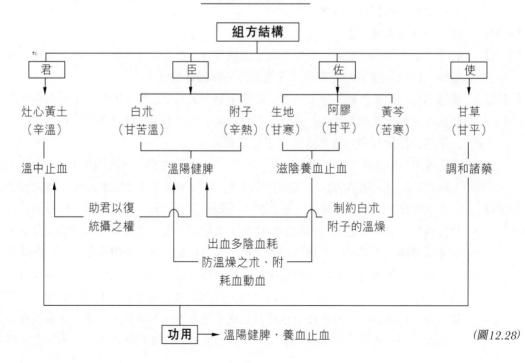

(圖12.28)

脾藥而達脾土統攝有權,養血止血以治出血之標。此方為溫中健脾,養血止血之良劑,故吳鞠通《溫病條辨》稱本方為"甘苦合用,剛柔互濟法"。

【運用】

辨證要點: 本方為治療脾陽不足所致的便血或崩漏的常用方。臨床以血色暗淡,舌淡苔白,脈沉細無力為辨證要點。

臨證加減: 出血多者,酌加三七、白及等以止血;若氣虛甚者,可加人參以益氣攝血;胃納較差者,阿膠可改為阿膠珠,以減其滋膩之性。脾胃虛寒較甚者,可加炮薑炭以溫中止血。方中灶心黃土,缺藥時,可以赤石脂代之。

中方西用: 本方常用於消化道出血及功能性子宮出血等屬脾陽不足者。

注意事項: 凡實熱迫血妄行所致出血者不可服用,有外邪者不宜使用。

【類方比較】

黃土湯與歸脾湯兩方均可用治脾不統血之便血、崩漏。黃土湯中以灶心黃土合炮附子、白朮為主,配伍生地、阿膠、黃芩以溫陽健脾而攝血,滋陰養血而止血,適用於脾陽不足,統攝無權之出血證;歸脾湯重用黃耆、龍眼肉,配伍人參、白朮、當歸、茯神、酸棗仁、遠志補氣健脾,養心安神,適用於脾氣不足,氣不攝血之出血證。

黃土湯與槐花散均具止血之功,可以治便血、崩漏症,但其病機、病性不同,故治法、方藥均不同。前者病機為脾陽虛寒,不能統攝所致,治宜溫陽攝血為法,藥用黃土為主配以朮、附等藥;後者因實熱或濕熱壅遏腸道所致,治宜清腸止血為主,藥用涼血止血,如槐花配側柏葉,荊芥穗等。

【方歌】

　　黃土湯中朮附芩,阿膠甘草地黃並,

　　便後下血功獨擅,吐衄崩中效亦靈。

第十三章

治風劑

概　說

概念

　　凡以疏散外風或平熄內風為主要功用，用以治療風病的方劑，統稱治風劑。

病機，治法與分類

　　風病的範圍很廣，病情變化比較複雜，故有“風者善行而數變”和“風為百病之長”的論述，概言之，可分為外風與內風兩大類。外風是指風邪外襲，侵入人體，病變在肌表、經絡、肌肉、筋骨、關節等。由於寒、濕、熱諸邪常與風邪結合為患，故其證型又有風寒、風濕、風熱等區別。其他如風邪毒氣，從皮膚破傷之處侵襲人體而致的破傷風，亦屬外風範圍。外風的主要表現為頭痛、惡風、肌膚瘙癢、肢體麻木、筋骨攣痛、關節屈伸不利或口眼歪斜，甚則角弓反張等症。內風是指內生之風，是由於臟腑功能失調所致的風病。其發病機理，有肝風上擾、熱盛動風、陰虛風動及血虛生風等。內風的臨床表現，常有眩暈、震顫、四肢抽搐、語言蹇澀、足廢不用，甚或卒然昏倒、不省人事、口角歪斜、半身不遂等症。

　　病因、病性、病位的不同，而有不同的治法，如外風者，治宜疏散；屬內風者，則重在平熄。故本類方劑也分為疏散外風、平熄內風兩類。

注意事項

　　1. 治風劑的運用，首先應辨別風病的性質，屬內或屬外。屬外風者，治宜疏散，而不宜平熄；屬內風者，則重在平熄，忌用辛散。

　　2. 應分別病邪的兼夾以及病情的虛實，進行適當的配伍。如風邪兼寒、兼濕、兼熱或夾痰、夾瘀者，則應與祛寒、祛濕、清熱、祛痰、活血祛瘀等法配合應用，才能切合病機。

　　3. 外風與內風之間亦可相互影響。外風可以引動內風，而內風又可兼夾外風，對於這種錯綜複雜的證候，立法用方應該分清主次，全面照顧。

　　4. 疏散外風劑每多辛溫燥烈之品，易傷陰津，而助陽熱，故對陰津不足或陰虛陽亢者，用時，當佐以寒涼滋潤之品。

治風劑分類簡表

分　類	治風劑　————→　風病	
	疏散外風	平熄內風
適應證	外風所致諸病	內風病證；內風之虛證
症　狀	頭痛、惡風、肌膚瘙癢、肢體麻木、筋骨攣痛、關節屈伸不利或口眼歪斜，甚則角弓反張等症	實證—高熱不退、抽搐、痙厥眩暈、頭部熱痛、面紅如醉，甚或卒然昏倒、不省人事、口眼歪斜、半身不遂等。 虛證—筋脈攣急、手足蠕動
立　法	疏散外風	實證—平肝熄風 虛證—滋陰熄風
代表方	川芎茶調散、獨活寄生湯、小活絡丹、牽正散、消風散	大定風珠

第一節　　疏散外風

　　疏散外風劑，適用於外風所致諸病。《靈樞·五變篇》說"肉不堅，腠理疏，則善病風。"說明人體正氣不足，腠理疏鬆，則易感受外界風邪，導致風病。由於風為六淫之首，百病之長，因而風邪多與其他病邪結合為患，且病變範圍亦較廣泛。本節所述外風諸病，是指風邪外襲，侵入肌肉、經絡、筋骨、關節等處所致（病在肌表，以表證為主者，已在解表劑中論述），臨床表現頭痛、惡風、肌膚瘙癢、肢體麻木、鼻塞不聞香臭、口眼歪斜、猝然仆倒等症。常用辛散祛風的藥物，如羌活、獨活、防風、川芎、白芷、荊芥、白附子等為主組成方劑。在配伍方面，常因病人體質的強弱，感邪的輕重，及其病邪兼挾等不同，而分別配以清熱、祛濕、祛寒、養血、活血之品，一者配清熱藥如黃芩、石膏、知母等。因風為陽邪，易從熱化；祛風劑藥多辛溫香燥，每易助陽；且風邪也常挾熱邪入侵機體，凡此皆須加入清熱藥。二者配祛痰濕或祛風痰藥，如天南星、白附子、半夏等。三者配伍活血祛瘀藥如乳香、沒藥、地龍、川芎等，因為風邪入侵多兼它邪，每易導致絡脈閉阻，瘀血乃生，用活血藥不僅可以化瘀，而且也助於祛風，所謂"治風先治血，血行風自滅"即為此意。四者配伍養血藥，如當歸、地黃、芍藥、麻仁等，因其風勝則乾，風邪易傷陰血；加之治風藥又多辛溫香燥，亦易耗傷陰血，陰血既傷，又致血虛生風，故多配養血之品。疏散外風的代表方如川芎茶調散、獨活寄生湯、小活絡丹、牽正散、消風散等。

川芎茶調散《太平惠民和劑局方》

【組成】 　川芎　荊芥去梗　各四兩(各120g)　白芷　羌活　甘草炒　各二兩(各60g)　防風去蘆,一兩半(45g)

薄荷不見火,八兩(240g)　細辛去蘆,一兩(30g)（另本作香附子炒八兩）　清茶

【用法】 　上為細末。每服二錢(6g)，食後茶清調下。(現代用法：共為細末，每次6g，每日兩次，食後清茶調服。亦可作湯劑，用量按原方比例酌減。)

【功用】 　疏風止痛。

【主治】 　外感風邪頭痛，偏正頭痛或巔頂作痛，目眩鼻塞或惡寒發熱，舌苔薄白，脈浮者。

【病機】 　外感風邪。風為陽邪，頭為諸陽之會，清空之府。風邪外襲，循經上犯頭目，阻遏清陽之氣，故頭痛、目眩；鼻為肺竅，風邪侵襲，肺氣不利，故鼻塞；風邪犯表，則見惡風發熱，舌苔薄白，脈浮等表證；若風邪稽留不去，頭痛日久不癒，風邪入絡，其痛或偏或正，時發時止，休作無時，即為頭風。(見圖13.1)

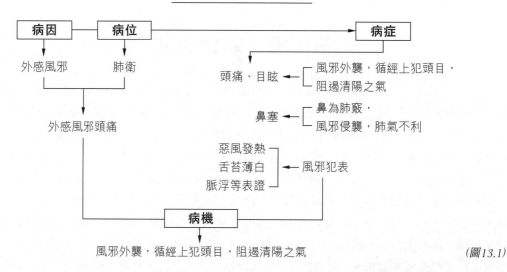

川芎茶調散病機表解

（圖13.1）

風邪外襲，循經上犯頭目，阻遏清陽之氣

【方解】 　治宜疏風散邪，以止頭痛。方中川芎辛溫香竄，為血中氣藥，上行頭目，為治諸經頭痛之要藥；善於祛風活血而止頭痛，長於治少陽、厥陰經頭痛(頭頂或兩側頭痛)，並為諸經頭痛要藥，故為君藥。薄荷、荊芥辛散上行，以助君藥疏風止痛之功，並能清利頭目，共為臣藥。其中薄荷用量獨重，以其之涼，可制諸風藥之溫燥，又能兼顧風為陽邪，易於化熱化燥之特點。羌活、白芷疏風止痛，其中羌活長於治太陽經頭痛(後腦連項痛)，白芷長於治陽明經頭痛(前額及眉棱骨痛)，李杲謂"頭痛須用川芎。如不愈加各引經藥，太陽羌活，陽明白芷"(《本草綱目》卷十四)；細辛祛風止痛，善治少陰經頭痛(腦痛連齒)，並能宣通鼻竅；防風辛散上部風邪。上述諸藥，協助君、臣藥以增強疏風止痛之功，共為方中佐藥。甘草益氣和中，調

和諸藥為使。服時以**清茶**調下，取其苦涼輕清，清上降下，既可清利頭目，又能制諸風藥之過於溫燥與升散，使升中有降，亦為佐藥之用。*(見圖13.2)*

川芎茶調散方義表解

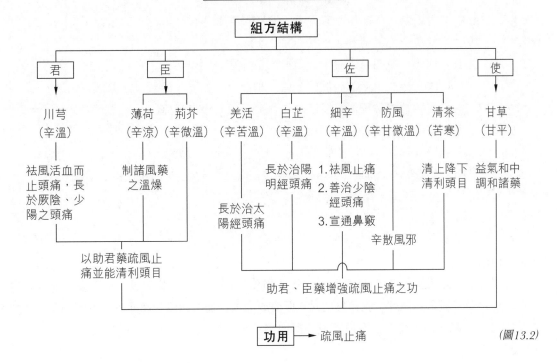

組方結構

| 君 | 臣 | 佐 | 使 |

川芎
（辛溫）

薄荷　荊芥
（辛涼）（辛微溫）

羌活　白芷
（辛苦溫）（辛溫）

細辛　防風
（辛溫）（辛甘微溫）

清茶
（苦寒）

甘草
（甘平）

祛風活血而止頭痛，長於厥陰、少陽之頭痛

制諸風藥之溫燥

長於治陽明經頭痛

1. 祛風止痛
2. 善治少陰經頭痛
3. 宣通鼻竅

清上降下清利頭目

益氣和中調和諸藥

長於治太陽經頭痛

辛散風邪

以助君藥疏風止痛並能清利頭目

助君、臣藥增強疏風止痛之功

| 功用 | → | 疏風止痛 |

(圖13.2)

配伍特點： 集眾多辛散疏風藥於一方，升散中寓有清降，具有疏風止痛而不燥的特點，共奏疏風止痛之功，而無過分升散之虞。

【運用】

辨證要點： 本方是治療外感風邪頭痛之常用方。臨床以頭痛，鼻塞，舌苔薄白，脈浮為辨證要點。

臨證加減： 風為百病之長，外感風邪，多有兼挾。若屬外感風寒頭痛，宜減薄荷用量，酌加蘇葉、生薑以加強疏風散寒之功；外感風熱頭痛，可加菊花、僵蠶、蔓荊子以疏散風熱；外感風濕頭痛，可加蒼术、藁本，以散風祛濕；頭風頭痛者，宜重用川芎，並酌加桃仁、紅花、全蠍、地龍等以活血祛瘀、搜風通絡。

　　對於重證或內服效果不佳者，可同時用本方細末，用葱涎調黏於太陽穴，效佳。

中方西用： 本方常用於感冒頭痛、偏頭痛、血管神經性頭痛、慢性鼻炎頭痛等屬於風邪所致者。

注意事項： 導致頭痛的原因很多，有外感與內傷的不同，對於氣虛、血虛或肝腎陰虛、肝陽上亢、肝風內動等引起的頭痛，則不宜使用。

【附方】

1. 菊花茶調散《丹溪心法附餘》

組成：菊花　川芎　荊芥穗　羌活　甘草　白芷　各二兩(各60g)　細辛洗淨,一兩(30g)

　　　防風一兩半(45g)　蟬蛻　僵蠶　薄荷　各五錢(各15g)

用法：上研為末。每服二錢(6g)，食後清茶調下。

功用：疏風止痛，清利頭目。

主治：風熱上犯頭目之偏正頭痛或巔頂作痛，頭暈目眩。

　　　本方是在川芎茶調散的基礎上加菊花、僵蠶、蟬蛻以疏散風熱，清利頭目，故對偏正頭痛以及眩暈偏於風熱者較為適宜。

2. 蒼耳子散《濟生方》

組成：辛夷半兩(15g)　蒼耳子二兩(60g)　白芷一兩(30g)　薄荷半錢(1.5g)

用法：上藥為末，每服二錢(6g)，食後用葱、清茶送下。(現代用法：水煎服。)

功用：祛風通竅。

主治：鼻淵。鼻塞不聞香臭，流濁涕不止，前額頭痛，舌苔薄白或白膩。

【類方比較】

　　菊花茶調散為風熱上犯頭目之偏正頭痛或巔頂作痛，頭暈目眩而設，用藥多為清宣疏散之品；而川芎茶調散為風邪上犯頭目之偏正頭痛或巔頂作痛，頭暈目眩而設，用藥平和，寒熱並用，可根據臨床的表現，加重溫藥或涼藥的用量。

【方歌】

　　川芎茶調散荊防，辛芷薄荷甘草羌，

　　目昏鼻塞風攻上，正偏頭痛悉能康。

大秦艽湯 《素問病機氣宜保命集》

【組成】　秦艽三兩(90g)　甘草　川芎　當歸　白芍藥　各二兩(60g)　細辛半兩(15g)　川羌活　防風　黃芩　各一兩(各30g)　石膏二兩(60g)　白芷一兩(30g)　白朮一兩(30g)　生地黃一兩(30g)　熟地黃一兩(30g)　白茯苓一兩(30g)　川獨活二兩(60g)

【用法】　上銼。每服一兩(30g)，水煎，去滓溫服。(現代用法：上藥用量按比例酌減，水煎，溫服，不拘時候。)

【功用】　祛風清熱，養血活血。

【主治】　風邪初中經絡證。口眼喎斜，舌強不能言語，手足不能運動，或見惡寒發熱，肢体攣急，苔白或黃，脈浮數或弦細。

【病機】　中風有真中與類中之別，而類中亦有中經絡與中臟腑之異，此為中經絡之證。多因正氣不足，營血虛弱，脈絡空虛，風邪乘虛入中，氣血痺阻，經絡不暢，加之營弱不能養筋，故口眼喎斜、手足不能運動、舌強不能言語；風邪外襲，邪正相爭，故或見惡寒發熱、脈浮等。因風為陽邪，且善行而數變，風邪鬱久化熱而證可見發熱、苔黃、脈浮數等。*(見圖13.3)*

大秦艽湯病機表解

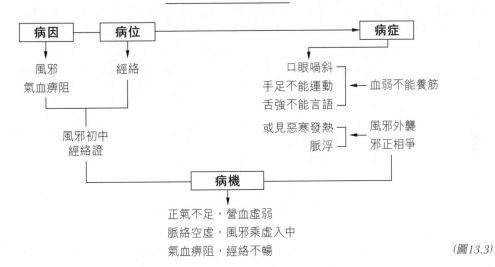

(圖13.3)

【方解】 治宜祛風散邪為主，兼以養血、清熱、活血、通絡為法。方中重用**秦艽**苦辛平，祛風通絡，為君藥。更以**羌活、獨活、防風、白芷、細辛**等辛散之品，祛風散邪，加強君藥祛風之力，均為臣藥，其中羌活散太陽之風，白芷散陽明之風，細辛、獨活散少陰之風，防風為風藥卒徒。獨活善治下部之風濕痺痛，與羌活之善治上部之痺結合，可宣通週身。語言與手足運動障礙，除經絡痺阻外，與血虛不能養筋相關，且風藥多燥，易傷陰血，故伍以**熟地、當歸、白芍、川芎** (四物湯) 養血活血，使血足而筋自榮，絡通則風易散，寓有“治風先治血，血行風自滅”之意，並能制諸風藥之溫燥；脾為氣血生化之源，故配**白朮、茯苓、甘草**益氣健脾，以化生氣血；**生地、生石膏、黃芩**清熱，是為風邪鬱而化熱者設，以上共為佐藥。甘草調和諸藥，兼使藥之用。*(見圖13.4)*

配伍特點： 以祛風散邪通絡為主，配伍養血、活血、益氣、清熱之品，疏養結合，邪正兼顧，氣血同治，共奏祛風清熱，養血通絡之效。

【運用】

辨證要點： 本方是治風邪初中經絡之常用方。臨床以口眼喎斜，舌強不能言語，手足不能運動，微惡風發熱，苔薄微黃，脈浮數為辨證要點。

臨證加減： 原方謂：如遇天陰，加生薑；如心下痞，加枳實同煎的用法，可資參考。若無內

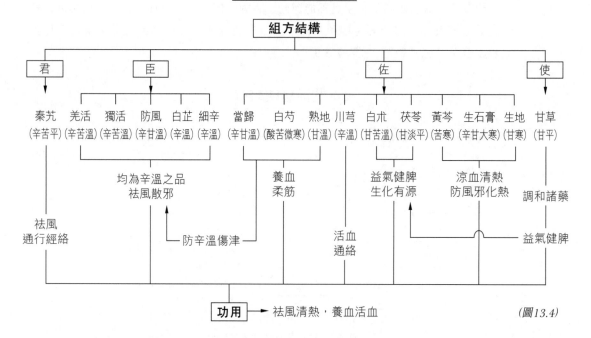

大秦艽湯方義表解

(圖13.4)

熱，可去黃芩、石膏等清熱之品，專以疏風養血通絡為治；若表證不明顯者可酌減細辛、白芷、防風之類。

中方西用： 本方常用於面神經麻痹、缺血性腦卒中等屬於風邪初中經絡者。對風濕性關節炎屬於風濕熱痹者，亦可斟酌加減用之。

注意事項： 本方辛溫發散之品較多，若屬內風所致者，不宜使用。

【方歌】

大秦艽湯羌獨防，芎芷辛芩二地黃，

石膏歸芍苓甘朮，風邪散見可通嘗。

獨活寄生湯 （參見祛濕劑——祛風勝濕）

小活絡丹 （原名活絡丹） 《太平惠民和劑局方》

【組成】 川烏炮，去皮臍　草烏炮，去皮臍　地龍去土　天南星炮　各六兩（各180g）　乳香研　沒藥研　各二兩二錢（各66g）

【用法】 上為細末，入研藥和勻，酒麵糊為丸，如梧桐子大。每服二十丸（3g），空心，日午冷酒送下，荊芥湯送下亦可。（現代用法：以上六味，粉碎成細末，過篩，加煉蜜

製成大蜜丸，每丸重3g，每次一丸，每日二次，用陳酒或溫開水送服；亦可作湯
劑，劑量按比例酌減，川烏、草烏先煎三十分鐘。）

【功用】　祛風除濕，化痰通絡，活血止痛。

【主治】　風寒濕痹。肢體筋脈疼痛，麻木拘攣，關節屈伸不利，疼痛遊走不定，舌淡紫，苔
白，脈沉弦或澀。亦治中風手足不仁，日久不癒，經絡中有痰濕瘀血，而見腰腿沉
重，或腿臂間作痛。

【病機】　風寒痰濕瘀血，痹阻經絡。風寒濕邪留滯經絡，日久不癒，氣血不得宣通，營衛失
其流暢，津液凝聚為痰，血行痹阻則為瘀，風寒濕邪與痰瘀交阻，經絡不通，故見
肢體筋脈疼痛，麻木拘攣，屈伸不利等症；中風手足不仁，日久不癒，而見腰腿沉
重，或腿臂間作痛，其理亦同。*(見圖13.5)*

小活絡丹病機表解

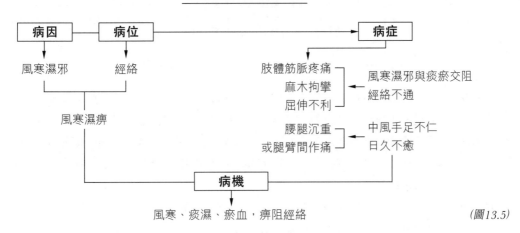

(圖13.5)

【方解】　根據"留者攻之"、"逸者行之"的原則，治宜祛風散寒除濕，與化痰活血通絡兼顧。
方中**川烏、草烏**大辛大熱，長於祛風除濕，溫通經絡，並有較強的止痛作用，共為
君藥。**天南星**辛溫燥烈，善能祛風燥濕化痰，以除經絡中之風痰濕濁，為臣藥。佐
以**乳香、沒藥**行氣活血，化痰通絡而止痛，並使經絡氣血流暢，則風寒濕邪不復留
滯；**地龍**性善走竄，為通經活絡之佳品。以**酒**送服，取其辛散溫通之性，以助藥
勢，並引諸藥直達病所為使。

本方劑型為丸劑，取"丸者，緩也"。因風寒濕痰瘀血阻於經絡，為時日久，雖需峻
利之品以搜剔，但亦不宜過於峻猛，否則有形之邪非但不易消散，反而傷正，只宜
緩消，是"治之以峻，行之以緩"之理。*(見圖13.6)*

配伍特點：　針對風寒濕，用大辛大熱，峻利開泄之藥如川烏、草烏，以祛風、除濕、逐寒為
主，佐化痰、活血之品，以祛邪為務。然製丸為用，寓峻藥緩投之意。

小活絡丹方義表解

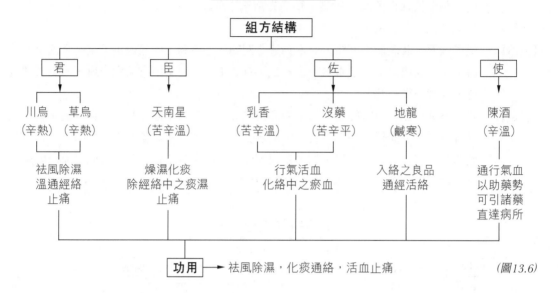

(圖13.6)

【運用】

辨證要點： 本方為治療風寒濕，痰瘀血留滯經絡的常用方。臨床以肢體筋脈攣痛，關節屈伸
不利，舌淡紫，苔白為辨證要點。中風後遺證見症也可使用。

臨證加減： 偏於風勝，疼痛游走不定為主者，加防風、秦艽；偏於濕盛，腰腿沉重而痛者，
加蒼朮、防己、薏苡仁；偏於寒勝，肢節冷痛為主者，可加肉桂，並重用川烏、
草烏之用量。

中方西用： 本方常用於慢性風濕性關節炎、類風濕性關節炎、骨質增生症以及坐骨神經痛、
肩周炎以及中風後遺症等屬於風寒濕痰，瘀血留滯經絡者。

注意事項： 本方藥性溫燥，藥力較峻猛，宜於體實氣壯者，對陰虛有熱者及孕婦慎用。且川
烏、草烏為大毒之品，不宜過量，慎防中毒。

【附方】

大活絡丹《蘭台軌範》

組成： 白花蛇　烏梢蛇　威靈仙　兩頭尖 俱酒浸　草烏　天麻煨　全蠍去毒

首烏黑豆水浸　龜甲炙　麻黃　貫眾　炙草　羌活　官桂　藿香　烏藥　黃連

熟地　大黃蒸　木香　沉香 各二兩(60g)　細辛　赤芍　沒藥去油,另研　丁香

乳香去油,另研　僵蠶　天南星薑製　青皮　骨碎補　白蔻　安息香酒熬

黑附子製　黃芩蒸　茯苓　香附酒浸,焙　玄參　白朮 各一兩(30g)　防風二兩半(75g)

葛根　豹骨炙　當歸 各一兩半(45g)　血竭另研,七錢(21g)　地龍炙　犀角(水牛角代)

麝香另研　松脂 各五錢(各5g)　牛黃另研　片腦另研 各一錢五分(各5g)　人參三兩(90g)

> **用法：** 上共五十味為末，蜜丸如桂圓核大，金箔為衣，每服一丸 (5g)，陳酒送下。
> **功用：** 祛風濕，益氣血，活絡止痛。
> **主治：** 風濕痰瘀阻於經絡，正氣不足之中風癱瘓、痿痺、陰疽、流注以及跌打損傷等。

【類方比較】

　　小活絡丹與大活絡丹的功用、主治相似。但大活絡丹以祛風、除濕、溫裏、活血藥配伍益氣、養血、滋陰、助陽等扶正之品，屬於標本兼顧之治，適用於邪實而正虛者；小活絡丹以祛風、除濕、逐寒藥配伍化痰、活血之品方解，純為祛邪而設，適用於邪實而正氣不衰者。

【方歌】

　　小活絡丹天南星，二烏乳沒與地龍，

　　寒濕瘀血成痺痛，搜風活血經絡通。

牽正散 《楊氏家藏方》

【組成】　　白附子　白僵蠶　全蠍去毒　各等分並生用

【用法】　　上為細末。每服一錢 (3g)，用熱酒調下，不拘時候。(現代用法：共為細末，每次服3g，日服二至三次，溫酒送服；亦可湯劑，用量按原方比例酌定。)

【功用】　　祛風化痰，通絡止痙。

【主治】　　風中頭面經絡。猝然口眼喎斜，舌淡苔白。

【病機】　　外風與痰濁相合，阻於經絡，以致經遂不利，筋脈失養，弛緩不用；無邪之處，氣血尚能運動，相對而急，緩者為急者牽引，故口眼喎斜。《金匱要略·中風歷節病脈證並治第五》所謂："邪氣反緩，正氣即急，正氣引邪，喎僻不遂"即是此意。其病與陽明、太陽經的關係較為密切。因足陽明之脈挾口環唇，佈於頭面；足太陽之脈起於目內眥。陽明內蓄痰濁，太陽外中於風，風邪引動內蓄之痰濁，風痰阻於頭面經絡，經隧不利，筋脈失養，而成上症。(見圖13.7)

【方解】　　治宜祛風化痰，通絡止痙。方中**白附子**辛溫燥烈，入陽明經而走頭面，以祛風化痰，尤其善散頭面之風為君。**全蠍、僵蠶**均能祛風止痙，其中全蠍長於通絡，僵蠶且能化痰，合用既助君藥祛風化痰之力，又能通絡止痙，共為臣藥。用熱**酒**調服，以助宣通血脈，並能引藥入絡，直達病所，以為佐使。藥雖三味，合而用之，力專而效著。風邪得散，痰濁得化，經絡通暢，則喎斜之口眼得以復正，故名"牽正"。

　　(見圖13.8)

配伍特點：　祛風痰藥與祛風止痙的蟲類合用，即可祛除風痰，又能通絡止痙。藥味雖少，但配伍精當，切中病機。

牽正散病機表解

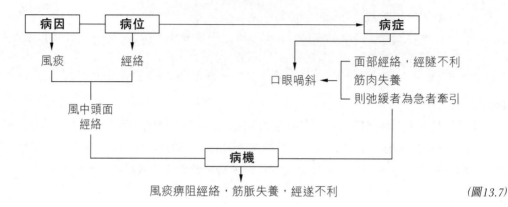

(圖13.7)

風痰痺阻經絡，筋脈失養，經遂不利

牽正散方義表解

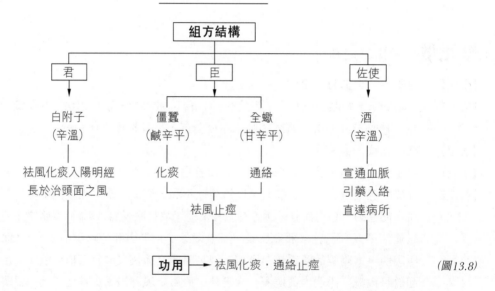

(圖13.8)

【運用】

辨證要點： 本方是治療風痰阻於頭面經絡之常用方。臨床以卒然口眼喎斜，舌淡苔白為辨證要點。

臨證加減： 初起風邪重者，宜加羌活、防風、白芷等以辛散風邪；病久不癒者，酌加蚯蚓、地龍、天麻、桃仁、紅花等搜風化瘀通絡。

中方西用： 本方常用於面神經麻痺、三叉神經痛、偏頭痛、中風後遺證等屬於風痰阻絡者。

注意事項： 若屬氣虛血瘀，或肝風內動之口眼歪斜、半身不遂者，不宜使用。方中白附子和全蠍有一定的毒性，用量宜慎。

【附方】

止痙散《流行性乙型腦炎中醫治療法》

組成：全蠍　蜈蚣　各等分

用法：上研細末，每服1－1.5g，溫開水送服，每日二至四次。

功用：祛風止痙，通絡止痛。

主治：痙厥，四肢抽搐等。對頑固性頭痛、偏頭痛、關節痛亦有較好的療效。

【類方比較】

　　止痙散與牽正散比較，減白附子、僵蠶而增蜈蚣，則止痙之力強，宜於肝風內動之抽搐痙厥；牽正散兼有化痰之功，宜於風痰阻絡之口眼喎斜。

【方歌】

　　牽正散是楊家方，全蠍僵蠶白附裏，

　　服用少量熱酒下，口眼喎斜療效彰。

玉真散 《外科正宗》

【組成】　南星　防風　白芷　天麻　羌活　白附子　各等分

【用法】　上為細末，每服二錢 (6g)，熱酒一盅調服，更敷傷處。若牙關緊急，腰背反張者，每服三錢 (9g)，用熱童便調服。(現代用法：共為細末，每次3－6g，每日三次，用熱酒或童便調服；外用適量，敷患處。亦可作湯劑，用量酌定。服藥後須蓋被取汗，並宜避風。)

【功用】　祛風化痰，定搐止痙。

【主治】　破傷風。牙關緊急，口撮唇緊，身體強直，角弓反張，甚則咬牙縮舌，脈弦緊。

【病機】　因皮肉破損，風毒之邪從破損之處侵入肌腠、經脈所致之破傷風。風毒之邪從損破之處，侵入經脈，以致營衛不暢，津液不行，凝聚成痰；風氣通於肝，風性勁急，風勝則動，以致筋脈拘急，故牙關緊急、口撮唇緊、身體強直、角弓反張等。(見圖13.9)

【方解】　治宜祛風化痰止痙。方中**白附子、天南星**善於祛風化痰，並能解痙定搐，共為君藥。**羌活、防風、白芷**之辛散，以散經絡中之風邪，導風邪外出，共為臣藥。外風引動內風，故以**天麻**熄風止痙，為佐藥。以**熱酒或童便**調服，取其通經絡、行氣血之功，為佐使。

本方實由《普濟本事方》玉真散發展而成。原方只用南星、防風兩味，主治破傷風。《外科正宗》在此基礎上增加白附子、羌活、白芷、天麻，故其祛風化痰止痙之力較前方為勝。(見圖13.10)

玉真散病機表解

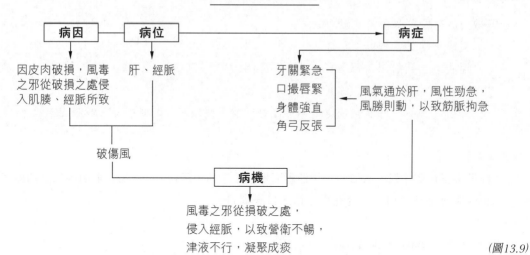

(圖13.9)

玉真散方義表解

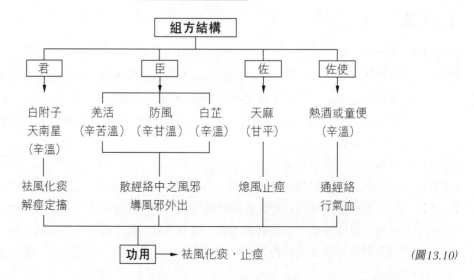

(圖13.10)

配伍特點： 本方祛風、化痰、止痙三法兼備，以祛風止痙為主，祛風使外襲之風邪仍從外而出；止痙則是急則之標之法，標本兼治，寓止痙於疏散之中，共奏祛風化痰，定搐止痙之功。

【運用】

辨證要點： 本方為治療破傷風之常用方。臨床以創傷史，牙關緊急，身體強直，角弓反張，脈弦緊為辨證要點。

臨證加減： 本方祛風化痰之功較強，而解痙之力不足，運用時常加入蜈蚣、全蠍、蟬蛻等以增強解痙定搐之力；若痰多，可加貝母、竹瀝以化痰。

中方西用： 本方常用於破傷風、面神經麻痹、三叉神經痛等屬於風邪襲於經絡者。

注意事項： 方中藥性偏於溫燥，易耗氣傷津，破傷風而見津氣兩虛者，不宜使用；肝經熱盛
動風者忌用。另外，白附子、天南星均有毒性，用量宜慎，孕婦忌服。

【方歌】

玉真散治破傷風，牙關緊急反張弓，

星麻白附羌防芷，外敷內服一方通。

消風散 《外科正宗》

【組成】 生地　防風　蟬蛻　知母　苦參　胡麻　荊芥　蒼朮　牛蒡子　石膏　各一錢(各6g)
甘草　木通　各五分(各3g)

【用法】 水二盅，煎至八分，食遠服。（現代用法：水煎服。）

【功用】 疏風養血，清熱除濕。

【主治】 風疹、濕疹。皮膚瘙癢，疹出色紅，或遍身雲片斑點，抓破後滲出津水，苔白或
黃，脈浮數。

【病機】 由風濕或風熱之邪侵襲人體，浸淫血脈，內不得疏泄，外不得透達，鬱於肌膚腠理之
間所致，故見皮膚瘙癢不絕、疹出色紅、或抓破後津水流溢等。 *(見圖13.11)*

消風散病機表解

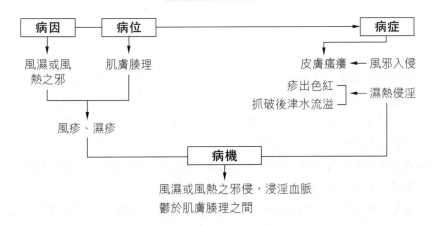

(圖13.11)

【方解】 癢自風而來，止癢必先疏風，故治宜疏風為主，佐以清熱除濕之法。方中**荊芥、防
風、牛蒡子、蟬蛻**之辛散透達，疏風散邪，使風去則癢止，共為君藥。配伍**蒼朮**祛
風燥濕，**苦參**清熱燥濕，**木通**滲利濕熱，是為濕邪而設；**石膏、知母**清熱瀉火，是
為熱邪而用，以上俱為臣藥。然風熱內鬱，易耗傷陰血；濕熱浸淫，易瘀阻血脈，故

以**當歸、生地、胡麻仁**養血活血，其意有三：一是袪風除濕藥偏燥，易損傷陰血；二是外邪浸淫經絡，氣血之鬱滯；三者外邪鬱結不解也易損傷陰血，故用之寓"治風先治血，血行風自滅"之意為佐藥。**甘草**清熱解毒，和中調藥，為佐使。*(見圖13.12)*

<h3 style="text-align:center">消風散方義表解</h3>

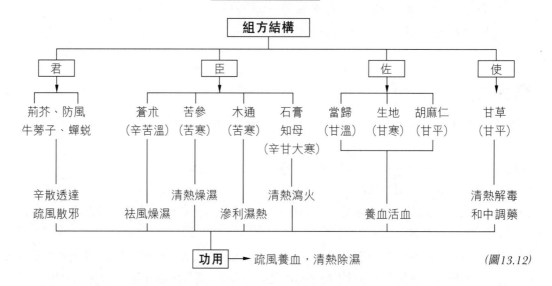

(圖13.12)

配伍特點： 全方以袪風為主，配伍袪濕、清熱、養血之品，袪邪之中，兼顧袪正，如此主次有序，使風邪得散、濕熱得清、血脈調和，則癢止疹消，為治療風疹、濕疹之良方。

【運用】

辨證要點： 本方是治療風疹、濕疹的常用方。臨床以皮膚瘙癢，疹出色紅，抓破後滲出津水為辨證要點。

臨證加減： 若風熱偏盛而見身熱、口渴者，宜重用石膏，加銀花、連翹以疏風清熱解毒；濕熱偏盛而兼胸脘痞滿，舌苔黃膩者，加地膚子、車前子以清熱利濕；血分熱重，皮疹紅赤，煩熱，舌紅或絳者，宜重用生地，或加赤芍、紫草以清熱涼血。亦可內服與外洗結合，效果更佳。

中方西用： 本方常用於急性蕁麻疹、濕疹、過敏性皮炎、稻田性皮炎、藥物性皮炎、神經性皮炎等屬於風熱或風濕所致者。

注意事項： 若風疹屬虛寒者，則不宜用。服藥期間，應忌食辛辣、魚腥、雞鵝、煙酒、濃茶等動風發物，以免影響療效。

【方歌】

消風散內有荊防，蟬蛻胡麻苦參蒼，

歸地知膏蒡通草，風疹濕疹服之康。

第二節　平熄內風

　　平熄內風劑，適用於內風病證，即《素問·至真要大論》謂："諸風掉眩，皆屬於肝"，內風的產生主要與肝有關，其病證又有虛實之分。內風之實證，或因熱盛生風，如肝經熱盛，熱極生風所致的高熱不退、抽搐、痙厥；或因肝陽偏亢，風陽上擾所致的眩暈、頭部熱痛、面紅如醉，甚或卒然昏倒、不省人事、口眼喎斜、半身不遂等，治宜平肝熄風。常用平肝熄風藥，如羚羊角、鉤藤、天麻、石決明、代赭石、龍骨、牡蠣等為主；由於熱盛又易傷津灼液，或煉液為痰，故常配清熱、滋陰、化痰之品，如生地、黃芩、桑葉等組合成方。代表方如羚角鉤藤湯、鎮肝熄風湯、天麻鉤藤飲等。內風之虛證，是指陰虛血虧生風，如溫病後期，陰液虧虛，虛風內動所致的筋脈攣急、手足蠕動等，治宜滋陰熄風。常用滋陰養血藥物如；地黃、阿膠、白芍、雞子黃、麥冬、龜甲等為主，由於因陰虛多陽浮，故配以平肝潛陽之品，如牛膝、代赭石等。代表方如大定風珠等。

羚角鉤藤湯 《通俗傷寒論》

【組成】　羚角片錢半(4.5g)，先煎　霜桑葉二錢(6g)　京川貝四錢(各12g)，去心　鮮生地五錢(15g)　雙鉤藤三錢(9g)，後入　滁菊花三錢(9g)　茯神木三錢(9g)　生白芍三錢(9g)　生甘草八分(2.4g)　淡竹茹五錢(各5g)，鮮刮，與羚角先煎代水

【用法】　水煎服。

【功用】　涼肝熄風，增液舒筋。

【主治】　熱盛動風證。高熱不退，煩悶躁擾，手足抽搐，甚則神昏，發為痙厥，舌絳而乾，或舌焦起刺，脈弦而數；以及肝熱風陽上逆，頭暈脹痛，耳鳴心悸，面紅如醉，或手足躁擾，甚則瘛瘲，舌紅，脈弦數。

【病機】　溫熱病邪傳入厥陰，肝經熱盛，熱極動風。肝經熱盛，故高熱不退；熱擾心神，則煩悶躁擾，甚則神昏；熱極動風，且風火相煽，灼傷津液，筋脈失養，以致手足抽搐，發為痙厥。肝熱風陽上逆所致的頭暈脹痛、手足躁擾等，機理亦同。(見圖13.13)

【方解】　治宜清熱涼肝熄風為主，佐以養陰增液舒筋為法。方中羚羊角鹹寒，入肝經，善於涼肝熄風；鉤藤甘寒，入肝經，清熱平肝，熄風解痙。二藥合用，相得益彰，清熱涼肝，熄風止痙之功益著，共為君藥。配伍桑葉、菊花清熱平肝，以加強涼肝熄風之效，用為臣藥。風火相煽，最易耗陰劫液，故用鮮生地黃涼血滋陰，白芍養陰泄熱，柔肝舒筋，二藥與甘草相伍，酸甘化陰，養陰增液，舒筋緩急，以加強熄風解痙之力；邪熱每多煉液為痰，故又以川貝母、鮮竹茹以清熱化痰；熱擾心神，以茯神木平肝寧心安神，以上俱為佐藥。生甘草為使，調和諸藥。(見圖13.14)

配伍特點：　涼肝熄風藥為主，配伍滋陰，化痰與安神之品，標本兼治，使熱退則風熄，津復則筋柔，痰化神安則神明清寧，為涼肝熄風法的代表方。

羚角鈎藤湯病機表解

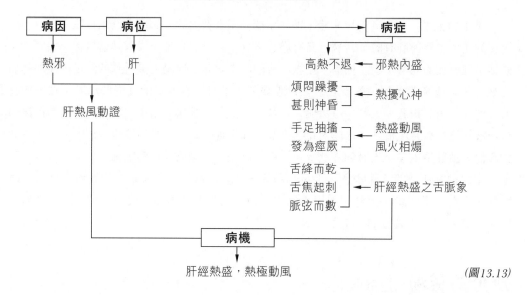

(圖13.13)

羚角鈎藤湯方義表解

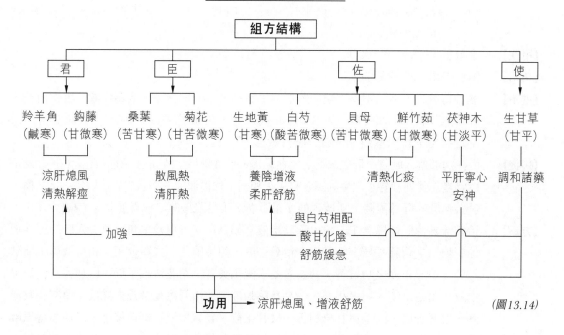

功用 → 涼肝熄風、增液舒筋

(圖13.14)

【運用】

辨證要點： 本方是治療肝經熱盛動風的常用方。臨床以高熱煩躁，手足抽搐，舌絳而乾，脈
弦數為辨證要點。

臨證加減： 若邪熱內閉，神昏譫語者，宜配合紫雪或安宮牛黃丸以清熱開竅；抽搐甚者，可
配合止痙散以加強熄風止痙之效；便秘者，加大黃、芒硝通腑瀉熱。本方清熱涼
血解毒之力不足，運用時可酌加水牛角、丹皮等。

中方西用： 本方常用於流腦、乙腦以及妊娠子癇、高血壓所致的頭痛、眩暈、抽搐等屬肝經
熱盛，熱極動風，或陽亢風動者。

注意事項： 陰虛風動，而病屬虛風者，不宜應用。

【附方】

鉤藤飲《幼科心法》

　　組成： 雙鉤藤三錢(9g)　羚角片一錢半(3g)，先煎　全蠍二錢(6g)　天麻二錢(6g)　人參一錢(3g)
　　　　　甘草一錢(3g)

　　用法： 水煎服。

　　功用： 清熱熄風，袪邪扶正。

　　主治： 小兒急驚，熱盛生風，牙關緊閉，手足抽搐，驚悸壯熱，兩目竄視。

【方歌】

　　俞氏羚角鉤藤湯，桑菊茯神鮮地黃，
　　貝草竹茹同芍藥，肝風內動急煎嘗。

鎮肝熄風湯 《醫學衷中參西錄》

【組成】 懷牛膝一兩(30g)　生赭石一兩(30g)，軋細　生龍骨五錢(15g)，搗碎　生牡蠣五錢(15g)，搗碎
生龜甲五錢(15g)，搗碎　生杭芍五錢(15g)　玄參五錢(15g)　天冬五錢(15g)　川楝子二錢(6g)，搗碎
生麥芽二錢(6g)　茵陳二錢(6g)　甘草錢半(4.5g)

【用法】 水煎服。

【功用】 鎮肝熄風，滋陰潛陽。

【主治】 類中風。頭目眩暈，目脹耳鳴，腦部熱痛，面色如醉，心中煩熱，或時常噫氣，或
肢體漸覺不利，口眼漸形歪斜；甚或眩暈顛仆，昏不知人，移時始醒，或醒後不能
復元，脈弦長有力。

【病機】 本方所治之類中風，張氏稱之為內中風。本方主治之證為肝腎陰虛，肝陽化風所
致。肝為風木之臟，體陰而用陽，肝腎陰虛，肝陽偏亢，陽亢化風，風陽上擾，若
加煩勞惱怒，酒食不節，起居失調等誘因，以致風火相煽，陽亢化風，血隨氣逆，
上沖於惱，發為類中，故見頭目眩暈、目脹耳鳴、腦部熱痛、面紅如醉；腎水不能
上濟心火，心肝火盛，則心中煩熱；肝陽偏亢，氣血隨之逆亂，遂致卒中；肝病犯
胃，氣機昇降失序，則胃氣上逆，發為噫氣；脈弦長有力為肝陽亢盛之徵。

鎮肝熄風湯病機表解

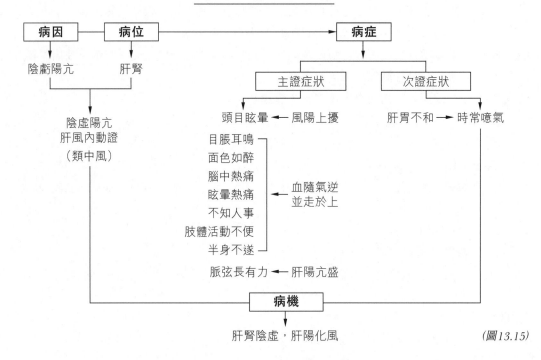

(圖13.15)

輕則風中經絡，肢體漸覺不利，口眼漸形歪斜；重則風中臟腑，眩暈顛仆，不知人事等，即《素問・調經論》所謂"血之與氣，並走於上，則為大厥，厥則暴死。氣復反則生，不反則死。"本證以肝腎陰虛為本，肝陽上亢，氣血逆亂為標，但以標實為主。*(見圖13.15)*

【方解】 治宜鎮肝熄風為主，佐以滋養肝腎。方中**懷牛膝**歸肝腎經，入血分，性善下行，故重用以引血下行，並有補益肝腎之效為君。**生赭石**之質重沉降，鎮肝降逆，合牛膝以引氣血下行，急治其標；**龍骨、牡蠣、龜甲、白芍**益陰潛陽，鎮肝熄風，共為臣藥。**玄參、天冬**下走腎經，滋陰清熱，合龜甲、白芍滋水以涵木，滋陰以柔肝；肝為剛臟，性喜條達而惡抑鬱，過用重鎮之品，勢必影響其條達之性，故又以**茵陳、川棟子、生麥芽**清泄肝熱，疏肝理氣，以遂其性，與潛陽鎮肝藥相反相成，以上俱為佐藥。**甘草**調和諸藥，合生麥芽能和胃安中，以防金石、介類藥物礙胃為使。全方重用潛鎮諸藥，配伍滋陰、疏肝之品，共成標本兼治，而以治標為主的良方。

方中茵陳，張錫純謂"茵陳為青蒿之嫩者"。為此，後世醫家有的改用青蒿，有的仍用茵陳。從該書"茵陳解"及有關醫案表析，當以茵陳為是。 *(見圖13.16)*

配伍特點： 一者，針對類中風陽亢風動，氣血上沖之機，重用牛膝引血下行，直折亢陽，開平肝熄風法之又一蹊逕；二者，集大劑金石介殼類的藥物如生赭石、生龍骨、生牡蠣、生龜甲等，加強其鎮肝潛陽、熄風之力；三者，兼顧肝臟的生理、病理特點，

鎮肝熄風湯方義表解

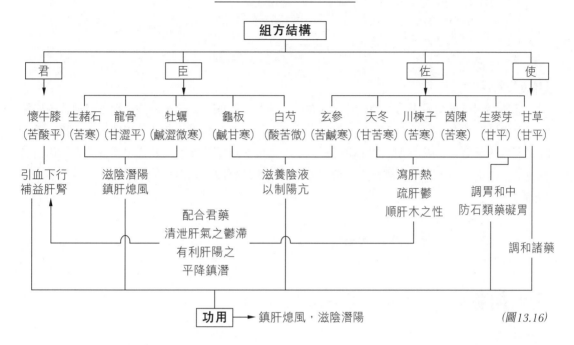

(圖13.16)

佐以川棟子、生麥芽、茵陳等疏肝泄熱以及生玄參、天冬等柔肝之品,以防單純重鎮所致氣血上攻之弊。全方鎮潛治其標,滋陰治其本,標本兼顧,然以治標為主。

【運用】

辨證要點: 本方是治療類中風之常用方。無論是中風之前,還是中風之時,抑或中風之後,皆可運用。臨床以頭目眩暈,腦部熱痛,面色如醉,脈弦長有力為辨證要點。

臨證加減: 心中煩熱甚者,加石膏、梔子以清熱除煩;痰多者,加膽南星、竹瀝水以清熱化痰;尺脈重按虛者,加熟地黃、山茱萸以補肝腎;中風後遺有半身不遂、口眼歪斜等不能復元者,可加桃仁、紅花、丹參、地龍等活血通絡。

中方西用: 本方常用於高血壓、腦血栓形成、腦溢血、血管神經性頭痛等屬於肝腎陰虛,肝風內動者。

注意事項: 若屬氣虛血瘀之中風,則不宜使用本方。另外,本方有幾味藥生用,以加強平肝潛陽、清熱、疏肝之效。

【附方】

建瓴湯《醫學衷中參西錄》

組成: 生懷山藥一兩(30g)　懷牛膝一兩(30g)　生赭石八錢(24g),軋細　生龍骨六錢(18g),搗細　生牡蠣六錢(18g),搗細　生懷地黃六錢(18g)　生杭芍四錢(12g)　柏子仁四錢(12g)

用法: 磨取鐵鏽濃水,以之煎藥。

功用：鎮肝熄風，滋陰安神。

主治：肝腎陰虛，肝陽上亢證。頭目眩暈，耳鳴目脹，健忘，煩躁不安，失眠多夢，脈弦硬而長。

【類方比較】

　　建瓴湯與鎮肝熄風湯均用懷牛膝、代赭石、龍骨、牡蠣、白芍，故均能鎮肝熄風，滋陰潛陽，以治肝腎陰虛，肝陽上亢之證。但後者配玄參、天冬、龜甲、茵陳、川楝子等，故鎮潛清降之力較強，用於肝陽上亢，氣血逆亂而見腦中熱痛，或面色如醉，甚或中風昏仆者；而前者有生地、淮山、柏子仁等，故寧心安神之力略優，用於肝陽上亢而見失眠多夢、心神不寧者。

【方歌】

　　鎮肝熄風芍天冬，玄參牡蠣赭茵供，

　　麥龜膝草龍川楝，肝風內動有奇功。

天麻鉤藤飲 《中醫內科雜病證治新義》

【組成】　天麻(9g)　鉤藤(12g)後下　石決明(18g)　梔子　黃芩　各9g　川牛膝(12g)　杜仲　益母草　桑寄生　夜交藤　朱茯神　各9g

【用法】　水煎，分二至三次服。

【功用】　平肝熄風，清熱活血，補益肝腎。

【主治】　肝陽偏亢，肝風上擾證。頭痛，眩暈，失眠多夢，或口苦面紅，舌紅苔黃，脈弦或數。

【病機】　肝腎不足，肝陽偏亢，生風化熱。肝陽偏亢，風陽上擾，故頭痛、眩暈；肝陽有餘，化熱擾心，肝陽肝火內擾，神魂失卻安寧，故心神不安、失眠多夢等。舌紅、苔黃、脈弦乃為肝陽上亢之徵。煩勞動陽，惱怒傷肝，故本病常因煩勞惱怒誘發或加重。

(見圖13.17)

天麻鉤藤飲病機表解

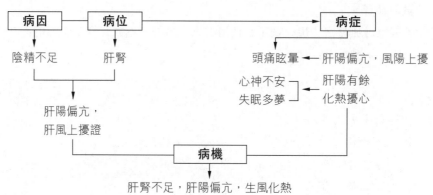

(圖13.17)

【方解】 治宜平肝熄風為主，佐以清熱安神、補益肝腎之法。方中**天麻**甘平，專入足厥陰肝經，功擅平肝熄風、**鉤藤**甘涼，既能平肝風，又能清肝熱，二藥合用，以增平肝熄風之力，共為君藥。**石決明**鹹寒質重，功能平肝潛陽，為涼肝鎮肝之要藥，並能除熱明目，與君藥合用，加強平肝熄風之力；肝陽上亢又可化火生風，故用**山梔子、黃芩**清肝降火，以折其亢陽。**川牛膝**引血下行，並能活血利水，共為臣藥。**杜仲、桑寄生**補益肝腎以治本；**益母草**合川牛膝活血利水，有利於平降肝陽；**夜交藤、朱茯神**寧心安神，均為佐藥。諸藥合用，共成平肝熄風，清熱活血，補益肝腎之劑。*(見圖13.18)*

天麻鉤藤飲方義表解

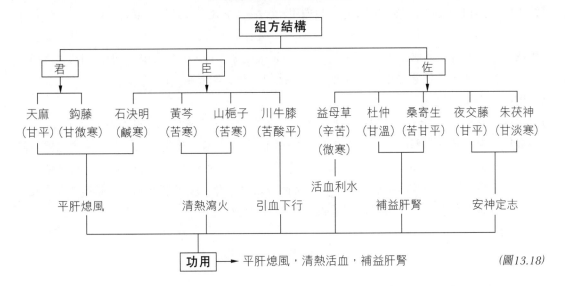

(圖13.18)

配伍特點： 平肝熄風為主，配伍清熱、活血、安神之品，並酌配補養肝腎藥而標本兼顧，故為治療"肝厥頭痛，暈眩，失眠之良劑"。

【運用】

辨證要點： 本方是治療肝陽偏亢，肝風上擾的常用方。臨床以頭痛，眩暈，失眠，舌紅苔黃，脈弦為辨證要點。

臨證加減： 眩暈頭痛劇者，可酌加羚羊角、龍骨、牡蠣等，以增強平肝潛陽熄風之力；若肝火盛，口苦面赤，心煩易怒，加龍膽草、夏枯草，以加強清肝瀉火之功；脈弦而細者，宜加生地、枸杞子、何首烏以滋補肝腎。

中方西用： 本方常用於高血壓病、急性腦血管病、內耳性眩暈等屬於肝陽上亢，肝風上擾者。

【類方比較】

　　羚角鉤藤湯、鎮肝熄風湯和天麻鉤藤飲三方均能平肝熄風，治療肝風內動之證。其中羚角鉤藤湯長於清熱熄風，主要用於肝經熱盛，熱極動風之高熱、痙厥；鎮肝熄風湯長於鎮肝降逆潛陽，多用於肝腎陰虧，肝陽主亢，氣血逆亂，肝風內動之證，臨床見眩暈昏仆、肢體不利、半身不遂等；天麻鈎藤飲平肝熄風之力較緩，但兼清熱、活血、安神之功，適用於肝風上擾所致的頭痛、眩暈、失眠等。

【方歌】

　　天麻鈎藤石決明，杜仲牛膝桑寄生，

　　梔子黃芩益母草，茯神夜交安神寧。

大定風珠 《溫病條辨》

【組成】　生白芍六錢(18g)　　阿膠三錢(9g)　　生龜甲四錢(各2g)　　乾地黃六錢(18g)　　麻仁二錢(6g)　　五味子二錢(6g)　　生牡蠣四錢(12g)　　麥冬連心，六錢(18g)　　炙甘草四錢(12g)　　雞子黃生，二枚　　鱉甲生，四錢(12g)

【用法】　水八杯，煮取三杯，去滓，再入雞子黃，攪令相得，分三次服。(現代用法：水煎，去渣，入阿膠烊化，再入雞子黃，攪勻，分三次溫服。)

【功用】　滋陰熄風。

【主治】　陰虛風動證。手足瘈瘲，形消神倦，舌絳少苔，脈氣虛弱，時時欲脫者。

【病機】　溫病後期，邪熱久篤，灼傷真陰；或因誤汗、妄攻，重傷陰液。肝為風木之臟，陰液大虧，水不涵木，虛風內動，筋脈失養，故手足瘈瘲；真陰欲竭，故見形瘦神倦，舌絳少苔，脈氣虛弱，有時時欲脫之勢，邪少虛多之象。此時邪熱已去八九，真陰僅存一二，當辨為陰虛風動之證。*(見圖13.19)*

大定風珠病機表解

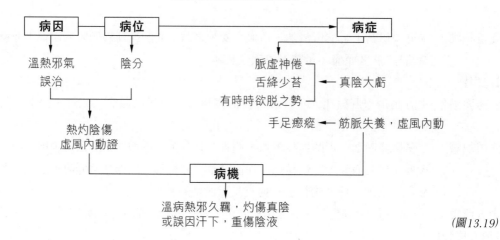

(圖13.19)

【方解】　治宜滋陰養液，以填補欲竭之真陰，平熄內動之虛風。方中**雞子黃、阿膠**為血肉有情之品，滋陰養液以熄虛風，共為君藥。又重用**生白芍、乾地黃、麥冬**滋水涵木，滋陰柔肝，**龜甲**、**鱉甲**有情之品填補真陰，並滋陰潛陽，共為臣藥。陰虛則陽浮，故以**牡蠣**介類潛鎮之品，以滋陰潛陽，重鎮熄風；**麻仁**養陰潤燥；**五味子**酸溫，與滋陰藥相伍，而能收斂真陰；與生白芍、甘草相配，又具酸甘化陰之功。以上諸藥，協助君、臣藥加強滋陰熄風之效，均為佐藥。**炙甘草**調和諸藥，為使藥。

本方由加減復脈湯(炙甘草、乾地黃、生白芍、阿膠、麥冬、麻仁)加味變化而成。由於溫病時久，邪熱灼傷真陰，虛風內動，故加雞子黃、五味子、龜甲、鱉甲、牡蠣等滋陰潛陽之品，從而由滋陰潤燥之方衍化而成滋陰熄風之劑。*(見圖13.20)*

大定風珠方義表解

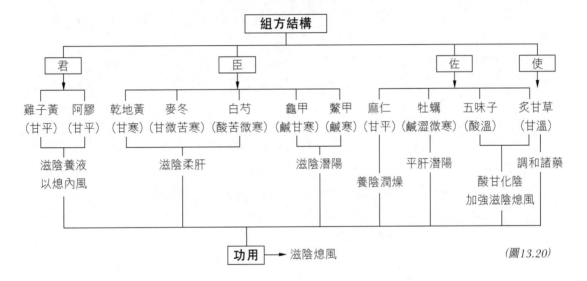

(圖13.20)

配伍特點： 本方配伍，以大隊滋陰養液藥為主，配以介類收斂、潛陽之品，寓熄風於滋養之中，使真陰得復，浮陽得潛，則虛風自熄。

【運用】

辨證要點： 本方是治療溫病後期，真陰大虧，虛風內動之常用方。臨床以神倦瘛瘲，舌絳苔少，脈虛弱為辨證要點。

臨證加減： 若兼氣虛喘急，加人參補氣定喘；氣虛自汗，加人參、龍骨、浮小麥補氣斂汗；氣虛心悸，加人參、小麥、茯神補氣寧神定悸；若低熱不退，加地骨皮、白薇以退虛熱；有痰者，酌加天竺黃、貝母、製半夏以清熱化痰。

中方西用： 本方常用於乙腦後遺症、眩暈、放療後腦萎縮、甲亢、甲亢術後手足抽搐症、神經性震顫、震顫麻痹、帕金遜氏綜合症等屬於陰虛風動者。

注意事項： 若陰液雖虧而邪熱尤盛者，則非本方所宜，正如吳鞠通在《溫病條辨》（卷三下焦篇）所說：“壯火尚盛者，不得用定風珠。”因本方由大隊厚濁滋潤之品組成，恐有戀邪留寇之弊。

【附方】

1. **小定風珠**《溫病條辨》

    組成： 雞子黃_{生用一枚}　阿膠_{二錢(6g)}　生龜甲_{六錢(18g)}　童便_{一杯(15ml)}　淡菜_{三錢(9g)}

    用法： 水五杯，生煮龜甲、淡菜取二杯，去滓，入阿膠上火烊化，內雞子黃，攪令相得再沖童便，頓服。

    功用： 滋陰熄風。

    主治： 溫病邪熱久羈下焦，爍肝為厥，擾衝脈為噦，脈細弦。

2. **三甲復脈湯**《溫病條辨》

    組成： 炙甘草_{六錢(18g)}　乾地黃_{六錢(18g)}　生白芍_{六錢(18g)}　麥冬_{不去心，五錢(各5g)}　阿膠_{三錢(9g)}　麻仁_{三錢(9g)}　生牡蠣_{五錢(15g)}　生鱉甲_{八錢(24g)}　生龜甲_{一兩(30g)}

    用法： 水八杯，煮取三杯，分三次服。

    功用： 滋陰復脈，潛陽熄風。

    主治： 溫病邪熱久羈下焦，熱深厥甚，心中憺憺大動，甚則心中痛，或手足蠕動，舌絳少苔，脈細促者。

3. **阿膠雞子黃湯**《通俗傷寒論》

    組成： 陳阿膠_{二錢(6g)，烊沖}　生白芍_{三錢(9g)}　石決明_{五錢(15g)，杵}　雙鈎藤_{二錢(6g)}　大生地_{四錢(12g)}　清炙草_{六分(2g)}　生牡蠣_{四錢(12g)，杵}　絡石藤_{三錢(9g)}　茯神木_{四錢(12g)}　雞子黃_{二枚先煎代水}

    用法： 水煎服。

    功用： 滋陰養血，柔肝熄風。

    主治： 邪熱久篤，陰血不足，虛風內動。筋脈拘急，手足瘈瘲，心煩不寐，或頭目眩暈，舌絳少苔，脈細數。

【類方比較】

　　大定風珠、三甲復脈湯、阿膠雞子黃湯均為滋陰熄風之劑，主治溫病傷陰、虛風內動之證。惟功用和主治有強弱微甚之別，其中大定風珠在三甲復脈湯的基礎上加雞子黃、五味子變化而成，滋陰熄風之力最強，兼有收斂之功，適用於脈氣虛弱，有時時欲脫之勢者；三甲復脈湯滋陰熄風之功略遜，適用於脈細促而心中憺憺大動者；阿膠雞子黃湯配有鈎藤；茯神木，故涼肝安神之力略強，適用於脈細數而神志不安者。

【方歌】

　　大定風珠雞子黃，再合加減復脈湯，

　　三甲並同五味子，滋陰熄風是妙方。

第十四章

治燥劑

概　說

概念

　　凡以輕宣外燥或滋陰潤燥為主要功用，用以治療燥證的方劑，稱治燥劑。

病機、治法與分類

　　燥證之因可由外燥和內燥所致。外燥指感受秋令燥邪所引起的病證，其病常始於肺衛。由於秋令氣候溫涼有異，發病後的症狀也不同，外燥又有涼燥、溫燥之分；如涼燥者，症見惡寒無汗，頭微痛，咳嗽稀痰，鼻塞，咽乾等。溫燥者，症見身熱不甚，口渴，咽乾鼻燥乾咳無痰或痰少而黏等。內燥是屬於臟腑津虧液耗所致的病證，從發病部位來說，有上燥、中燥、下燥之別。累及臟腑而言，有肺、胃、腎及大腸之分，燥在上者，多責之於肺，症見乾咳、少痰，咽燥，咯血。燥在中者，多責之於胃，症見肌肉消瘦，乾嘔食少；燥在下者，多責之於腎及大腸，症見消渴或津枯便秘等。由於人體內外、臟腑之間是互相關聯，故燥之為病，多上下互見，內外相兼。

　　治燥劑屬於“十劑”中的“濕可去枯”的範疇。治燥劑歷史悠久，根據《素問・至真要大論》曰：“燥則潤之”的治療原則而確立。但病因、病性、病位的不同，而有不同的治法，如外燥所致宜輕宣外燥，燥由肺生的則宜滋潤內燥等治法之殊。

　　本章根據燥證的病因、病性有內外之分，其治法相應不同，因此，本類方劑也相應分為輕宣外燥和滋潤內燥兩類。

注意事項

　　1. 治療燥證，首先要分清外燥和內燥，外燥中又須分清是溫燥或涼燥，認證清楚，治法用方才能合拍。然而燥證雖有內、外及上、中、下之分，但因人體內外、臟腑之間相互聯繫，故在臨床上亦多相互影響。

　　2. 燥邪最易化熱，傷津耗氣，故治燥劑除以輕宣或滋潤藥物為主外，有時還須酌情配伍清熱瀉火或生津益氣之品。至於辛香耗津、苦寒化燥之品，均非燥病所宜。

　　3. 治燥劑藥多滋膩，易於助濕礙氣，妨礙脾胃運化，對於素體脾虛多濕或氣滯痰陰者均應慎用。

治燥劑分類簡表

	治燥劑 ——————→ 燥證	
分　類	輕宣外燥	滋陰潤燥
適應證	外燥證—涼燥，溫燥	內燥證
症　狀	涼燥—頭痛惡寒，咳嗽痰稀，鼻塞咽乾，舌苔薄白 溫燥—頭痛身熱，乾咳少痰，或氣逆而喘，口渴鼻燥，舌邊尖紅，苔薄白而燥	乾咳少痰，咽乾鼻燥，口中燥渴，乾嘔食少，消渴，便秘
立　法	涼燥宜溫宣；溫燥宜清宣	甘寒滋陰潤燥
代表方	涼燥—杏蘇散；溫燥—桑杏湯、清燥救肺湯	麥門冬湯、養陰清肺湯、增液湯

第一節　輕宣外燥

　　輕宣外燥劑，適用於外感涼燥或溫燥之證。涼燥感邪於深秋涼燥之邪，涼燥犯肺，則肺氣不宜，津液不佈，聚而為痰。症見頭痛惡寒，咳嗽痰稀，鼻塞咽乾，舌苔薄白。本證性近風寒，故有“次寒”、“小寒”之稱，治宜輕宣溫潤，常用杏仁、蘇葉等苦辛溫潤藥物組配成方。代表方劑如杏蘇散。溫燥感邪於初秋燥熱，易於耗津灼液，使肺金清肅之令不行。症見頭痛身熱，乾咳少痰，或氣逆而喘，口渴鼻燥，舌邊尖紅，苔薄白而燥。治宜清宣涼潤，常用桑葉、杏仁、沙參等辛涼甘潤藥物組配成方，取其輕宣燥熱，代表方劑如桑杏湯、清燥救肺湯等。

杏蘇散 《溫病條辨》

【組成】　蘇葉三錢(9g)　　杏仁三錢(9g)　　半夏三錢(9g)　　茯苓三錢(9g)　　陳皮二錢(6g)　　前胡三錢(9g)　　苦桔梗二錢(6g)　　枳殼二錢(6g)　　甘草一錢(3g)　　生薑(三片)　　大棗(三枚) (原書未著劑量)

【用法】　水煎溫服。

【功用】　輕宣涼燥，理肺化痰。

【主治】　外感涼燥證。惡寒無汗，頭微痛，咳嗽稀痰，鼻塞，咽乾，苔白，脈弦。

【病機】　涼燥外襲，肺失宣降，痰濕內阻。涼燥傷皮毛，故頭微痛，惡寒無汗，所謂頭微痛者，不似傷寒之痛甚也。肺為燥氣所傷，肺氣不宜，津液不能輸佈，聚而為痰；鼻為肺竅，為肺系，涼燥束肺，肺氣不宣，津液不佈，而致鼻塞，咽乾。涼燥兼痰飲，則脈弦苔白。(見圖14.1)

杏蘇散病機表解

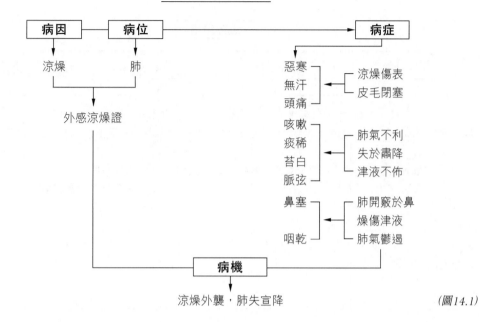

(圖14.1)

涼燥外襲，肺失宣降

【方解】　治宜輕宣涼燥以解散表邪，宣降肺而止咳化痰。方中**蘇葉**，辛溫不燥，解肌發表，開宣肺氣，使涼燥從表而解；**杏仁**苦辛溫潤，宣降肺氣，止咳化痰，兩味共為君藥。**前胡**疏風降氣，降氣化痰，助杏、蘇輕宣達表而兼化痰；**桔梗、枳殼**一升一降，助杏仁以宣利肺氣，共為臣藥。**半夏、陳皮、茯苓**理氣化痰，**甘草**合桔梗宣肺祛痰，共為佐藥。**生薑、大棗**調和營衛，通行津液，為使藥。諸藥合用，共奏發表宣化之功，使表解痰消，肺氣調和。*(見圖14.2)*

配伍特點：　本方輕宣涼燥與潤肺化痰並用，表裏兼顧，以治表為主，乃苦溫甘辛之法。正合《素問·至真要大論》"燥淫於內，治以苦溫，佐以甘辛"的理論。

【運用】

辨證要點：　本方是治療涼燥證的代表方劑，亦是治療風寒咳嗽的常用方。臨床以惡寒無汗，咳嗽稀痰，咽乾，苔白，脈弦為證治要點。

臨證加減：　若無汗，脈弦甚或緊，加羌活以解表發汗；汗後咳不止，去蘇葉，加蘇梗以降肺氣；兼泄瀉腹滿者，加蒼朮、厚樸以化濕除滿；頭痛兼眉棱骨痛者，加白芷以祛風止痛。熱甚者，加黃芩以清解肺熱。

中方西用：　本方常用於治流行性感冒、慢性支氣管炎、肺氣腫等辨證屬外感涼燥（或外感風寒輕證），肺氣不宣，痰濕內阻者。

【類方比較】

　　杏蘇散與參蘇飲兩方的組成、功用、和主治頗多相似之處。參蘇飲益氣扶正以解表，化痰除飲而止咳，適用於虛人外感風寒內有痰濕之證。杏蘇散則是在參蘇飲的基礎上去人參、木

413

杏蘇散方義表解

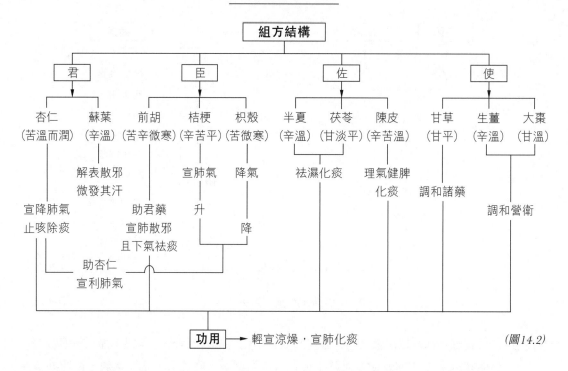

組方結構

| 君 | 臣 | 佐 | 使 |

杏仁
(苦溫而潤)
蘇葉
(辛溫)
前胡
(苦辛微寒)
桔梗
(辛苦平)
枳殼
(苦微寒)
半夏
(辛溫)
茯苓
(甘淡平)
陳皮
(辛苦溫)
甘草
(甘平)
生薑
(辛溫)
大棗
(甘溫)

解表散邪
微發其汗

宣肺氣　降氣

祛濕化痰

理氣健脾
化痰

調和諸藥

宣降肺氣
止咳除痰

助君藥
宣肺散邪
且下氣祛痰

升　降

調和營衛

助杏仁
宣利肺氣

功用 → 輕宣涼燥，宣肺化痰　　　　　　　(圖14.2)

香、加杏仁而成，因為正氣不虛故去人參；又恐香燥傷津原故去木香；加杏仁以加強宣肺止咳之功。適於涼燥襲肺證。如此，從益氣解表之劑，變成輕宣涼燥之方。通過比較發現二方的結構頗為相似，其原因、病機有相似之處，涼燥性質近於風寒，故其治法基本與風寒表證相似。

【方歌】

　　杏蘇散內夏陳前，枳桔苓甘薑棗研，

　　輕宣溫潤治涼燥，咳止痰化病自痊。

桑杏湯 《溫病條辨》

【組成】　桑葉一錢(3g)　杏仁一錢五分為(4.5g)　沙參二錢(6g)　象貝一錢(3g)　香豉一錢(3g)　梔皮一錢(3g)
　　　　　梨皮一錢(3g)

【用法】　水二杯，煮取一杯，頓服之，重者再作服。(現代用法：水煎服。)

【功用】　清宣溫燥，潤肺止咳。

【主治】　外感溫燥證。身熱不甚，口渴，咽乾鼻燥乾咳無痰或痰少而黏，舌紅，苔薄白而乾，脈浮數右脈大者。

【病機】　溫燥外襲，肺津受灼之輕證。因秋感溫燥之氣，傷於肺衛，其病輕淺，故頭痛而身熱不甚；燥氣傷肺，耗津灼液，肺失清肅，故口渴，咽乾鼻燥，乾咳無痰或痰少而

黏。*(見圖14.3)*

【方解】　治宜輕宣燥熱，涼潤肺金。方中**桑葉**輕宣燥熱，**杏仁**宣利肺氣，潤燥止咳，共為君藥。**香豉**辛涼解表，助桑葉輕宣透熱；**象貝母**清化痰熱，助杏仁止咳化痰；**沙參**潤肺止咳生津，共為臣藥。**梔子皮**質輕而入上焦，清泄肺熱；**梨皮**清熱潤燥，止咳化痰，均為佐藥。諸藥合用，外以輕宣燥熱，內以涼潤肺金，乃辛涼甘潤之方，使燥熱除而肺津復則諸症自癒。*(見圖14.4)*

桑杏湯病機表解

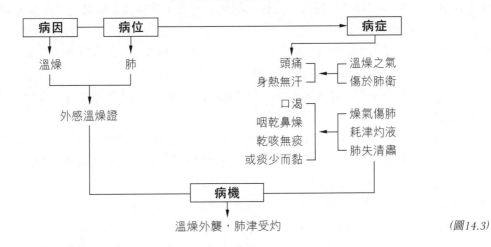

(圖14.3)

桑杏湯方義表解

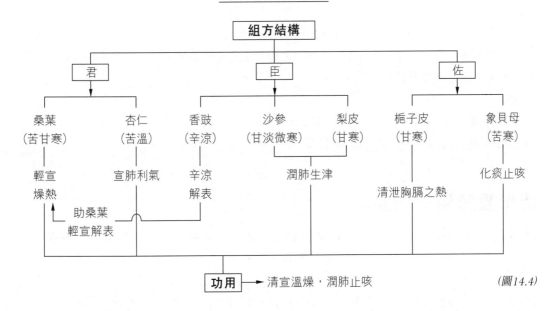

(圖14.4)

配伍特點： 本方體現了宣解、化痰、養陰和清熱諸法合用，以達辛涼甘潤之功，使燥熱除而肺津復，則諸症自癒。

【運用】

辨證要點： 本方為治療溫燥外襲，肺燥咳嗽之輕證的常用方。臨床以身熱不甚，乾咳無痰，或痰少而黏，右脈數大為辨證要點。

臨證加減： 若表邪鬱閉較重，症見惡寒無汗，發熱者，加薄荷、荊芥以增強疏風解表之功；咽乾而痛者，可加牛蒡子、桔梗以清利咽喉；若鼻衄者，加白茅根、旱蓮草以涼血止血；皮膚乾燥，口渴甚者，加蘆根、花粉以清熱生津；痰黏稠者加川貝、瓜蔞。

中方西用： 可用治上呼吸道感染、急性支氣管炎、支氣管擴張之咯血、百日咳等屬外感溫燥，灼傷肺津者。

注意事項： 因本方證邪氣輕淺（衛分證），故諸藥用量較輕，且煎煮時間也不宜過長。吳鞠通指出：「輕藥不得重用，重用必過病所」。

若溫燥重證，邪入氣分者，當用清燥救肺湯，如誤投本方則犯病重藥輕之弊。

【類方比較】

　　桑杏湯與杏蘇散均可輕宣外燥，用治外燥咳嗽。但杏蘇散所主係外感涼燥證，涼燥外束，津液不佈，痰濕內阻，故以杏仁與蘇葉為君，配以宣肺化痰之品，所謂苦溫甘辛法，意在輕宣涼燥，宣肺化痰，必使肺氣宣暢，則津液佈散，肺燥自解。桑杏湯所主係外感溫燥證，溫燥外襲，肺津受灼，故以杏仁與桑葉為君，配伍清熱潤燥，止咳生津之品，所謂辛涼甘潤法，意在輕宣溫燥，涼潤肺金，必使燥熱清而津液復，其症自除。

　　桑杏湯與桑菊飲均用桑葉、杏仁，皆可治療外感咳嗽，受邪輕淺，身熱不甚，口渴，脈浮數等證。但二方同中有異，桑菊飲方中配伍薄荷、菊花、連翹、桔梗、甘草、蘆根，側重於疏散風熱，為辛涼解表法，治療風溫初起，津傷不甚，僅見口微渴，多伴見惡風、頭痛等風熱表證；桑杏湯雖亦配伍辛涼解表的豆豉和清泄肺熱的梔子皮，但更用養陰潤肺生津的沙參、梨皮，以及潤肺止咳化痰的貝母，為辛涼甘潤之法，主治外感溫燥，津傷程度相對較甚，口渴明顯，多伴見咽乾鼻燥等症者。

【方歌】

　　桑杏湯中象貝宜，沙參梔豉與梨皮，

　　乾咳鼻燥右脈大，辛涼甘潤燥能醫。

清燥救肺湯 《醫門法律》

【組成】 桑葉經霜者，去枝梗，三錢(9g)　　石膏二錢五分(8g)　　麥冬去心，一錢二分(4g)　　人參七分(2g)　　阿膠八分(2.5g)　　杏仁炮，去皮尖，炒黃七分(2g)　　枇杷葉一片，刷去毛，蜜塗，炙黃(3g)　　甘草一錢(3g)　　胡麻仁炒，研，一錢(3g)

【用法】 水一碗，煎六分，頻頻二三次滾熱服。（現代用法：水煎，頻頻熱服。）

【功用】　清燥潤肺，養陰益氣。

【主治】　溫燥傷肺證，氣陰兩虛證。身熱頭痛，乾咳無痰，氣逆而喘，咽喉乾燥，鼻燥，心煩口渴，胸滿脅痛，舌乾少苔，脈虛大而數。

【病機】　燥熱傷肺之重證。秋令氣候乾燥，燥熱傷肺，肺合皮毛，故頭痛身熱；肺為熱灼，氣陰兩傷，失其清肅潤降之常，故乾咳無痰，氣逆而喘，咽喉乾燥，口渴鼻燥；《素問‧至真要大論》說："諸氣膹鬱，皆屬於肺"，氣肺不降，故胸膈滿悶。*(見圖14.5)*

清燥救肺湯病機表解

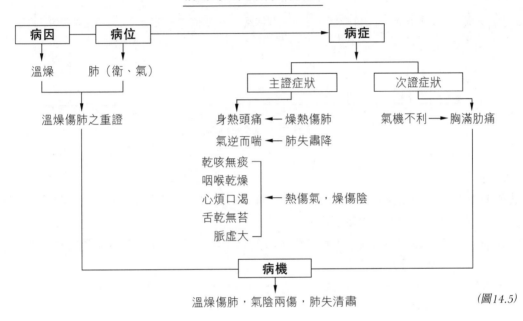

(圖14.5)

【方解】　治宜清燥熱，養氣陰，以清肅金肺為法。方中重用**桑葉**質輕性寒，清透肺中燥熱之邪，為君藥。溫燥犯肺，溫者屬熱宜清，燥勝則乾宜潤，故用**石膏**辛甘而寒，清泄肺熱；**麥冬**甘寒，養陰潤肺，共為臣藥。《難經‧第十四難》說："損其肺者益其氣"，而脾土又為肺金之母，故用甘草培土生金，**人參**益胃津，養肺氣；**麻仁、阿膠**養陰潤肺，肺得滋潤，則治節有權；《素問‧藏氣法時論》說："肺苦氣上逆，急食苦以泄之"，故用**杏仁、枇杷葉**之苦，降泄肺氣，以上均為佐藥。**甘草**兼能止咳潤肺，調和諸藥，是為佐使藥。如此，則肺金之燥熱得以清宣，肺氣之上逆得以肅降，則燥熱傷肺諸證自除，故名之曰"清燥救肺"。*(見圖14.6)*

配伍特點：　方中宣，清，潤，降四法並用。以清宣肺中燥熱為主，輔以潤肺益氣、肅降肺氣之品。宣中有清有潤，宣肺以散燥邪，清潤以祛燥熱；降中寓補，降以利肺氣之逆，補以益脾肺之虛。邪去正復，宣降有權，則諸症自除。

清燥救肺湯方義表解

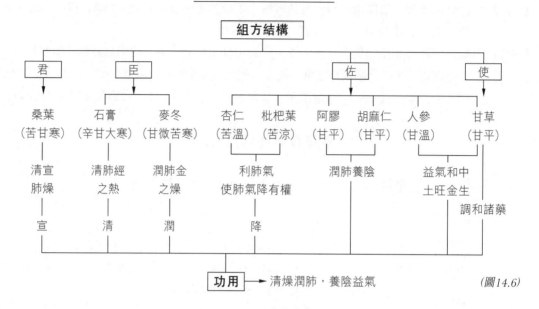

功用 → 清燥潤肺，養陰益氣 *(圖14.6)*

【運用】

辨證要點：　本方為治燥熱傷肺重證之主方。臨床以身熱，乾咳少痰，氣逆而喘，舌紅少苔，脈虛大而數為證治要點。

臨證加減：　若痰多，加川貝、瓜蔞以潤燥化痰；熱甚者，加羚羊角、水牛角以清熱涼血；血枯者加生地以養陰清熱。

中方西用：　適用於肺炎、支氣管哮喘、急慢性支氣管炎、肺氣腫、肺癌等屬燥熱塞肺，氣陰兩傷者。

注意事項：　方中石膏，原書用煅者，現代臨床一般使用生石膏，煅者則以外用為多，至於石膏的用量，當現情輕重，參照原方比例酌定，以免過重傷及肺胃。

【附方】

沙參麥冬湯《溫病條辨》

組成：　沙參三錢(9g)　玉竹二錢(6g)　生甘草一錢(3g)　冬桑葉一錢五分(4.5g)　麥冬三錢(9g)　生扁豆一錢五分(4.5g)　花粉一錢五分(4.5g)

用法：　水煎服。

功用：　清養肺胃，生津潤燥。

主治：　燥傷肺胃，津液虧損證。咽乾口渴，乾咳少痰，舌紅少苔，脈細數。

【類方比較】

　　清燥救肺湯與桑杏湯雖均治溫燥，但清燥救肺湯以清肺燥與養氣陰的藥物組成，較桑杏湯的養陰潤肺作用為強。故溫燥外襲，肺津受灼之輕證，症見身熱不甚，乾咳少痰，右脈數大者，病偏表衛者，宜桑杏湯；若燥熱甚而氣陰兩傷之重證，症見身熱，乾咳，氣逆而喘，胸膈滿悶，脈虛大而數，病偏裏的燥熱盛者，宜用清燥救肺湯。

【方歌】

　　清燥救肺參草杷，石膏膠杏麥胡麻，

　　經霜收下冬桑葉，清燥潤肺效可誇。

第二節　滋陰潤燥

　　滋陰潤燥劑，主治臟腑津傷液耗的內燥證。症見乾咳少痰，咽乾鼻燥，口中燥渴，乾嘔食少，消渴，便秘（多因汗、吐、下後重傷津液，或久病精血大虛，溫邪化燥傷陰所致）。常用玄參、麥冬、生地、丹皮、白芍、貝母等甘寒滋潤藥組配成方。代表方如麥門冬湯、養陰清肺湯、增液湯等。

增液湯 《溫病條辨》

【組成】　　玄參一兩(30g)　　細生地八錢(24g)　　麥冬連心，八錢(24g)

【用法】　　水八杯，煮取三杯，口乾則與飲令盡。不便，再作服。（現代用法：水煎服。）

【功用】　　增液潤燥。

【主治】　　陽明溫病後期，津虧便秘證。大便秘結，口渴，舌乾紅，脈細數或沉而無力。

【病機】　　陽明溫病不大便，不外於熱結、液枯兩端。若陽邪熾盛之熱結實證，則用承氣湯急下存陰；若熱病起損津液，液涸腸燥，傳導失司，《溫病條辨》所謂"水不足以行舟，而結糞不下者"則不可用承氣湯重竭其津，當用增液潤燥之法。

　　　　　　本方所治大便秘結為熱病耗損津液，陰虧液涸，不能濡潤大腸，"無水舟停"所致。津液虧乏，不能上承，則口渴；舌乾紅，脈細數為陰虛內熱之象；脈沉而無力者，主裏主虛之候。*(見圖14.7)*

【方解】　　津虧便秘，當"增水行舟"，治宜增液潤燥以通便。方中重用**玄參**為君，苦鹹而涼，滋陰潤燥，壯水制火，啟腎水以滋腸燥。**生地**甘苦而寒，清熱養陰，壯水生津，以增玄參滋陰潤燥之力；又肺與大腸相表裏，故用甘寒之**麥冬**，滋養肺胃陰津以潤腸燥，共為臣藥。三藥合用，重劑而投，養陰增液，潤滑腸道，以補藥之體為瀉藥之用，使腸燥得潤、大便得下，故名之曰"增液湯"。*(見圖14.8)*

增液湯病機表解

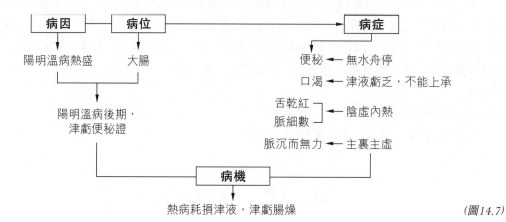

(圖14.7)

增液湯方義表解

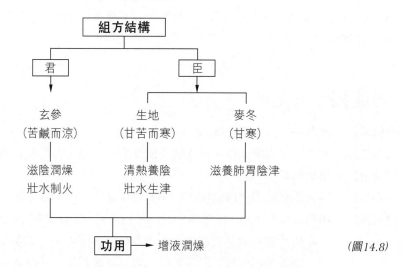

(圖14.8)

配伍特點： 本方純用、重用養陰藥，增液潤燥以瀉下通便，妙在寓瀉於補，以補藥之體，作
瀉藥之用，既可攻實，又可防虛。

【運用】

辨證要點： 本方為治療津虧腸燥所致大便秘結之常用方，又是治療多種內傷陰虛液虧病證的
基礎方。臨床以便秘，口渴，舌乾紅，脈細數或沉而無力為辨證要點。

臨證加減： 若津虧燥熱已甚，服增液湯大便不下者，可加生大黃、芒硝以清熱瀉下，軟堅潤
燥；陰虛燥熱，虛火上炎，發為牙痛者，加川牛膝、丹皮等以降炎涼血；若胃陰
不足，舌紅少苔或無苔者，加沙參、石斛等以養陰生津。

中方西用： 本方常用於溫熱病津虧腸燥便秘，以及習慣性便秘、慢性咽喉炎、復發性口腔潰瘍、糖尿病、皮膚乾燥綜合症、肛裂、慢性牙周炎等證屬陰津不足者。

注意事項： 使用本方宜重，否則無增液通便的作用。即本方乃"增水行舟之計，故湯名增液，但非重用不為功"。（《溫病條辨》卷二）

【附方】

增液承氣湯（參見瀉下劑──攻補兼施）

【類方比較】

增液湯與增液承氣湯均是吳氏治療溫病陰虧，"無水舟停"不大便的方劑，旨在增水行舟。《溫病條辨》指出，陽明溫病，大便不通，若屬津液枯竭，水不足以行舟而燥結不下者，可間服增液湯以增其津液；若再不下，是燥結太甚，宜予增液承氣湯緩緩服之。故增液湯是以滋潤為主，為津液大傷，燥結不甚者設；增液承氣湯是潤下合方，為津液大傷，燥結已甚者設。緩急有別，臨證必須斟酌。

【方歌】

增液玄參與地冬，熱病津枯便不通，

補藥之體作瀉劑，但非重用不為功。

麥門冬湯 《金匱要略》

【組成】 麥門冬七升(42g)　半夏一升(6g)　人參三兩(9g)　甘草二兩(6g)　粳米三合(6g)　大棗十二枚(4g)

【用法】 上六味，以水一斗二升，煮取六升，溫服一升，日三夜一服。（現代用法：水煎服。）

【功用】 滋養肺胃，降逆下氣。

【主治】 1.虛熱肺痿。咳嗽氣喘，咽喉不利，咯痰不爽，或咳唾涎沫，口乾咽燥，手足心熱，舌紅少苔，脈虛數。2.胃陰不足證。嘔吐，納少，呃逆，口渴咽乾，舌紅少苔，脈虛數。

【病機】 虛熱肺痿乃肺胃陰虛，氣火上逆。病雖在肺，其源在胃，蓋土為金母，胃主津液，胃津不足，則肺之陰津亦虧，終成肺胃陰虛之證。肺虛而肅降失職，則咳逆上氣；肺傷而不佈津，加之虛火灼津，則脾津不能上歸於肺而聚生濁唾涎沫，隨肺氣上逆而咳出，且咳唾涎沫愈甚，則肺津損傷愈重，日久不止，終致肺痿。咽喉為肺胃之門戶，肺胃陰傷，津不上承，則口乾咽燥；虛熱內盛，故手足心熱。胃陰不足，失和氣逆則嘔吐；舌紅少苔、脈虛數為陰虛內熱之佐證。*(見圖14.9)*

【方解】 治宜滋養肺胃，降逆下氣。方中重用**麥冬**為君，甘寒清潤，既養肺胃之陰，又清肺胃虛熱。**人參**益氣生津為臣。佐以**甘草、粳米、大棗**益氣養胃，合人參益胃生津，胃津充足，自能上歸於肺，此正"培土生金"之法。肺胃陰虛，虛火上炎，不僅氣機逆上，而且進一步灼津為涎，故又佐以**半夏**降逆下氣，化其痰涎，雖屬溫燥之品，但用量很輕，與大劑麥門冬配伍，則其燥性減而降逆之用存，且能開胃行津以潤肺，又使麥門冬滋而不膩，相反相成。**甘草**並能潤肺利咽，益氣和中，調和諸藥，兼作佐使之藥。諸藥相合，共收滋養肺胃，降逆下氣之功。(*見圖14.10*)

麥門冬湯病機表解

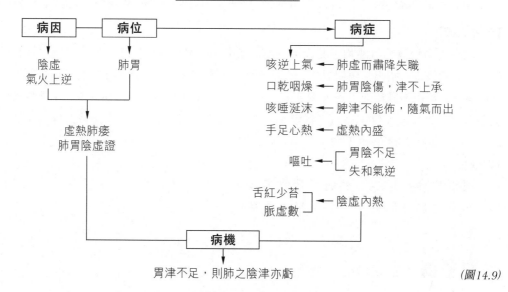

(*圖14.9*)

麥門冬湯方義表解

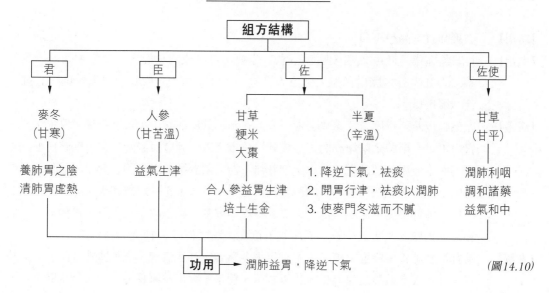

(*圖14.10*)

配伍特點：　一是體現 "培土生金" 法；二是於大量甘潤劑中少佐溫燥之品，主從有序，潤燥
　　　　　　得宜，滋而不膩，燥不傷津。

【運用】

辨證要點：　本方為治療肺胃陰虛，氣機上逆所致咳嗽或嘔吐之常用方。臨床以咳唾涎沫，短
　　　　　　氣喘促，或口乾嘔逆，舌乾紅少苔，脈虛數為辨證要點。

臨證加減：　若津傷甚者，可加沙參、玉竹以養陰液；咳逆較甚者，加百部、冬花等；若嘔吐
　　　　　　甚者，加竹茹、生薑等；若陰虛胃痛、脘腹灼熱者，可加石斛、白芍以增加養陰
　　　　　　益胃止痛之功。

中方西用：　本方常用於慢性支氣管炎、支氣管擴張、慢性咽喉炎、矽肺、肺結核等屬肺胃陰
　　　　　　虛，氣火上逆者。亦治胃及十二指腸潰瘍、慢性萎縮性胃炎、妊娠嘔吐等屬胃陰
　　　　　　不足，氣逆嘔吐者。

注意事項：　肺痿一病，有虛熱與虛寒之分，若屬虛寒者非本方所宜。

【方歌】

　　　麥門冬湯用人參，棗草梗米半夏存，
　　　肺痿咳逆因虛火，益胃生津此方珍。

玉液湯 《醫學衷中參西錄》

【組成】　山藥一兩(30g)　　生黃耆五錢(15g)　　知母六錢(18g)　　生雞內金二錢(6g)，搗細　　葛根錢半(5g)

　　　　　五味子三錢(9g)　　天花粉三錢(9g)

【用法】　水煎服。

【功用】　益氣滋陰，固腎止渴。

【主治】　消渴，氣陰兩虛證。口乾而渴，飲水不解，小便數多，困倦氣短，脈虛細無力。

【病機】　肺燥胃熱腎虛之消渴。此乃元氣不升，真陰不足，脾腎兩虛所致，若脾虛不能升水
　　　　　穀精微於肺，肺熱不能佈津，兼腎虛不能固精，則消渴作焉。始則三多症，久則脾
　　　　　腎日虛，故困倦氣短，脈虛細無力。*(見圖14.11)*

【方解】　治宜益氣滋陰，固腎止渴。方中**黃耆、山藥**益氣滋陰，補脾固腎，為君藥。**知母、
　　　　　天花粉**滋陰清熱，潤燥止渴，配合黃耆、山藥則元氣升，而真陰足，氣旺自能生
　　　　　水，故為臣藥。《醫學衷中參西錄》說："黃耆能大補肺氣，以益腎水之上源，使氣
　　　　　旺自能生水，而知母又能大滋肺中津液，俾陰陽不至偏勝，即肺臟調和而生水之功
　　　　　益普也。"佐以**葛根**升陽生津，助脾氣上升，散精達肺；**雞內金**助脾健運，化水穀為
　　　　　津液；**五味子**酸收，固腎生津，不使水液急於下趨。諸藥相配，共奏益氣滋陰，固
　　　　　腎止渴之功。*(見圖14.12)*

配伍特點：　滋陰清熱生津與補氣升陽佈津並行，全方陰中有陽，升中有降，故能協調陰陽，
　　　　　　使津液升降有序。

玉液湯病機表解

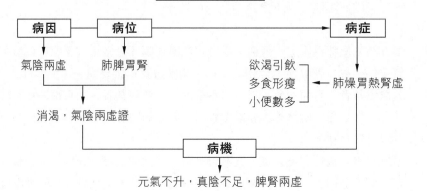

```
病因 ── 病位 ──────────────────→ 病症
 │       │
 ↓       ↓
氣陰兩虛  肺脾胃腎          欲渴引飲 ┐
 │       │              多食形瘦 ├← 肺燥胃熱腎虛
 └───┬───┘              小便數多 ┘
     ↓
消渴，氣陰兩虛證
     │
     └──────────── 病機 ──────────┘
              元氣不升，真陰不足，脾腎兩虛
```

(圖14.11)

玉液湯方義表解

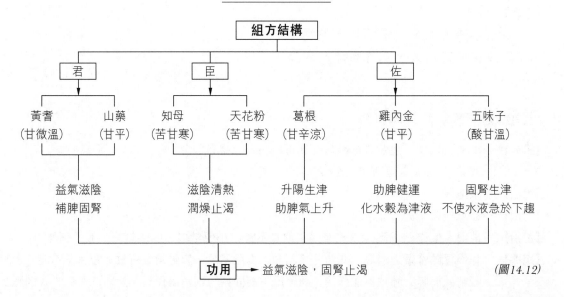

```
                    組方結構
        ┌──────────────┼──────────────┐
        君              臣              佐
    ┌───┴───┐      ┌───┴───┐    ┌──────┼──────┐
  黃耆    山藥    知母   天花粉   葛根   雞內金   五味子
 (甘微溫) (甘平)  (苦甘寒) (苦甘寒) (甘辛涼) (甘平)  (酸甘溫)
    └───┬───┘      └───┬───┘     │      │       │
  益氣滋陰        滋陰清熱      升陽生津  助脾健運  固腎生津
  補脾固腎        潤燥止渴      助脾氣上升 化水穀為津液 不使水液急於下趨
        └──────────────┴──────────────┘
                      ↓
                   功用 ──→ 益氣滋陰，固腎止渴
```

(圖14.12)

【運用】

辨證要點： 本方為治療消渴證屬氣陰兩虛者的常用方。臨床以口渴尿多，困倦氣短，脈虛細無力為證治要點。

臨證加減： 氣虛甚，體倦少氣者，加人參或西洋參等；熱邪較甚，口渴且飲引不解而心煩者，加竹葉、石膏等；腎虛較甚，腰痠軟，小便頻數，加熟地、山萸等。

中方西用： 常用於糖尿病、尿崩症、慢性腎炎流行性出血熱多尿期等屬氣陰兩虛者。

注意事項： 如消渴已確認為糖尿病者，應在治療的同時，限主食及糖，並多做運動。

【附方】

瓊玉膏 申鐵甕方，錄自《洪氏集驗方》

　　組成：人參二十四兩，為末　生地黃十六斤，搗汁　白茯苓四十九兩，為末　白蜜十斤

　　用法：人參、茯苓為細末、蜜用生絹濾過，地黃取自然汁，搗時不得用鐵器，取汁盡去滓，用藥一處，拌和勻，入銀、石器或好瓷器內封閉留用。每晨二匙，溫酒化服，不飲酒者白湯化之。

　　功用：滋陰潤肺，益氣補脾。

　　主治：肺痿肺腎陰虧證。乾咳少痰，咽燥咯血，肌肉消瘦，氣短乏力，舌紅少苔，脈細數。

【類方比較】

　　玉液湯，瓊玉膏與益胃湯均有滋陰之功，用治陰液不足之證，但玉液湯主治消渴之氣陰兩虛證，以口渴尿多、困倦氣短、脈虛細無力為主要表現，乃元氣不升，真陰不足，故治以益氣滋陰，固腎止渴，以黃耆、山藥益氣為主，配伍滋陰固澀之品；瓊玉膏主治肺痿肺腎陰虧，以乾咳咯血、氣短乏力、舌紅少苔、脈細數為主要表現，治以滋陰潤肺、益氣補脾，以生地黃滋陰壯水為主，輔以人參、益氣健脾；益胃湯主治陽明溫病，胃陰損傷證，以飢不欲食、口乾咽燥、舌紅少苔、脈細數為主要表現，治以養陰益胃，以生地、麥冬等甘涼生津之品為主。

　　麥門冬湯、百合固金湯、瓊玉膏三方功用相似，三方均為養陰潤肺之品，俱治陰虛肺熱之證。其主要區別在於百合固金湯滋養肺腎，兼清虛熱，主治肺腎陰虛，虛火上炎之咳嗽有痰，痰中帶血；麥門冬湯滋養肺胃，兼降氣逆，主治肺胃陰虛氣火上逆之咳嗽吐涎沫，或嘔吐不食；瓊玉膏滋陰潤肺，益氣補脾，主治肺腎陰虧，脾氣亦虛之勞瘵。

【方歌】

　　玉液山藥著葛根，花粉知味雞內金，

　　消渴口乾溲多數，健脾固腎益氣陰。

養陰清肺湯 《重樓玉鑰》

【組成】　大生地二錢(6g)　麥冬一錢二分(9g)　生甘草五分(3g)　玄參錢半(9g)　貝母去心，八分(5g)　丹皮八分(5g)　薄荷五分(3g)　白芍炒，八分(5g)

【用法】　水煎服。日服一劑，重證可日服二劑。

【功用】　養陰清肺，解毒利咽。

【主治】　白喉之陰虛燥熱證。喉間起白如腐，不易拭去，並逐漸擴展，病變甚速，咽喉腫痛，初起或發熱或不發熱，鼻乾唇燥，或咳或不咳，呼吸有聲，似喘非喘，脈數無力或細數。

【病機】 白喉證之陰虛燥熱。白喉一證，多由素體陰虛蘊熱，復感燥氣疫毒所致。喉為肺系，少陰腎經循喉嚨係舌本，肺腎陰虛，虛火上炎，復加燥熱疫毒上犯，以致喉間起白如腐，咽喉腫痛；疫毒深重，氣道受阻，肺陰耗傷，清肅失令，故鼻乾唇燥，呼吸有聲，似喘非喘諸症作焉。（見圖14.13）

【方解】 治宜養陰清肺，兼散疫毒。故《重樓玉鑰》說：“經治之法，不外肺腎，總要養陰清肺，兼辛涼而散為主。”方中重用大生地甘寒入腎，滋陰壯水，清熱涼血，標本兼治，為君藥。玄參滋陰降火，解毒利咽；麥冬養陰清肺；白芍斂陰和營泄熱，共為臣藥，以加強生地的養陰作用，並兼以清熱解毒。佐以丹皮清熱涼血，散瘀消腫；貝母

養陰清肺湯病機表解

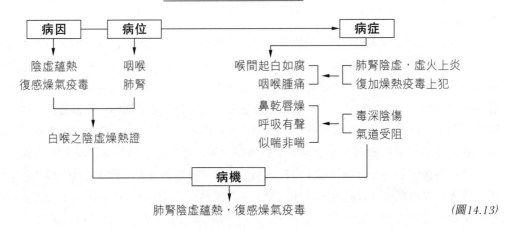

（圖14.13）

養陰清肺湯方義表解

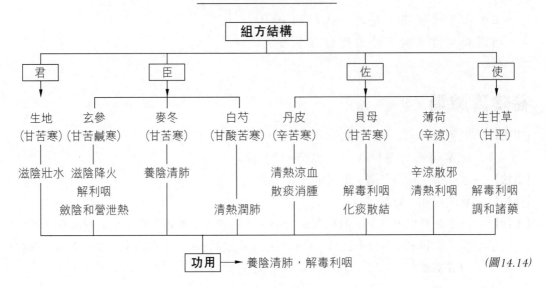

（圖14.14）

清熱潤肺，化痰散結；少量**薄荷**辛涼散邪，清熱利咽。**生甘草**清熱，解毒利咽，並調和諸藥，以為佐使。諸藥配伍，共奏養陰清肺，利咽解毒之功。(*見圖14.14*)

配伍特點： 滋陰內寓涼血解毒，邪正兼顧，養肺腎之陰以扶其正；涼血解毒，散邪利咽以祛其邪。

【運用】

辨證要點： 本方是治療陰虛白喉的常用方。臨床以喉間起白如腐，不易拭去，咽喉腫痛，鼻乾唇燥，脈數無力為辨證要點。

臨證加減： 若陰虛甚者，加熟地滋陰補腎；熱毒甚者，加銀花、連翹以清熱解毒；燥熱甚者，加天冬、鮮石斛以養陰潤燥。並可配合應用《重樓玉鑰》之吹藥方：青果炭二錢 (6g)、黃柏一錢 (3g)、川貝母一錢 (3g)、冰片五分 (1.5g)、兒茶一錢 (3g)、薄荷一錢 (3g)、鳳凰衣五分 (1.5g) 各研細末，再入乳缽內和勻，加冰片研細，瓶裝備用。

中方西用： 除白喉外，本方還常用於急性扁桃體炎、急慢性咽喉炎、扁桃體炎、鼻咽癌等證屬陰虛燥熱者。

注意事項： 白喉忌表，尤忌辛溫發汗，據原方後記載："如有內熱及發熱，不必投表藥，照方服去，其熱自除。"

【方歌】

養陰清肺是妙方，玄參草芍冬地黃，
薄荷貝母丹皮人，時疫白喉急煎嘗。

百合固金湯 (參見補益劑——補陰)

益胃湯 (參見補益劑——補陰)

第十五章

祛濕劑

概　說

概念

　　凡以化濕行水，通淋泄濁為主要功用，用以治療水濕病證的一類方劑，統稱為祛濕劑。

病機、治法與分類

　　人體水液代謝與肺脾腎三臟相關，《素問・經脈別論》謂："飲入於胃，遊溢精氣，上輸於脾，脾氣散精，上歸於肺，通調水道，下輸膀胱，水精四佈，五經並行。"一旦三臟功能異常則可以產生濕病，脾虛則生濕，腎虛則水泛，肺失宣降則水津不佈。

　　濕邪為病，有外濕、內濕之分。外濕者，多因居處濕地，陰雨濕蒸，冒霧涉水，汗出沾衣，人久處之，則邪從外侵，每傷及肌表、經絡，其發病則見惡寒發熱，頭脹身重，肢節疼痛，或面目浮腫等。內濕者，每因恣啖生冷，過飲酒酪、肥甘，濕從內生。多傷及臟腑，其發病則見脘腹脹滿，嘔噁泄利，水腫淋濁，黃疸，痿痹等。內濕與外濕的相互關聯，肌表與臟腑表裏相關，外濕可以內侵臟腑，內濕亦可外溢肌膚，故外濕、內濕又常因內外相引而相兼為病。

　　濕邪侵襲，常與風、寒、暑、熱互相兼夾，且各人體質有虛實強弱之分，邪犯部位又有表裏上下之別，濕邪傷人尚有寒化、熱化之異。濕與水異名而同類，濕為水之漸，水為濕之積。腎為主水之臟，脾能運化水濕，肺能通調水道，故水濕為病，與肺脾腎三臟密切相關。脾虛則生濕，腎虛則水泛，肺失宣降則水津不佈，所以在治療上又須結合臟腑辨證施治。它如三焦、膀胱亦與水濕相關，三焦不利，決瀆失權，膀胱氣化失司則小便不利，是以通利三焦，助膀胱氣化，均有利於祛除水濕。

　　濕邪為病較為複雜，祛濕之法亦種類繁多。祛濕劑證所運用的治法屬於"八法"中"消法"。大抵濕邪在外在上者，可從表微汗以解；在內在下者，可芳香苦燥而化，或甘淡滲利以除；水濕壅盛，形氣俱實者，又可攻下以逐之；從寒化者，宜溫陽化濕；從熱化者，宜清熱祛濕；體虛濕盛者，又當法濕與扶正兼顧。

　　本章根據濕邪為病的特點，將祛濕劑分為化濕和胃、清熱祛濕、利水滲濕、溫化寒濕、祛風勝濕五類。攻逐水飲之劑，已見於瀉下劑中，可參照學習。

注意事項

　　1. 濕為陰邪，其性重濁黏膩，最易阻礙氣機，而氣機阻滯，又使濕邪不得運化，故祛濕劑中常配伍理氣、芳化之品，以求氣化則濕化。

　　2. 祛濕劑多由芳香溫燥或甘淡滲利之藥組成，易於耗傷陰津，故對素體陰虛津虧，病後體弱及孕婦等，均應慎用。

祛濕劑分類簡表

	祛濕劑 ——————→ 水濕為病				
分　類	燥濕和胃	清熱祛濕	利水滲濕	溫化寒濕	祛風勝濕
適應證	脾為濕困證	濕熱所致之證	水濕內停機體之病證	陽虛不能化水和濕從寒化所致之病證	風濕在表所致之病證
症　狀	脘腹痞滿、嘔吐泛酸、大便溏薄、食少倦怠、口乾多涎、舌苔白膩等症	濕熱外感，或濕熱內盛，以及濕熱下注所致的濕溫、黃疸、霍亂、熱淋、痢疾、泄瀉、痿痹等證	水濕壅盛的癃閉、淋濁、水腫、泄瀉等證	寒濕所致之痰飲、水腫、痹證	頭痛身重，或風濕侵襲痹阻經絡所致的腰膝頑麻痛痹等證
立　法	燥濕運脾，行氣和胃	清熱祛濕	利水滲濕	溫化寒濕	祛風勝濕
代表方	平胃散、藿香正氣散	茵陳蒿湯、八正散、三仁湯、甘露消毒丹、二妙散	五苓散、豬苓湯	苓桂朮甘湯、真武湯	羌活勝濕湯、獨活寄生湯

第一節　燥濕和胃

　　燥濕和胃劑，適用於濕濁內阻，脾胃失和所致的脘腹痞滿，噯氣吞酸，嘔吐泄瀉，食少體倦等症。常用苦溫燥濕與芳香化濕藥如蒼朮、藿香、厚樸、白豆蔻等為主，配以以下三類藥組配成方，一為行氣藥，如砂仁、陳皮、木香等理氣藥，行氣醒脾，又使氣行濕行；二為健脾藥，如人參、白朮、炙甘草等，使脾運化有力，則治水有權，水不內停；三為透表藥，如藿香、蘇葉、白芷等，使表散氣暢，裏濕則除。代表方如平胃散、藿香正氣散等。

平胃散 《簡要濟眾方》

【組成】　蒼朮去黑皮，搗為粗末，炒黃色，四兩(120g)　　厚樸去粗皮，塗生薑汁，炙令香熟，三兩(90g)　　陳橘皮洗令淨，焙乾，二兩(60g)　　甘草炙黃，一兩(30g)

【用法】　上為散。每服二錢(6g)，水一中盞，加生薑二片，大棗二枚，同煎至六分，去滓，食前溫服。(現代用法：共為細末，每服4－6g，薑棗煎湯送下；或作湯劑，水煎服，用量按原方比例酌減。)

【功用】 燥濕運脾，行氣和胃。

【主治】 濕滯脾胃證。脘腹脹滿，不思飲食，口淡無味，噁心嘔吐，噯氣吞酸，肢體沉重，
怠惰嗜臥，常多自利，舌苔白膩而厚，脈緩。

【病機】 濕滯脾胃。脾為太陰濕土，居中州而主運化，其性喜燥惡濕，濕邪滯於中焦，則脾
運不健，且氣機受阻，故見脘腹脹滿、食少無味；胃失和降，上逆而為嘔吐噁心、
噯氣吞酸；濕為陰邪，其性著重黏膩，故為肢體沉重、怠惰嗜臥。濕邪中阻，下注
腸道，則為泄瀉。*(見圖15.1)*

平胃散病機表解

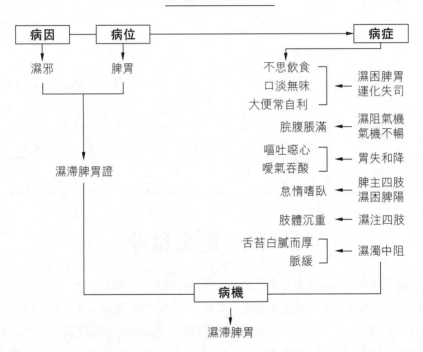

(圖15.1)

【方解】 治宜燥濕運脾為主，兼以行氣和胃，使氣行則濕化。方中以**蒼朮**為君藥，以其辛香
苦溫，入中焦能燥濕健脾，使濕去則脾運有權，脾健則濕邪得化。濕邪阻礙氣機，
且氣行則濕化，故方中臣以**厚樸**，本品芳化苦燥，長於行氣除滿，且可化濕；與蒼
朮相伍，行氣以除濕，燥濕以運脾，使滯氣得行，濕濁得去。**陳皮**為佐，理氣和
胃，燥濕醒脾，以助蒼朮、厚樸之力。使以**甘草**，調和諸藥，且能益氣健脾和中。
煎加薑、棗，以**生薑**溫散水濕且能和胃降逆，**大棗**補脾益氣以襄助甘草培土制水之
功，薑、棗相合尚能調和脾胃。*(見圖15.2)*

配伍特點： 本方重在燥濕運脾，兼以行氣消滿。燥濕以助健脾，行氣有利祛濕，使濕去脾
健，脾胃自然調和。

平胃散方義表解

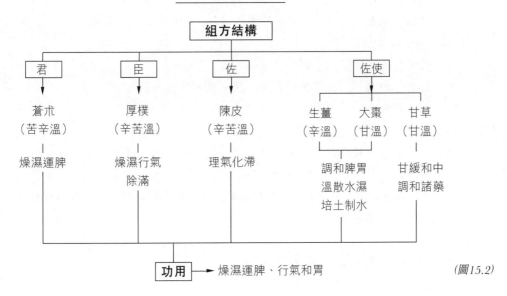

組方結構

君	臣	佐	佐使		
蒼朮 (苦辛溫)	厚樸 (辛苦溫)	陳皮 (辛苦溫)	生薑 (辛溫)	大棗 (甘溫)	甘草 (甘溫)
燥濕運脾	燥濕行氣 除滿	理氣化滯	調和脾胃 溫散水濕 培土制水		甘緩和中 調和諸藥

功用 → 燥濕運脾、行氣和胃

(圖15.2)

【運用】

辨證要點： 本方為治療濕滯脾胃證之基礎方。臨床以脘腹脹滿，舌苔厚膩為辨證要點。

臨證加減： 證屬濕熱者，宜加黃連、黃芩以清熱燥濕；屬寒濕者，宜加乾薑、草豆蔻以溫化
寒濕；濕盛泄瀉者，宜加茯苓、澤瀉以利濕止瀉。

此外，尚可在平胃散的組成上加山楂、神麴為楂麴平胃散，治兼食滯證者；加黃
連、黃芩為芩連平胃散，治兼濕熱中阻證；加枳實、白朮為枳朮平胃散，治證兼
脾虛者；加五苓散為胃苓湯，兼治濕滯者。

中方西用： 本方常用於慢性胃炎、消化道功能紊亂、胃及十二指腸潰瘍等屬濕滯脾胃者。

注意事項： 因本方辛苦溫燥，陰虛氣滯，脾胃虛弱者，宜慎用。

【附方】

1. **不換金正氣散** 《易簡方》

   組成： 藿香　厚樸　蒼朮　陳皮　半夏　甘草　各等分(各10g)

   用法： 上為散，每服四錢(12g)，水一盞，加生薑三片，煎至六分，去滓熱服。

   功用： 解表化濕，和胃止嘔。

   主治： 濕濁內停，兼有表寒證。嘔吐腹脹，惡寒發熱，或霍亂吐瀉，或不服水
   土，舌苔白膩等。

2. 柴平湯《景岳全書》

組成：柴胡　黃芩　人參　半夏　甘草　陳皮　蒼朮　厚樸　各兩錢(各6g)

用法：加薑棗煎服。

功用：和解少陽，祛濕和胃。

主治：濕瘧。一身盡疼，手足沉重，寒多熱少，脈濡。

【類方比較】

不換金正氣散較平胃散多藿香、半夏二味，其燥濕和胃、降逆止嘔之力益佳，且具解表之功。

柴平湯即小柴胡湯與平胃散合方，功可和解少陽，燥濕化痰和胃，用於治療素多痰濕，複感外邪，痰濕阻於少陽之濕瘧。

【方歌】

平胃散用樸陳皮，蒼朮甘草薑棗齊，

燥濕運脾除脹滿，調胃和中此方宜。

藿香正氣散《太平惠民和劑局方》

【組成】　大腹皮　白芷　紫蘇　茯苓去皮　各一兩(各30g)　半夏麴　白朮　陳皮去白　厚樸去粗皮，薑汁炙　苦桔梗　各二兩(各60g)　藿香去土，三兩(90g)　甘草炙，二兩半(75g)

【用法】　上為細末，每服二錢，水一盞，薑三片，棗一枚，同煎至七分，熱服，如欲出汗，衣被蓋，再煎並服。(現代用法：散劑，每服6g，生薑、大棗煎湯送服；或作湯劑，加生薑、大棗，水煎服，用量按原方比例酌定。)

【功用】　解表化濕，理氣和中。

【主治】　外感風寒，內傷濕滯證。惡寒發熱，頭痛，胸膈滿悶，脘腹疼痛，噁心嘔吐，腸鳴泄瀉，舌苔白膩，以及山嵐瘴瘧等。

【病機】　外感風寒，內傷濕滯，為夏月常見病證。風寒外束，衛陽鬱遏，故見惡寒發熱等表證；內傷濕滯，濕濁中阻，脾胃不和，升降失常，則為上吐下瀉；濕阻氣滯，則胸膈滿悶、脘腹疼痛。(見圖15.3)

【方解】　治宜外散風寒，內化濕濁，兼以理氣和中為法。方中藿香為君，既以其辛溫之性而解在表之風寒，又取其芳香之氣而化在裏之濕濁，且可辟穢和中而止嘔，為治霍亂吐瀉之要藥。紫蘇、白芷辛溫發散，助藿香外散風寒，紫蘇尚可醒脾寬中，行氣止嘔，白芷兼能燥濕化濁；半夏麴、陳皮理氣燥濕，和胃降逆以止嘔；厚樸行氣化濕，暢中行滯，且寓氣行則濕化之義俱為臣藥。佐藥以白朮、茯苓健脾運濕以止瀉；大腹皮行氣化濕，暢中；桔梗宣肺利膈，既益解表，又助化濕。煎用生薑、大棗，內調脾胃，外和營衛。便以**炙甘草**調和藥性，並協薑、棗以和中，兼佐使之用。

感受山嵐瘴氣及水土不服者，亦可以本方辟穢化濁，和中悅脾而治之。

本方能正四時不正之氣，方中以藿香為君藥，故名"藿香正氣散"。(*見圖15.4*)

藿香正氣散病機表解

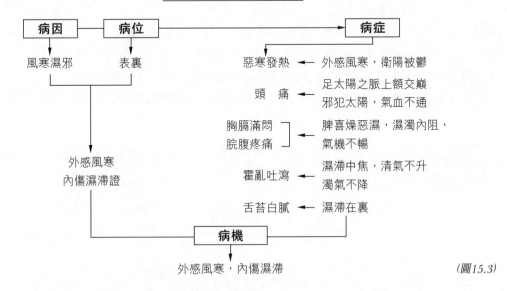

(圖15.3)

藿香正氣散方義表解

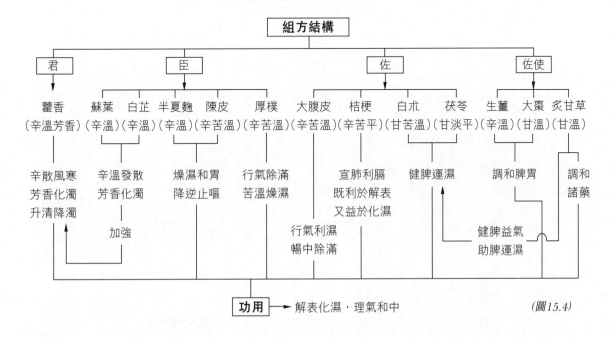

(圖15.4)

配伍特點： 為表裏雙解之劑，方中辛溫解表與芳香化濕；健脾利濕與理氣和胃同用，而以芳香化濕為主，又佐以理和中之品，理氣以助祛濕，濕去則氣機調暢。使風寒外散，濕濁內化，氣機通暢，脾胃調和，清升濁降，則惡寒發熱，上吐下瀉自癒。

【運用】

辨證要點： 藿香正氣散主治外感風寒，內傷濕滯證。臨床以惡寒發熱，上吐下瀉，舌苔白膩為辨證要點。

臨證加減： 此乃夏月常用方劑，對傷濕感寒，脾胃失和者最為適宜。若表邪偏重，寒熱無汗者，可加香薷以助其解表；兼氣滯脘腹脹痛者，可加木香、延胡索以行氣止痛。

中方西用： 本方常用於急性胃腸炎或四時感冒屬濕滯脾胃，外感風寒者。

注意事項： 本方重在化濕和胃，解表散寒之力較弱，故服後宜溫覆以助解表。濕熱或暑熱之霍亂吐瀉，則非本方所宜。

【附方】

1. 六和湯《太平惠民和劑局方》

組成： 縮砂仁　半夏湯泡七次　杏仁去皮尖　人參　甘草炙　各一兩(各30g)　赤茯苓去皮　藿香葉拂去塵　白扁豆薑汁略炒　木瓜　各二兩(各60g)　香薷　厚樸薑汁製　各四兩(各120g)

用法： 上銼，每服四錢(12g)，水一盞半，生薑三片，棗子一枚，煎至八分，去滓，不拘時服。(現代用法：亦可作湯劑，水煎服，用量按原方比例酌定。)

功用： 祛暑化濕，健脾和胃。

主治： 濕傷脾胃，暑濕外襲證。霍亂吐瀉，倦怠嗜臥，胸膈痞滿，舌苔白滑等。

2. 加減正氣散（五個）

一加正氣散《溫病條辨》

組成： 藿香梗二錢(6g)　厚樸二錢(6g)　杏仁二錢(6g)　茯苓皮二錢(6g)　廣陳皮一錢(3g)　神麴一錢五分(4.5g)　麥芽一錢五分(4.5g)　綿茵陳二錢(6g)　大腹皮一錢(3g)

用法： 水五杯，煮二杯，再服。

功效： 芳香化濁，行氣導滯。

主治： 三焦濕鬱，升降失司所致的脘腹悶脹，大便不爽。

二加正氣散《溫病條辨》

組成： 藿香梗三錢(9g)　厚樸二錢(6g)　茯苓皮三錢(9g)　廣陳皮二錢(6g)　木防己三錢(9g)　大豆卷二錢(6g)　通草一錢五分(4.5g)　苡仁三錢(9g)

用法： 水八杯，煮三杯，三次服。

功效： 化濁利濕，行氣通絡。

主治： 濕鬱三焦，以致脘悶便溏，身重，舌苔白，脈象模糊者。

三加正氣散《溫病條辨》

　　組成： 藿香梗三錢(9g)　厚樸二錢(6g)　茯苓皮三錢(9g)　廣陳皮一錢五分(4.5g)　杏仁三錢(9g)
　　　　　滑石五錢(15g)

　　用法： 水五杯，煮二杯，再服。

　　功效： 化濕理氣，兼以清熱。

　　主治： 濕濁阻滯，氣機不暢，久鬱化熱所致的胸脘滿悶，舌苔黃膩者。

四加正氣散《溫病條辨》

　　組成： 藿香梗三錢(9g)　厚樸二錢(6g)　茯苓皮三錢(9g)　廣陳皮一錢五分(4.5g)　草果一錢(9g)
　　　　　山楂五錢(15g)　神麯二錢(6g)

　　用法： 水五杯，煮二杯，滓再煮一杯，三次服。

　　功效： 化濕理氣，溫中消導。

　　主治： 穢濁濕阻在裏，邪鬱氣分，脘腹脹滿，舌苔白滑，右脈緩者。

五加正氣散《溫病條辨》

　　組成： 藿香梗三錢(9g)　厚樸二錢(6g)　茯苓皮三錢(9g)　廣陳皮一錢五分(4.5g)
　　　　　大腹皮一錢五分(4.5g)　穀芽一錢(3g)　蒼朮二錢(6g)

　　用法： 水五杯，煮二杯，日再服。

　　功效： 燥濕運脾，行氣導滯。

　　主治： 穢濁濕阻在裏，脘悶便泄者。

【類方比較】

　　六和湯與藿香正氣散均主治外感兼內濕之霍亂吐瀉證。不同之處在於：前者為傷於暑濕，故重用香薷，配以厚樸、扁豆，濕邪傷脾致倦怠嗜臥，故用人參益氣健脾以助脾運；後者兼傷於寒，故重用藿香，伍以紫蘇、白芷，濕阻氣機致脘腹疼痛，故以陳皮、大腹皮理氣和中。

　　一加正氣散、二加正氣散、三加正氣散、四加正氣散與五加正氣散皆由藿香正氣散加減化裁而來，故均命名為加減正氣散。然藿香正氣散乃表裏雙解劑，適用於外感風寒，內傷濕滯之證。而五個加減正氣散，由於去解表之紫蘇、白芷，其治證在裏，以濕滯中焦為主。一、二、三加減正氣散主治濕重於熱之證，四、五加減正氣散則主治寒濕證，臨床運用時當細辨。

【方歌】

　　藿香正氣大腹蘇，甘桔陳苓朮樸俱，
　　夏曲白芷加薑棗，感傷嵐瘴並能驅。

第二節　清熱袪濕

　　清熱袪濕劑，適用於濕熱外感，或濕熱內鬱，以及濕熱下注所致的濕溫、黃疸、霍亂、熱淋、痢疾、泄瀉、痿痹等證。常用清熱利濕藥如茵陳、滑石、薏苡仁等，或清熱燥濕藥如黃連、黃柏、黃芩等為主組成方劑，常配伍宣暢三焦、理氣、寒下之品。代表方如茵陳蒿湯、八正散、三仁湯、甘露消毒丹、二妙散等。

茵陳蒿湯 《傷寒論》

【組成】　茵陳六兩(18g)　　栀子十四枚(12g)　　大黃二兩去皮(6g)

【用法】　上三味，以水一斗二升，先煮茵陳，減六升，內二味，煮取三升，去滓，分三服 (現代用法：水煎服。)

【功用】　清熱、利濕、退黃。

【主治】　濕熱黃疸。一身面目俱黃，黃色鮮明，發熱，無汗或但頭汗出，口渴欲飲，噁心嘔吐，腹微滿，小便短赤，大便不爽或秘結，舌紅苔黃膩，脈沉數或滑數有力。

【病機】　《傷寒論》用本方治療瘀熱發黃，《金匱要略》以其治療穀疸。病因皆緣於邪熱入裏，與脾濕相合，濕熱壅滯中焦致熱不得外越，濕不得下泄，濕邪與瘀熱鬱蒸，濕熱薰蒸肝膽，膽汁外溢，浸漬肌膚，故一身面目俱黃，黃色鮮明；濕熱內鬱，津液不化，則口中渴。濕熱鬱結，氣機受阻，故腹微滿、噁心嘔吐、大便不爽甚或秘結；無汗而熱不得外越，小便不利則濕不得下泄；舌苔黃膩，脈沉數為濕熱內蘊之徵。(見圖15.5)

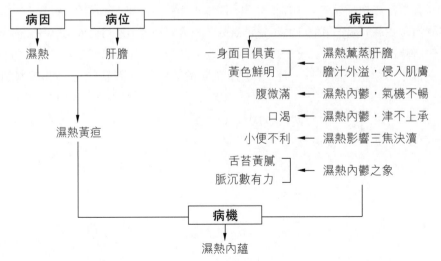

茵陳蒿湯病機表解

- 病因 → 病位 → 病症
- 濕熱　肝膽
- 一身面目俱黃 黃色鮮明 ┐ ← 濕熱薰蒸肝膽，膽汁外溢，侵入肌膚
- 腹微滿 ← 濕熱內鬱，氣機不暢
- 口渴 ← 濕熱內鬱，津不上承
- 小便不利 ← 濕熱影響三焦決瀆
- 舌苔黃膩 脈沉數有力 ┐ ← 濕熱內鬱之象
- 濕熱黃疸
- 病機
- 濕熱內蘊

(圖15.5)

【方解】 治宜清熱，利濕，退黃。方中重用**茵陳**為君藥，本品苦泄下降，善能清熱利濕，為治黃疸要藥。此藥先煎意在去其輕揚外散之氣，以厚其味，使之專於苦降，不達表而直入裏，以利濕熱從小便而去。臣以**栀子**清熱降火，通利三焦，助茵陳引濕熱從小便而去。佐以**大黃**瀉熱逐痰，通利大便，導痰熱從大便而下。諸藥相合，共收清熱，利濕，退黃之功。*(見圖15.6)*

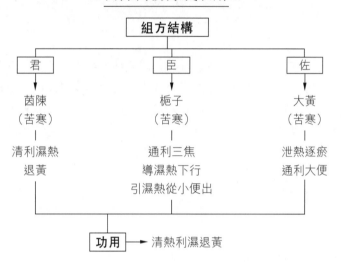

茵陳蒿湯方義表解

(圖15.6)

配伍特點： 三藥合用，利濕與泄熱並進，通利二便，前後分消，濕邪得除，瘀熱得去，黃疸自退。

【運用】

辨證要點： 本方為治療濕熱黃疸之主方，其證屬濕熱並重。臨床以一身面目俱黃，黃色鮮明，舌苔黃膩，脈沉數或滑數有力為辨證要點。

臨證加減： 濕熱黃疸又有濕重於熱與熱重於濕的區別，若濕偏重者，加茯苓、澤瀉、豬苓以利水滲濕；熱偏重者，加黃柏、龍膽草等以清熱祛濕；若脅痛者，可加柴胡、川楝子以疏肝理氣。

中方西用： 適用於急性黃疸型、傳染性肝炎、膽囊炎、膽石症、鈎端螺旋體病等所引起的黃疸，屬濕熱內蘊者。

注意事項： 黃疸屬陰黃證不可單獨使用本方。

【附方】

1. 栀子柏皮湯《傷寒論》

　　　　組成： 栀子十五枚(10g)　　甘草炙，一兩(3g)　　黃柏二兩(6g)

　　　　用法： 上三味，以水四升，煮取一升半，去滓，分溫再服。

　　　　功用： 清熱利濕。

> 主治：黃疸，熱重於濕證。身熱，發黃，心煩懊憹，口渴，苔黃。
>
> 2. **茵陳四逆湯**《傷寒微旨論》
>   組成：甘草　茵陳　各二兩 (各6g)　乾薑 一兩半 (4.5g)　附子 (一個) 破八片 (6g)
>   功用：溫裏助陽，利濕退黃。
>   主治：陰黃。黃色晦暗，皮膚冷，背惡寒，手足不溫，身體沉重，神倦食少，口不渴或渴喜熱飲，大便稀溏，舌淡苔白，脈緊細或沉細無力。

【類方比較】

　　茵陳蒿湯與梔子柏皮湯均主治陽黃，其證均因濕熱內蘊所致。其中茵陳蒿湯以茵陳配梔子、大黃，清熱利濕並重，故用於濕熱俱盛之黃疸；梔子柏皮湯以梔子伍黃柏，而以清熱為主，故適用於濕熱黃疸屬熱重於濕者。茵陳四逆湯以茵陳與乾薑、附子配伍，共奏溫陽利濕退黃之功，故主治寒濕內阻之陰黃。

【方歌】

　　茵陳蒿湯治陽黃，梔子大黃組成方，

　　梔子柏皮加甘草，茵陳四逆治陰黃。

八正散《太平惠民和劑局方》

【組成】　車前子　瞿麥　萹蓄　滑石　山梔子　甘草 炙　木通　大黃　麵裹煨去麵，切，焙，各一斤 (各500g)

【用法】　上為散，每服二錢，水一盞，入燈心，煎至七分，去滓，溫服，食後臨臥。小兒量力少與之。（現代用法：散劑，每服6－10g，燈心煎湯送服；湯劑，加燈心，水煎服，用量根據病情酌定。）

【功用】　清熱瀉火，利水通淋。

【主治】　1. 濕熱淋證。尿頻尿急，溺時澀痛，淋瀝不暢，尿色渾赤，甚則癃閉不通，小腹急滿，口燥咽乾，舌苔黃膩，脈滑數。2. 亦治心經火毒證。口渴引飲，煩燥不寧，目赤睛痛，口舌生瘡，咽喉腫痛。

【病機】　濕熱下注膀胱。濕熱下注蘊於膀胱，水道不利，故尿頻尿急、溺時澀痛、淋瀝不暢，甚則癃閉不通；濕熱蘊蒸，故尿色渾赤；濕熱鬱遏，氣機不暢，則少腹急滿；心經火毒上火，傷津或津液不佈，則口燥咽乾，口渴引飲，煩燥不寧，目赤睛痛，口舌生瘡，咽喉腫痛。苔黃脈滑數，亦為濕熱之徵。 (見圖15.7)

【方解】　治宜清熱利水通淋。本方集多味清熱、利水、通淋藥於一體，"清、利、通"。方中以**萹蓄、瞿麥**清熱瀉火，利水通淋為君藥。其中瞿麥苦寒降心火，利小腸，逐膀胱濕熱，為治淋要藥，並能兼走血分，活血通淋。萹蓄利水通淋尤長於濕熱淋。**滑**

八正散病機表解

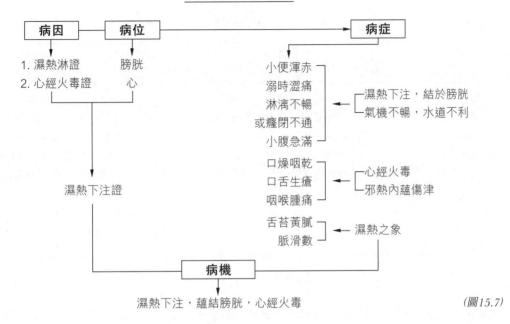

濕熱下注，蘊結膀胱，心經火毒　　　　　　　　　　　　　　　*(圖15.7)*

石、**木通**、**車前子**、**燈心草**清熱利濕通淋，滑石善能滑利竅道，清熱滲濕，利水通淋，車前子利水通淋而不傷氣，《藥品化義》謂之："體滑主利竅，味淡主滲熱"；木通、燈心草上清心火，下利濕熱，使濕熱之邪從小便而去，共為臣，四者均為清熱利水通淋之常用品。佐以**山梔子**清泄三焦，通利水道，以增強君、臣藥清熱利水通淋之功，兼涼血止血；**大黃**蕩滌邪熱，並能使濕熱從大便而去兼有清血分實熱，活血化瘀，治熱淋、血淋。山梔、大黃瀉心火，通其秘，使邪有出路，從二便分消。**炙甘草**調和諸藥，兼能清熱、緩急止痛，防諸藥苦寒傷胃是兼佐使之用。

本方以八味清熱利水通淋藥等量為散運用，故名"八正散"。諸藥相合，共收清熱利水通淋之功。　*(見圖15.8)*

配伍特點：　"清、利、通"三法兼備，清上利下，使邪從二便分消。

【運用】

辨證要點：　本方為主治濕熱淋證之常用方、代表方，亦治石淋、血淋及心經火熱證。臨床以尿頻尿急，溺時澀痛，淋瀝不暢，舌苔黃膩，脈滑數為辨證要點。

臨證加減：　對於血淋，宜加生地、小薊、大薊、白茅根，以止血涼血；對於石淋澀痛者，宜加金錢草、海金沙、冬葵子、琥珀以化石通淋；膏淋混濁者，宜加草薢、菖蒲以分清化濁。熱毒熾盛宜加蒲公英、金銀花等以清熱解毒；腰痛者，可加牛膝補益肝腎兼通淋。

中方西用：　常用於膀胱炎、尿道炎、急性前列腺炎、泌尿系結石、腎盂腎炎、術後或產後尿瀦留等屬濕熱下注者。

八正散方義表解

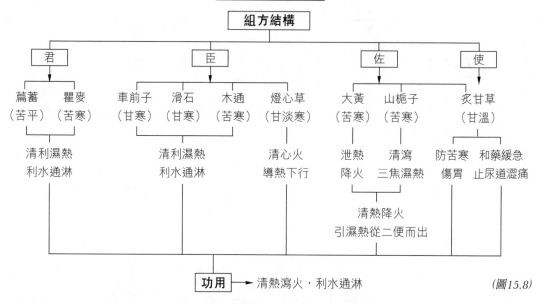

(圖15.8)

注意事項： 藥味苦寒，多服會引起虛弱諸證，故宜於實證，實去則不宜久用，若虛證當慎
用。方中含有較多的通利、滑利之品，孕婦慎用。

【附方】

五淋散《太平惠民和劑局方》

　　組成： 赤茯苓六兩(180g)　　當歸去蘆　甘草生用　　各五兩(各150g)　　赤芍藥去蘆，銼

　　　　　山梔仁　　各二十兩(各600g)

　　用法： 上為細末，每服二錢(6g)，水一盞，煎至八分，空心食前服。

　　功用： 清熱涼血，利水通淋。

　　主治： 濕熱血淋，尿如豆汁，溺時澀痛，或溲如砂石，臍腹急痛。

【類方比較】

　　五淋散與八正散均治療濕熱蘊結膀胱之證，所不同者：五淋散重用梔子、赤芍，意在清熱
涼血，故以治療血淋為主；八正散集諸多利水通淋之品於一方，意在清熱通淋，故以治療熱淋
為主。

　　八正散與導赤散都是治療熱淋的常用方，但前方清熱利水通淋之力較強，偏於治下，無養
陰作用，適於濕熱下注，蓄於膀胱，濕與熱並重之熱淋；後方清熱利水通淋之力較弱，偏於清
心火，有養陰作用，適於心火下移小腸之證。

　　八正散與小薊飲子均以苦寒通利之品為主組成，同具清熱瀉火，利水通這功，主要治療下
焦熱結之小便赤澀熱痛，淋瀝不盡。但小薊飲子以小薊、生地、藕節、蒲黃涼血止血為主，配
以滑石、木通、淡竹葉、梔子利尿通淋，當歸養血和血，全方以涼血止血為主，清利之中寓滋

養，尤宜於熱結膀胱，損傷血絡所致之血淋。八正散集瞿麥、萹蓄、木通、滑石、車前子諸多利水通淋之品清利濕熱，伍以梔子、大黃清熱瀉火，導熱下行，全方苦寒通利，以清利濕熱為主，無補益之功，適用於濕熱內蘊膀胱之熱淋。

【方歌】

　　八正木通與車前，萹蓄大黃滑石研，

　　草梢瞿麥兼梔子，煎加燈草淋痛蠲。

三仁湯 《溫病條辨》

【組成】　杏仁五錢(15g)　飛滑石六錢(18g)　白通草二錢(6g)　白蔻仁二錢(6g)　竹葉二錢(6g)　厚樸二錢(6g)　生薏苡仁六錢(18g)　半夏五錢(15g)

【用法】　甘瀾水八碗，煮取三碗，每服一碗，日三服。（現代用法：水煎服。）

【功用】　宣暢氣機，清利濕熱。

【主治】　濕溫初起及暑溫夾濕之濕重於熱證。頭痛惡寒，身重疼痛，肢體倦怠，面色淡黃，胸悶不飢，午後身熱，口乾不渴，或渴不欲飲，腹脹泛噁，納差便溏，苔白膩，脈弦細而濡。

【病機】　究其病因，一為外感時令濕熱之邪；一為濕飲內停，再感外邪，內外合邪，釀成濕溫。誠如薛生白於《溫熱經緯》所言："太陰內傷，濕飲停聚，客邪再至，內外相引，故病濕熱。"衛陽為濕邪遏阻，則見頭痛惡寒；濕性重濁，故身重疼痛、肢體倦怠；濕熱蘊於脾胃，運化失司，氣機不暢，則見胸悶不飢，腹脹泛噁，納差便溏；濕為陰邪，旺于申酉，邪正交爭，故午後身熱；舌脈均為濕熱之象。(見圖15.9)

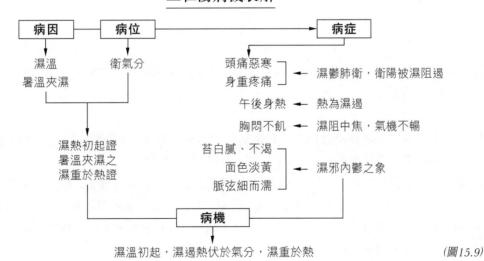

三仁湯病機表解

濕溫初起，濕遏熱伏於氣分，濕重於熱　　　　　　　　　　　　　(圖15.9)

【方解】　治宜宣暢氣機，清熱利濕，惟宜芳香苦辛，宣暢氣機，分解濕熱。方中**杏仁**苦溫宣利上焦肺氣，氣行則濕化；**白蔻仁**芳香化濕，行氣寬中，暢中焦之脾氣；**薏苡仁**甘

441

淡性寒，滲濕利水而健脾，使濕熱從下焦而去。三仁合用，三焦分消，共為君藥，三藥分入三焦，共奏宣上、暢中、滲下之效。治濕不利小便，非其治也，故用**滑石、通草、竹葉**甘寒淡滲，加強君藥利濕清熱之功，是為臣藥。**半夏、厚樸**辛苦性溫行氣化濕，散結除滿，是為佐藥。原方用甘瀾水煎，取其甘淡質輕靈動，有利於滲濕。

因本方以三仁為君藥，故名"三仁湯"。 *(見圖15.10)*

三仁湯方義表解

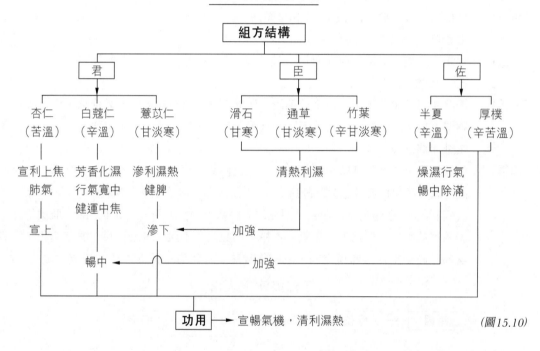

(圖15.10)

配伍特點： 全方宣上、暢中、滲下，三焦分消濕熱，氣暢濕行，暑解熱清，三焦通暢，諸症自除。

【運用】

辨證要點： 本方是治療濕溫初起，邪在氣分，濕重於熱的常用方劑。臨床以頭痛惡寒，胸悶，體倦身重，午後身熱，苔白不渴為辨證要點。

臨證加減： 若濕溫初起，衛分症狀較明顯者，可加藿香、香薷以解表化濕；若寒熱往來者，可加青蒿、草果以和解化濕。痹證、淋證、水腫等屬濕熱者，均可加減用之。

中方西用： 本方常用於腸傷寒、胃腸炎、腎盂腎炎、布氏桿菌病、腎小球腎炎以及關節炎等屬濕重於熱者。

注意事項： 舌苔黃膩，熱重於濕者則不宜使用。是證戒汗、下、潤。由於濕熱之證，病症繁多。其證頗多疑似，每易誤治，吳鞠通於《溫病條辨》中明示"三戒"：一者，不可見其頭痛惡寒，以為傷寒而汗之，汗傷心陽，則神昏耳聾，甚則目瞑不欲言；二者，不可見其中滿不飢，以為停滯而下之，下傷脾胃，濕邪乘勢下注，則為洞泄；三者，不可見其午後身熱，以為陰虛而用柔藥潤之，濕為陰滯之邪，再加柔潤陰藥，兩陰相合，則有錮結不解之勢。

【附方】

1. 藿樸夏苓湯《感證輯要》引《醫原》
   組成：藿香二錢(6g)　半夏錢半(4.5g)　赤苓三錢(9g)　杏仁三錢(9g)　生薏仁四錢(12g)　白蔻仁一錢(3g)　通草一錢(3g)　豬苓三錢(9g)　淡豆豉三錢(9g)　澤瀉錢半(4.5g)　厚樸一錢(3g)
   用法：水煎服。
   功用：解表化濕。
   主治：濕溫初起。身熱惡寒，肢體倦怠，胸悶口膩，舌苔薄白，脈濡緩。
2. 黃芩滑石湯《溫病條辨》
   組成：黃芩三錢(9g)　滑石三錢(9g)　茯苓皮三錢(9g)　大腹皮二錢(6g)　白蔻仁一錢(3g)　通草一錢(3g)　豬苓三錢(9g)
   用法：水煎服。
   功用：清熱利濕。
   主治：濕溫邪在中焦，發熱身痛，汗出熱解，繼而復熱，渴不多飲，或不渴，舌苔淡黃而滑，脈緩。

【類方比較】

　　藿樸夏苓湯、黃芩滑石湯與三仁湯皆為治療濕溫之常用方。其中藿樸夏苓湯以三仁、二苓配伍藿香、淡豆豉行氣利濕兼以疏表，故主治濕溫初起，表證較明顯者；三仁湯以三仁配伍滑石、淡竹葉於化氣利濕之中佐以祛暑清熱，故主治濕溫初起，濕重熱輕之證；黃芩滑石湯以黃芩配伍滑石、二苓，清熱與利濕並用，故主治濕溫邪在中焦，濕熱並重之證。

【方歌】

　　三仁杏蔻薏苡仁，樸夏白通滑竹倫，

　　水用甘瀾揚百遍，濕溫初起法堪遵。

甘露消毒丹《醫效秘傳》

【組成】　滑石飛十五兩(450g)　淡黃芩十兩(300g)　綿茵陳十一兩(330g)　石菖蒲六兩(180g)　川貝母　木通　各五兩(各150g)　藿香　連翹　白蔻仁　薄荷　射干　各四兩(各120g)

【用法】　生曬研末，每服三錢，開水調下，或神麴糊丸，如彈子大，開水化服亦可。(現代用

　　　　　　法：散劑，每服6－9g丸劑，每服9－12g；湯劑，水煎服，用量按原方比例酌定。）

【功用】　利濕化濁，清熱解毒。

【主治】　濕溫時疫，邪在氣分，濕熱並重證。發熱倦怠，胸悶腹脹，肢痠咽痛，身目發黃，
　　　　　頤腫口渴，小便短赤，泄瀉淋濁，舌苔白或厚膩或乾黃，脈濡數或滑數。

【病機】　濕熱交蒸，則發熱、肢酸、倦怠；濕邪中阻，則胸悶腹脹；濕熱薰蒸肝膽，則身目
　　　　　發黃；熱毒上壅，故口渴、咽頤腫痛；濕熱下注，則小便短赤，甚或泄瀉、淋濁；
　　　　　舌苔白或厚膩或乾黃為濕熱稽留氣分之徵。*(見圖15.11)*

甘露消毒丹病機表解

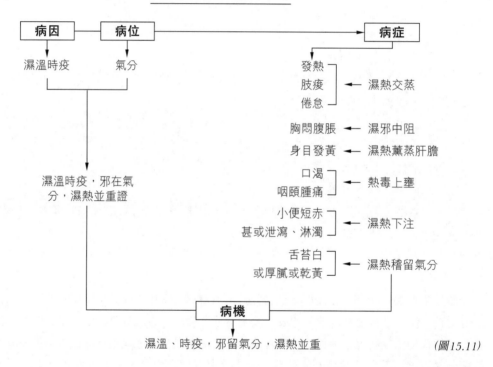

病因　→　病位　　　　　　　　　　　　　　　　　　　→　病症

濕溫時疫　　氣分　　　　　　　　　　　　發熱
　　　　　　　　　　　　　　　　　　　　肢痠　←　濕熱交蒸
　　　　　　　　　　　　　　　　　　　　倦怠

　　　　　　　　　　　　　　　　　　胸悶腹脹　←　濕邪中阻
　　　　　　　　　　　　　　　　　　身目發黃　←　濕熱薰蒸肝膽

濕溫時疫，邪在氣　　　　　　　　　　　口渴
分，濕熱並重證　　　　　　　　　　咽頤腫痛　←　熱毒上壅

　　　　　　　　　　　　　　　　　小便短赤
　　　　　　　　　　　　　　　甚或泄瀉、淋濁　←　濕熱下注

　　　　　　　　　　　　　　　　　舌苔白
　　　　　　　　　　　　　　或厚膩或乾黃　←　濕熱稽留氣分

病機

濕溫、時疫，邪留氣分，濕熱並重　　　　　　　　　　*(圖15.11)*

【方解】　治宜利濕化濁，清熱解毒。方中重用**滑石、茵陳、黃芩**，其中滑石利水滲濕，清熱
　　　　　解暑，兩擅其功；茵陳善清利濕熱而退黃；黃芩清熱燥濕，瀉火解毒。三藥相合，
　　　　　正合濕熱並重之病機，共為君藥。濕熱留滯，易阻氣機，故臣以**石菖蒲、藿香、白
　　　　　豆蔻**行氣化濕，醒脾和中，令氣暢濕行；**木通**清熱利濕通淋，導濕熱從小便而去，
　　　　　以益其清熱利濕之力。熱毒上攻，頤腫咽痛，故佐以**連翹、射干、貝母、薄荷**，合
　　　　　以清熱解毒，散結消腫而利咽止痛。

　　　　　　全方如甜美之甘露，清熱解毒，故名"甘露消毒丹"。　*(見圖15.12)*

配伍特點：　利濕清熱，兩者兼顧，且以芳香行氣悅脾，寓氣行則濕化之義；佐以解毒利咽，
　　　　　　令濕熱疫毒俱去，諸症自除。

甘露消毒丹方義表解

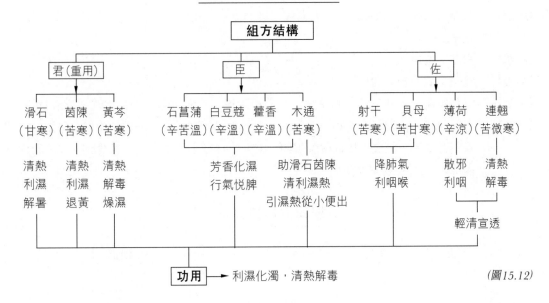

(圖15.12)

【運用】

辨證要點： 本方治療濕溫時疫，濕熱並重之證，為夏令暑濕季節常用方，故王士雄譽之為
　　　　　 "治濕溫時疫之主方"。臨床以身熱肢痠，口渴尿赤，或咽痛身黃，舌苔白膩或
　　　　　 微黃為辨證要點。

臨證加減： 若黃疸明顯者，宜加梔子、大黃以清泄濕熱；咽頤腫甚者，可加山豆根、板藍
　　　　　 根、牛蒡、金銀花等以解毒消腫利咽；若高熱口渴，身目發黃，二便不暢者，可
　　　　　 加大黃、山梔、白茅根以清熱瀉火。

中方西用： 本方常用於腸傷寒、急性胃腸炎、黃疸型傳染性肝炎、鈎端螺旋體病、膽囊炎等
　　　　　 證屬濕熱並重者。

注意事項： 若濕熱入營，傷及陰液，陰虛者，則非本方所宜。

【類方比較】

　　甘露消毒丹與三仁湯均為清熱利濕之劑，治療濕熱留滯氣分之證。三仁湯配伍滑石、通
草、竹葉三焦分消，重在祛濕，宣暢氣機，故宜於濕多熱少，氣機阻滯之濕溫初起或暑溫夾濕
證；甘露消毒丹重用滑石、茵陳、黃芩，配伍悅脾和中、清熱解毒之品，清熱利濕並重，兼可
化濁解毒，故宜於濕熱並重，疫毒上攻之證。

【方歌】

　　甘露消毒蔻藿香，茵陳滑石木通菖，
　　芩翹貝母射干薄，濕溫時疫是主方。

連樸飲 《霍亂論》

【組成】 製厚樸二錢(6g) 川連薑汁炒 石菖蒲 製半夏 各一錢(各3g) 香豉炒 焦梔 各三錢(各9g) 蘆根二兩(60g)

【用法】 水煎，溫服。

【功用】 清熱化濕，理氣和中。

【主治】 濕熱霍亂。上吐下瀉，胸脘痞悶，心煩躁擾，小便短赤，舌苔黃膩，脈滑數等。

【病機】 濕熱蘊伏，清濁相干，屬濕熱並重。濕熱中阻，脾胃升降失職，濁氣不降則吐，清氣不升則瀉，氣機不暢則胸脘煩悶；濕熱下注則小便短赤；舌苔黃膩，脈滑乃濕熱內蘊之佐證。 *(見圖15.13)*

連樸飲病機表解

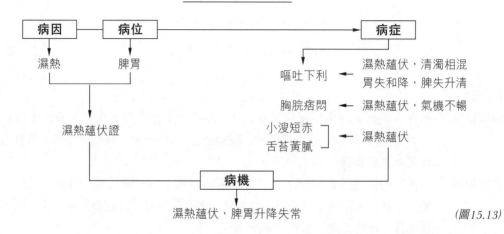

(圖15.13)

【方解】 治宜清熱化濕，理氣和中。方中**黃連**清熱燥濕，**厚樸**行氣化濕，共為君藥。**山梔子**苦寒，助黃連清熱燥濕，通利三焦，**半夏**燥濕降逆而和胃，增強君藥化濕和胃止嘔之力，是為臣藥。**石菖蒲**芳香化濕而悅脾，**豆豉**清宣胸脘之鬱熱，**蘆根**性甘寒質輕，清熱和胃，除煩止嘔，生津行水，皆為佐藥。諸藥相合，清熱祛濕，理氣和中，清升濁降，則濕熱去、脾胃和而吐瀉止。

本方以黃連、厚樸為君，製為飲劑，故名連樸飲。 *(見圖15.14)*

配伍特點： 具有辛開苦降，升清降濁，溫清並用，使熱清濕祛，氣順中和，吐瀉自止。

【運用】

辨證要點： 本方為治療霍亂濕熱並重的常用方。臨床以吐瀉煩悶，小便短赤，舌苔黃膩，脈滑數為辨證要點。

臨證加減： 治證以嘔吐為主，若腹瀉較著者，宜加扁豆、薏苡仁以利濕止瀉；胸腹脹滿者，加草果、白蔻以理氣消脹；大便出血者，加地榆、茜草以涼血止血。

連樸飲方義表解

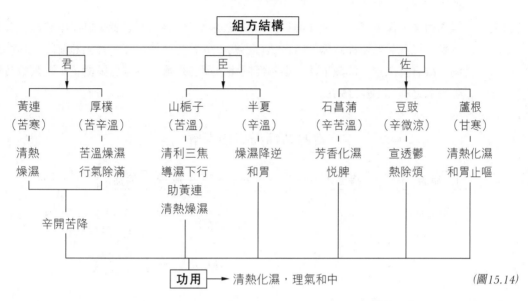

```
                        組方結構

        君                 臣                 佐

   黃連     厚樸      山梔子    半夏      石菖蒲    豆豉     蘆根
  (苦寒)   (苦辛溫)   (苦溫)    (辛溫)     (辛苦溫)  (辛微涼)  (甘寒)

  清熱     苦溫燥濕   清利三焦  燥濕降逆    芳香化濕  宣透鬱   清熱化濕
  燥濕     行氣除滿   導濕下行  和胃      悅脾    熱除煩   和胃止嘔
                   助黃連
                   清熱燥濕

       辛開苦降

              功用  ──→  清熱化濕，理氣和中              (圖15.14)
```

中方西用： 適用於急性胃腸炎、腸傷寒、副傷寒等屬濕熱並重者。

注意事項： 本方不宜用於寒濕霍亂。

【類方比較】

連樸飲與藿香正氣散均為治療霍亂吐瀉之常用方。藿香正氣散解表化濕，理氣和中，宜於外感風寒，內傷濕滯之霍亂吐瀉，多伴有惡寒發熱等表證；連樸飲則以清熱祛濕，理氣和中為功，用於濕熱蘊伏，清濁相干所致之霍亂吐瀉，以吐為主，伴見胸脘煩悶、小便短赤、舌苔黃膩、脈滑數等症。

【方歌】

連樸飲用香豆豉，菖蒲半夏焦山梔，

蘆根厚樸黃連入，濕熱霍亂此方施。

當歸拈痛湯（原名拈痛湯）《蘭室秘藏》

【組成】 羌活半兩(15g) 防風三錢(9g) 升麻一錢(3g) 葛根二錢(6g) 白朮一錢(3g) 蒼朮三錢(9g) 當歸身三錢(9g) 人參二錢(6g) 甘草五錢(15g) 苦參酒浸二錢(6g) 黃芩炒，一錢(3g) 知母酒洗，三錢(9g) 茵陳酒炒，五錢(15g) 豬苓三錢(9g) 澤瀉三錢(9g)

【用法】 上㕮咀，每服一兩(30g)，水一大盞煮至一盞，去渣，食遠服。（現代用法：水煎服。）

【功用】 利濕清熱，疏風止痛。

【主治】　濕熱相搏，外受風邪證。遍身肢節煩痛，或肩背沉重，或腳氣腫痛，腳膝生瘡，舌
　　　　　苔白膩微黃，脈弦數。

【病機】　濕熱內蘊，復感風邪，或風濕化熱而致風濕熱三邪合而為患者，但以濕邪偏重為其
　　　　　特點。風濕熱邪留滯經脈，氣血運行不暢，故遍身肢節煩痛；且濕邪偏勝，其性重
　　　　　濁，故肩背沉重；濕熱下注，則腳氣腫痛、腳膝生瘡；舌苔白膩微黃，脈弦數乃濕
　　　　　熱內蘊之徵。（見圖15.15）

當歸拈痛湯病機表解

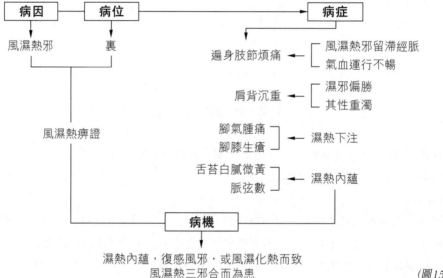

濕熱內蘊，復感風邪，或風濕化熱而致
風濕熱三邪合而為患

（圖15.15）

【方解】　治宜祛濕為主，輔以清熱疏風止痛。方中重用**羌活、茵陳**為君。羌活辛散疏風，苦
　　　　　燥勝濕，且善通痹止痛；茵陳善能清熱利濕，《本草拾遺》尚言其能"通關節，去滯
　　　　　熱"。兩藥相合，共成祛濕疏風，清熱止痛之功。臣以**豬苓、澤瀉**利水滲濕；**黃芩、
　　　　　苦參**清熱燥濕；**防風、升麻、葛根**解表疏風。分別從除濕、疏風、清熱等方面助君
　　　　　藥之力。佐以**白朮、蒼朮**燥濕健脾，以運化水濕；本證濕邪偏勝，所用諸除濕藥性
　　　　　多苦燥，易傷及氣血陰津，以**人參、當歸**益氣養血；**知母**清熱養陰，並能防諸苦燥
　　　　　藥物傷陰，使祛邪不傷正。使以**炙甘草**調和諸藥。諸藥合用，共奏利濕清熱，疏風
　　　　　止痛之功。（見圖15.16）

配伍特點：　發散風濕與利濕清熱相配，既燥濕，又利濕，使濕邪表裏分消，表裏同治；苦燥
　　　　　　　滲利佐以補氣養血，使辛散燥利而不傷氣血、邪正兼顧。

當歸拈痛湯方義表解

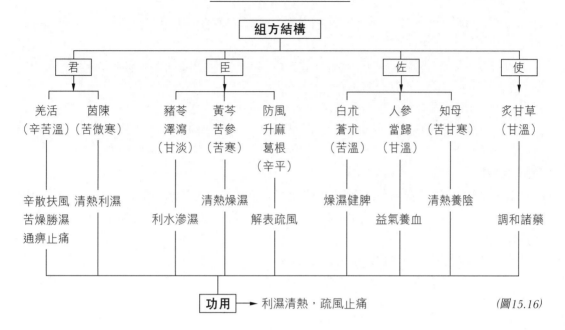

(圖15.16)

功用 → 利濕清熱，疏風止痛

【運用】

辨證要點： 本方為治療風濕熱痹及濕熱腳氣屬濕邪偏重之常用方。臨床以肢節沉重腫痛，舌苔白膩微黃，脈數為辨證要點。

臨證加減： 若腳膝腫甚，可加防己、木瓜以祛濕消腫；若身痛甚者，可加薑黃、海桐皮以活血通絡止痛。

中方西用： 本方常用於風濕性關節炎、類風濕性關節炎屬濕熱內蘊而兼風濕表證者。

注意事項： 風寒濕痹證非本方所宜。

【附方】

1. 宣痹湯《溫病條辨》

組成： 防己五錢(15g)　杏仁五錢(15g)　滑石五錢(15g)　連翹三錢(9g)　山梔三錢(9g)　薏苡仁五錢(15g)　半夏醋炒，三錢(9g)　晚蠶砂三錢(9g)　赤小豆皮三錢(9g)，乃五穀中之赤小豆，味酸肉赤，涼水浸取皮用

用法： 水八杯，煮取三杯，分溫三服。痛甚者加片子薑黃二錢(6g)，海桐皮三錢(9g)。

功用： 清熱祛濕，通絡止痛。

主治： 濕熱痹證。濕聚熱蒸，蘊於經絡，寒戰熱熾，骨肋煩疼，面目萎黃，舌色灰滯。

2. **蠲痹湯** 《楊氏家藏方》

組成： 當歸_{去土,酒浸 宿} 羌活_{去蘆頭} 薑黃 黃耆_{蜜炙} 白芍藥 防風_{去蘆頭} 各 兩半
（各45g） 甘草_{炙,半兩（15g）}

用法： 上㕮咀，每服半兩（15g），水二盞，加生薑五片，同煎至一盞，去滓溫服，不拘時候。

功用： 益氣和營，祛風勝濕。

主治： 風寒濕邪痹阻經絡之證。肩項臂痛，舉動艱難，手足麻木等。

【類方比較】

　　當歸拈痛湯與宣痹湯均為治療濕熱痹證之常用方。前者利濕清熱而兼能疏風，故適於濕熱痹證而兼風濕表證者；後者利濕與清熱並重，且能通絡止痛，故主治濕熱阻於經絡之痹證。

【方歌】

　　當歸拈痛羌防升，豬澤茵陳苓葛朋，

　　二朮苦參知母草，瘡瘍濕熱服皆應。

二妙散 《丹溪心法》

【組成】　黃柏_炒　蒼朮_{米泔水浸,炒}　各15g

【用法】　上二味為末，沸湯，入薑汁調服。（現代用法：為散劑，各等分，每次服3－5g，或為丸劑，亦可作湯劑，水煎服。）

【功用】　清熱燥濕。

【主治】　濕熱下注證。筋骨疼痛，或兩足痿軟，或足膝紅腫疼痛，或濕熱帶下，或下部濕瘡、濕疹，小便短赤，舌苔黃膩者。

【病機】　濕熱下注。濕熱下注，流於下肢，使筋脈弛緩，則兩足痿軟無力，而成痿證。濕熱痹阻筋脈，以致筋骨疼痛、足膝紅腫，或為腳氣；濕熱下注於帶脈與前陰，則為帶下臭穢或下部濕瘡；小便短赤，舌苔黃膩是為濕熱之徵。*(見圖15.17)*

【方解】　治宜清熱燥濕。方中**黃柏**為君，取其苦以燥濕，寒以清熱，其性沉降，長於清下焦濕熱。臣以**蒼朮**，辛散苦燥，長於健脾燥濕。二藥配伍乃治濕熱痿痹要藥，配伍後黃柏清熱燥濕而無寒凝之弊；蒼朮燥濕健脾治水有權，其苦溫而無動火之虞。入薑汁調服，取其辛散以助藥力、增強通絡止痛之功。藥僅二味，功效顯著奇妙，故名二妙散。*(見圖15.18)*

配伍特點：　陰陽相濟，寒溫協調，標本兼顧。組方嚴謹，藥少力專。君臣藥味可以互換，實為妙方。

二妙散病機表解

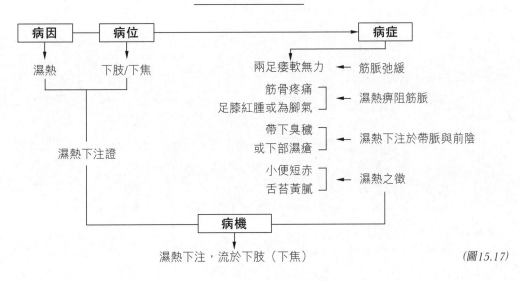

(圖15.17)

二妙散方義表解

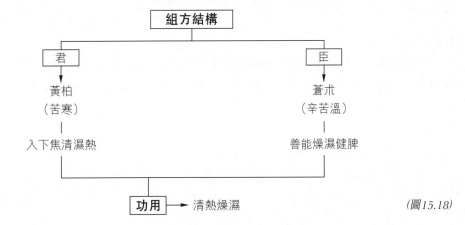

(圖15.18)

【運用】

辨證要點： 本方為治療濕熱下注所致痿、痹、腳氣、帶下、濕瘡等病證的基礎方，其清熱燥
濕之力較強，宜於濕熱俱重之證。臨床以足膝腫痛，小便短赤，舌苔黃膩為辨證
要點。

臨證加減： 本方適用於多種濕熱下注之證，應按病證的不同，適當加味用之：若濕重於熱，
可以蒼朮為君，用量可以大過黃柏，反之亦然。清熱燥濕之力較強，非獨治療
痿、痹，亦可用於濕熱下注之腳氣、帶下、濕瘡等。若濕熱痹證，可加豨簽草、
木瓜、萆薢等，以祛濕熱強筋骨；若濕熱腳氣，宜加薏苡仁、木瓜、檳榔等，以
滲濕降濁；若下部濕瘡，可加赤小豆、土茯苓等，以清濕熱，解瘡毒。

451

中方西用： 適用於關節炎、陰囊濕疹、骨質增生、痛風、陰道炎等屬濕熱者。
注意事項： 若屬寒濕為患者不宜使用。

【附方】
1. 三妙丸《醫學正傳》
　　組成： 黃柏四兩(120g)，切片，酒，略炒　蒼朮六兩(180g)，米泔浸一二宿，細切，焙乾　川牛膝二兩
　　　　　(60g)，去蘆
　　用法： 上為細末，麵糊為丸，如梧桐子大，每服五七十丸(10－15g)，空腹，
　　　　　薑、鹽湯下。忌魚腥、蕎麥、熱麵、煎炒等物。
　　功用： 清熱燥濕。
　　主治： 濕熱下注之痿痹。兩腳麻木或腫痛，或如火烙之熱，痿軟無力。
2. 四妙丸《成方便讀》
　　組成： 黃柏　蒼朮　牛膝　薏苡仁　各八兩(各240g)
　　用法： 水泛為丸，每服6－9g，溫開水送下。
　　功用： 清熱利濕，舒筋壯骨。
　　主治： 濕熱痿證。兩足麻木，痿軟，腫痛。

【類方比較】
　　三妙丸即二妙散加牛膝。牛膝能補肝腎，強筋骨，引藥下行，故三妙丸專治下焦濕熱之兩腳麻木、痿軟無力。再加薏苡仁，即為四妙丸。薏苡仁能滲濕，且能舒筋緩急，故四妙丸主治濕熱下注之痿證。

【方歌】
　　二妙散中蒼柏兼，加入牛膝為三妙，
　　再加苡仁為四妙，濕熱痹痛此方全。

第三節　利水滲濕

　　利水滲濕劑，具有通利小便作用，使水濕從小便排除，"治濕不利小便，非其治也"，正是對此而言。適用於水濕壅盛的癃閉、淋濁、水腫、泄瀉等證。常用甘淡利水藥如茯苓、澤瀉、豬苓等為主，配以健脾益氣藥，如黃耆、白朮等；溫陽化氣藥，如桂枝之類；養陰藥，如阿膠等組配成方，代表方如五苓散、豬苓湯等。

五苓散《傷寒論》

【組成】　豬苓十八銖(9g)，去皮　　澤瀉一兩六銖(15g)　　白朮十八銖(9g)　　茯苓十八銖(9g)　　桂枝半兩(6g)，去皮

【用法】　搗為散，以白飲和服方寸匕，日三服，多飲暖水，汗出癒，如法將息。（現代用法：
散劑，每服6－10g；湯劑，水煎服，多飲熱水，取微汗，用量按原方比例酌定。）

【功用】　利水滲濕，溫陽化氣。

【主治】　1. 膀胱氣化不利之蓄水證。小便不利，頭痛微熱，煩渴欲飲，甚則水入即吐舌苔
白，脈浮或浮數。2. 水濕內停證。水腫、泄瀉，小便不利，以及霍亂等。3. 痰飲。
臍下動悸，吐涎沫而頭目眩暈，短氣而咳。

【病機】　水濕內盛，膀胱氣化不利。在《傷寒論》中原治太陽表邪未解，內傳太陽之腑，導致
膀胱氣化不利，水蓄下焦證，形成太陽經腑同病。太陽表邪未解，故頭痛微熱；膀
胱氣化失司，故小便不利；水蓄不化，鬱遏陽氣，氣不化津，津液不得上承於口，
故渴欲飲水；其人本有水蓄下焦，飲入之水不得輸佈而上逆，致水入即吐，故此又
稱"水逆證"；水濕內盛，泛溢肌膚，則為水腫；水濕之邪，下注大腸，則為泄瀉；
水濕稽留腸胃，升降失常，清濁相干，則為霍亂吐瀉；水飲停於下焦，水氣內動，
則臍下動悸；水飲上犯，阻遏清陽，則吐涎沫而頭眩；水飲凌肺，肺氣不利，則短
氣而咳。(見圖15.19)

五苓散病機表解

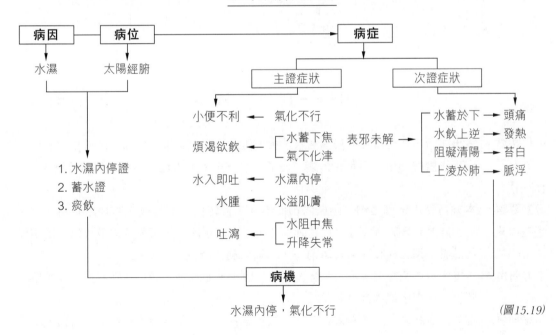

(圖15.19)

【方解】　治宜利水滲濕為主，兼以溫陽化氣之法。方中重用澤瀉為君，以其甘淡，直達腎與膀胱，利水滲濕，為利水第一良品。臣以茯苓、豬苓之淡滲，增強其利水滲濕之力。佐以白朮健脾以運化水濕。以桂枝溫陽化氣以助利水，解表散邪以祛表邪，如《素問·靈蘭秘典論》謂："膀胱者，州都之官，津液藏焉，氣化則能出矣"，膀胱的氣化有賴於陽氣的蒸騰，佐用一味桂枝溫陽化氣解表，因慮其藥力不夠，故《傷寒論》方中示人服後當飲暖水，以助發汗，使表邪從汗而解，玄腑得通則下竅亦通。諸藥相伍，甘淡滲利為主，佐以溫陽化氣，使水濕之邪從小便而去。方藥組成為五，能令水行，故名"五苓散"。　(見圖15.20)

五苓散方義表解

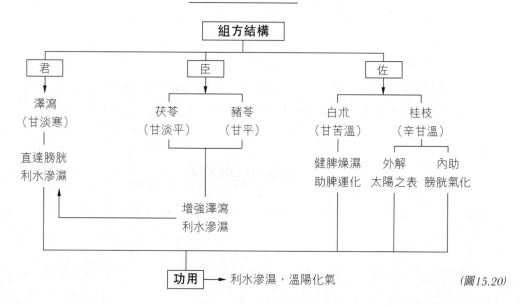

(圖15.20)

配伍特點：　表裏同治，邪正兼顧。淡滲利水之中，伍以溫陽化氣解表之品，既有化氣利水且有表裏雙解之用，但重在治裏，使氣化水行，表解脾健，而蓄水停飲可已。

【運用】

辨證要點：　本方為利水化氣之劑。臨床以小便不利，舌苔白，脈浮或緩為辨證要點。

臨證加減：　若水腫兼有表證者，亦可與越婢湯合用；水濕壅盛者，可與五皮散合用；泄瀉偏於熱者，須去桂枝，可加車前子、木通以利水清熱。

中方西用：　本方常用於急慢性腎炎、水腫、肝硬化腹水、心源性水腫、急性腸炎、尿瀦留、腦積水等屬水濕內停者。

注意事項：　本方為滲利之劑，若脾氣虛弱，腎氣不足者不可久服。現代運用多為湯劑，不可久煎，以免減弱滲利之性（傳統是用散劑），且以服後微有汗為佳。

【附方】

1. **四苓散**《丹溪心法》

     組成：白朮　茯苓　豬苓　各一兩半(各45g)　澤瀉二兩半(75g)

     用法：四味共為末，每次12g，水煎服。

     功用：健脾滲濕。

     主治：脾胃虛弱，水濕內停證。小便赤少，大便溏泄。

2. **春澤湯**《世醫得效方》

     組成：五苓散加人參 (6－10g) 原書無作劑量。

     用法：水煎服。

     功用：溫陽化氣，益氣利水。

     主治：氣虛傷濕，小便不利。或咳而遺尿。

3. **茵陳五苓散**《金匱要略》

     組成：茵陳蒿末十分 (4g)　五苓散五分 (2g)

     用法：上二物合，先食，飲方寸匕 (6g)，日三服。

     功用：利濕退黃。

     主治：濕熱黃疸，濕重於熱，小便不利者。

4. **胃苓湯**《世醫得效方》

     組成：五苓散　平胃散(各6－10g)

     用法：上二方合和，蘇子、烏梅煎湯送下，末效，加木香、縮砂、白朮、丁香
     煎服。

     功用：祛濕和胃，行氣利水。

     主治：夏秋之間，脾胃傷冷，水穀不分，泄瀉如水，以及水腫、腹脹、小便不
     利者。

【類方比較】

　　四苓散即五苓散去桂枝，功專淡滲利水，主治水濕內停，小便不利諸證。春澤湯是五苓散加人參，具溫陽化氣，益氣利水，主治氣虛傷濕，小便不利。或因肺氣虛損，不能攝津所致的咳而遺尿。胃苓湯係平胃散與五苓散合方，具有祛濕和胃，行氣利水之功，主要用於水濕內盛之泄瀉、水腫、小便不利等。茵陳五苓散即五苓散與倍量的茵陳相合而成，具有利濕清熱退黃之功，適用於黃疸濕多熱少、小便不利之證。

【方歌】

　　五苓散治太陽府，澤瀉白朮與二苓，

　　溫陽化氣添桂枝，利便解表治水停。

豬苓湯 《傷寒論》

【組成】　豬苓去皮　茯苓　澤瀉　阿膠　滑石碎　各一兩(各10g)

【用法】　以水四升，先煮四味，取二升，去滓，內阿膠烊消，溫服七合，日三服。(現代用法：水煎服，阿膠分二次烊化。)

【功用】　利水清熱養陰。

【主治】　水熱互結證。小便不利，發熱，口渴欲飲，或心煩不寐，或兼有咳嗽、嘔噁、下利，舌紅苔白或微黃，脈細數。又治血淋，小便澀痛，點滴難出，小腹滿痛者。

【病機】　水熱互結，邪熱傷陰。傷寒之邪入裏化熱，與水相搏，遂成水熱互結，熱傷陰津之證。水熱互結，氣化不利，熱灼陰津，津不上承，故小便不利、發熱、口渴欲飲；陰虛生熱，內擾心神，則心煩不寐；水氣上逆於肺，則為咳嗽；流於胃脘，則為嘔噁；注於大腸，則為下利；舌紅苔白或微黃、脈細數為裏熱陰虛之徵。 *(見圖15.21)*

豬苓湯病機表解

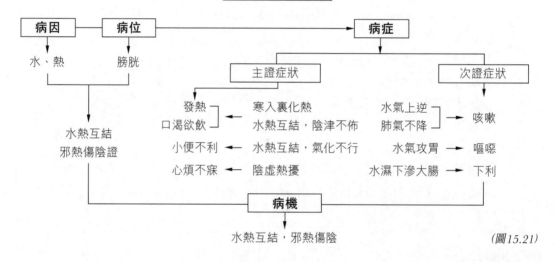

(圖15.21)

【方解】　治宜利水清熱養陰。方中以**豬苓**為君，取其歸腎、膀胱經，專以淡滲利水。臣以**澤瀉**、**茯苓**之甘淡，助豬苓利水滲濕之力，且澤瀉性寒兼可泄熱，茯苓尚可健脾以助運濕，三者相須為用。佐入**滑石**之甘寒，既可加強上三藥利水之功，又可增強、清熱之效，一藥而有兩功；**阿膠**滋陰潤燥，既益已傷之陰，又防諸藥滲利而重傷陰血。五藥合方，利水滲濕為主，清熱養陰為輔。血淋而小便不利者，亦可用本方利水通淋、清熱止血。

　　　　本方以豬苓為君，且為湯劑，故名"豬苓湯"。 *(見圖15.22)*

配伍特點： 利水之中配伍清熱養陰之品，體現了利水而不傷陰、滋陰而不礙濕的配伍特點。

　　　　水濕去，邪熱清，陰津復，諸症自除。

豬苓湯方義表解

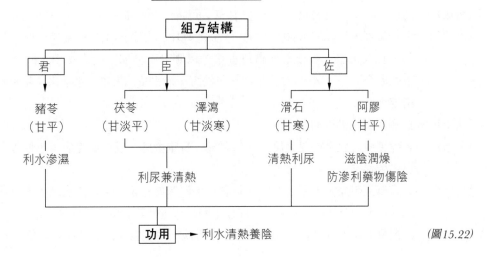

```
                        ┌─────────┐
                        │ 組方結構 │
                        └─────────┘
           ┌──────────────┼──────────────────┐
        ┌────┐          ┌────┐             ┌────┐
        │ 君 │          │ 臣 │             │ 佐 │
        └────┘          └────┘             └────┘
          │         ┌──────┴──────┐       ┌────┴────┐
        豬苓       茯苓         澤瀉      滑石      阿膠
       (甘平)    (甘淡平)     (甘淡寒)   (甘寒)    (甘平)

       利水滲濕                          清熱利尿   滋陰潤燥
                    利尿兼清熱                    防滲利藥物傷陰

                       ┌────┐
                       │ 功用 │──→ 利水清熱養陰
                       └────┘
```
(圖15.22)

【運用】

辨證要點： 本方以利水為主，兼以養陰清熱，主治水熱互結而兼陰虛之證。臨床以小便不利，口渴，身熱，舌紅，脈細數為辨證要點。

臨證加減： 亦可用於熱淋、血淋屬濕重熱輕而兼陰虛者。若治熱淋，宜加梔子、車前子以清熱利水通淋；血淋者，宜加白茅根、大、小薊以涼血止血。

中方西用： 本方適用於腎炎、膀胱炎、產後尿瀦留等多種泌尿系感染屬水熱互結兼陰虛者。

注意事項： 若內熱盛，陰津大虧者忌用。《傷寒論》曰："陽明病，汗出多而渴者，不可與豬苓湯，汗出多胃中燥，豬苓湯復利其小便故也。"水濕內停無陰虛證亦不可與之，防阿膠滋膩助濕礙邪也。

【類方比較】

豬苓湯與五苓散均為利水滲濕之常用方，其中澤瀉、豬苓、茯苓為兩方共有藥物，皆治小便不利、身熱口渴。然五苓散證乃因水濕內盛，膀胱氣化不利而致，故配伍桂枝溫陽化氣兼解太陽末盡之邪，白朮健脾燥濕，共成溫陽化氣利水之劑；豬苓湯所治之證乃因邪氣入裏化熱，水熱互結，灼傷陰津而成裏熱陰虛，水氣不利之證，故配伍滑石清熱利濕，阿膠滋陰潤燥，共成利水清熱養陰之方。

【方歌】

豬苓湯用豬茯苓，澤瀉滑石阿膠並，

小便不利兼煩渴，利水養陰熱亦平。

防己黃耆湯 《金匱要略》

【組成】　防己—兩(12g)　黃耆—兩一分(15g)　甘草半兩(6g)，炒　白朮七錢半(9g)

【用法】　上銼麻豆大，每服五錢匕(15g)，生薑四片，大棗一枚，水盞半，煎八分，去滓溫服，良久再服，服後當如蟲行皮中，以腰以下如冰，後坐被中，又以一被繞腰以下，溫令微汗，瘥。(現代用法：作湯劑，加生薑、大棗，水煎服，用量按原方比例酌定。)

【功用】　益氣祛風，健脾利水。

【主治】　表虛不固之風水或風濕證。汗出惡風，身重微腫，或肢節疼痛，小便不利，舌淡苔白，脈浮。

【病機】　表虛衛氣不固，風濕之邪傷於肌表，水濕鬱於肌腠。風性開泄，表虛不固，營陰外泄則汗出，衛外不密故惡風；濕性重濁，水濕鬱於肌腠，則身體重著，或微有浮腫；內濕鬱於肌肉、筋骨，則肢節疼痛。舌淡苔白，脈浮為風邪在表之象。(見圖15.23)

防己黃耆湯病機表解

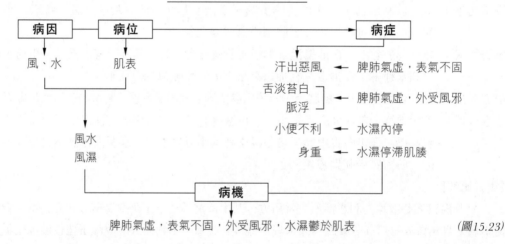

脾肺氣虛，表氣不固，外受風邪，水濕鬱於肌表　　　　　　　　　　(圖15.23)

【方解】　風濕在表，當從汗解，表氣不足，則又不可單行解表除濕，只宜益氣固表與祛風行水並施。方中以**防己、黃耆**共為君藥，防己祛風行水，黃耆益氣固表，兼可利水，兩者相合，祛風除濕而不傷正，益氣固表而不戀邪，使風濕俱去，表虛得固。臣以**白朮**補氣健脾扶濕，既助防己祛濕行水之功，又增黃耆益氣固表之力。佐以**薑、棗**調和營衛。**甘草**和中，兼可調和諸藥，是為佐使之用。

服後坐被上，以被繞腰下，乃令微汗出，使風邪得出，衛陽得固，脾氣健運，使在表之風水、風濕得以解除。服後如蟲行皮中，為衛陽振奮，風邪欲解之佳兆。臨證時需審視。(見圖15.24)

配伍特點：　諸藥相伍，祛風與除濕健脾並用，扶正與祛邪兼顧，使風濕俱去，諸症自除。

防己黃耆湯方義表解

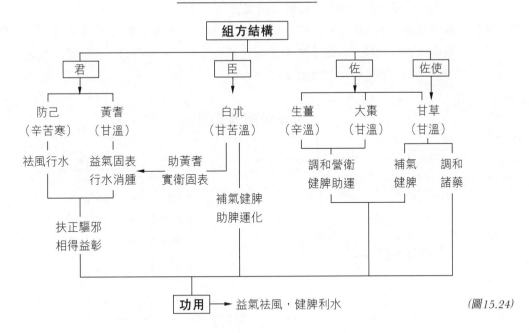

組方結構

君　　　　臣　　　　佐　　佐使

防己　　　黃耆　　　白朮　　　生薑　　大棗　　甘草
（辛苦寒）　（甘溫）　　（甘苦溫）　（辛溫）　（甘溫）　（甘溫）

祛風行水　益氣固表　助黃耆　　　　　調和營衛　補氣　調和
　　　　　行水消腫　實衛固表　　　　健脾助運　健脾　諸藥

　　　　　　　　　　補氣健脾
　　　　　　　　　　助脾運化

扶正驅邪
相得益彰

功用 → 益氣祛風，健脾利水　　　　　　　　　　　　　　*(圖15.24)*

【運用】

辨證要點：本方是治療風濕、風水屬表虛證之常用方。臨床以汗出惡風，小便不利，苔白脈
　　　　　浮為辨證要點。

臨證加減：兼腹痛者肝脾不和，宜加白芍以柔肝理脾；喘者，為肺氣不宣，宜加麻黃少許以
　　　　　宣肺散邪，腰膝腫痛者為水濕偏盛，宜加茯苓、澤瀉以利水消腫；沖氣上逆者，
　　　　　宜加桂枝以溫中降沖。

中方西用：適用於慢性腎小球腎炎、心源性水腫、風濕性關節炎等屬表虛濕盛者。

注意事項：若水濕壅盛腫甚者，非本方所宜。

【方歌】

　　防己黃耆金匱方，白朮甘草棗生薑，
　　汗出惡風兼身重，表虛濕盛服之康。

五皮散 《華氏中藏經》

【組成】　生薑皮　桑白皮　陳皮　大腹皮　茯苓皮　　各等分(各9g)

【用法】　上為粗末，每服三錢 (9g)，水一盞半，煎至八分，去滓，不拘時候溫服，忌生冷油
　　　　　膩硬物。(現代用法：水煎服。)

【功用】　利水消腫，理氣健脾。

【主治】　脾虛濕盛，氣滯水泛之皮水證。一身悉腫，肢體沉重，心腹脹滿，上氣喘急，小便不利，以及妊娠水腫，苔白膩，脈沉緩。

【病機】　脾濕壅盛，泛溢肌膚。水濕泛溢，故一身悉腫；濕性重濁，則肢體沉重；濕邪最易阻礙氣機，氣機壅滯則心腹脹滿；肺氣不降，則上氣喘急。不能通調水道，下輸膀胱，則小便不利。(見圖15.25)

五皮散病機表解

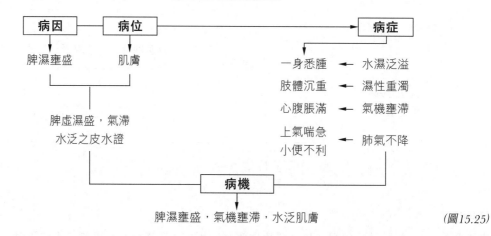

(圖15.25)

【方解】　治宜一則健脾，復其運化之功；一則疏通水道，使泛於肌膚之水濕有去路，標本兼顧。方中以**茯苓皮**為君，本品甘淡性平，功專行皮膚水濕，奏利水消腫，實脾之功。臣以**大腹皮**，行氣消脹，利水消腫；**陳皮**理氣和胃，醒脾化濕。佐以**生薑皮**，和脾散水消腫；**桑白皮**清降肺氣，通調水道以利水消腫。五藥皆用皮，取其善行皮間水氣之功，利水消腫與利肺健脾同用，使氣行則水行，則皮水自已。(見圖15.26)

配伍特點：　全方藥性平和，標本兼顧，健脾與祛濕並施，行氣與利水並用，使氣行則水行。

【運用】

辨證要點：　本方藥性平和，為治療皮水之常用方。臨床以一身悉腫，心腹脹滿，小便不利為辨證要點。

臨證加減：　偏寒者，可加附子、乾薑等溫陽利水；偏熱者，可加滑石、木通等清利濕熱；腰以下腫甚，小便短少，常與五苓散合用；妊娠水腫，可加白朮等健脾利濕而安胎；腹中脹滿，加萊菔子、厚樸以消滯行氣；正虛脾弱者，加白朮、黃耆以補氣健脾。

中方西用：　本方常用於腎炎水腫、心源性水腫、妊娠水腫等屬脾濕壅盛者。

注意事項：　本方藥性平和，辛散滲泄，利水之力較弱，臨床上常與它藥配伍使用；服用後忌食生冷、油膩。

五皮散方義表解

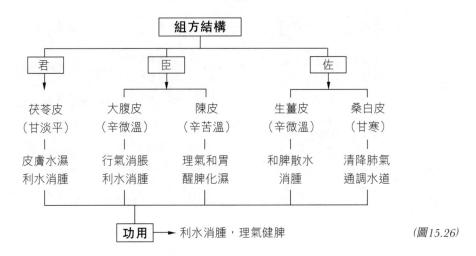

組方結構

君	臣		佐	
茯苓皮 （甘淡平）	大腹皮 （辛微溫）	陳皮 （辛苦溫）	生薑皮 （辛微溫）	桑白皮 （甘寒）
皮膚水濕 利水消腫	行氣消脹 利水消腫	理氣和胃 醒脾化濕	和脾散水 消腫	清降肺氣 通調水道

功用 → 利水消腫，理氣健脾

(圖15.26)

【方歌】

　　五皮散用五般皮，陳茯薑桑大腹奇，

　　或以五加易桑白，脾虛膚脹此方施。

第四節　溫化寒濕

　　溫化水濕劑，適用於陽虛不能化水和濕從寒化所致的痰飲、水腫、痹證等證。常用溫陽藥與利濕藥，如附子、桂枝、茯苓、白朮為主組配成方，常配伍健脾藥，如白朮、大棗、甘草之類；或理氣藥，如厚樸、陳皮、木香、大腹皮之類。代表方如苓桂朮甘湯、真武湯等。

苓桂朮甘湯 《金匱要略》

【組成】　　茯苓四兩(12g)　　桂枝去皮三兩(9g)　　白朮二兩(6g)　　甘草炙，二兩(6g)

【用法】　　上四味，以水六升，煮取三升，去滓，分溫三服。（現代用法：水煎服。）

【功用】　　溫陽化飲，健脾利濕。

【主治】　　中陽不足之痰飲病。胸脅支滿，目眩心悸，短氣而咳，舌苔白滑，脈弦滑或沉緊。

【病機】　　中陽素虛，脾失健運，氣化不利，水濕內停。蓋脾主中州，司運化，為氣機升降之樞紐，若脾陽不足，健運失職，則濕滯而為痰為飲。而痰飲隨氣升降，無處不到，停於胸脅，則見胸脅支滿；阻滯中焦，清陽不升，則見頭暈目眩；上凌心肺，則致心悸、短氣而咳；舌苔白滑，脈沉滑或沉緊皆為痰飲內停之徵。*(見圖15.27)*

苓桂朮甘湯病機表解

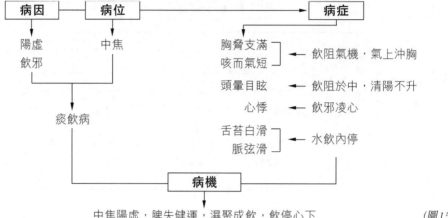

中焦陽虛，脾失健運，濕聚成飲，飲停心下 *(圖15.27)*

【方解】 治宜當溫陽化飲，健脾和中。本方重用甘淡之**茯苓**為君，健脾利水，滲濕化飲，既能消除已聚之痰飲，又善平飲邪之上逆。**桂枝**為臣，功能溫陽化氣，平沖降逆。苓、桂相合為溫陽化氣，利水平沖之常用組合。**白朮**為佐，功能健脾燥濕，苓、朮相須，為健脾祛濕的常用組合，在此體現了治生痰之源以治本之意；桂、朮同用，也是溫陽健脾的常用組合。**炙甘草**用於本方，其用有三：一可合桂枝以辛甘化陽，以襄助溫補中陽之力；二可合白朮益氣健脾，培土以制水；三可調和諸藥，功兼佐使之用。

此方服後，當小便增多，是飲從小便而去之徵，故原方用法之後有"小便當利"之說。此亦即《金匱要略》"夫短氣有微飲者，當從小便去之"之意。 *(見圖15.28)*

苓桂朮甘湯方義表解

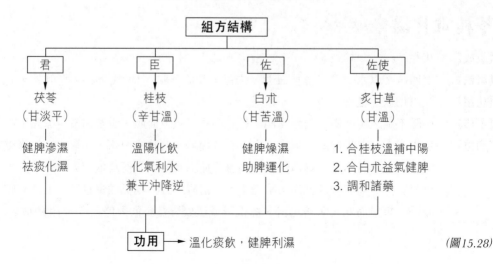

(圖15.28)

配伍特點：　全方溫陽健脾以助化飲，淡滲利濕以平沖逆，全方溫而不燥，利而不峻，標本兼顧，配伍嚴謹，為治療痰飲病之和劑。符合《金匱要略》中的“病痰飲者，當以溫藥和之”的治療法則。

【運用】

辨證要點：　本方為治療中陽不足，痰飲病之代表方。臨床以胸脅支滿，目眩心悸，舌苔白滑為辨證要點。

臨證加減：　若咳嗽痰多者，加半夏、陳皮以燥濕化痰；心下痞或腹中有水聲，可加枳實以快氣行水；如眩暈甚者，加澤瀉，利水滲濕以消飲邪；乾嘔，巔頂疼痛，肝胃陰寒水氣上逆者，加吳茱萸，以溫中暖肝，開鬱止痛；脾氣虛弱者，加黨參、黃耆以益氣健脾。

中方西用：　本方適用於慢性支氣管炎、支氣管哮喘、心源性水腫、慢性腎小球腎炎水腫、多種眩暈（耳源性眩暈、高血壓性眩暈）、梅尼埃氏綜合症、神經官能症屬水飲停於中焦者。

注意事項：　若飲邪化熱，或陰虛火旺，咳痰黏稠者，非本方所宜。濕熱痰飲亦非所宜。

【附方】

甘草乾薑茯苓白朮湯（又名腎著湯）《金匱要略》

組成：　甘草二兩(6g)　　乾薑四兩(12g)　　茯苓四兩(12g)　　白朮二兩(6g)

用法：　上四味，以水五升，煮取三升，分溫三服。

功用：　溫脾勝濕。

主治：　寒濕下侵之腎著。腰部冷痛沉重，但飲食如故，口不渴，小便不利，舌淡苔白，脈沉遲或沉緩。

【類方比較】

　　甘草乾薑茯苓白朮湯與苓桂朮甘湯在組成上僅一味之差。苓桂朮甘湯以茯苓配桂枝一利一溫，成溫陽化飲之劑，以祛水飲為主，主治中陽不足，飲停心下之痰飲病，症見胸脅支滿、目眩心悸；甘草乾薑茯苓白朮湯以乾薑溫中祛寒，伍以茯苓、白朮除濕健脾，重在溫中散寒祛濕，以祛寒濕為要，主治寒濕下侵所致之腎著病，症見腰重冷痛。

　　苓桂朮甘湯與五苓散均有溫陽利水的作用，均有茯苓、桂枝、白朮，用於治療陽虛水飲內停證。但苓桂朮甘湯具有健脾滲濕，溫化痰飲之功，其病機是脾陽虛不能制水，水停胸脅的痰飲病同，症見胸脅脹滿、目眩、心悸、短氣而咳等症；而五苓散主治病機是太陽經腑同病，膀胱氣化不利的蓄水證，以小便不利，渴欲飲水，水入即吐，水腫等為主要見症。功效為利水滲濕，溫陽化氣。

【方歌】

苓桂朮甘化飲劑，溫陽化飲又健脾，

飲邪上逆胸脅滿，水飲下行悸眩去。

真武湯 《傷寒論》

【組成】　茯苓三兩(9g)　芍藥三兩(9g)　白朮二兩(6g)　生薑三兩(9g)　附子一枚(9g)，炮，去皮，破八片

【用法】　以水八升，煮取三升，去滓，溫服七合，日三服。(現代用法：水煎服。)

【功用】　溫陽利水。

【主治】　脾腎陽虛水泛證。畏寒肢厥，小便不利，心下悸動不寧，頭目眩暈，身體筋肉瞤動，站立不穩，四肢沉重疼痛，浮腫，腰以下為甚。或腹痛，泄瀉；或咳喘嘔逆。舌質淡胖，邊有齒痕，舌苔白滑，脈沉細。

【病機】　脾腎陽虛，水濕停溢。蓋水之制在脾，水之主在腎，脾陽虛則濕難運化，腎陽虛則水不化氣而致水濕內停。腎中陽氣虛衰，寒水內停，則小便不利；水濕泛溢於四肢，則沉重疼痛，或肢體浮腫；水濕流於腸間，則腹痛下利；上逆肺胃，則或咳或嘔；水氣凌心，則心悸；水濕中阻，清陽不升，則頭眩。若由太陽病發汗太過，耗陰傷陽，陽失溫煦，加之水漬筋肉，則身體筋肉瞤動、站立不穩。(見圖15.29)

真武湯病機表解

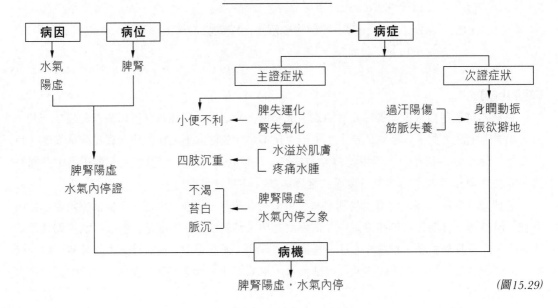

(圖15.29)

【方解】　治宜溫陽、利水。本方以大辛大熱**炮附子**為君藥，峻補元陽，以化氣行水，兼暖脾土，以溫運水濕，"益火之源，以消陰翳"。該藥為純陽燥烈之品，入十二經，其性善走，長於補命門之火，且能逐在裏之陰寒。主水雖在腎，制水在脾，故方中以**茯苓、白朮**為臣，健脾利水滲濕與健脾燥濕藥同用，讓水邪通過燥濕、利濕而去。苓、朮相配，以達益氣健脾祛濕制水之功。佐以**生薑**之溫散，既助附子溫陽散寒，化氣行水，辛散水氣，又合苓、朮宣散水濕。**白芍**亦為佐藥，其義有四：一者利小便以行水氣，《本經》言其能"利小便"，《名醫別錄》亦謂之"去水氣，利膀胱"；二者柔肝緩急以止腹痛；三者斂陰舒筋以解筋肉瞤動；四者可防止附子燥熱傷陰。在溫陽利水藥中佐以酸斂護陰之品乃陰陽互根之意，補陽而不致亢，護陰而不留邪。共奏溫脾腎以助陽氣，利小便以祛水邪之功。

本方言其溫腎行水治水之功，猶如真武之神，能降龍治水，威懾水患，故名"真武湯"。（*見圖15.30*）

真武湯方義表解

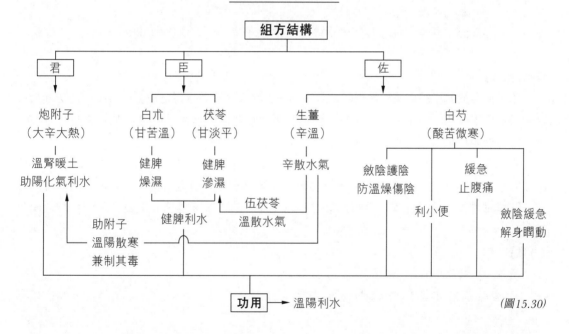

（圖15.30）

配伍特點：　一、溫陽與利水相伍，溫陽化氣以行水，寒水得去則陽氣自生；溫補脾腎之陽，以治其本，利水祛濕以治其標，標本兼顧，扶正祛邪。二、斂陰寓於溫利之中，溫陽利水而不耗陰，斂陰而不礙陽氣，但總以溫陽利水為要，剛柔相濟，陰陽平秘，則諸症可癒。

【運用】

辨證要點： 本方為溫陽利水之基礎方。臨床以小便不利，肢體沉重或浮腫，舌質淡胖，苔白脈沉為辨證要點。

臨證加減： 若寒水（飲）射肺而咳者，加薑、細、味，其中乾薑、細辛溫肺化飲，五味子斂肺止咳；陰盛陽衰而下利甚者，去芍藥之陰柔，加乾薑以助溫裏散寒；水寒犯胃而嘔者，加重生薑用量以和胃降逆，可更加吳茱萸、半夏以助溫胃止嘔。

中方西用： 本方常用於慢性腎小球腎炎、腎病綜合症、腎功能衰竭、心源性水腫、甲狀腺功能低下、慢性支氣管炎、慢性腸炎、腸結核、腹瀉等屬脾腎陽虛，水濕內停者。

注意事項： 忌炸、豬肉、桃、李、雀肉。

【附方】

附子湯《傷寒論》

　　　組成： 附子二枚，炮，去皮，破(15g)　　茯苓三兩(9g)　　人參二兩(6g)　　白朮四兩(12g)　　芍藥三兩(9g)

　　　用法： 以水八升，煮取三升，去滓，溫服一升，日三服。

　　　功用： 溫經助陽，祛寒化濕。

　　　主治： 寒濕內侵，身體骨節疼痛，惡寒肢冷，苔白滑，脈沉微。

【類方比較】

　　附子湯與真武湯組成藥物僅一味之差，均主治腎陽虛衰兼水濕泛溢之證。不同之處在於，附子湯重用附、朮，並伍以人參，重在溫補脾陽而祛寒濕；真武湯中附、朮半量,更佐生薑，重在溫補腎陽而散水氣。

　　真武湯與苓桂朮甘湯均用茯苓、白朮健脾利濕和溫陽化氣之品，皆有溫陽利水作用，都能治陽虛水濕內停之證。然本方主治病位在腎，且多伴有腎陽虛之證侯。故以附子為君溫陽散寒。苓桂朮甘湯病位重在脾，且以水氣上泛為主證，故以茯苓健脾利濕為君，配桂枝溫陽化氣。

【方歌】

　　真武湯壯腎中陽，附子苓朮芍生薑，

　　少陰腹痛有水氣，悸眩瞤惕保安康。

實脾散 《重訂嚴氏濟生方》

【組成】 厚樸去皮，薑製，炒　白朮　木瓜去瓤　木香不見火　草果仁　大腹子　附子炮，去皮臍　白茯苓去皮　乾薑炮　各一兩(30g)　甘草炙，半兩(15g)

【用法】 上藥㕮咀，每服四錢(12g)，水一盞半，生薑五片，大棗一枚，煎至七分，去滓，溫服，不拘時服。（現代用法：加生薑、大棗，水煎服，用量按原方比例酌減。）

【功用】　溫陽健脾，行氣利水。

【主治】　脾腎陽虛，水氣內停之陰水。身半以下腫甚，手足不溫，口中不渴，胸腹脹滿，大便溏薄，舌苔白膩，脈沉弦而遲者。

【病機】　本方所治之水腫，亦謂陰水，乃由脾腎陽虛，陽不化水，水氣內停所致。水濕內盛，泛溢肌膚，則肢體浮腫；水為陰邪，其性下趨，故身半以下腫甚；脾腎陽虛，失於溫煦，則手足不溫；水氣內阻，氣機不暢，則胸腹脹滿；脾陽不足，腐熟無權，水濕下注則便溏；腎陽虛，氣不化水，下走腸間亦可便溏；口中不渴，舌苔白膩，脈沉弦而遲為陽虛水停之徵。脾腎兩臟生理上的相互依存，病理上亦相互影響，一是腎陽不足不能溫脾陽，致脾陽亦虛，使脾陽不足；二是脾陽虛衰，不能運化水穀精微，又進一步致腎氣虛損。脾陽虛衰，土不制水，令水邪妄行，泛於肌膚。*(見圖15.31)*

實脾散病機表解

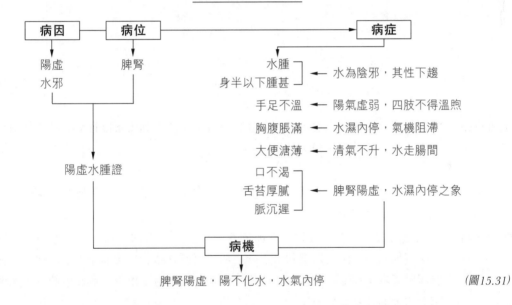

(圖15.31)

【方解】　治宜溫陽實脾，行氣利水。方中以**附子**、**乾薑**為君，附子善於溫腎陽而助氣化以行水；乾薑偏於溫脾陽而助運化以制水，二藥相合，溫腎暖脾，扶陽抑陰，走守相合，邪散正復。臣以**茯苓**、**白朮**滲濕健脾，使水濕從小便去。以**木瓜**除濕醒脾和中，能於土中瀉木；**厚樸**、**木香**、**大腹子**(檳榔)、**草果**行氣導滯，令氣化則濕化，氣順則脹消，且草果、厚樸兼可燥濕，檳榔且能利水，五藥同佐，共奏醒脾化濕，行氣導滯之效。**甘草**、**生薑**、**大棗**益脾和中，生薑兼能溫散水氣，甘草還可調和諸藥，同為佐使之用。諸藥相伍，脾腎同治，而以溫脾陽為主；寓行氣於溫利之中，令氣行則濕化。

本方功偏溫補脾土，脾實則水治，故名實脾散。　*(見圖15.32)*

實脾散方義表解

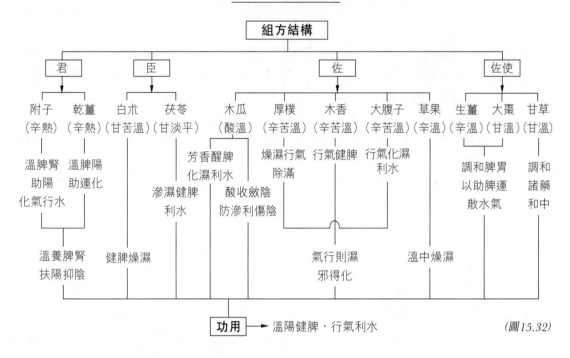

(圖15.32)

配伍特點： 溫腎袪寒與暖脾利水並行，而以溫脾陽為主；溫陽利水伍以行氣之品，使氣化則
濕化。為扶正袪邪，標本兼顧之劑。

【運用】

辨證要點： 本方為治療脾腎陽虛陰水之代表方、常用方。臨床以身半以下腫甚，胸腹脹滿，
舌淡苔膩，脈沉遲為辨證要點。

臨證加減： 若氣短乏力，倦怠懶言者，可加黃耆、黨參補氣以助行水；小便不利，水腫甚
者，可加豬苓、澤瀉以增利水消腫之功；大便秘結者，可加牽牛子以通利二便；
脘腹脹甚者，加陳皮、砂仁；心悸怔忡者，加重附子用量，並加生龍骨；大便溏
瀉者用大腹皮易大腹子。

中方西用： 本方常用於慢性腎小球腎炎、心源性水腫、肝硬化腹水等屬於脾腎陽虛氣滯之陰
水者。

注意事項： 若屬陽水者，非本方所宜。

【類方比較】

　　真武湯與實脾散組成上均有附子、茯苓、白朮、生薑；均具溫補脾腎，利水滲濕之功；均
可治陽虛水腫。前者以附子為君，不用乾薑而用生薑，故偏於溫腎，溫陽利水之中又佐以芍藥
斂陰柔筋，緩急止痛，故其主治陽虛水腫見腹痛下利、四肢沉重疼痛等；實脾散以附子、乾薑
共為君藥，故溫脾之力勝於真武湯，且佐入木香、厚樸、檳榔皮、草果等行氣導滯之品，主治
陽虛水腫兼有胸腹脹滿等氣滯見症者。

【方歌】

實脾苓朮與木瓜，甘草木香大腹加，

草果附薑兼厚樸，虛寒陰水效堪誇。

萆薢分清散（萆薢分清飲）《楊氏家藏方》

【組成】　益智　川萆薢　石菖蒲　烏藥 各等分(各9g)

【用法】　上銼，每服三錢(9g)，水一盞半，入鹽一捻(0.5g)，同煎至七分，食前溫服。(現代用法：水煎服，加入食鹽少許。)

【功用】　溫腎利濕，分清化濁。

【主治】　主治下焦虛寒之膏淋、白濁。小便頻數，渾濁不清，白如米泔，凝如膏糊，舌淡苔白，脈沉。

【病機】　下焦虛寒，濕濁不化，清濁同下。下焦虛寒，氣化不利，腎失封藏，膀胱失約，故小便頻數，脂液下泄，則尿濁如米泔，或如脂膏。《諸病源候論》卷4曰：“勞傷於腎，腎氣虛冷故也。腎主水，而開竅在陰，陰為溲便之道，胞冷腎損，故小便白而濁也。”(見圖15.33)

萆薢分清散病機表解

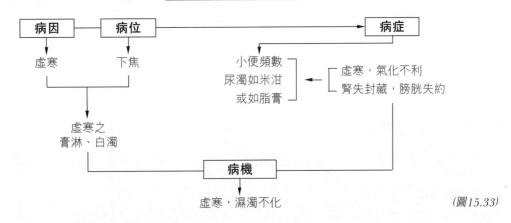

(圖15.33)

【方解】　治宜溫腎利濕，分清化濁。方中**萆薢**性平，長於利濕而分清化濁，為治白濁之要藥，故以為君。臣以辛溫之**益智仁**其性兼收澀，故用之溫暖脾腎，縮泉止遺。**石菖蒲**辛香苦溫，化濕濁以助萆薢之力，兼可祛膀胱虛寒，《本草求真》謂石菖蒲能溫腸胃，“腸胃既溫，則膀胱之虛寒小便不禁自止”。**烏藥**溫腎散寒治小便頻，二者共為佐藥。以**鹽**煎服，取其鹹以入腎，引藥直達下焦，用以為使。原書方後云：“一方加茯苓、甘草”，則其利濕分清之力益佳。

萆薢分清散方義表解

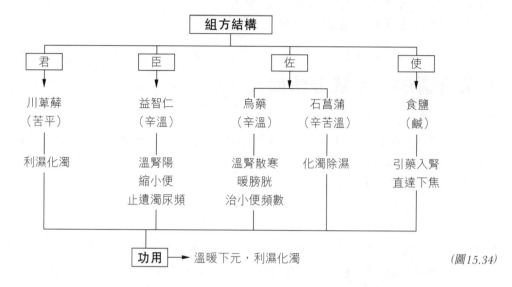

（圖15.34）

本方以君藥和其功效結合而名之曰"萆薢分清散"。 （見圖15.34）

配伍特點： 標本兼顧，利濕化濁以治其標，溫暖下元以顧其本。

【運用】

辨證要點： 本方為主治下焦虛寒淋濁的常用方。臨床以小便渾濁頻數，舌淡苔白，脈沉為辨
證要點。

臨證加減： 若兼虛寒腹痛者，可加肉桂、鹽茴以溫中祛寒；久病氣虛者，可加黃耆、人參、
白朮以益氣祛濕；腰酸神疲者，可加川斷、狗脊、鹿角膠等以補腎壯腰。

中方西用： 本方適用於乳糜尿、慢性前列腺炎、慢性腎盂腎炎、慢性腎炎、慢性盆腔炎等下
焦虛寒，濕濁不化者。

注意事項： 濕熱白濁則非本方所宜。

【附方】

萆薢分清飲《醫學心悟》

組成： 川萆薢二錢(6g) 黃柏炒褐色 石菖蒲 各五分(各2g) 茯苓 白朮 各一錢(各3g)
蓮子心七分(2g) 丹參 車前子 各一錢五分(各4－5g)

用法： 水煎服。

功用：清熱利濕，分清化濁。

主治：濕熱膏淋白濁，小便渾濁，尿有餘瀝，舌苔黃膩等。

【類方比較】

　　以上兩方皆用萆薢、石菖蒲利濕分清化濁。不同者：《楊氏家藏方》萆薢分清散配以益智、烏藥，其性偏溫，功可溫暖下元，主治下焦虛寒之膏淋白濁；《醫學心悟》萆薢分清飲則伍用黃柏、車前子等，其性偏涼，功可清熱利濕，主治濕熱膏淋白濁。

【方歌】

　　萆薢分清石菖蒲，萆薢烏藥益智俱，

　　或益茯苓鹽煎服，通心固腎濁精驅。

第五節　袪風勝濕

　　袪風勝濕劑，適用於風濕在表所致的頭痛身重，或風濕侵襲痺陰經絡所致的腰膝頑麻痺痛等證。常用袪風濕藥物如羌活、獨活、防風、秦艽、桑寄生等組配成方，常配伍活血化瘀藥、補養氣血藥、補益肝腎藥。代表方如羌活勝濕湯、獨活寄生湯等。

　　由於這類方藥其病機兼有風與濕的特點，由於風為百病之長，應參見相關章節如解表劑、治風劑。

羌活勝濕湯 （參見解表劑——辛溫解表）

獨活寄生湯 《備急千金要方》

【組成】　獨活三兩(9g)　桑寄生　杜仲　牛膝　細辛　秦艽　茯苓　肉桂心　防風　川芎　人參　甘草　當歸　芍藥　乾地黃　各二兩(各6g)

【用法】　上咬咀，以水一斗，煮取三升，分三服，溫身勿冷也(現代用法：水煎服)。

【功用】　袪風濕，止痺痛，益肝腎，補氣血。

【主治】　痺證日久，肝腎兩虛，氣血不足證。腰膝疼痛、痿軟，肢節屈伸不利，或麻木不仁，畏寒喜溫，心悸氣短，舌淡苔白，脈細弱。

【病機】　風寒濕痺，日久不癒，累及肝腎，耗傷氣血。風寒濕邪客於肢體關節，氣血運行不暢，故見腰膝疼痛，久則肢節屈伸不利，或麻木不仁，正如《素問·痺論》所言：“痺在於骨則重，在於脈則不仁。”“腎主骨，肝主筋”，邪客筋骨，日久必致損傷肝腎，耗傷氣血。又“腰為腎之府，膝為筋之府”，肝腎不足，則見腰膝痿軟；氣血耗傷，故心悸氣短。《素問·逆調論》云：“營氣虛則不仁，衛氣虛則不用，營衛俱虛則不仁且不用。”*(見圖15.35)*

【方解】　其證屬正虛邪實，治宜扶正與袪邪兼顧，既應袪散風寒濕邪，又當補益肝腎氣血。

獨活寄生湯病機表解

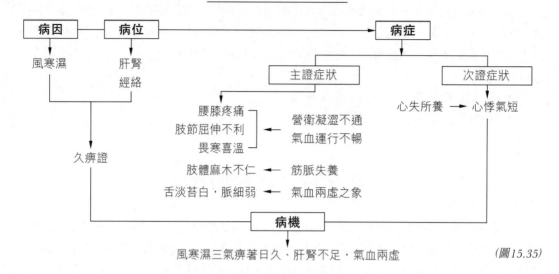

（圖15.35）

方中重用**獨活**為君，辛苦微溫，善治伏風，除久痹，且性善下行，以祛下焦與筋骨間的風寒濕邪。臣以**細辛、防風、秦艽、桂心**，細辛入少陰腎經，長於搜剔陰經之風寒濕邪；秦艽祛風濕，舒筋絡而利關節；桂心溫經散寒，通利血脈；防風祛一身之風而勝濕，君臣相伍，共祛風寒濕邪。本證因痹證日久而見肝腎兩虛，氣血不足，遂佐入**桑寄生、杜仲、牛膝**以補益肝腎而強壯筋骨，且桑寄生兼可祛風濕，牛膝尚能活血以通利肢節筋脈；且佐以**當歸、川芎、熟地黃、白芍**養血和血，**人參、茯苓、甘草**健脾益氣；且白芍與甘草相合，尚能柔肝緩急，以助舒筋。當歸、川芎、牛膝、桂心活血，寓"治風先治血，血行風自滅"之意。**甘草**益氣健脾，調和諸藥，兼佐使藥之用。以上諸藥合用，具有祛風濕，止痹痛，益肝腎，補氣血之功。

(見圖15.36)

配伍特點： 以祛風寒濕邪為主，輔以補肝腎、益氣養血之品，邪正兼顧，祛邪不傷正，扶正不礙邪。

【運用】

辨證要點： 本方為治療久痹而致肝腎兩虛，氣血不足證之常用方。臨床以腰膝冷痛，肢節屈伸不利，心悸氣短，脈細弱為辨證要點。

臨證加減： 對痹證疼痛較劇者，可酌加製川烏、製草烏、白花蛇等以助搜風通絡，活血止痛之效；寒邪偏盛者，酌加附子、乾薑以溫陽散寒；濕邪偏盛者，去地黃，酌加防己、薏苡仁、蒼朮以祛濕消腫；正虛不重者，可減地黃、人參。

中方西用： 本方常用於慢性關節炎、類風濕性關節炎、風濕性坐骨神經痛、腰肌勞損、骨質增生症、小兒麻痹等屬風寒濕痹日久，正氣不足者。

注意事項： 痹證之屬濕熱實證者，並非本方所宜。

獨活寄生湯方義表解

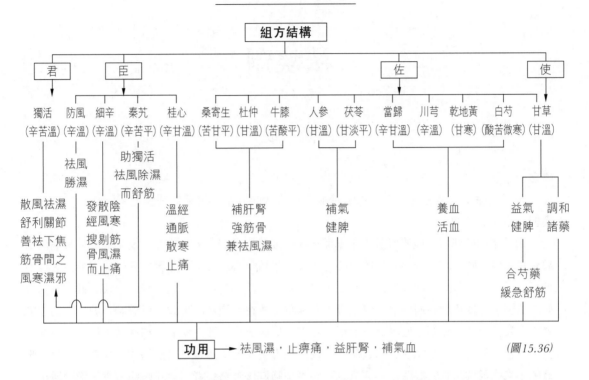

功用 ──→ 祛風濕，止痹痛，益肝腎，補氣血 　　　　　　　　　*(圖15.36)*

【附方】

三痹湯《備急千金要方》

　　組成：川斷　杜仲　防風　肉桂心　茯苓　川牛膝　黃耆　細辛　人參　甘草
　　　　　當歸　芍藥 各一兩(各30g)　秦艽　生地黃　川芎　獨活半兩(15g)

　　用法：上為末，每服五錢 (各15g) 水二盞，加薑三片，大棗一枚，煎至一盞，去
　　　　　滓熱服，不拘時候，但腹稍空服之。

　　功用：益氣活血，祛風除濕。

　　主治：痹證日久耗傷氣血證。手足拘攣，或肢節屈伸不利，或麻木不仁，舌淡
　　　　　苔白，脈細或脈澀。

【方歌】

　　獨活寄生艽防辛，芎歸地芍桂苓均，

　　杜仲牛膝人參草，冷風頑痹屈能伸。

第十六章

祛痰劑

概　說

概念

　　凡以消除痰飲為主要功用，用以治療各種痰病的方劑，統稱為祛痰劑。

病機，治法與分類

　　由於體內的津液不能正常敷佈，聚而成痰，或脾胃虛弱，氣不化津，反生痰濁，痰病的種類較多，但以脾、肺、腎為病變的中心，正如《景岳全書》云："五臟之病，雖俱能生痰，然無不由乎脾腎。蓋脾主濕，濕動則為痰，腎主水，水泛亦為痰。"又"脾為生痰之源，肺為儲痰之器"，肺在痰病的病機中，也佔有重要地位。故在五臟功能失調，以致肺、脾、腎為主的體內水液代謝發生障礙，使津液不能正常敷佈，聚而成痰，即為痰病。如脾虛生痰，症見咳嗽痰多，色白易咯，噁心嘔吐，胸膈痞悶，倦怠乏力，大便溏薄等；火熱灼津為痰者，症見咳嗽氣喘，咯痰黃稠，胸膈痞悶，甚則氣急嘔噁等；肺燥爍液為痰者，症見咯痰不爽，澀而難出，咽喉乾燥等；寒飲內停者，症見咳痰量多，清稀色白，或喜唾涎沫等；痰濁內生，肝風內動挾痰上擾者，症見眩暈，頭痛，胸膈痞悶，噁心嘔吐。

　　祛痰劑屬於"八法"中的"消法"。治療痰病，不僅要消除已生之痰，而且要着眼於杜絕生痰之源。《景岳全書》云："……痰之化，無不在脾，而痰之本，無不在腎"。因此，治痰劑中每多配伍健脾祛濕藥，並酌配益腎之品，以圖示本同治，張介賓曾說："善治痰者，惟能使之不生，方是補天之手"。痰病極其複雜，治之隨其病性及病因，治之各異。如脾虛生痰，治宜燥濕健脾化痰；火熱灼津為痰者，治宜清熱化痰；肺燥爍液為痰者，治宜潤肺化痰；寒飲內停者，治宜溫化寒痰；痰濁內生，肝風內動挾痰上擾者，治宜化痰熄風。

　　痰病的種類較多，就其性質可分濕痰、熱痰、燥痰、寒痰、風痰等，因此，本章祛痰劑相應分為燥濕化痰、清熱化痰、潤燥化痰、溫化寒痰、化痰熄風等五類。

使用注意

　　1. 善治痰者，治其生痰之源。古人有"見痰休治痰"之說，意思是治生痰之源。因此，首先要明辨生痰之源，重視循因治本。

　　2. 善治痰者，每須配伍理氣藥，使氣順痰消，氣順則一身之津液也順。如龐安常所說："善治痰者，不治痰而治氣，氣順則一身之津液亦隨氣而順矣。"

　　3. 須辨明痰病寒熱虛實，標本緩急，隨證治之，靈活配伍。

4. 表邪未解或痰多者，慎用滋潤之品，以防壅滯留邪，病久不癒。

祛痰劑分類簡表

祛痰劑 ————→ 各種痰病				
分　類	**燥濕化痰**	**清熱化痰**	**潤燥化痰**	**溫化寒痰**	**化痰熄風**
適應證	濕痰證	熱痰證	燥痰證	寒痰證	內風挾痰證
症　狀	痰多色白易咯，胸脘痞悶，嘔噁眩暈，肢體困倦，心悸，舌苔白滑或膩，脈緩或弦滑等	咳嗽痰黃，黏稠難咳，以及由痰熱所致的胸痛，眩暈，癲癇等	痰稠而黏，咯之不爽，咽喉乾燥，甚則嗆咳，音啞	陽虛不化水濕，寒濕所致之痰飲、水腫、痹證	風挾痰濁上濛清竅，所致眩暈頭痛，或發癲癇甚則昏厥，不省人事
立　法	燥濕化痰	清熱化痰	潤燥化痰	溫化寒痰	化痰熄風
代表方	二陳湯	清氣化痰湯、小陷胸湯	貝母瓜蔞散	苓甘五味薑辛湯	半夏白朮天麻湯

第一節　燥濕化痰

　　適用於濕痰證，臨床症見痰多色白易咯，胸脘痞悶，嘔噁眩暈，肢體困倦，心悸，舌苔白滑或膩，脈緩或弦滑等。治以燥濕化痰，常用燥濕化痰藥，如半夏、南星、陳皮為主，常配伍健脾利濕、理氣等藥物，如茯苓、白朮、太子參及陳皮、枳實、厚樸等組配成方。代表方有二陳湯等。

二陳湯 《太平惠民和劑局方》

【組成】　半夏 (湯洗) 五兩(15g)　白茯苓三兩(9g)　橘紅五兩(15g)　甘草一兩半炙(5g)

【用法】　上藥吹咀，每服四錢(12g)，用水一盞，生薑七片，烏梅一個，同煎六分，去滓，熱服，不拘時候。（現代用法：加生薑七片，烏梅一個，水煎溫服。）

【功用】　燥濕化痰，理氣和中。

【主治】　濕痰證。咳嗽痰多，色白易咯，噁心嘔吐，胸膈痞悶，肢體困重，或頭眩心悸，舌苔白滑或膩，脈滑。

【病機】　脾失健運，濕無以化，濕聚成痰，鬱積機體。濕痰為病，犯於肺致肺失宣降，則咳嗽痰多;停於胃令胃失和降,則噁心嘔吐;阻於胸膈,氣機不暢,則感痞悶不舒;留注於肌肉,則肢體困重;阻遏清陽,則頭目眩暈;痰濁凌心,則為心悸;舌苔白滑或膩,脈滑,乃痰濕之象。 *(見圖16.1)*

二陳湯病機表解

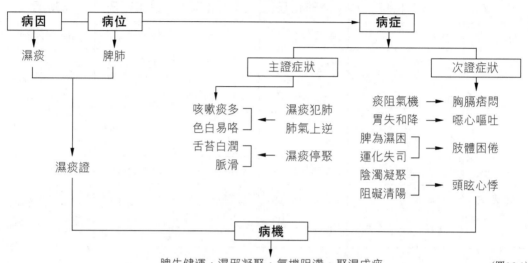

脾失健運,濕邪凝聚,氣機阻滯,聚濕成痰   *(圖16.1)*

【方解】　治宜燥濕化痰,理氣和中。方中**半夏**辛溫性燥,善能燥濕化痰,和胃降逆止嘔,且又能散結以消痞滿,為君藥。**橘紅**為臣,既可理氣行滯,又能燥濕化痰。君臣相配,相輔相成,增強燥濕化痰,杜絕生痰之源之力,而且體現治痰先理氣,氣順則痰消之意,此為本方燥濕化痰的基本結構。佐以**茯苓**健脾滲濕,滲濕以助化痰之力,健脾以杜生痰之源。鑒於橘紅、茯苓是針對痰因氣滯和生痰之源而設,故二藥為祛痰劑中理氣化痰、健脾滲濕的常用組合。煎加**生薑**,既能制半夏之毒,又能協助半夏化痰降逆、和胃止嘔;再用少許**烏梅**,其意有三:一是收斂肺氣,與半夏、橘紅相伍,防其燥散傷正之虞;二是有欲祛痰先聚痰之意;三是烏梅有祛痰之功,均為佐藥。**甘草**兼佐使之用,健脾和中,調和諸藥。綜合本方,結構嚴謹,標本兼顧,燥濕理氣祛已生之痰,健脾滲濕杜生痰之源,共奏燥濕化痰,理氣和中之功。方中半夏、橘紅皆以陳久者良,而無過燥之弊,故方名"二陳"。 *(見圖16.2)*

配伍特點：　以燥濕化痰為主,理氣健脾和中為輔,辛散酸收相合,標本兼顧,燥濕理氣祛已生之痰,健脾滲濕杜生痰之源。

【運用】

辨證要點：　本方為燥濕化痰的基礎方、常用方、代表方。臨床以咳嗽,痰多色白易咯,舌苔白膩,脈滑為辨證要點。

二陳湯方義表解

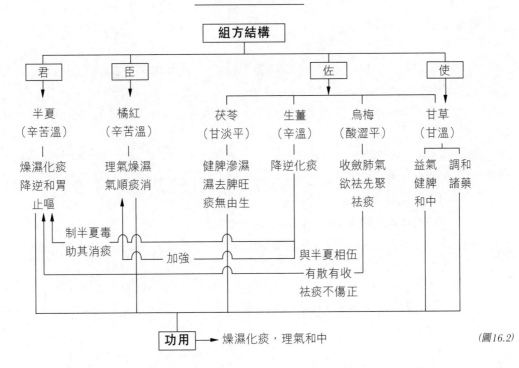

(圖16.2)

臨證加減： 本方本為治痰濕而設，如加減化裁，可用於多種痰證。本方加蘇葉、杏仁，名蘇杏二陳湯，治證具而兼表證，體現宣肺化痰法；加麻黃、杏仁，名麻杏二陳湯，治寒邪犯肺，咳喘痰多，體現宣肺散寒化痰法；加乾薑、砂仁，治痰濕中阻，體現了溫中化痰法；加白朮、蒼朮，名二朮二陳湯，治脾虛濕阻，體現健脾運濕化痰法；加竹茹、黃連，名連竹二陳湯，治膽熱嘔盛，體現清熱化痰法；加海蛤、浮海石，名海浮二陳湯，治老痰，胸痞堅滿，體現軟堅化痰法；加瓜蔞、貝母，名蔞貝二陳湯，治咳嗽少痰；黏稠難出，體現潤燥化痰法；加山楂、神麴、麥芽，名楂曲二陳湯，治證具而兼食積停滯，噯腐吞酸者，體現化痰消食法；加川芎、當歸，名芎歸二陳湯，治月經不調，體現祛痰調經法；加乾薑、細辛為薑辛二陳湯，以溫化寒痰；加天麻、僵蠶以化痰熄風，治風痰眩暈；加海藻、昆布、牡蠣以軟堅化痰，治痰流經絡之瘰癧、痰核。

中方西用： 本方常用於慢性支氣管炎、急慢性胃炎、梅尼爾氏合徵病、神經性嘔吐等屬濕痰者。

注意事項： 因本方性燥，故燥痰者慎用；吐血、消渴、陰虛、血虛者忌用本方。

【附方】

1. 小半夏湯《金匱要略》

    組成：半夏一升(20g)　　生薑半斤(10g)

    用法：以水七升，煮取一升半，分溫再服。（現代用法：水煎服。）

    功用：化痰散飲，和胃降逆。

    主治：痰飲嘔吐。嘔吐痰涎，口不渴，或乾嘔呃逆，穀不得下，小便自利，舌苔白滑。

2. 導痰湯《傳信適用方》引皇甫坦方

    組成：半夏四兩(120g)，湯洗七次　天南星一兩(30g)，細切　薑汁浸　枳實去瓤，一兩(30g)
    橘紅一兩(30g)　　赤茯苓一兩(30g)

    用法：上為粗末。每服三大錢(9g)，水二盞，生薑十片，煎至一盞，去滓，食後溫服。（現代用法：加生薑四片，水煎服，用量按原方比例酌減。）

    功用：燥濕祛痰，行氣開鬱。

    主治：痰厥證。頭目眩暈，或痰飲壅盛，胸膈痞塞，脅肋脹滿，頭痛嘔逆，喘急痰嗽，涕唾稠黏，舌苔厚膩，脈滑。

3. 滌痰湯《奇效良方》

    組成：南星薑制　半夏湯洗七次，各二錢半(各7.5g)　枳實麩炒，二錢(6g)　茯苓去皮，二錢(6g)
    橘紅一錢半(4.5g)　石菖蒲　人參各一錢(各3g)　竹茹七分(2g)　甘草半錢(1.5g)

    用法：上作一服。水二盅，生薑五片，煎至一盅，食後服。（現代用法：加生薑三片，水煎服。）

    功用：滌痰開竅。

    主治：中風痰迷心竅證。舌強不能言，喉中痰鳴，轆轆有聲，舌苔白膩，脈沉滑或沉緩。

4. 金水六君煎《景岳全書》

    組成：當歸二錢(6g)　熟地三五錢(9～15g)　陳皮一錢半(4.5g)　半夏二錢(6g)　茯苓二錢(6g)
    炙甘草一錢(3g)

    用法：水二盅，生薑三五七片，煎七八分，食遠溫服。

    功用：滋養肺腎，祛濕化痰。

    主治：肺腎陰虛，濕痰內盛證。咳嗽嘔噁，喘急痰多，痰帶鹹味，或咽乾口燥，自覺口鹹，舌質紅，苔白滑或薄膩。

【類方比較】

　　導痰湯、滌痰湯、金水六君煎皆由二陳湯化裁而成，均有燥濕化痰之功。導痰湯是二陳湯去烏梅、甘草，加天南星、枳實而成。天南星增半夏燥濕化痰之力，枳實助橘紅理氣化痰之功，故燥濕化痰行氣之力較二陳湯為着，主治痰濁內阻、氣機不暢之痰厥等證。滌痰湯又在導痰湯基礎上加石菖蒲、竹茹、人參、甘草，較之導痰湯又多開竅扶正之功，常用治中風痰迷心竅、舌強不能語。金水六君煎是二陳湯去烏梅，加熟地、當歸滋陰養血，肺腎並調，金水相生，故尤適用於年邁者肺腎陰虛、濕痰內盛之證。

【方歌】

二陳湯用半夏陳，梅草苓薑一並存，

利氣祛痰兼燥濕，濕痰為患此方珍。

溫膽湯 《三因極——病證方論》

【組成】　半夏湯洗七次　竹茹　枳實麩炒去瓤　各二兩(各60g)　陳皮三兩(90g)　甘草一兩，炙(30g)　茯苓一兩半(45g)

【用法】　上挫為散。每服四大錢(12g)，水一盞半，加生薑五片，大棗一枚，煎七分，去滓，食前服。（現代用法：加生薑五片，大棗一枚，水煎服，用量按原方比例酌減。）

【功用】　理氣化痰，和胃利膽。

【主治】　膽鬱痰擾證。膽怯易驚，頭眩心悸，心煩不眠，夜多異夢；或嘔噁呃逆，眩暈，癲癇，苔白膩，脈弦滑。

【病機】　本方證多因素體膽氣不足，復由情志不遂，膽失疏泄，氣鬱化熱，津聚成痰，痰濁內擾，膽胃不和所致。膽為清淨之府，性喜寧謐而惡煩擾。若膽為邪擾，失其寧謐，則膽怯易驚、心煩不眠、夜多異夢、驚悸不安；膽胃不和，胃失和降，則嘔吐痰涎或呃逆；痰蒙清竅，則可發為眩暈、心悸，甚至癲癇。(見圖16.3)

溫膽湯病機表解

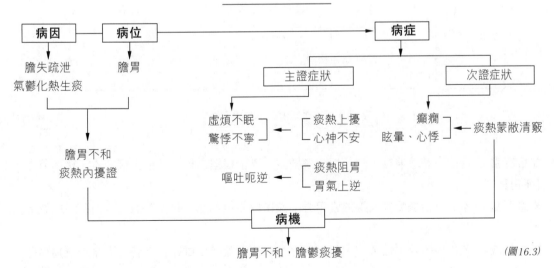

(圖16.3)

【方解】 治宜化痰理氣，和胃利膽。方中**半夏**辛溫，燥濕化痰，和胃止嘔，為君藥。臣以**竹茹**，取其甘而微寒，清熱化痰，除煩止嘔。半夏與竹茹相伍，一溫一涼，化痰和胃，止嘔除煩；**陳皮**辛苦溫，理氣行滯，燥濕化痰；**枳實**辛苦微寒，降氣導滯，消痰除痞。陳皮與枳實相合，亦為一溫一涼，而理氣化痰之力增，使氣順痰消。佐以**茯苓**，健脾滲濕，以杜生痰之源；煎加**生薑**、**大棗**調和脾胃，且生薑兼制半夏毒性。以**甘草**和中，調和諸藥，兼佐使之用。綜合全方，半夏、陳皮、生薑偏溫，竹茹、枳實偏涼，溫涼兼進，令全方不寒不燥，理氣化痰以和胃，脾胃相同，胃氣和降，則膽鬱得舒，痰濁得去則膽無邪擾，復其寧謐，諸症自癒。

本方是從《備急千金要方》、《外台秘要》溫膽湯衍化而成，原方為半夏、竹茹、枳實、陳皮、甘草、生薑，治"大病後虛煩不得眠，此膽寒故也"。本方在此基礎上加茯苓、大棗，而生薑用量由四兩減為五片，後世諸家，減生薑用量而治痰熱，方名仍稱"溫膽"，而其功用則為和胃利膽。 *(見圖16.4)*

溫膽湯方義表解

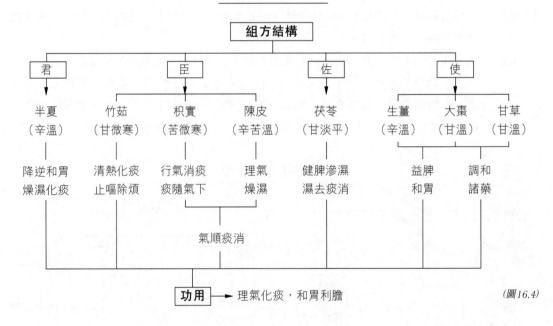

(圖16.4)

配伍特點： 清膽與和胃兼行，理氣與化痰並重，既治痰濕之標，又治生痰之本，標本兼顧。

【運用】

辨證要點： 本方為治療膽鬱痰擾的常用方。臨床以心煩不寐，眩悸嘔噁，苔白膩，脈弦滑為辨證要點。

臨證加減： 若心中煩熱，加黃連、山梔、麥冬以清熱除煩；口燥舌乾者，去半夏，加麥冬、天花粉以潤燥和津；失眠者，加琥珀、遠志、珍珠母寧心安神；驚悸者，加珍珠母、生牡蠣、生龍齒以重鎮安神定驚；若嘔噁盛者，酌加蘇葉或蘇梗、旋覆花以降逆止嘔；暈眩者，加天麻、鈎藤以平肝熄風；癲癇抽搐證屬膽熱痰火擾亂神明者，可加膽星、鈎藤、全蠍以熄風止痙。

中方西用： 現代醫學的急、慢性胃炎、神經官能症、梅尼爾氏綜合徵、更年期綜合徵、癲癇、急慢性支氣管炎等屬膽鬱痰擾者。

注意事項： 本方適用於膽胃不和，痰濁痰熱內擾之證，如痰熱重者，本方力遜，當隨證化裁。

【附方】

1. 十味溫膽湯 《醫得效方》

組成： 半夏湯洗七次　枳實去瓤，切，麩炒　陳皮去白　各三兩(各90g)　白茯苓去皮，一兩半(45g)

酸棗仁微炒　大遠志去心　甘草水煮，薑汁炒　各一兩(各30g)　北五味子

熟地黃切，酒炒　條參　各一兩(各30g)　粉草五錢(15g)

用法： 上銼散，每服四錢(12g)，水盞半，薑五片，棗一枚煎，不以時服。

功用： 益氣養血，化痰寧心。

主治： 心膽虛怯，痰濁內擾證。觸事易驚，驚悸不眠，夜多惡夢，短氣自汗，耳鳴目眩，四肢浮腫，飲食無味，胸中煩悶，坐臥不安，舌淡苔膩，脈沉緩。

十味溫膽湯即由溫膽湯減去竹茹，加入益氣養血，寧心安神的人參、熟地、五味子、酸棗仁、遠志而成，適用於心膽虛怯，痰濁內擾，神志不寧諸症。

2. 黃連溫膽湯 《六因條辨》

組成： 黃連　半夏　竹茹　枳實　陳皮　茯苓　生薑　大棗　甘草

用法： 上銼散，每服四錢(12g)，水盞半，薑五片、棗一枚煎，不以時服。

功用： 理氣化痰，清膽和胃。

主治： 心膽虛怯，痰熱內擾證。觸事易驚，驚悸不眠，夜多惡夢，短氣自汗，耳鳴目眩，咽乾口苦，胸中煩悶，坐臥不安，舌淡苔黃膩，脈滑數。

【類方比較】

溫膽湯與二陳湯兩方均有理氣化痰之功，且主藥有相同之處。二陳湯具燥濕化痰，理氣和中，治痰濕中阻證；溫膽湯加枳實、竹茹，具理氣化痰，和胃利膽之功，治膽胃不和，膽鬱痰擾證。

黃連溫膽湯與十味溫膽湯比較，黃連溫膽湯由溫膽湯加黃連而成，治溫膽湯證偏痰熱者；十味溫膽湯由溫膽湯減去竹茹，加入益氣養血，寧心安神的人參、熟地、五味子、酸棗仁、遠志而成，適用於心膽虛怯，痰濁內擾，神志不寧諸症。

【方歌】

　　溫膽湯方出千金，枳實竹茹合二陳，

　　眩暈嘔吐悸不寐，祛痰利膽即安寧。

茯苓丸（治痰茯苓丸）《是齋百一選方》，錄自《全生指迷方》

【組成】　半夏二兩(60g)　　枳殼麩炒, 去瓤, 半兩(15g)　　茯苓一兩(30g)　　風化樸硝一分(2.5g)

【用法】　上四味為末，生薑自然汁煮糊為丸，如梧桐子大，每服三十丸(6g)，生薑湯下。(現
　　　　　代用法：為末，薑汁糊丸，每服6g，生薑湯或溫開水送下；作湯劑，加生薑水煎去
　　　　　滓，風化硝溶服，用量按原方比例酌定。)

【功用】　燥濕行氣，軟堅化痰。

【主治】　痰伏中脘，流注經絡證。兩臂酸痛或抽掣，不得上舉，或左右時復轉移，或兩手麻
　　　　　木，或四肢浮腫，舌苔白膩，脈沉細或弦滑。

【病機】　四肢稟氣於脾，若脾失健運，聚濕生痰，停伏中脘，流注四肢，則麻木酸痛、活動
　　　　　受限，甚則抽掣或浮腫。舌苔白膩，脈沉細或弦滑，乃濕痰內阻之徵。(見圖16.5)

茯苓丸病機表解

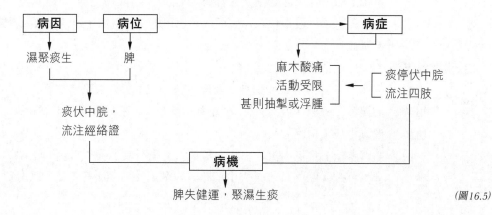

(圖16.5)

【方解】　此種臂痛，切不可誤以風濕論治。當燥濕行氣，軟堅祛痰立法。方中以半夏燥濕化痰
　　　　　為君，茯苓健脾滲濕為臣，兩者合用，既消已生之痰，又杜生痰之源。佐以枳殼理氣
　　　　　寬中，此氣順則痰消之意。然中脘之伏痰，非一般化痰藥所能及，故又佐以軟堅潤下
　　　　　之風化樸硝，取其消痰破結，與半夏相合，一燥一潤，一辛一鹹，意在消解頑痰，相
　　　　　制為用；與茯苓相伍，可從二便分消結滯之伏痰。更以薑汁糊丸，薑湯送服，既能開
　　　　　胃化痰，又可兼制半夏毒性。諸藥配伍，標本兼顧，消下並用，以丸劑漸消緩化中脘
　　　　　伏痰，俾脾氣健運，自然流於四肢之痰亦潛消默運，實屬"治病求本"之方。(見圖16.6)

茯苓丸方義表解

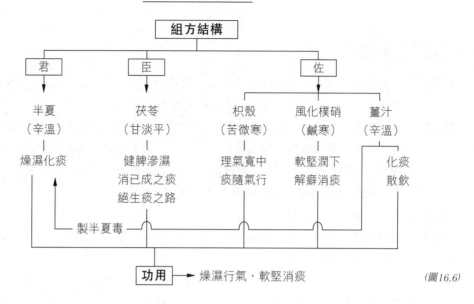

(圖16.6)

配伍特點： 消痰與潤下並施，確有“潛消默運”之功。

【運用】

辨證要點： 本方主治痰伏中脘，流注經絡之證。臨床以兩臂酸痛，舌苔白膩，脈沉細或弦滑為辨證要點。

臨證加減： 兩臂痠痛或肢體麻木較甚者，可加入桂枝、薑黃、雞血藤等活血通絡之品；手臂抽掣者，可酌加全蠍、僵蠶等以熄風止痙；肢節疼痛，可加通絡活血之品，如桑枝、地龍、松節；咳痰稠黏，可酌加海浮石、瓜蔞等以潤燥化痰。

中方西用： 本方常用於上肢血管性水腫、慢性支氣管炎、頸椎病、前列腺增生症等屬頑痰停伏者。

注意事項： 本方化痰力較強，並有瀉下痰結的作用，不可久用，虛人慎用。風濕所致臂痛，亦非本方所宜。

【方歌】

　　指迷茯苓半夏君，枳殼樸硝薑糊丸，
　　中脘伏痰背痠痛，潛消默運痛自緩。

第二節　清熱化痰

　　適用於熱痰證。臨床症見咳嗽痰黃，黏稠難咳，以及由痰熱所致的胸痛，眩暈，驚癇等，常用清熱化痰藥，如瓜蔞、膽南星、竹茹等為主，配伍健脾利濕、行氣、清熱藥等藥物如茯苓、白朮、陳皮、枳殼、黃芩等組配成方。代表方如清氣化痰湯、小陷胸湯等。

清氣化痰丸《醫方考》

【組成】 瓜蔞仁去油，一兩(30g)　枳實麩炒，一兩(30g)　陳皮去白，一兩(30g)　茯苓一兩(30g)　黃芩酒炒，一兩(30g)
　　　　 膽南星一兩半(45g)　杏仁去皮尖，一兩(30g)　制半夏一兩半(45g)

【用法】 薑汁為丸。每服6g，溫開水送下。(現代用法：以上八味，除瓜蔞仁霜外，其餘黃芩
　　　　 等七味藥粉碎成細粉，與瓜蔞仁霜混勻，過篩。另取生薑100g，搗碎加水適量，壓
　　　　 榨取汁，與上述粉末泛丸，乾燥即得。每服6－9g，一日兩次，小兒酌減；亦可作湯
　　　　 劑，加生薑水煎服，用量按原方比例酌減。)

【功用】 清熱化痰，理氣止咳。

【主治】 痰熱咳嗽。咳嗽氣喘，咯痰黃稠，胸膈痞悶，甚則氣急嘔惡，煩躁不寧，舌質紅，
　　　　 苔黃膩，脈滑數。

【病機】 痰阻氣滯，氣鬱化火，痰熱互結。痰熱為患，壅肺則肺失清肅，故見咳嗽氣喘、咯
　　　　 痰黃稠；痰阻氣機，則胸膈痞悶，甚則氣逆於上，發為氣急嘔惡；痰熱擾亂心神，
　　　　 可見煩躁不寧。(見圖16.7)

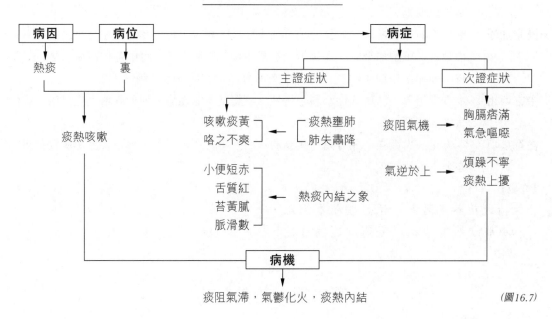

清氣化痰丸病機表解

(圖16.7)

【方解】 治宜清熱化痰，理氣止咳。方中膽南星苦涼、瓜蔞仁甘寒，均長於清熱化痰，瓜蔞
　　　　 仁尚能導痰熱從大便而下，二者共為君藥。制半夏雖屬辛溫之品，但與苦寒之黃芩

相配，一化痰散結，一清熱降火，既相輔相成，又相制相成，共為臣藥。治熱痰者當須降其火，治火者必須順其氣，故佐以**杏仁**降利肺氣以宣上，**陳皮**理氣化痰以暢中，**枳實**破氣化痰以寬胸，並佐**茯苓**健脾滲濕以杜生痰之源。**薑汁**既可化痰和胃，又可解南星、半夏之毒，以之為丸，功兼佐使，用為開痰之先導。

雖然本方中也含二陳湯，但方中由於治療原則的改變，其君藥不再由半夏承擔。通過膽星、瓜蔞作為全方之君藥，全方即由燥濕化痰轉為清化熱痰。

見痰休治痰，善治者，不治痰而治氣，因痰隨氣動，氣滯痰阻，氣順則痰消，氣順則一身之津液也隨之順矣，故方名"清氣化痰湯"。　*(見圖16.8)*

清氣化痰丸方義表解

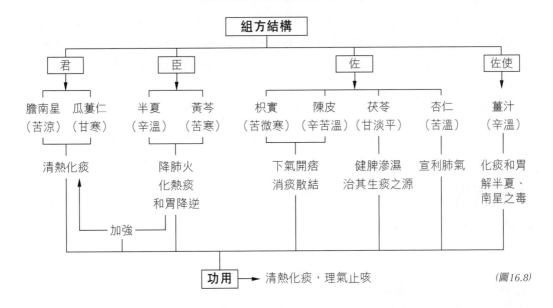

(圖16.8)

配伍特點： 化痰與清熱、理氣並進，使氣順則火降，火清則痰消，痰消則火無所附，諸症悉除。

【運用】

辨證要點： 本方為治療痰熱咳嗽的常用方。臨床以咯痰黃稠，胸膈痞悶，舌紅苔黃膩，脈滑數為辨證要點。

臨證加減： 若肺熱較盛，身熱口渴者，加石膏、知母以清熱瀉火；痰多氣急者，可加魚腥草、桑白皮；痰稠膠黏難咯者，可減半夏用量，加青黛、蛤粉；噁心嘔吐明顯者，加竹茹；煩躁不眠者，可去黃芩，加清熱除煩之黃連、山梔，並酌加琥珀粉、遠志等寧心安神之品；熱結便秘者，加大黃、芒硝以瀉熱通便。

中方西用： 本方常用於肺炎、急性支氣管炎、慢性支氣管炎急性發作等屬痰熱內結者。

注意事項： 本方性偏苦燥，陰虛燥咳、脾虛寒痰者忌用。

【附方】

清金降火湯《古今醫鑒》

組成： 陳皮一錢五分(4.5g)　　半夏制一錢(3g)　　茯苓一錢(3g)　　枯梗一錢(3g)　　枳殼麩炒，一錢(3g)

　　　　貝母去心，一錢(3g)　　前胡一錢(3g)　　杏仁去皮尖，一錢半(4.5g)　　黃芩炒，一錢(3g)

　　　　石膏一錢(3g)　　瓜蔞仁一錢(3g)　　甘草炙，三分(1g)

用法： 上銼一劑，加生薑三片，水煎，食遠，臨臥服。

功用： 清金降火，化痰止嗽。

主治： 熱痰咳嗽。

【類方比較】

　　清氣化痰丸與清金降火湯均治痰熱所致之咳嗽。但比較而言，前者以痰熱咳黃稠為主，後者以肺熱咳嗽為重。故清氣化痰丸以膽星為君，清化痰熱之功獨勝，更用枳實消痰行氣之力亦強；而清金降火湯用石膏清熱瀉火力增，並伍貝母、前胡、桔梗等意在止咳。

【方歌】

　　清氣化痰杏枳陳，茯苓半夏與膽星，

　　瓜蔞黃芩清痰熱，痰熱內結此方珍。

小陷胸湯《傷寒論》

【組成】　黃連一兩(6g)　　半夏洗，半升(12g)　　瓜蔞實大者一枚(20g)

【用法】　上三味，以水六升，先煮瓜蔞，取三升，去滓，內諸藥，煮取二升，去滓，分溫三服。（現代用法：先煮瓜蔞，後納諸藥，水煎溫服。）

【功用】　清熱化痰，寬胸散結。

【主治】　痰熱互結證。胸脘痞悶，按之則痛，或心胸悶痛，或咳痰黃稠，舌紅苔黃膩，脈滑數。

【病機】　本方原治傷寒表證誤下，邪熱內陷，與痰濁結於心下之小結胸病。痰熱互結心下或胸膈，氣鬱不通，故胃脘或心胸痞悶，按之則痛；痰熱蘊肺，則咳痰黃稠；舌紅苔黃膩，脈滑數，乃痰熱內蘊之象。(見圖16.9)

【方解】　治宜清熱滌痰，寬胸散結。方中全瓜蔞實甘寒，清熱滌痰，寬胸散結，用時先煮，意在"以緩治上"而通胸膈之痹。臣以黃連苦寒泄熱除痞，助瓜蔞清熱降火，開心下之結。半夏為佐，辛溫化痰散結。與黃連相配，一苦一辛，體現辛開苦降之法；與瓜蔞相伍，潤燥相得，是為清熱化痰，散結開痞的常用組合。(見圖16.10)

配伍特點：　黃連、半夏苦降辛開；瓜蔞、半夏潤燥相得，祛痰力量增強，三藥合用，共除痰熱之結。

小陷胸湯病機表解

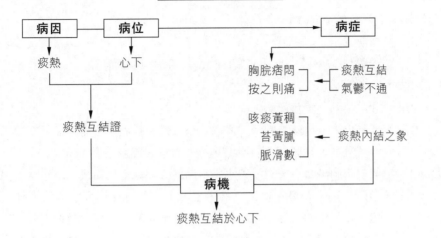

(圖16.9)

小陷胸湯方義表解

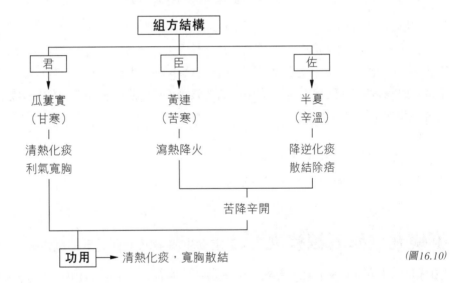

(圖16.10)

【運用】

辨證要點： 本方為治療痰熱結胸的常用方。臨床以胸膈痞悶，按之則痛，舌紅苔黃膩，脈滑數為辨證要點。

臨證加減： 方中加入破氣除痞之枳實，可提高療效。若心胸悶痛者，加柴胡、桔梗、鬱金、赤芍等以行氣活血止痛；咳痰黃稠難咯者，可減半夏用量，加膽南星、杏仁、貝母等以清潤化痰。

中方西用： 本方常用於急性胃炎、膽囊炎、肝炎、冠心病、肺心病、急性支氣管炎、胸膜炎、胸膜黏連等屬痰熱互結心下或胸膈者。

487

【附方】

柴胡陷胸湯《重訂通俗傷寒論》

組成： 柴胡一錢(3g)　薑半夏三錢(9g)　小川連八分(2-5g)　苦桔梗一錢(3g)　黃芩錢半(4.5g)

瓜蔞仁杵，五錢(15g)　小枳實錢半(4.5g)　生薑汁四滴，分沖

用法： 水煎服。

功用： 和解清熱，滌痰寬胸。

主治： 邪陷少陽，痰熱結胸證。寒熱往來，胸脅痞滿，按之疼痛，嘔噁不食，口苦且黏，目眩，或咳嗽痰稠，苔黃膩，脈弦滑數。

柴胡陷胸湯乃小柴胡湯與小陷胸湯兩方加減化裁而成，即小柴胡湯去人參、甘草、大棗等扶正之品，加瓜蔞、黃連、枳實、苦桔梗等清熱化痰，快氣寬胸之藥，共奏和解少陽、清熱滌痰、寬胸散結之效，對於少陽結胸、少陽證俱、胸膈痞滿、按之疼痛，用柴胡枳桔湯末效者，較為適宜。

【類方比較】

　　小陷胸湯與大陷胸湯均可治療結胸病，然有大小之別，痰熱互結於心下按之則痛者，名小陷胸病，以治清熱化痰，寬胸散結，藥選全瓜蔞配連、夏清熱滌痰；若水熱互結於胸腹，從心下到少腹鞭滿痛不可近者，是為大陷胸病，該證重於小陷胸病，治以大陷胸湯，方中用硝、黃與甘遂相配，瀉熱遂水。

【方歌】

　　小陷胸湯連夏蔞，寬胸散結滌痰優，

　　膈上痰熱痞滿痛，舌苔黃膩服之休。

滾痰丸（礞石滾痰丸）《泰定養生主論》，自《玉機細微義》

【組成】　大黃酒蒸八兩(240g)　黃芩酒洗淨八兩(240g)　礞石一兩(30g)捶碎，用焰硝一兩(30g)放入小砂罐內蓋之，鐵線縛定，鹽泥固濟，曬乾，火煅紅，候冷取出　沉香半兩(15g)

【用法】　上為細末，水丸如梧桐子大。每服四五十丸，量虛實加減服，清茶、溫水送下，臨臥食後服。（現代用法：水泛小丸，每服8-10g，一日一至二次，溫開水送下。）

【功用】　瀉火逐痰。

【主治】　實熱老痰證。發為癲狂驚悸，或怔忡昏迷，或咳喘痰稠，或胸脘痞悶，或眩暈耳鳴，或繞項結核，或口眼蠕動，或不寐，或夢寐奇怪之狀，或骨節卒痛難以名狀，或噫息煩悶，大便秘結，舌苔黃厚，脈滑數有力。

【病機】　實熱老痰，久積不去所致之多種怪證。若上蒙清竅，則發為癲狂、昏迷；擾亂心

神，則為驚悸怔仲、不寐怪夢；內壅於肺，則咳嗽痰稠；阻塞氣機，則胸脘痞悶；痰火上蒙，清陽不升，則發於眩暈耳鳴；痰火膠結，無下行之路，故大便秘結；苔黃厚膩、脈滑數有力者，為實火頑痰佐證。*(見圖16.11)*

滾痰丸病機表解

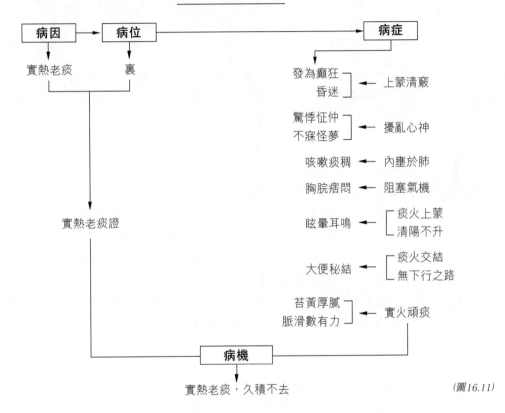

(圖16.11)

【方解】 治當降火逐痰。方中以**礞石**為君，取其鹹能軟堅，質重沉墜，功專下氣墜痰，兼可平肝鎮驚，為治頑痰之要藥。臣以苦寒之**大黃**，蕩滌實熱，開痰火下行之路。佐以**黃芩**苦寒瀉火，消除痰火之源；**沉香**降逆下氣，亦即治痰必先順氣之法。方中大黃、黃芩用量獨重，一清上熱之火，一開下行之路，有正本清源之意，如《醫宗金鑒·刪補名醫方論》謂："二黃得礞石、沉香，則能迅掃直攻老痰巢穴，濁膩之垢而不少留，滾痰之所由名也。"四藥配合，確為降火逐痰之峻劑。*(見圖16.12)*

配伍特點： 清瀉相配，降氣使痰火下行，恐降瀉之力不足，故用重墜、沉降之品，導痰氣下行，氣機行暢，升降有權。

【運用】

辨證要點： 本方為治療實熱老痰證的常用方。臨床以癲狂驚悸，大便乾燥，苔黃厚膩，脈滑數有力為辨證要點。

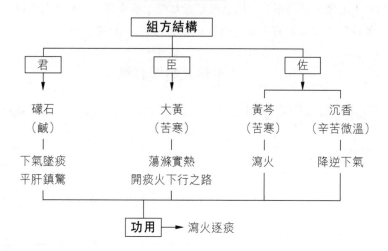

滾痰丸方義表解

(圖16.12)

臨證加減： 可根據病情之輕重、病勢之緩急以及藥後反應而增減藥量：急重病，每服9－
12g；慢性病，每服6－9g，均臨臥服。次夜劑量根據腹瀉次數及症狀緩解程度而
進行調整。本方雖藥力峻猛，但藥後除有腹瀉外，副作用較少，部分患者出現咽
喉稠涎而壅塞不利者，乃藥力相攻，痰氣上泛之象，不必驚慌，少頃自安。一般
次日早晨當有大便，其餘幾次瀉下痰片黏液，此為頑痰濁垢自腸道而下之象。

中方西用： 本方常用於中風、精神分裂症、癲癇、偏頭痛、神經官能症等屬實火頑痰膠固者。

注意事項： 因本方藥力峻猛，體虛之人及孕婦均宜慎用，以免損傷正氣。

【方歌】

滾痰丸用青礞石，大黃黃芩與沉香，

百病皆因痰作祟，頑痰怪證力能匡。

第三節　潤燥化痰

　　潤燥化痰劑適用於燥痰證。證見痰稠而黏，咯之不爽，咽喉乾燥，甚則嗆咳，音啞。常用
潤肺化痰藥，如貝母、瓜蔞等為主；常配伍健脾利濕、行氣化痰、清熱養陰等藥物。代表方如
貝母瓜蔞散等。

貝母瓜蔞散《醫學心悟》

【組成】　　貝母—錢五分(5g)　瓜蔞—錢(3g)　茯苓　橘紅　花粉　桔梗　各八分(各2.5g)

【用法】　　水煎服。

【功用】　潤肺清熱，理氣化痰。

【主治】　燥痰咳嗽。咳嗽嗆急，咯痰不爽，澀而難出，咽喉乾燥，苔白而乾。

【病機】　燥熱傷肺，灼津成痰。燥痰不化，清肅無權，以致肺氣上逆，咳嗽嗆急；"燥勝則乾"（《素問·陰陽應象大論》），燥傷津液，故咯痰不爽、澀而難出、咽喉乾燥哽痛；苔白而乾為燥痰之徵象。（*見圖16.13*）

貝母瓜蔞散病機表解

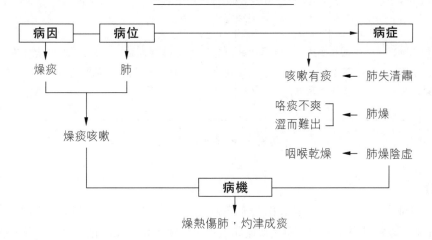

(圖16.13)

【方解】　治宜潤肺清熱，理氣化痰。方中**貝母**苦甘微寒，潤肺清熱，化痰止咳；**瓜蔞**甘寒微苦，清肺潤燥，開結滌痰，與貝母相須為用，是為潤肺清熱化痰的常用組合，共為君藥。臣以**天花粉**，既清降肺熱，又生津潤燥，清熱化痰，可助君藥之力。痰因濕聚，濕自脾來，痰又易阻滯氣機，無論濕痰或燥痰，皆須配伍**橘紅**理氣化痰、**茯苓**健脾滲濕，此乃袪痰劑配伍通則，但橘紅溫燥、茯苓滲利，故用量頗輕，能加強脾運，輸津以潤肺燥。**桔梗**宣肺化痰，且引諸藥入肺經，為佐使藥。（*見圖16.14*）

配伍特點：　清潤宣化並用，肺脾同調，而以潤肺化痰為主，且潤肺而不留痰，化痰又不傷津，如此則肺得清潤而燥痰自化，宣降有權而咳逆自平。

【運用】

辨證要點：　本方為治療燥痰證的常用方。臨床以咳嗽嗆急，咯痰難出，咽喉乾燥，苔白而乾為辨證要點。

臨證加減：　如兼感風邪，咽癢而咳，微惡風者，可加桑葉、杏仁、蟬蛻、牛蒡子等宣肺散邪；燥熱較甚，咽喉乾澀便痛明顯者，可加麥冬、玄參、生石膏等清燥潤肺；聲音嘶啞、痰中帶血者，可去橘紅，加南沙參、阿膠、白及等養陰清肺，化痰止血。

中方西用：　本方可用於肺結核、肺炎等屬燥痰證者。

注意事項：　對於肺腎陰虛，虛火上炎之咳嗽，則非所宜。

貝母瓜蔞散方義表解

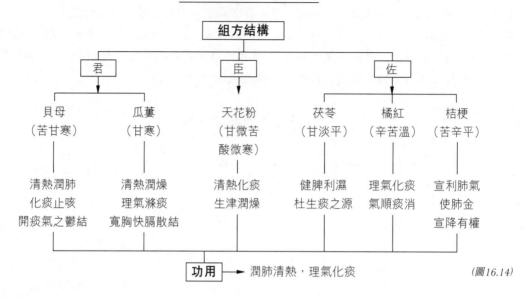

《圖16.14》

【類方比較】

貝母瓜蔞散與桑杏湯、清燥救肺湯均能潤肺止咳，治療燥證。貝母瓜蔞散主治燥痰之咳嗽，肺位在肺，以痰咳為主，潤燥與化痰兩相兼顧，令痰濁化而燥咳止；而桑杏湯、清燥救肺湯均為溫燥而設，分別治外燥與內燥，兼有養陰，適用於溫燥傷肺證，臨床運用時當細辨。

【方歌】

貝母瓜蔞花粉研，橘紅桔梗茯苓添，

嗆咳咽乾痰難出，潤燥化痰病自安。

第四節　溫化寒痰

溫化寒痰劑，適用於寒痰證。症見咳吐白痰，胸悶脘痞，氣喘哮鳴，畏寒肢冷，舌苔白膩，脈弦滑或弦緊等。常用溫肺化痰藥如乾薑、細辛為主要藥物。並常配伍溫陽藥、止咳平喘藥、消食藥等。代表方如苓甘五味薑辛湯、三子養親湯等。

苓甘五味薑辛湯 《金匱要略》

【組成】　茯苓四兩(12g)　　甘草三兩(9g)　　乾薑三兩(9g)　　細辛三兩(5g)　　五味子半升(5g)

【用法】　上五味，以水八升，煮取三升，去滓，溫服半升，日三服。（現代用法：水煎溫服。）

【功用】　溫肺化飲。

【主治】　寒飲咳嗽。咳痰量多，清稀色白，或喜唾涎沫，胸滿不舒，舌苔白滑，脈弦滑。

【病機】　多因脾陽不足，寒從中生，以致聚濕成飲，寒飲犯肺。此即 "形寒飲冷則傷肺"
　　　　　《靈樞·邪氣臟腑病形》之義。寒飲停肺，宣降違和，故咳嗽痰多、清稀色白；飲阻
　　　　　氣機，故胸滿不舒；飲邪犯胃，則喜唾涎沫。(見圖16.15)

苓甘五味薑辛湯病機表解

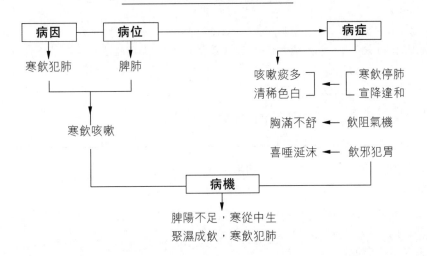

(圖16.15)

【方解】　治當溫陽化飲。方以**乾薑**為君，既溫肺散寒以化飲，又溫運脾陽以化濕。臣以**細
　　　　　辛**，取其辛散之性，溫肺散寒，助乾薑溫肺散寒化飲之力；復以**茯苓**健脾滲濕，化
　　　　　飲利水，一以導水飲之邪從小便而去，一以杜絕生飲之源，合乾薑溫化滲利，健脾
　　　　　助運。為防乾薑、細辛耗傷肺氣，又佐以**五味子**斂肺止咳，與乾薑、細辛相伍，一
　　　　　溫一散一斂，使散不傷正，斂不留邪，且能調節肺司開合之職，為仲景用以溫肺化
　　　　　飲的常用組合。使以**甘草**和中調藥。(見圖16.16)

配伍特點：　溫散並行、開合相濟、肺脾同治、標本兼顧。

【運用】

辨證要點：　本方為治寒飲咳嗽的代表方、常用方。臨床以咳嗽痰多稀白，舌苔白滑，脈象弦
　　　　　　滑為辨證要點。

臨證加減：　若痰多欲嘔者，加半夏以溫化寒痰，降逆止嘔；咳甚喘急者，加杏仁、厚樸以降
　　　　　　氣止咳；脾虛食少者，可加人參、白朮、陳皮等以益氣健脾。

中方西用：　本方常用於慢性支氣管炎、肺氣腫等屬寒飲內停者。

注意事項：　凡肺燥有熱、陰虛咳嗽、痰中帶血者，忌用本方。

苓甘五味薑辛湯方義表解

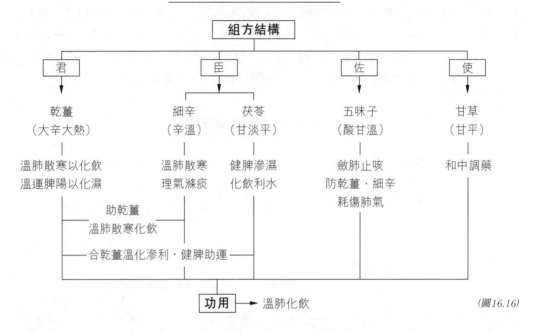

(圖16.16)

【附方】

冷哮丸《張氏醫通》

組成：麻黃　川烏生　細辛　蜀椒　白礬生　牙皂去皮弦子，酢炙　半夏麴　陳膽星
杏仁去雙仁者，連皮共用　甘草生　各一兩(各30g)　紫菀　款冬花　各二兩(各60g)

用法：共為細末，薑汁調神麴末打糊為丸，每遇發時，臨臥生薑湯服二
錢(6g)，羸者一錢(3g)更以三建膏貼肺俞穴中。服後時吐頑痰，胸膈自
寬。服此數日後，以補脾肺藥調之，候發如前，再服。

功用：散寒滌痰。

主治：寒痰哮喘。背受寒邪，遇冷即發，喘嗽痰多，胸膈痞滿，倚息不得臥。

附：三建膏方：天雄　附子　川烏　各一枚　桂心　宮桂　桂枝　細辛　乾薑　蜀椒　各
二兩，上切為片，麻油二斤，煎熬去滓，黃丹收膏，攤成，加麝香少許，貼肺俞
及華蓋、膻中穴。

【類方比較】

　　冷哮丸所治寒痰哮喘為內外俱寒之實證。方中以麻黃合細辛散外寒，蜀椒合川烏溫寒，皂
角合膽星化頑痰，白礬合半夏燥濕痰，紫菀、冬花、杏仁利肺止咳化痰。方中用藥較為燥烈，
虛人慎用；而苓甘五味薑辛湯之病機為脾陽不足，寒從中生，進而聚濕成飲，寒飲犯肺，乃因
虛致實。方中既用溫肺散寒以化飲，又用溫運脾陽以化濕之品，肺脾同治、標本兼顧。

【方歌】

 苓甘五味薑辛湯，溫陽化飲常用方，

 半夏杏仁均可入，寒痰冷飲保安康。

三子養親湯 《丹溪心法》

【組成】 紫蘇子(9g) 白芥子(9g) 萊菔子(9g)(原書未著劑量)

【用法】 藥各洗淨，微炒，擊碎。看何證多，則以所主者為君，餘次之。每劑不過三錢(9g)，用生絹小袋盛之，煮作湯飲，代茶水掇用，不宜煎熬太過。(現代用法：三藥微炒，搗碎，布包微煮，頻服。)

【功用】 降氣快膈，化痰消食。

【主治】 痰壅氣逆食滯證。咳嗽喘逆，痰多胸痞，食少難消，舌苔白膩，脈滑。

【病機】 本方原為高年咳嗽，氣逆痰痞。年老中虛，納運無權，每致停食生痰，痰盛壅肺，肺失宣降，故見咳嗽喘逆、痰多胸痞、食少難消等症。舌苔白膩，脈滑乃痰證屬寒之徵。(見圖16.17)

三子養親湯病機表解

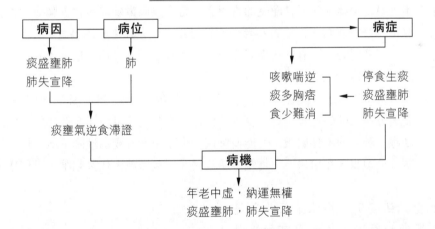

(圖16.17)

【方解】 治宜溫肺化痰，降氣消食。方中白芥子溫肺化痰，利氣散結；蘇子降氣化痰，止咳平喘；萊菔子消食導滯，下氣祛痰。三藥相伍，各有所長，白芥子長於豁痰，蘇子長於降氣，萊菔子長於消食，臨證當視痰壅、氣逆、食滯三者之孰重孰輕而定何藥為君，餘為臣佐。

 方中藥僅三味，皆用其"子"，專為老人痰喘而設。親為父母，全方以"子"之藥而治"老人"之病，故方名"三子養親湯"。(見圖16.18)

三子養親湯方義表解

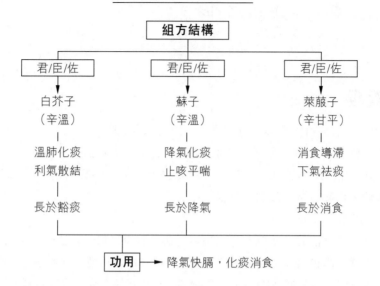

```
              ┌─────────────┐
              │  組方結構    │
              └─────────────┘
       ┌─────────────┼─────────────┐
   ┌────────┐    ┌────────┐    ┌────────┐
   │君/臣/佐│    │君/臣/佐│    │君/臣/佐│
   └────────┘    └────────┘    └────────┘
      白芥子        蘇子         萊菔子
     （辛溫）     （辛溫）      （辛甘平）

      溫肺化痰      降氣化痰      消食導滯
      利氣散結      止咳平喘      下氣祛痰

      長於豁痰      長於降氣      長於消食
       └─────────────┼─────────────┘
              ┌──────┐
              │ 功用 │──→ 降氣快膈，化痰消食
              └──────┘
```

(圖16.18)

配伍特點： 三藥合藥共具化痰行氣消食之功，方中無健脾之藥，意在治標，但用於氣實治標之方。

【運用】

辨證要點： 本方為治療痰壅氣逆食滯證的常用方。臨床以咳嗽痰多，食少胸痞，舌苔白膩，脈滑為辨證要點。無論男女老少，皆可用之，尤以老年人為宜。

臨證加減： 常與二陳湯合用，有助於提高療效；若兼有表寒，可再合用三拗湯。如病情得以緩解，可改用六君子湯以善其後。

中方西用： 本方常用於頑固性咳嗽、慢性支氣管炎、支氣管哮喘、肺心病等痰壅氣逆食滯者。

注意事項： 對於方中三藥的炮製，原書要求“微炒、擊碎”，可防止辛散耗氣，減少辛味對咽喉、肺胃的不良刺激，尤能使萊菔子由生用性升變為性降下氣；搗碎則利於有效成分煎出。在用法上，每劑不過三錢，布包微煎，代茶頻服，可使藥力緩行。

【方歌】

三子養親祛痰壅，芥蘇萊菔共煎湯，

大便實硬加熟蜜，冬寒更可加生薑。

第五節　化痰熄風

化痰熄風劑，適用於內風挾痰。症見眩暈頭痛，或發癲癇甚則昏厥，不省人事。外風挾痰，常用宣散風邪藥，如荊芥與化痰藥，如紫菀、白前等配伍成方。內風挾痰，宜用息風化痰法治之，常用平肝息風藥，如天麻及健脾化痰藥，如半夏、膽南星、陳皮等藥配伍成方。代表方如半夏白朮天麻湯等。

半夏白朮天麻湯 《丹溪心法》

【組成】　半夏一錢五分(4.5g)　天麻　茯苓　橘紅　各一錢(各3g)　白朮三錢(9g)　甘草五分(1.5g)
　　　　　生薑一片　大棗兩枚

【用法】　水煎服。（現代用法：加生薑一片，大棗兩枚，水煎服。）

【功用】　燥濕化痰，平肝息風。

【主治】　風痰上擾證。眩暈，頭痛，胸膈痞悶，噁心嘔吐，舌苔白膩，脈弦滑。

【病機】　脾濕生痰，濕痰壅遏，以致引動肝風，風痰上擾清空。風痰上擾，蒙蔽清陽，故眩暈、頭痛；痰阻氣滯，升降失司，故胸膈痞悶、噁心嘔吐；內有痰濁，則舌苔白膩；脈來弦滑，乃風痰之徵。（見圖16.19）

半夏白朮天麻湯病機表解

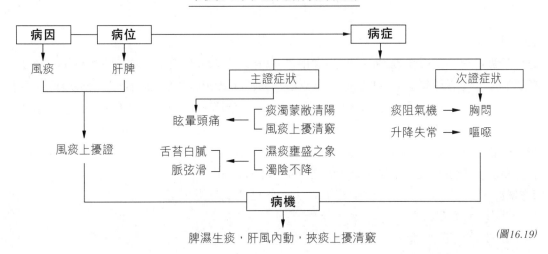

(圖16.19)

【方解】　治當化痰熄風，健脾祛濕。方中半夏燥濕化痰，降逆止嘔；天麻平肝熄風，而止頭眩，兩者合用，為治風痰眩暈頭痛之要藥。李東垣在《脾胃論》中說："足太陰痰厥頭痛，非半夏不能療；眼黑頭眩，風虛內作，非天麻不能除。"故以兩味為君藥。以白朮、茯苓為臣，健脾祛濕，能治生痰之源。佐以橘紅理氣化痰，使氣順則痰消。使以甘草和中調藥；煎加薑、棗調和脾胃，生薑兼制半夏之毒，為佐使。本方亦系二陳湯加味而成，在原燥濕化痰的基礎上，加入健脾燥濕之白朮、平肝熄風之天麻，而組成化痰熄風之劑。（見圖16.20）

配伍特點：　風痰並治，標本兼顧，但以化痰熄風治標為主，健脾祛濕治本為輔。

半夏白朮天麻湯方義表解

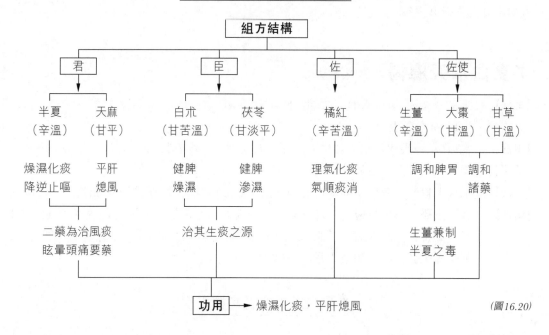

(圖16.20)

【運用】

辨證要點： 本方為治風痰眩暈、頭痛的常用方。臨床以眩暈頭痛，舌苔白膩，脈弦滑為辨證要點。

臨證加減： 若眩暈較甚者，可加僵蠶、膽南星等以加強化痰熄風之力；頭痛甚者，加蔓荊子、白蒺藜等以祛風止痛；嘔吐甚者，可加代赭石、旋覆花以鎮逆止嘔；兼氣虛者，可加黨參、生黃耆以益氣；濕痰偏盛，舌苔白滑者，可加澤瀉、桂枝以滲濕化飲。

中方西用： 本方常用於耳源性眩暈、高血壓病、神經性眩暈、癲癇、面神經癱瘓等屬風痰上擾者。

注意事項： 陰虛陽亢，氣血不足所致之眩暈，不宜使用。

【方歌】

　　半夏白朮天麻湯，苓草橘紅大棗薑，

　　眩暈頭痛風痰盛，痰化風息復正常。

定癇丸 《醫學心悟》

【組成】　明天麻一兩(30g)　　僵蠶 甘草水洗，去嘴，炒，五錢(15g)　　川貝母一兩(30g)　　全蠍去尾　甘草水洗，五錢(15g)　半夏薑汁炒，一兩(30g)　燈草研，五錢(15g)　茯苓蒸，一兩(30g)　陳皮洗，去白，七錢(20g)　茯神去木蒸，一兩(30g)　遠志去心，甘草水泡，七錢(20g)　膽南星九制者，五錢(15g)　丹參酒蒸，二兩(60g)　石菖蒲杵碎取粉，五錢(15g)　麥冬去心，二兩(60g)　真琥珀腐煮，五錢(15g)　辰砂細研，水飛，三錢(9g)　甘草水洗，五錢(15g)

498

【用法】 用竹瀝一小碗，薑汁一杯，再用甘草四兩煮膏，和藥為丸，如彈子大，辰砂為衣，每服一丸。（現代用法：共為細末，用甘草120g煮膏，加竹瀝汁100ml與生薑汁50ml為丸，每次9g；亦可作湯劑，加甘草水煎，去渣，入竹瀝、薑汁、琥珀、朱砂沖服，用量按原方比例酌定。）

【功用】 滌痰熄風。

【主治】 風痰蘊熱之癇病。忽然發作，眩仆倒地，目睛上視，口吐白沫，喉中痰鳴，叫喊作聲，甚或手足抽搐，舌苔白膩微黃，脈弦滑略數。亦可用於癲狂。

【病機】 本方證由風痰蘊熱，上蒙腦竅所致。每因驚恐恚怒，氣機逆亂，陽亢化風，觸動積痰，痰隨風動，上蒙腦竅而卒然眩仆倒地；肝風內動，故見目睛上視，甚或手足抽搐；痰涎壅盛則口吐白沫，喉中痰鳴；舌脈為風痰蘊熱之象。（見圖16.21）

定癇丸病機表解

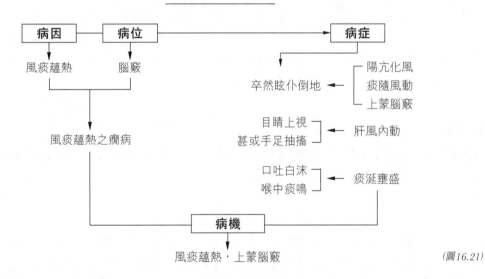

(圖16.21)

【方解】 急當滌痰熄風，開竅安神。方中**竹瀝、貝母、膽南星**苦涼性降，清熱化痰，其中竹瀝尚能鎮驚利竅，貝母擅開鬱散結，膽南星兼具熄風解痙，三者共為君藥；**半夏、陳皮、茯神**相合，溫燥化痰，理氣和中，是取二陳湯之義；**全蠍、僵蠶、天麻**功專平肝熄風而止痙。以上為本方滌痰熄風的主要組成部分，共為臣藥。又伍**石菖蒲、遠志、茯神**祛痰開竅，寧心安神；**丹參、麥冬**偏涼清心，麥冬甘潤又能養陰潤燥，合貝母可防半夏、陳皮、全蠍、僵蠶辛烈傷陰；**琥珀、朱砂**鎮心安神；使以**甘草**調和諸藥。加入**薑汁**者，意在溫開以助化痰利竅，並防竹瀝、膽星、貝母寒涼有礙濕痰之消散。諸藥相配，寒熱兼進，潤燥得宜，共奏滌痰熄風，開竅安神之功。（見圖16.22）

配伍特點： 清熱化痰與平肝熄風並施，醒神開竅與鎮驚安神相濟，乃治療癇證之良方。

定癇丸方義表解

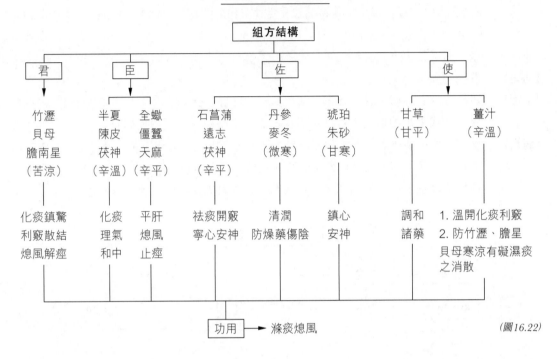

(圖16.22)

【運用】

辨證要點： 本方為治風痰蘊熱癲癇發作的常用方。臨床以突然仆倒，抽搐吐涎，目斜口歪，舌苔白膩微黃，脈弦滑略數為辨證要點。

臨證加減： 若兼大便秘結，胃腸有熱者，加大黃、芒硝；肝風偏甚，症見抽搐頻繁者，加羚羊角、鈎藤；對久病頻發者，須調補正氣，於"方內加人參三錢尤佳"；原書在定癇丸之後，附有河車丸一方，並曰："既癒之後，則用河車丸（紫河車一具，茯苓、茯神、遠志各一兩，人參五錢，丹參七錢，煉蜜為丸，每早開水下三錢）以斷其根。"

中方西用： 本方常用於癲癇病發作期屬風痰蘊熱者。

注意事項： 因本方着重滌痰熄風先治其標，一俟癇病緩解，則須化痰熄風與培本扶正兼顧，並應注意飲食，調攝精神，以收全功。

【方歌】

定癇二茯貝天麻，丹麥陳遠蒲薑夏，
膽星全蠍蠶琥珀，竹瀝薑汁草朱砂。

第十七章

消食劑

概　說

概念

　　凡以消食健脾或化積導滯為主要功用，用以治療食積停滯的方劑，統稱消食劑。

病機、治法與分類

　　食積之病多因飲食不節、暴飲暴食或脾虛飲食難消所致。因飲食不節、暴飲暴食者，症見胸膈痞悶，噯腐吞酸，惡食嘔逆，腹痛泄瀉等。因脾虛飲食難消者，脘腹痞滿，不思飲食，面黃體瘦，倦怠乏力，大便溏薄等。積滯痞塊因氣、血、痰、濕、食、蟲等壅滯而成的，均是消食劑所治之病症範疇。

　　消食劑的治法屬"八法"中的"消法"，其應用範圍甚廣。程鍾齡《醫學心悟》說："消者，去其壅也，臟腑、經絡、肌肉之間，本無此物，而忽有之，必為消散，乃得其平。"本章主要論述食積內停的治法與方劑，其他可分別參閱理氣、理血、祛濕、化痰、驅蟲等各章。

　　本章根據食積的病因、病性、體質之不同，將消食劑分為分為消食化滯和健脾消食兩類。

注意事項

　　1. 食積內停易使氣機阻滯，氣機阻滯又可導致積滯不化，故消食劑中又常配伍理氣藥，使氣行而積消。此外尚有兼寒或化熱之異，而處方用藥亦應有溫清之別。

　　2. 消食劑與瀉下劑雖均可用於飲食積滯，然兩者在作用特點及臨床運用上卻不同。消食劑的作用較和緩，屬漸消緩散之劑，適用於病程較長，病勢較緩的食積證；而瀉下劑作用峻

消食劑分類簡表

消食劑 ——————▶ 食積停滯		
分　類	**消食化滯**	**健脾消食**
適應證	食積內停之證	脾胃虛弱食積內停之證
症　狀	胸膈痞悶、噯腐吞酸、惡食嘔逆、腹痛泄瀉等	脘腹痞滿、不思飲食、面黃體瘦、倦怠乏力、大便溏薄等
立　法	消食化滯	健脾消食
代表方	保和丸、枳實導滯丸	健脾丸、枳實消痞丸

猛，適用於發病急驟，病勢較急的積滯證。兩者在臨床運用時需加以區別，若病勢較急，而投消食方劑，則犯病重藥輕之弊；若病勢輕緩，而投之攻下之劑，則藥過病所，反傷胃氣。

3. 消食化滯方劑，雖較和緩，但畢竟屬於攻伐之劑，故不宜久服，而純虛無實者尤應慎用。

第一節　消食化滯

消食化滯劑適用於食積內停證。臨床症見胸脘痞悶，噯腐吞酸，惡食嘔逆，腹痛泄瀉等。消食化滯劑常用消食藥如山楂、神麴、萊菔子、麥芽等為主組方。食積易阻氣機，又容易生濕化熱，故常配伍理氣、化濕、清熱之品，如厚樸、枳實、陳皮、茯苓、連翹、黃連等。代表方有保和丸、枳實導滯丸等。

保和丸 《丹溪心法》

【組成】　山楂六兩(180g)　　神麴二兩(60g)　　半夏　茯苓　各三兩(各90g)　　陳皮　連翹　萊菔子　各一兩(各30g)

【用法】　上為末，炊餅為丸，如梧桐子大，每服七八十丸 (9g)，食遠白湯下。(現代用法：共為末，水泛為丸，每服6－9g，溫開水送下。亦可水煎服，用量按原方比例酌減。)

【功用】　消食和胃。

【主治】　食積胃脘證。脘腹痞滿脹痛，噯腐吞酸，惡食嘔逆，或大便泄瀉，舌苔厚膩，脈滑。

【病機】　飲食不節，暴飲暴食，以致食積胃脘。《素問·痹論》說："飲食自倍，腸胃乃傷。"若飲食過度食積內停，氣機不暢，則脘腹痞滿脹痛；脾胃升降失職，濁陰不降，則噯腐吞酸、惡食嘔逆；清氣不升則大便泄瀉等。*(見圖17.1)*

保和丸病機表解

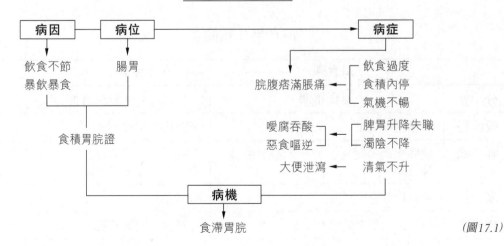

(圖17.1)

【方解】 治宜消食化滯，理氣和胃。方中重用酸甘性溫之**山楂**為君，消一切飲食積滯，尤長於消肉食油膩之積；**神麴**甘辛性溫，消食健胃，尤長於化酒食陳腐之積；**萊菔子**辛甘而平，下氣消食除脹，尤長於消穀麥之積。三藥同用為臣，能消各種食物積滯。食積易於阻氣、生濕、化熱，故以**半夏、陳皮**辛溫理氣化濕和胃止嘔；**茯苓**甘淡，健脾利濕，和中止瀉；**連翹**味苦微寒，既可散結以助消積，又可清解食積所生之熱，均為佐藥。諸藥配伍，使食積得化，胃氣得和，熱清濕去，則諸症自除。

本方藥力緩和，藥性平穩，且功能消食和胃，使胃氣順和，神形安適，得以保和，故名“保和丸”。 (*見圖17.2*)

保和丸方義表解

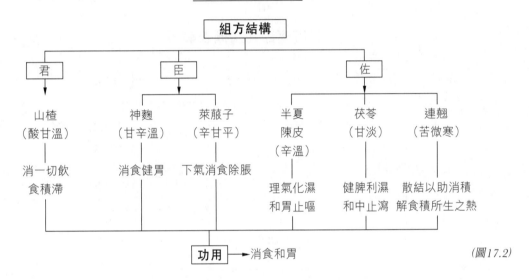

(圖17.2)

配伍特點： 以消食藥為主，着重於祛除內停之食積，配合行氣、化濕、清熱之品，以兼顧氣滯、濕阻、化熱之標。

【運用】

辨證要點： 本方為治療一切食積之常用方。臨床以脘腹脹滿，噯腐厭食，苔厚膩，脈滑為辨證要點。

臨證加減： 本方藥力較緩，若食積較重者，可加枳實、檳榔；苔黃脈數者，可加黃連、黃芩；大便秘結者，可加大黃；兼脾虛者，可加白朮等。

中方西用： 本方常用於急慢性胃炎、急慢性腸炎、消化不良、嬰幼兒腹瀉等屬食積內停者。

注意事項： 本方屬攻伐之劑，不宜久服。

【方歌】

　　保和丸中麴山楂，苓夏陳翹萊菔聚，

　　炊餅為丸白湯下，消食和胃食積去。

枳實導滯丸 《內外傷辨惑》

【組成】　大黃一兩(30g)　枳實麩炒　神麯炒　各五錢(各15g)　茯苓去皮　黃芩去腐　黃連揀淨　白朮 各
　　　　　三錢(各9g)　澤瀉二錢(6g)

【用法】　上為細末，湯浸蒸餅為丸，如梧桐子大，每服五十至七十丸，食遠，溫開水送下，
　　　　　量虛實加減服之。（現代用法：共為細末，水泛小丸，每服6－9g，溫開水送下，每
　　　　　日二次。）

【功用】　消導化積，清熱利濕。

【主治】　濕熱食積證。脘腹脹痛，下痢泄瀉，或大便秘結，小便短赤，舌苔黃膩，脈沉有力。

【病機】　濕熱食滯，內阻胃腸。濕熱飲食積滯內停，氣機壅塞，故見脘腹脹滿疼痛；食積不
　　　　　消，濕熱不化，則大便泄瀉或下痢；若熱壅氣阻，又可見大便秘結。(見圖17.3)

枳實導滯丸病機表解

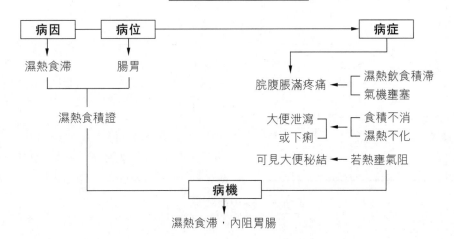

(圖17.3)

【方解】　治宜消積導滯，清熱利濕。方中以苦寒之**大黃**為君，攻積瀉熱，使積熱從大便而
　　　　　下。以苦辛微寒之**枳實**為臣，行氣消積，除脘腹之脹滿。佐以苦寒之**黃連、黃芩**清
　　　　　熱燥濕，又可厚腸止痢；**茯苓、澤瀉**甘淡，滲利水濕而止瀉；**白朮**甘苦性溫，健脾
　　　　　燥濕，使攻積而不傷正；**神麯**甘辛性溫，消食化滯，使食消則脾胃和。諸藥相伍，
　　　　　積去食消，濕去熱清，諸症自解。(見圖17.4)

配伍特點：　方中消下與清利並用，但以消下為主，體現通因通用之法。妙在白朮一味，以兼
　　　　　　顧正氣，使祛邪又不傷正。

【運用】

辨證要點：　本方為治療濕熱食積，內阻胃腸證的常用方。臨床以脘腹脹滿，大便失常，苔黃
　　　　　　膩，脈沉有力為辨證要點。

臨證加減：　腹脹滿較甚，裏急後重者，可加木香、檳榔等以助理氣導滯之功。

枳實導滯丸方義表解

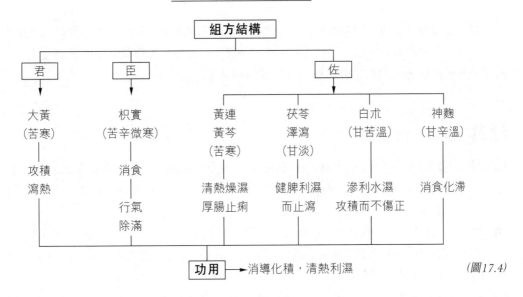

（圖17.4）

中方西用： 本方常用於胃腸功能紊亂、慢性痢疾等屬濕熱積滯者。

注意事項： 泄瀉無積滯者及孕婦均不宜使用。

【附方】

木香檳榔丸《儒門事親》

　　組成： 木香　檳榔　青皮　陳皮　廣茂_燒　枳殼　黃連　各一兩(各30g)　黃柏　大黃　各三兩(各90g)　香附子_炒　牽牛　各四兩(各120g)

　　用法： 上為細末，水泛為丸，如小豆大，每服三十丸，食後生薑湯送下。(現代用法：為細末，水泛小丸，每服3-6g，食後生薑湯或溫開水送下，每日二次。)

　　功用： 行氣導滯，攻積泄熱。

　　主治： 積滯內停，濕蘊生熱證。脘腹痞滿脹痛，赤白痢疾，裏急後重或大便秘結，舌苔黃膩，脈沉實者。

【方歌】

　　枳實導滯麴連芩，大黃朮澤與茯苓，

　　食濕兩滯生鬱熱，胸痞便秘效堪靈。

第二節　健脾消食

　　健脾消食劑，適用於脾胃虛弱食積內停之證。臨床症見脘腹痞滿，不思飲食，面黃體瘦，倦怠乏力，大便溏薄等。常用消食藥如山楂、神麴、麥芽等，配伍益氣健脾藥如人參、白朮、山藥等為組配成方。代表方有健脾丸、枳實消痞丸等。

健脾丸 《證治準繩》

【組成】　白朮炒，二兩半(75g)　木香另研　黃連酒炒　甘草　各七錢半(各22g)　白茯苓去皮，二兩(60g)

　　　　人參一兩五錢(45g)　神麴炒　陳皮　砂仁　麥芽炒取麵　山楂取肉　山藥　肉豆蔻麵裹爆熱紙包糙去油　各一兩(各30g)

【用法】　上為細末，蒸餅為丸，如綠豆大，每服五十丸，空心服，一日二次，陳米湯下。(現代用法：共為細末糊丸，或水泛小丸，每服6－9g，溫開水送下，每日二次。)

【功用】　健脾和胃，消食止瀉。

【主治】　脾虛食積證。食少難消，脘腹痞悶，大便溏薄，倦怠乏力，苔膩微黃，脈虛弱。

【病機】　本方證因脾虛胃弱，運化失常，食積停滯鬱而生熱所致。脾胃納運無力，故見食少難消，大便溏薄；氣血生化不足，則倦怠乏力，脈象虛弱；食積阻滯氣機，生濕化熱，故脘腹痞悶，苔膩微黃。(見圖17.5)

【方解】　治當健脾與消食並舉。方中重用白朮、茯苓為君，健脾祛濕以止瀉。山楂、神麴、麥芽消食和胃，除已停之積；人參、山藥益氣補脾，以助苓、朮健脾之力，是為臣藥。木香、砂仁、陳皮皆芳香之品，功能理氣開胃，醒脾化濕，既可解除脘腹痞

健脾丸病機表解

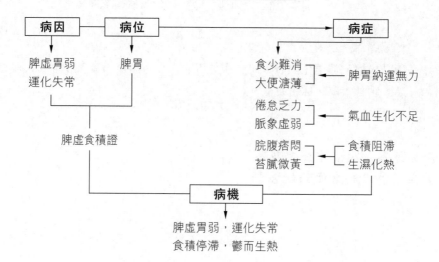

(圖17.5)

悶，又使全方補而不滯；**肉豆蔻**溫澀，合山藥以澀腸止瀉；**黃連**清熱燥濕，且可清解食積所化之熱，皆為佐藥。**甘草**補中和藥，是為佐使之用。諸藥合用，脾健則瀉止，食消則胃和，諸症自癒。

因方中含四君子湯及山藥等益氣健脾之品居多，故補重於消，且食消脾自健，故方名"健脾"。*(見圖17.6)*

健脾丸方義表解

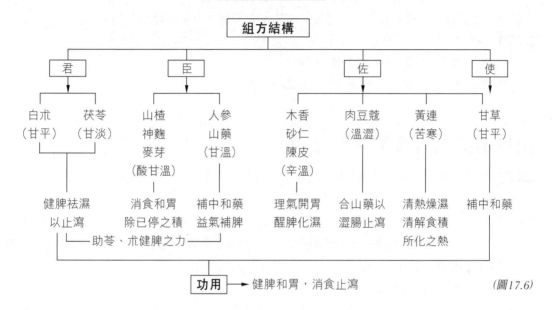

(圖17.6)

配伍特點： 補氣健脾藥與消食行氣藥同用，為消補兼施之劑，補而不滯，消不傷正。

【運用】

辨證要點： 本方乃治療脾虛食滯之常用方。臨床以脘腹痞悶，食少難消，大便溏薄，苔膩微黃，脈虛弱為辨證要點。

臨證加減： 濕甚者加苡薏仁、澤瀉以利水滲濕；兼寒者去黃連，加乾薑以溫中祛寒。本方為消補兼施之劑，但補益之藥多壅滯，消克之品易傷脾，臨床應用時應權衡輕重，配伍適宜。

中方西用： 本方常用於慢性胃腸炎、消化不良屬脾虛食滯者。

【附方】

枳朮丸《內外傷辨惑論》卷下

　　組成： 枳實炒，一兩(30g)　白朮二兩(60g)

　　用法： 同為極細末，荷葉裹燒飯為丸，如梧桐子大，每服五十丸，多用白湯下，無時。(現代用法:共為末糊丸,每服6－9g,荷葉煎湯或溫開水送下,每日二次。)

功用:健脾消痞。

主治:脾虛氣滯,飲食停聚。胸脘痞滿,不思飲食。

【類方比較】

健脾丸和枳朮丸均系消補兼施之劑,健脾丸補脾消食之力均大於枳朮丸,且能滲濕止瀉又化濕熱,故健脾丸係健脾消食止瀉之方;而枳朮丸則為健脾化積除痞之劑。

【方歌】

健脾參朮苓草陳,肉蔻香連合砂仁,

楂肉山藥麴麥炒,消補兼施不傷正。

枳實消痞丸 (失笑丸)《蘭室秘藏》

| 【組成】 | 乾生薑　炙甘草　麥芽麴　白茯苓　白朮 各二錢(各6g)　半夏麴　人參 各三錢(各9g) 厚樸炙四錢(12g)　枳實　黃連 各五錢(各15g)

【用法】　上為細末,湯浸蒸餅為丸,如梧桐子大,每服五七十丸,白湯下,食遠服。(現代用法:共為細末,水泛小丸或糊丸,每服6－9g,飯後溫開水送下,每日二次;亦可改為湯劑,水煎服。)

【功用】　消痞除滿,健脾和胃。

【主治】　脾虛氣滯,寒熱互結證。心下痞滿,不欲飲食,倦怠乏力,大便不暢,苔膩而微黃脈弦。

【病機】　本方證因脾胃素虛,升降失職,寒熱互結,氣壅濕聚所致。常見心下痞滿,不欲飲食,倦怠乏力,大便不暢等症。此屬虛實相兼,寒熱錯雜,熱重寒輕,實多虛少之證。*(見圖17.7)*

【方解】　治宜行氣消痞,健脾補虛,平調寒熱。方中**枳實**苦辛微寒,行氣消痞為君;**厚樸**苦辛而溫,行氣除滿為臣。二者合用,以增行氣消痞除滿之效。**黃連**苦寒清熱燥濕而除痞、**半夏麴**辛溫散結而和胃、少佐**乾薑**辛熱溫中祛寒,三味相伍,辛開苦降,平調寒熱,共助枳、樸行氣開痞除滿之功;**麥芽**甘平消食和胃;**人參、白朮、茯苓、炙甘草(四君子湯)**益氣健脾,祛濕和中,共為佐藥。**炙甘草**還兼調藥之用,亦為使藥。*(見圖17.8)*

配伍特點:全方體現消補兼施、寒熱同用,辛開苦降並行的配伍特點。

【運用】

辨證要點:　本方為治療脾虛氣滯,寒熱互結之心下痞滿證之常用方。臨床以心下痞滿,食少

枳實消痞丸病機表解

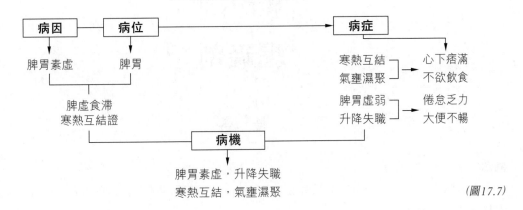

(圖17.7)

枳實消痞丸方義表解

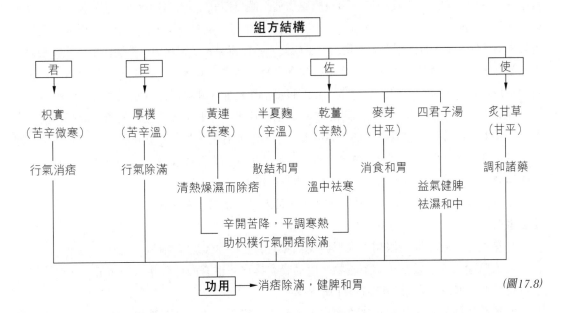

(圖17.8)

倦怠，苔膩微黃為辨證要點。

臨證加減： 脾虛甚者，重用人參、白朮以增益氣健脾之功；偏寒者，減黃連，加重乾薑用量，病重者可再加高良薑、肉桂等以助溫中散寒之力；脹滿重者，可加陳皮、木香等以加強行氣消脹之效。

中方西用： 本方常用於慢性胃炎、胃腸神經官能症等屬脾虛氣滯寒熱互結者。

【方歌】

枳實消痞四君先，麥芽夏麴樸薑連，

脾虛痞滿結心下，痞消脾健樂天年。

第十八章

驅蟲劑

概　說

概念

　　凡以驅蟲、安蟲、殺蟲為主要功用，用以治療人體消化道寄生蟲病的方劑，統稱驅蟲劑。

病機，治法與分類

　　人體消化道的寄生蟲病種類很多，本章主要討論蛔蟲病的治法與代表方劑。其成因多由飲食不潔，蟲卵隨飲食入口而引起。多見臍腹作痛，時發時止，痛定能食，面色萎黃，或面白唇紅，或面生乾癬樣的白色蟲斑，或睡中齗齒，或胃中嘈雜，嘔吐清水，舌苔剝落，脈象乍大乍小等證。如遷延失治，日久則形體消瘦、不思飲食、精神萎靡、目暗視弱、毛髮槁枯、肚腹脹大、青筋暴露，成為疳積之證；如耳鼻作癢、嗜食異物、白睛上有青灰色斑塊，亦是蛔蟲的見證；若蛔蟲鑽入膽道，又會出現嘔吐蛔蟲、右上腹鑽頂樣疼痛、陣發陣止、手足厥冷等蛔厥症狀。

　　本類方劑體現了下法、消法與和法並用的治療原則。因其蟲體寄生於腸道，故應用消法與下法，殺蟲，消導，袪除蟲積，部分驅蟲藥，本身就兼有瀉下作用，如檳榔、使君子等；如體內寒熱錯雜致使寄生在體內的蟲體不安，故治療時用安和之法以安蛔，為驅蟲奠定基礎，常將寒藥與熱藥聯合使用，頗似和解劑中的寒熱並用以調和腸胃之劑。

　　本章方劑常以安蛔的烏梅、驅蟲的川椒、使君子、檳榔等為主組方，代表方如烏梅丸等。

注意事項

　　1. 驅蟲劑宜在空腹時服用，尤以臨睡前服用為佳，並應忌食油膩、香甜之物。

　　2. 有時還需要適當配伍瀉下藥物，以助蟲體排出。但有的驅蟲藥（如檳榔、使君子等）本身就有緩下作用，合用時無需再配瀉下藥。

　　3. 服藥後應檢查大便內有無蟲體排出。蟲去之後，可適當調補脾胃，增加營養，使蟲去而正不傷。尤其是脾虛患者，縱有蟲病，還當以健脾為主，若專事驅蟲，恐蟲去而正氣亦傷，招致其他病變。更要講究衛生，注意飲食，避免重複感染。一定時間後，當檢查大便，必要時可反複使用驅蟲之劑。

　　4. 在運用安蛔驅蟲劑時，應根據人體寒熱虛實的不同，適當配伍清熱藥如黃連、黃柏，溫裏藥如乾薑、附子，消導藥如神麴、麥芽，補益藥如人參、當歸等。

　　5. 驅蟲藥多係攻伐或有毒之品，對年老、體弱、孕婦宜慎用或禁用，蟲去則止服。同時還要注意用量，劑量過大或連續服用則易傷正或中毒，劑量不足則難以達到驅蟲之目的，須斟酌藥量得宜。

驅蟲劑簡表

	驅蟲劑 ——————→ 人體消化道寄生蟲病	
適應證	人體消化道寄生蟲病	
症　狀	多見臍腹作痛，時發時止，痛定能食，面色萎黃，或面白唇紅，或面生乾癬樣的白色蟲斑，或睡中齘齒，或胃中嘈雜，嘔吐清水，舌苔剝落，脈象乍大乍小等證。如遷延失治，日久則形體消瘦、不思飲食、精神萎靡、目暗視弱、毛髮槁枯、肚腹脹大、青筋暴露，成為疳積之證	
立　法	驅蟲、安蛔	
用　藥	安蛔的烏梅、驅蟲的川椒、使君子、檳榔等為主組方	
代表方	烏梅丸	

烏梅丸 《傷寒論》

【組成】　烏梅三百枚(400g)　細辛六兩(180g)　乾薑十兩(300g)　黃連十六兩(400g)　當歸四兩(120g)　附子六兩，炮去皮(180g)　蜀椒四兩，出汗(120g)　桂枝六兩，去皮(180g)　人參六兩(180g)　黃柏六兩(180g)

【用法】　上十味，異搗篩，合治之。以苦酒漬烏梅一宿，去核，蒸之五斗米下，飯熟，搗成泥，和藥令相得，內臼中，與蜜杵二千下，丸如梧桐子大，每服十丸，食前以飲送下，日三服，稍加至二十丸。禁生冷、滑物、臭食等。(現代用法：烏梅用50%醋浸一宿，去核搗爛，和入餘藥搗勻，烘乾或曬乾，研末，加蜜製丸，每服9g，日服二至三次，空腹溫開水送下；亦可作湯劑，水煎服，用量按原方比例酌減。)

【功用】　溫臟安蛔。

【主治】　臟寒蛔厥證。脘腹陣痛，煩悶嘔吐，時發時止，得食則吐，甚則吐蛔，手足厥冷，或久瀉久痢。

【病機】　素有蛔蟲，復由腸道虛寒，蛔蟲上擾。蛔蟲本喜溫而惡寒，故有"遇寒則動，得溫則安"之說。蛔蟲寄生於腸中，其性喜鑽竄上擾。若腸道虛寒，則不利於蛔蟲生存而擾動不安，故脘腹陣痛、煩悶嘔吐，甚則吐蛔；由於蛔蟲起伏無時，蟲動則發，蟲伏則止，故腹痛與嘔吐時發時止；痛甚氣機逆亂，陰陽之氣不相順接，則四肢頗冷，發為蛔厥。*(見圖18.1)*

【方解】　本證為蛔厥而設，該證病機屬寒熱錯雜，蛔蟲上擾，治宜寒熱並調、溫臟安蛔之法。方中重用味酸之**烏梅**，取其酸能安蛔，使蛔靜則痛止，為君藥。蛔動因於腸寒，**蜀椒、細辛**辛溫，辛可伏蛔，溫可袪寒，共為臣藥。**黃連、黃柏**性味苦寒，苦能下蛔，寒能清解因蛔蟲上擾，氣機逆亂所生之熱；**附子、桂枝、乾薑**皆為辛熱之品，既可增強溫臟袪寒之功，亦有辛可制蛔之力；**當歸、人參**補養氣血，且合桂枝以養血通脈，以解四肢厥冷，均為佐藥。以**蜜**為丸，甘緩和中，為使藥。

關於久瀉久痢，多呈脾胃虛寒，腸滑失禁，氣血不足而濕熱積滯之寒熱虛實錯雜證候，本方集酸收澀腸、溫陽補虛、清熱燥濕諸法於一方，切中病機。*(見圖18.2)*

烏梅丸病機表解

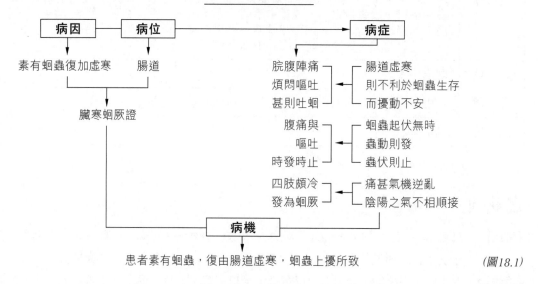

患者素有蛔蟲，復由腸道虛寒，蛔蟲上擾所致　　　　　　　　　　*(圖18.1)*

烏梅丸方義表解

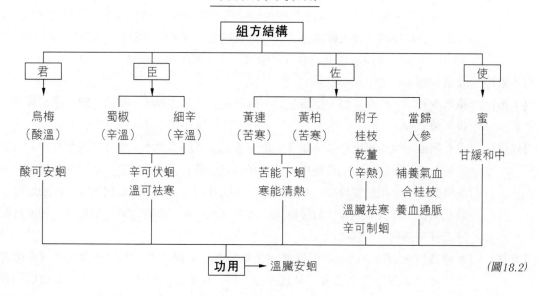

(圖18.2)

配伍特點：　一是酸苦辛並進，使"蛔得酸則靜，得辛則伏，得苦則下"；二是寒熱並用，邪正兼顧，但全方溫熱藥偏多，方藥性偏溫。

【運用】

辨證要點： 本方為治療臟寒蛔厥證的常用方。臨床以腹痛時作，煩悶嘔吐，常自吐蛔，手足厥冷為辨證要點。

臨證加減： 本方以安蛔為主，殺蟲之力較弱，臨床運用時可酌加使君子、苦楝根皮、榧子、檳榔等以增強驅蟲作用。若熱重者，可去附子、乾薑；寒重者，可減黃連、黃柏；口苦，心下疼熱甚者，重用烏梅、黃連，並加川楝子、白芍；無虛者，可去人參、當歸；嘔吐者，可加吳茱萸、半夏；大便不通者，可加大黃、檳榔。

中方西用： 本方常用於治療膽道蛔蟲症、腸道蛔蟲症、慢性菌痢、慢性胃腸炎、結腸炎等證屬寒熱錯雜，氣血虛弱者。

注意事項： 方藥性偏溫，以寒重者為宜。運用時注意忌生冷、滑臭之物。

【附方】

1. 理中安蛔湯《類證治裁》

組成： 人參三錢(9g)　白朮一錢半(4.5g)　茯苓一錢半(4.5g)　川椒十四粒(1g)　烏梅三個(6g)　乾薑炒黑，一錢半(4.5g)

用法： 水煎服。

功用： 溫中安蛔。

主治： 中陽不振，蛔蟲腹痛。便溏尿清，腹痛腸鳴，四肢不溫，飢不欲食，甚則吐蛔，舌苔薄白，脈沉遲。

2. 連梅安蛔湯《通俗傷寒論》

組成： 胡黃連一錢(3g)　川椒炒，十粒(2g)　白雷丸三錢(9g)　烏梅肉二枚(5g)　生川柏八分(2g)　尖檳榔磨汁沖，二枚(9g)

用法： 水煎服。

功用： 清熱安蛔。

主治： 肝胃鬱熱，蟲積腹痛。飢不欲食，食則吐蛔，甚則蛔動不安，脘痛煩躁，手足厥逆，面赤口燥，舌紅，脈數。

【類方比較】

　　烏梅丸、理中安蛔湯、連梅安蛔湯三方均為安蛔驅蟲之劑，均可治療蛔蟲證，但因蛔蟲證的病機不同，製方亦各異。烏梅丸治療寒熱錯雜之蛔厥重證，故方中苦辛酸合用，寒熱並調，邪正兼顧，以溫腸胃為主，兼清鬱熱而安蛔；理中安蛔湯即理中湯去甘草，加茯苓健脾化濕，用川椒溫中散寒、烏梅安蛔，故能用治中焦虛寒的蛔蟲腹痛；連梅安蛔湯治肝胃熱盛之蛔厥證；故方以苦辛酸並用，清降肝胃之熱，兼以驅蛔。

【方歌】

　　烏梅丸用細辛桂，黃連黃柏及當歸，

　　人參椒薑加附子，溫腸清熱又安蛔。

第十九章

湧吐劑

概　說

概念

　　凡以湧吐痰涎、宿食、毒物等為主要功用，用以治療痰厥、食積、誤食毒物的方劑，統稱湧吐劑。

病機，治法與分類

　　中風、癲狂、喉痹之痰涎壅盛，阻塞咽喉，呼吸急迫，痰聲如鋸等，使用本類方劑通關豁痰，令痰涎排出，可使病情趨於好轉。宿食停滯胃脘，胸悶脘脹，時時欲吐不能者，可用湧吐劑以除宿食。誤食毒物，為時不久，毒物尚留胃中者，用吐法吐出毒物是一種簡便易行的急救方法。乾霍亂吐瀉不得，乃中焦氣機壅塞、上下不通所致，用湧吐劑湧吐，令氣機開通，則壅塞可解。

　　湧吐劑的治法是屬“八法”中的“吐法”。主要是使停蓄在咽喉、胸膈、胃脘的痰涎、宿食、毒物從口中吐出，常用於治療中風、癲狂、喉痹之痰涎壅塞，宿食停滯胃脘，毒物尚留胃中，以及乾霍亂吐瀉不得等屬於病情急迫而又急需吐出之證。

　　本類方劑常以瓜蒂、藜蘆、食鹽等氣味苦酸鹹的湧吐藥為主組成，如瓜蒂散中瓜蒂配赤小豆，取酸苦湧瀉之意；配清輕宣泄之品，如豆豉則有宣散鬱結之功；配豁痰之品，如皂角刺則有開竅通關之用。代表方如瓜蒂散等。

注意事項

　　1. 湧吐劑作用迅猛，易傷胃氣，應中病即止，年老體弱、孕婦、產後均須慎用。

　　2. 若服後嘔吐不止者，可服薑汁少許，或服用冷粥、冷開水以止之。倘吐仍不止，則應根據所服吐藥的不同而進行解救。如服瓜蒂散而吐不止者，可服麝香0.03－0.06g，或丁香末0.3－0.6g解之。若服三聖散而吐不止者，可用蔥白煎湯解之。

　　3. 若吐後氣逆不止，宜予和胃降逆之劑以止之。

　　4. 若藥後不吐者，則應助其湧吐，常以翎毛或手指探喉，亦可多飲開水，以助其吐。

　　5. 服藥得吐後，須令患者避風，以防吐後體虛而患外感。

　　6. 注意調理脾胃，食以稀粥自養，切勿驟進油膩及不易消化之食物，以免重傷胃氣。

湧吐劑簡表

	湧吐劑 ——————→ 痰厥、食積、誤食毒物	
適應證	痰厥、食積、誤食毒物	
症　狀	中風、癲狂、喉痹之痰涎壅塞，宿食停滯胃脘，毒物尚留胃中，以及乾霍亂吐瀉不得等屬於病情急迫而又急需吐出之證	
立　法	湧吐痰涎、宿食、毒物	
用　藥	湧吐藥物為主	
代表方	瓜蒂散、鹽湯探吐方	

瓜蒂散 《傷寒論》

【組成】　瓜蒂熬黃，一分 (3g)　　赤小豆一分 (3g)

【用法】　上二味，各別搗篩，為散已，合治之，取一錢匕 (2g)，以香豉一合 (9g)，用熱湯七合，煮作稀糜，去滓。取汁合散，溫，頓服之。不吐者，少少加，得快吐者乃止。(現代用法：將二藥研細末和勻，每服1－3g，用香豉一合煎湯送服。不吐者，用潔淨翎毛探喉取吐。)

【功用】　湧吐痰涎宿食。

【主治】　痰涎宿食，壅滯胸膈證。胸中痞硬，懊憹不安，欲吐不出，氣上沖咽喉不得息，寸脈微浮者。

【病機】　痰涎壅滯胸中，或宿食停積上脘。痰涎宿食填塞，氣機被遏，故胸中痞硬、懊憹不安、欲吐不出、氣上沖咽喉不得息;寸脈微浮為邪氣在上之徵。*(見圖19.1)*

【方解】　病位在上，治當因勢利導，採用湧吐痰食法治之。方中**瓜蒂**味苦，善於湧吐痰涎宿食，為君藥。**赤小豆**味酸平，能祛濕除煩滿，為臣藥。君臣配伍，相須相益，酸苦湧泄，增強催吐之力。以**豆豉**煎湯調服，取其輕清宣泄之性，宣解胸中邪氣，利於湧吐，又可安中護胃，使在快吐之中兼顧護胃氣。三藥合用，湧吐痰涎宿食，宣越胸中邪氣，使壅滯胸脘之痰食得以湧吐排出，諸症自解。*(見圖19.2)*

配伍特點：　苦酸相配，意在"苦酸湧泄"；湧吐峻劑與穀物相配，使吐不傷胃。

【運用】

辨證要點：　本方為湧吐法之首要方劑。臨床以胸膈痞硬，懊憹不安，氣上沖喉咽不得息，或誤食毒物尚在胃中為辨證要點。

臨證加減：　痰濕重者，可加白礬以助湧吐痰濕；痰涎壅塞者，酌加菖蒲、鬱金、半夏以開竅化痰；風痰盛者，可加防風、藜蘆以湧吐風痰。

瓜蒂散病機表解

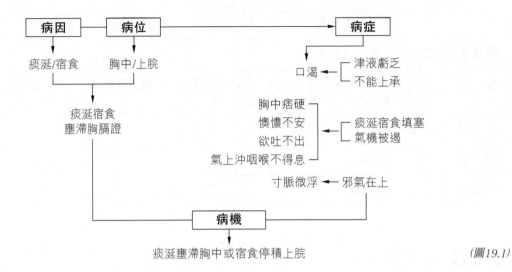

(圖19.1)

瓜蒂散方義表解

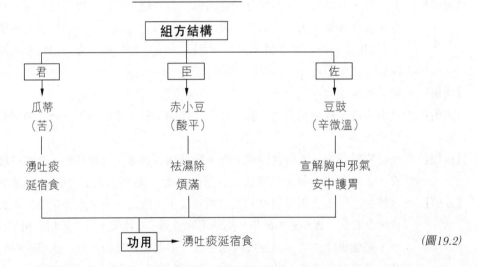

(圖19.2)

中方西用： 本方常用於暴飲暴食之胃擴張、誤食毒物、精神分裂症、精神抑鬱症等屬於痰食壅滯胸脘證者。

注意事項： 方中瓜蒂苦寒有毒，易於傷氣敗胃，非形氣俱實者慎用。若食已離胃入腸，痰涎不在胸膈者，均須禁用。

【附方】

1. 三聖散《儒門事親》

組成：防風三兩(5g) 瓜蒂三兩(3g)，炒黃用 黎蘆去苗，心，加減用之，或一兩，或半兩，或一分(3g)

用法：共為粗末，水煎徐徐服之，以吐為度，不必盡劑。亦可鼻內灌之。

功用：湧吐風痰。

主治：中風閉證。失音悶亂，口眼喎斜或不省人事，牙關緊閉，脈浮滑實者。對於癲癇，濁痰壅塞胸中，上逆時發者，及誤食毒物停於上脘等證，亦可用之。

2. 救急稀涎散《聖濟總錄》

組成：豬牙皂角如豬牙，肥實不蛀者，削去黑皮，四挺 白礬通瑩者，一兩

用法：上二味，為細末，再研極細為散。如有患者，可服半錢(1.5g)，重者三錢匕(4.5g)，溫水調灌下，不大嘔吐，只有微涎稀冷而出，或一升二升，當時省覺，次緩而調治。不可使大攻之，過則傷人。

功用：開關湧吐。

主治：中風閉證。痰涎壅盛，喉中痰聲轆轆，氣閉不通，心神瞀悶，四肢不收，或倒仆不省，或口角似喎，脈滑實有力者。亦治喉痹。

【類方比較】

三聖散、救急稀涎散與瓜蒂散相比較，三聖散的湧吐作用大於瓜蒂散，長於湧吐風痰，主要用於中風痰涎和濁痰上壅之癲癇；救急稀涎散善於開關湧吐，主要用於中風閉證之痰涎壅盛之喉中痰聲轆轆、氣閉不通之心神瞀悶；而瓜蒂散善於湧吐痰食，主要用於痰涎宿食壅塞胸脘之胸中痞硬、氣上沖喉咽不得息者。

【方歌】

瓜蒂赤豆等分研，豆豉汁調溫服驗，

湧吐治法之首方，胸脘痰涎宿食蠲。

鹽湯探吐方《金匱要略》

【組成】 食鹽炒一升(30g) 水三升(600ml)

【用法】 用極鹹鹽湯三升，熱飲一升，刺口令吐宿食使盡，不吐更服，吐迄復飲，三吐乃住，靜止。(現代用法：濃鹽水熱飲二至三碗，以嘔為度，服後用潔淨翎毛或手指探喉助吐。)

【功用】 湧吐宿食。

【主治】 宿食。飲食停留胃中，脘腹脹疼不舒。或乾霍亂，欲吐不得吐，欲瀉不得瀉。或誤

食毒物，毒物尚在胃中。

【病機】　宿食或穢濁之氣中阻，氣機升降壅塞，上下不通，或毒物尚在胃中，故致脘腹脹痛，吐瀉不得等證。*(見圖19.3)*

鹽湯探吐方病機表解

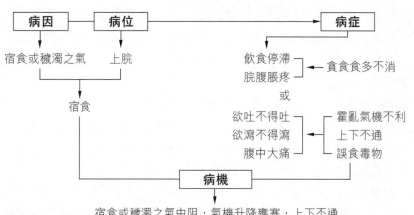

(圖19.3)

【方解】　治宜因勢利導，湧而吐之。方用食鹽製成極鹹的飽和溶液，藉其極鹹之味激起嘔吐，《素問・至真要大論》說：「鹹味湧泄為陰」，《本經》亦說：「大鹽，令人吐，使病邪從吐而解」。

本方服後須探喉助吐，故方名"鹽湯探吐方"。

配伍特點：　處方藥味單一，性味平和，使用方便，效果亦佳。

【運用】

辨證要點：　本方為湧吐宿食及乾霍亂之良方。臨床以脘腹脹痛不舒，欲吐不得吐，欲瀉不得瀉為證治要點。

臨證加減：　飽食填胃所致的食厥可加生薑汁，以辛豁達；乾霍亂可加薑汁、童便，以祛痰降火。

中方西用：　本方常用於暴飲暴食之胃擴張、誤食毒物、精神分裂症、精神抑鬱症等屬於痰食壅滯胸脘證者。

注意事項：　因本方湧吐之力較緩，故服後須探喉助吐。

【方歌】

　　鹽湯探吐於金匱，於霍亂證宜急嘗，
　　宿食填脘氣機阻，運用及時效最良。

附錄

一、粵語方歌

1. 解表劑

1.1 辛溫解表

麻黃湯	麻黃湯用草杏枝，惡寒發熱無汗治， 發汗解表平肺喘，風寒束表用此宜。
桂枝湯	桂枝湯醫熱汗風，芍藥大棗薑草用， 解肌發表調營衛，風寒表虛用其功。
九味羌活湯	九味羌活用防風，蒼老芷細地芩芎， 發汗祛濕清裏熱，寒熱口苦肢痠痛。
羌活勝濕湯	羌活勝濕羌獨芎，甘蔓藁本與防風， 祛風勝濕功獨善，風濕身痛服之鬆。
香蘇散	香蘇散內夏陳前，疏散風寒又理氣， 外感風寒兼氣滯，寒熱無汗胸脘痞。
小青龍湯	小青龍湯芍藥味，半夏細麻乾草桂， 風寒束表內水飲，解表散寒並溫肺。
止嗽散	止嗽散治風犯肺，紫草前部芥桔皮， 咳嗽咽癢微惡風，陰虛肺熱此方忌。

1.2 辛涼解表

銀翹散	銀翹散用葦荷豉，牛蒡梗芥草竹葉， 辛涼透表清熱毒，風溫初起用之宜。
桑菊飲	桑菊飲中荷葦根，甘草桔梗連杏仁， 疏風清熱治咳嗽，風溫初起熱不甚。
麻黃杏仁甘草石膏湯	麻杏甘石治咳喘，辛涼宣泄清肺專， 表邪未解兼裏熱，肺熱熾盛加味觀。
柴葛解肌湯	柴葛解肌白芷羌，草芍膏梗芩棗薑， 感冒風寒內鬱熱，解肌清熱此方良。
升麻葛根湯	閻氏升麻葛根湯，芍藥甘草配成方， 麻疹初期未發透，解肌透疹此方幫。

1.3 扶正解表

敗毒散	人參敗毒茯前胡，羌獨川芎枳柴胡， 桔梗生薑薄荷草，氣虛外感服之扶。
參蘇飲	參蘇飲薑香夏草，茯桔葛皮前枳棗， 益氣解表化濕痰，氣虛咳痰療效好。
麻黃細辛附子湯	麻黃細辛附子湯，助陽解表是其功， 補散同施兼開竅，陽虛風寒用之宜。
加減葳蕤湯	加減葳蕤白薇草，葱豉桔梗薄荷棗， 陰虛外感風熱證，滋陰解表風熱無。

2. 瀉下劑

2.1 寒下

大承氣湯	大承氣湯用大黃，厚樸枳實溶服芒， 痞滿燥實裏熱證，峻下熱結用此方。
大黃牡丹湯	金匱大黃牡丹湯，桃仁瓜子後下芒， 腸癰初起脈滑數，濕熱血瘀服之康。
大陷胸湯	大陷胸湯用硝黃，甘遂為末共成方， 專治熱實結胸證，瀉熱逐水用此方。

2.2 溫下

大黃附子湯	大黃附子細辛湯，寒積裏實用此方， 便秘腹痛脈弦緊，溫下止痛陽氣旺。
溫脾湯	溫脾附子與乾薑，人大草芒歸方良， 脾陽不足寒積阻，攻下寒積補脾湯。

2.3 潤下

麻子仁丸	麻子仁丸治脾約，大黃枳樸杏蜜芍， 腸胃燥熱津不足，大便秘結小便數。
濟川煎	濟川歸牛肉蓯蓉，升麻澤瀉枳殼通， 腎虛精虧大便秘，溫腎益精潤腸攻。

2.4 攻補兼施

黃龍湯	黃龍湯中大承氣，草人桔薑棗當歸， 陽明腑實氣血弱，攻補兼施治發揮。
增液承氣湯	增液承氣硝大黃，玄參麥冬生地黃， 泄熱通便滋陰液，熱結陰虧用此方。

2.5 逐水

十棗湯	十棗湯治裏飲盛，甘戟芫花逐水停， 懸飲咳唾胸脅痛，身腫腹脹用之應。

3. 和解劑

3.1 和解少陽

小柴胡湯	小柴胡湯人參草，黃芩半夏生薑棗， 樞機不利少陽證，和解少陽此方好。
蒿芩清膽湯	蒿芩清膽茹碧玉，半穀苓皮水煎服， 寒熱如瘧弦滑數，少陽濕熱兼痰濁。
達原飲	達原飲用樸檳芩，白芍甘知草果並， 邪伏膜原寒熱作，透邪逐穢此方行。

3.2 調和肝脾

四逆散	四逆散中四味藥，甘草枳實柴胡芍， 透邪解鬱疏肝氣，陽鬱厥逆用此着。
逍遙散	逍遙薄薑柴苓當，白朮芍草合成方， 肝鬱血虛脾氣弱，調肝養血代表方。

| 痛瀉要方 | 痛瀉要方用四味,朮芍防風與陳皮,
腸鳴腹痛大便瀉,治在柔肝與健脾。 |

3.3 調和寒熱

| 半夏瀉心湯 | 半夏瀉心芩連草,乾薑人參與大棗,
中氣虛弱寒熱結,痞嘔下利療效好。 |

3.4 表裏雙解

大柴胡湯	大柴胡湯棗芩薑,芍夏枳黃專解雙, 邪犯少陽陽明熱,和解瀉熱此方強。
葛根黃芩黃連湯	葛根黃芩黃連湯,再加甘草四成方, 表邪未解熱入裏,身熱下利舌苔黃。
防風通聖散	防風通聖荊麻黃,荷梔石滑硝大黃, 草梗白芍歸芎翹,薑朮黃芩組成方, 汗下清利四法俱,外風內熱此方幫。

4. 清熱劑

4.1 清氣分熱

| 白虎湯 | 白虎石母粳米甘,清熱生津療效堪,
陽明氣分熱盛證,熱渴汗脈四大宜。 |
| 竹葉石膏湯 | 竹葉石膏參麥冬,草半粳米一方中,
餘熱未清氣津傷,清熱生津益氣功。 |

4.2 清營涼血

| 清營湯 | 清營湯中銀翹角,丹麥竹玄連地托,
邪熱內傳營分傷,清營解毒療效確。 |
| 犀角地黃湯 | 犀角地黃芍藥丹,熱入血分吐衄斑,
熱毒深陷動耗血,涼血散瘀過難關。 |

4.3 清熱解毒

黃連解毒湯	黃連解毒芩柏梔,三焦火毒此方醫, 瀉火解毒藥力強,非大盛者不適宜。
涼膈散	涼膈芩梔竹葉翹,薄荷甘蜜大黃硝, 瀉火通便清上下,上中二焦大熱消。
普濟消毒飲	普濟消毒大頭瘟,牛馬桔皮板藍根, 柴草連芩玄升麻,僵蠶荷翹末丸吞。
仙方活命飲	仙方活命金赤芍,防芷皮草穿沒藥, 角刺花粉貝乳歸,外科首方瘡聖藥。

4.4 清臟腑熱

| 導赤散 | 導赤竹葉通草地,心經火熱此方宗,
心火溲痛口舌瘡,引熱出於小便中。 |
| 龍膽瀉肝湯 | 龍膽瀉肝木柴梔,當歸澤瀉車前子,
黃芩草地十味藥,肝膽實火濕熱宜。 |

左金丸	左金黃連吳茱萸，肝經火旺犯胃處， 清瀉肝火降胃氣，脅痛口苦嘔吐瘳。
葦莖湯	葦莖湯中薏冬桃，治療肺癰此方好， 熱毒壅肺痰瘀結，胸痛咳痰療效高。
瀉白散	瀉白散中桑白皮，粳米甘草地骨皮， 氣喘咳嗽日晡熱，均因肺熱鬱於裏。
清胃散	清胃散中有生地，當歸升麻連丹皮， 胃火牙痛牽引頭，清胃涼血功效奇。
玉女煎	玉女煎中熟地黃，石牛知麥組成方， 清除胃熱滋腎陰，牙痛乾渴此方幫。
芍藥湯	芍藥湯中芩大黃，連草桂當香檳榔， 清熱燥濕調氣血，痢下赤白苔膩黃。
白頭翁湯	白頭翁湯連柏皮，清熱解毒止血痢， 赤多白少急重兼，熱毒血痢療效奇。
4.5 清虛熱	
青蒿鱉甲湯	青蒿鱉甲知地皮，善治熱伏陰分黎， 夜熱早涼無汗出，養陰透熱功好使。
清骨散	清骨散中鱉知母，胡黃連草秦青蒿， 地骨皮助銀柴胡，骨蒸勞熱用此好。
當歸六黃湯	當歸六黃生熟地，黃連黃芩柏黃耆， 滋陰瀉火固表汗，陰虛火旺盜汗為。

5. 袪暑劑

5.1 袪暑清熱	
清絡飲	清絡飲用荷葉邊，竹絲銀扁翠衣添， 鮮用辛涼輕清劑，暑傷肺絡服之痊。
5.2 袪暑解表	
香薷散	香薷散中樸扁豆，寒熱重痛白膩浮， 外感風寒內濕滯，袪暑解表化濕收。
5.3 袪暑利濕	
六一散	六一散中滑石草，清暑利濕療效好， 益元碧玉雞蘇散，加減變化用之妙。
桂苓甘露散	桂苓甘露白滑石，豬膏澤瀉寒水石， 清暑解熱又利濕，為末溫湯以調吃。
5.4 清暑益氣	
清暑益氣湯	清暑益氣翠衣參，竹連知母清熱堪， 甘草粳米荷斛冬，善治暑熱傷氣陰。

6. 溫裏劑

6.1 溫中祛寒

理中丸	理中丸薑參朮草，脾胃虛寒用之好， 溫中散寒補脾氣，吐利冷痛虛寒無。
小建中湯	小建中湯芍藥飴，甘草大棗薑桂枝， 溫中補虛緩裏急，虛勞裏急此方治。
吳茱萸湯	吳茱萸湯人參棗，生薑溫胃散寒好， 陽明寒嘔少陰利，厥陰頭痛此方保。

6.2 回陽救逆

四逆湯	四逆湯中附乾草，回陽救逆急用好， 四肢厥冷神欲寐，陽氣衰微此方保。
回陽救急湯	回陽救急用六君，薑附肉桂回陽溫， 五味麝香配伍用，寒中三陰陽微因。

6.3 溫經散寒

當歸四逆湯	當歸四逆桂藥草，通草細辛與大棗， 溫經養血又通脈，血虛寒厥用此好。
陽和湯	陽和湯中熟地黃，鹿膠薑炭桂麻黃， 白芥為佐甘草使，陰疽漫腫此幫忙。

7. 補益劑

7.1 補氣

四君子湯	四君參茯朮甘草，益氣健脾此方好， 善治脾胃氣虛證，食少氣短肢力無。
參苓白朮散	參苓白朮扁薏仁，連山甘桔棗砂仁， 益氣健脾止濕瀉，脾虛夾濕病機因。
補中益氣湯	補中益氣白草人，蓍升柴胡當歸陳， 善治氣虛下陷證，亦用發熱氣虛因。
生脈散	生脈散中參麥味，舌紅脾虛汗神疲， 益氣養陰止汗出，氣陰兩傷療效奇。
玉屏風散	玉屏風散防黃朮，益氣固表止汗出， 衛氣不足固表弱，此方服之汗受律。
人參蛤蚧散	人參蛤蚧草知母，桑白皮杏茯貝母， 肺腎氣虛喘咳證，止咳定喘肺腎補。
完帶湯	完帶湯用朮山藥，人參蒼朮車前芍， 陳皮柴胡草芥穗，帶下稀白用此着。

7.2 補血

四物湯	四物芍芎與熟當，古今補血常用方， 善治營血虛滯證，經帶胎產此方幫。
當歸補血湯	當歸補血有黃耆，補氣生血功效奇， 善治血虛發熱證，脈大而虛熱多低。

7.3 氣血雙補

八珍湯	八珍四物合四君,氣血兩虛是其因, 煎加薑棗調營衛,善治倦怠悸眩暈。
歸脾湯	歸脾茯神白草人,歸蓍生薑遠棗仁, 木香大棗龍眼肉,心脾氣血兩虛因。
炙甘草湯	炙甘草湯薑桂人,生地阿麥棗麻仁, 虛羸心悸脈結代,陰血陽氣虛弱因。

7.4 補陰

六味地黃丸	六味地黃腎虛揀,茱萸茯地澤藥丹, 腰膝痠軟燥眩暈,三補三瀉腎陰挽。
左歸丸	左歸丸用地杞子,山萸山藥菟絲子, 鹿膠龜膠川牛膝,真陰不足此方宜。
大補陰丸	大補陰丸知蜜黃,龜板脊髓柏成方, 舌紅少苔骨蒸熱,陰虛火旺此方安。
一貫煎	一貫煎用地杞子,沙參當麥川楝子, 肝腎陰虛肝氣鬱,滋陰疏肝此方宜。
百合固金湯	百合固金歸二地,玄貝桔麥草俾, 肺腎陰虧虛火上,滋腎補肺止咳奇。
益胃湯	益胃湯用養胃陰,冰糖麥地玉沙參, 食欲不振口咽乾,胃陰損傷溫熱侵。

7.5 補陽

腎氣丸	金匱腎氣地附子,萸藥茯瀉丹桂枝, 陰中求陽微生火,補腎助陽此方宜。
右歸丸	右歸丸中地附桂,山萸菟絲山藥歸, 枸杞杜仲鹿角膠,益火之源此方威。

7.6 陰陽雙補

地黃飲子	地黃飲子附桂茯,麥味薑棗菖萸肉, 遠志石斛荷巴戟,陰陽並補此方服。
龜鹿二仙膠	龜鹿二仙人參杞,滋陰填精益陽氣, 真元陰陽精血虛,益壽延年此方奇。

8. 固澀劑

8.1 固表止汗

牡蠣散	牡蠣散中用黃蓍,麻黃根佐小麥使, 衛氣不固陰外泄,自汗盜汗可制止。

8.2 斂肺止咳

九仙散	九仙散中罌烏梅,五味人參阿膠貝, 款冬桔梗桑白皮,久咳肺虛諸藥配。

8.3 澀腸固脫	
真人養臟湯	真人養臟罌粟歸,人參白朮甘草桂, 白芍木香訶豆蔻,久瀉久痢此方威。
四神丸	四神丸君補骨脂,肉蔻吳萸五味子, 大棗生薑為丸服,五更腎泄服之止。
8.4 澀精止遺	
金鎖固精丸	金鎖固精芡蒺藜,蓮鬚龍骨與牡蠣, 蓮粉糊丸鹽湯送,補腎澀精止滑遺。
桑螵蛸散	桑螵蛸散神龍龜,人參菖蒲遠當歸, 澀精止遺補心腎,心腎兩虛此方揮。
8.5 固崩止帶	
固衝湯	固衝湯用白朮耆,萸肉白芍龍骨蠣, 茜倍海蛸棕櫚炭,衝脈不固療效奇。
固經丸	固經丸用龜版君,黃柏椿皮香附群, 黃芩芍藥酒丸服,漏下崩中色黑暗。
易黃湯	易黃湯用柏芡實,山車白果共五物, 固腎清熱兼祛濕,善治帶下色黃疾。

9. 安神劑

9.1 重鎮安神	
朱砂安神丸	朱砂安神生地黃,黃連當草組成方, 重鎮安神清心火,惊悸失眠此方幫。
9.2 滋養安神	
天王補心丹	天王補心歸棗仁,二冬三參茯柏仁, 生地味遠朱砂桔,滋陰養血安心神。
酸棗仁湯	酸棗仁湯知茯苓,川芎甘草五藥成, 虛煩不眠口咽乾,養血清熱心平定。
甘麥大棗湯	金匱甘麥大棗湯,婦人臟躁此方幫, 精神恍惚悲欲哭,心中煩亂服之康。

10. 開竅劑

10.1 涼開	
安宮牛黃丸	安宮牛黃冰山箔,蜂珍雄朱鬱金角, 黃芩黃連配麝香,熱陷心包療效確。
紫雪	紫雪羚牛麝沉香,金石玄寒硝丁香, 甘草滑石樸磁石,朱砂升麻青木香。
至寶丹	至寶牛角玳麝香,龍腦牛黃安息香, 雄琥朱砂金銀箔,開竅化濁辟穢良。
10.2 溫開	
蘇合香丸	蘇合香丸麝息香,龍朱牛乳訶檀香, 木沉丁蓽朮香附,善用寒閉寒濁傷。

11. 理氣劑

11.1 行氣

越鞠丸	越鞠丸用香附蒼，山梔神麴五成方， 胸膈痞悶脘腹痛，行氣解鬱此方幫。
柴胡疏肝散	柴胡疏肝香附芎，陳皮枳殼草藥同， 善治肝氣鬱滯證，疏肝行氣止疼痛。
枳實薤白桂枝湯	枳實薤白桂枝湯，瓜蔞厚樸合成方， 胸痹喘息脈弦緊，通陽祛痰此方幫。
半夏厚樸湯	半夏厚樸茯薑蘇，本方多偏辛溫燥， 行氣降逆化痰結，痰氣互結療效高。
金鈴子散	金鈴子散止痛良，玄胡酒調效更強， 胸腹脅肋諸疼痛，肝鬱氣滯化火傷。
厚樸溫中湯	厚樸溫中乾生薑，草蔻茯草陳木香， 寒濕中阻氣機阻，脘腹脹痛服之良。
天臺烏藥散	天臺烏藥楝良薑，檳榔青巴木茴香， 行氣疏肝止寒痛，寒疝腹痛功效強。
暖肝煎	暖肝煎中烏杞歸，茴香沉茯薑肉桂， 行氣止痛溫肝腎，肝腎虛寒此方揮。

11.2 降氣

蘇子降氣湯	蘇子降氣葉胡歸，夏樸甘棗薑肉桂， 上實下虛喘咳證，腎陽虛衰痰壅肺。
定喘湯	定喘白果與麻黃，清熱黃芩桑白放， 杏蘇半夏款冬草，外寒痰熱哮喘幫。
旋覆代赭湯	旋覆代赭用大棗，半夏生薑人參草， 降逆化痰益胃氣，痞滿噫氣用此好。
橘皮竹茹湯	橘皮竹茹用大棗，生薑人參合甘草， 胃虛有熱之呃逆，降逆益氣清熱好。

12. 理血劑

12.1 活血祛瘀

桃核承氣湯	桃核承氣五藥施，大黃芒硝草桂枝， 瘀熱互結少腹痛，下焦蓄血此方宜。
血府逐瘀湯	血府桔殼甘桃紅，赤地牛膝柴歸芎， 活血祛瘀調理氣，瘀血氣滯胸疼痛。
補陽還五湯	補陽還五赤芍芎，歸尾通經佐地龍， 重用黃耆為主藥，血中瘀滯用桃紅。
復元活血湯	復元活血歸桃紅，大黃柴草穿天同， 活血疏肝通絡脈，脅肋跌打瘀腫痛。
溫經湯	溫經湯用吳阿芎，桂枝當芍丹麥冬， 人參半夏生薑草，祛瘀養血暖胞宮。

生化湯	生化湯是產後方，炮薑桃酒童便當， 川芎活血甘草和，溫經止痛保安康。
失笑散	失笑靈脂共蒲黃，等分作散與醋煎， 血瘀少腹時作痛，祛瘀止痛效非常。
桂枝茯苓丸	桂枝茯苓芍蜜桃，丹皮散血消瘀躁， 瘀阻胞宮胎不安，緩消癥塊功效好。
大黃䗪蟲丸	大黃䗪蟲芩芍桃，地黃杏草漆蠐螬， 虻蟲水蛭和丸服，祛瘀生新功甚佳。

12.2 止血

十灰散	十灰散中梔棕櫚，二薊茜草荷柏隨， 大黃丹皮白茅根，上熱出血服之除。
咳血方	咳血方用黛山梔，海粉瓜蔞佐訶子， 肝火犯肺咯血出，清肝寧肺咳血止。
小薊飲子	小薊飲子生地草，通梔滑竹當藕蒲， 下焦瘀熱膀胱傷，血淋尿血服之好。
槐花散	槐花散用腸風除，柏葉枳殼荊芥穗， 腸風臟毒大便血，清腸涼血疏風去。
黃土湯	黃土湯用朮附子，芩膠草地七藥施， 脾陽不足出血證，便血崩漏服之止。

13. 治風劑

13.1 疏散外風

川芎茶調散	川芎茶調荊防芷，羌活荷草細辛施， 風邪上犯阻清陽，正偏頭痛服之止。
大秦艽湯	大秦艽湯羌獨防，歸芎芍熟生地黃， 芩膏芷細茯草朮，祛風清熱養血方。
小活絡丹	小活絡丹龍南星，二烏乳沒酒方成， 風寒濕痰瘀交阻，攣痛麻木用之應。
牽正散	牽正白附僵全蝎，祛風化痰止痙用， 頭面經絡風痰阻，口眼喎斜服此安。
玉真散	玉真散治破傷風，牙關緊閉反張弓， 防麻白附羌芷星，內服外敷一方通。
消風散	消風通知蟬荊防，蒼苦胡麻生地當， 牛蒡石膏生甘草，風疹濕疹服之康。

13.2 平熄內風

| 羚角鉤藤湯 | 羚角鉤藤茹桑菊，草地芍貝茯神木，
涼肝熄風舒肝筋，熱盛動風服用速。 |
| 鎮肝熄風湯 | 鎮肝熄風玄天冬，龍龜代牛芍草供，
茵牡麥芽川楝子，肝陽上亢顯奇功。 |

| 天麻鈎藤飲 | 天麻鈎藤神決梔，夜仲寄芩益牛施，
肝腎不足肝陽亢，頭痛眩暈失眠醫。 |
| 大定風珠 | 大定風珠雞子黃，阿麻蠣芍乾地黃，
龜鱉麥草五味子，滋陰熄風是妙方。 |

14. 治燥劑

14.1 輕宣外燥

杏蘇散	杏蘇散用枳桔前，夏茯陳草薑棗研， 輕宣涼燥化消痰，外感涼燥此方擅。
桑杏湯	桑杏湯用象貝豉，沙參梨皮山梔子， 溫燥襲肺津液傷，外感溫燥此方宜。
清燥救肺湯	清燥救肺桑石杷，麥杏草人膠胡麻， 燥熱襲肺氣陰傷，清燥潤肺效可誇。

14.2 滋陰潤燥

增液湯	增液玄參與地冬，熱病津枯便不通， 補藥之體作瀉劑，但非重用不為功。
麥門冬湯	麥門冬湯人參棗，粳米半夏與甘草， 肺胃陰虛痰不化，潤肺益胃降逆好。
玉液湯	玉液湯用山藥蓍，雞葛花粉知五味， 口渴溲多消渴證，益氣滋陰止渴奇。
養陰清肺湯	養陰清肺是妙方，玄參麥冬生地黃， 白芍薄草貝丹皮，時疫白喉此方幫。

15. 祛濕劑

15.1 燥濕和胃

| 平胃散 | 平胃散用蒼朮草，厚樸陳皮薑大棗，
燥濕運脾和胃氣，濕滯脾胃用此好。 |
| 藿香正氣散 | 藿香正氣芷夏蘇，白朮茯苓薑大棗，
樸草陳桔大腹皮，解表化濕理氣好。 |

15.2 清熱祛濕

茵陳蒿湯	茵陳蒿湯大黃梔，濕熱黃疸三藥施， 清熱利濕治陽黃，身面目黃鮮明宜。
八正散	八正萹燈草車前，大黃通梔滑瞿研， 清熱瀉火利小便，濕熱淋證此方擅。
三仁湯	三仁薏苡杏白蔻，通草滑竹半夏厚， 宣暢氣機清濕熱，濕溫初起用之優。
甘露消毒丹	甘露消毒芩藿香，滑石茵陳木通菖， 貝翹荷射白蔻仁，濕溫時疫此方良。
連樸飲	連樸飲用香豆豉，蘆根菖蒲半夏梔， 吐瀉煩悶小便赤，濕熱霍亂此方醫。

| 當歸拈痛湯 | 當歸拈痛蒼葛根，羌澤升芩豬茵陳，
苦人防老知白朮，濕熱風邪重痛搵。 |
| 二妙散 | 二妙散中蒼柏兼，三妙丸中牛膝添，
四妙再加薏苡仁，濕熱下注痿痹掂。 |

15.3 利水滲濕

五苓散	五苓散中瀉豬苓，白朮桂枝與茯苓， 利水滲濕助化氣，善用表邪水內停。
豬苓湯	豬苓湯中有茯苓，澤瀉阿膠滑石並， 小便不利身熱渴，利水清熱養陰勝。
防己黃耆湯	防己黃耆用大棗，白朮生薑與甘草， 祛風利水益脾氣，風水風濕用此好。
五皮散	五皮散用茯苓皮，陳薑桑白大腹皮， 皮水脾虛濕盛因，利水消腫療效奇。

15.4 溫化寒濕

苓桂朮甘湯	苓桂朮甘治痰飲，中陽不足飲停侵， 胸脅支滿眩心悸，溫陽化飲健脾堪。
真武湯	真武湯溫脾腎陽，附子苓朮芍生薑， 脾腎陽虛水氣停，溫陽利水此方良。
實脾散	實脾苓朮附子瓜，甘草木香大腹加， 草果乾薑與厚樸，陽虛陰水效甚佳。
萆薢分清散	萆薢分清石菖蒲，益智烏藥入鹽煲， 溫暖下元化濕濁，虛寒白濁用此好。

15.5 祛風勝濕

| 獨活寄生湯 | 獨活寄生用防風，八珍無朮牛杜仲，
細辛肉桂秦艽配，冷風頑痹用此鬆。 |

16. 祛痰劑

16.1 燥濕化痰

二陳湯	二陳湯用半夏陳，茯草梅薑諸藥跟， 燥濕化痰兼理氣，脾肺痰濕阻滯因。
溫膽湯	溫膽湯用苓夏草，竹茹枳實陳薑棗， 膽胃不和痰熱擾，易驚失眠服之好。
茯苓丸	茯苓丸中用半夏，風硝枳殼薑湯下， 痰停中脘兩臂痛，燥濕行氣痰濕化。

16.2 清熱化痰

| 清氣化痰丸 | 清氣化痰茯杏仁，星芩枳實瓜蔞仁，
陳夏薑汁糊為丸，咳嗽痰稠色黃搵。 |
| 小陷胸湯 | 小陷胸湯夏黃瓜，辛開苦降熱痰化，
善用痰熱互結證，胸脘痞痛療效佳。 |

滾痰丸	滾痰丸是逐痰方，礞石沉香芩大黃， 癲狂驚悸痰稠多，實熱老痰一掃光。

16.3 潤燥化痰

貝母瓜蔞散	貝母瓜蔞天花粉，橘紅茯苓桔梗跟， 咳嗽咽乾痰難出，燥痰阻肺是其因。

16.4 溫化寒痰

苓甘五味薑辛湯	苓甘五味薑辛湯，溫肺化飲常用方， 陽虛陰盛水飲停，寒飲咳嗽服之康。
三子養親湯	三子養親祛痰壅，芥蘇萊菔共煎湯， 大便實硬加熟蜜，冬寒更可加生薑。

16.5 化痰熄風

半夏白朮天麻湯	半夏白朮天麻湯，橘茯薑棗草成方， 燥濕化痰平肝風，風痰上擾此方幫。
定癇丸	定癇二茯貝天麻，遠菖丹麥陳半夏， 膽星琥蝎薑竹瀝，薑汁甘草與朱砂。

17. 消食劑

17.1 消食化滯

保和丸	保和神麯與山楂，連翹萊菔陳苓夏， 消食化滯和胃氣，煎服可酌加麥芽。
枳實導滯丸	枳實導滯茯大黃，芩朮連麯瀉成方， 消食導滯清濕熱，濕熱食積此方幫。

17.2 健脾消食

健脾丸	健脾參苓朮草陳，山楂神麥連砂仁， 木香山藥肉豆蔻，脾虛食停此方尋。
枳實消痞丸	枳實消痞四君先，麥芽夏麯樸薑連， 脾虛痞滿結心下，痞消脾健樂天年。

18. 驅蟲劑

烏梅丸	烏梅丸用細辛桂，連柏蜀椒蜜當歸， 人參乾薑加附子，溫臟安蛔此方尋。

19. 湧吐劑

瓜蒂散	瓜蒂散用赤豆研，散和豉汁不需煎， 涌吐痰涎宿食速，痰涎宿食用此善。
鹽湯探吐方	金匱鹽湯探吐方，涌吐運用極鹹湯， 宿食停脘氣機阻，及時熱飲此方幫。

二、五臟病機分類檢索表

肺系病機治法與方劑

肝膽病機治法與方劑

註：

加有底線的為主方。

有 # 號者為兩處以上引用。

三、方劑筆劃索引

跋

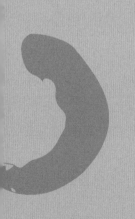

　　吾四川成都人，幼年多病，後得中醫藥之治療而癒，深嘆中醫藥之神奇，遂有志於專研岐黃之術。多年來有幸於中醫藥領域中浸潤，由中醫學學士、碩士以至中藥學博士及博士後研究，期間得蒙中醫方劑學、中藥學名家指點，而前輩治學之嚴謹、以克紹傳統醫學為終身職志之氣節情操，耳濡目染之餘，且每每深受激勵，愈加情有獨鍾於博大精深的祖國醫學。多年來夙夜匪懈細心研習，視讀書、寫作、臨證、研究為己任，數十年如一日。今期將個人多年潛心研習所得，加以整理和提升，通過出版貢獻於同好及利於後學。

　　此書乃吾在香港從事教學和研究工作的第一部著作，係集前人經驗和理論的基礎上，結合多年教學、臨床、科研之經驗，充實完善而成。務求做到條理井然、經緯分明、圖文並茂、理法敘述周詳。

　　本書歷經多年，反覆修訂。當中特別要提的是，鄧中甲教授欣然承擔本書的主審工作，並為之作序，除了肯定本書之外，尤顯示出其對中醫藥事業在香港發展的關切與支持，為此吾深感榮幸。吾又幸獲鄧明仲教授對本書提出寶貴建議。在編寫過程中，張丰做了大量的文字工作，提出許多寶貴的修改意見；多媒體軟件由韓峰、林隆德製作；陳曙光則幫助拍攝中藥材照片。另外吾又得香港大學中醫藥學院同仁的關心與幫助，如羅宇新、毛淑敏、羅翌、張宏業等；而張群湘、王如躍博士則提供了一些粵語方歌，為本書增潤不少，吾在此一併致謝。

　　為了提高編寫質量，殷切希望讀者不斷反饋信息，提出批評和建議，有不足及謬誤之處，歡迎指正，以求修訂完善。

陳建萍

乙酉年深秋，寫於東方之珠